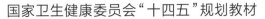 

国家卫生健康委员会"十四五"规划教材

全国高等学校配套教材

供本科护理学类专业用

健康评估
实践与学习指导

主　编　张立力　孙玉梅　张彩虹

副主编　朱大乔　施齐芳　陈利群

编　者　(以姓氏笔画为序)

王　娟　(广东药科大学护理学院)　　　　张立力　(南方医科大学护理学院)

王柏山　(辽宁中医药大学附属医院)　　　张彩虹　(海南医学院国际护理学院)

朱大乔　(上海交通大学护理学院)　　　　陆敏敏　(复旦大学护理学院)

朱光泽　(长春中医药大学附属医院)　　　陈利群　(复旦大学护理学院)

刘扣英　(南京医科大学护理学院)　　　　林蓓蕾　(郑州大学护理与健康学院)

关丽明　(中国医科大学附属第一医院)　　周　薇　(广西中医药大学护理学院)

江　华　(北京大学护理学院)　　　　　　赵艳琼　(内蒙古医科大学护理学院)

孙玉梅　(北京大学护理学院)　　　　　　施齐芳　(西安交通大学护理学院)

孙雪芹　(蚌埠医学院护理学院)　　　　　桂庆军　(南华大学衡阳医学院)

纪代红　(大连大学附属中山医院)　　　　高井全　(丽水学院医学院)

李　萍　(石河子大学医学院护理系)　　　高学琴　(哈尔滨医科大学附属第二医院)

李　静　(山东大学护理与康复学院)　　　梁春光　(锦州医科大学护理学院)

杨兴益　(山西医科大学汾阳学院)　　　　喻姣花　(华中科技大学同济医学院附属

张　薇　(中国人民解放军海军军医大学　　　　　　协和医院)

　　　　　护理系)　　　　　　　　　　　谢　姣　(吉林大学护理学院)

秘　书　杨智慧　(南方医科大学护理学院)

　　　　　江　华　(北京大学护理学院)

人民卫生出版社
·北　京·

图书在版编目（CIP）数据

健康评估实践与学习指导 / 张立力，孙玉梅，张彩虹主编 . —北京：人民卫生出版社，2022.11（2024.12 重印）

ISBN 978-7-117-34093-9

Ⅰ.①健⋯　Ⅱ.①张⋯②孙⋯③张⋯　Ⅲ.①健康–评估 – 医学院校 – 教学参考资料　Ⅳ.①R471

中国版本图书馆 CIP 数据核字（2022）第 225238 号

人卫智网	www.ipmph.com	医学教育、学术、考试、健康，购书智慧智能综合服务平台
人卫官网	www.pmph.com	人卫官方资讯发布平台

健康评估实践与学习指导

Jiankang Pinggu Shijian yu Xuexi Zhidao

主　　编：张立力　孙玉梅　张彩虹

出版发行：人民卫生出版社（中继线 010-59780011）

地　　址：北京市朝阳区潘家园南里 19 号

邮　　编：100021

E - mail：pmph @ pmph.com

购书热线：010-59787592　010-59787584　010-65264830

印　　刷：三河市潮河印业有限公司

经　　销：新华书店

开　　本：850 × 1168　1/16　印张：19

字　　数：588 千字

版　　次：2022 年 11 月第 1 版

印　　次：2024 年 12 月第 3 次印刷

标准书号：ISBN 978-7-117-34093-9

定　　价：55.00 元

打击盗版举报电话：010-59787491　E-mail：WQ @ pmph.com

质量问题联系电话：010-59787234　E-mail：zhiliang @ pmph.com

数字融合服务电话：4001118166　E-mail：zengzhi @ pmph.com

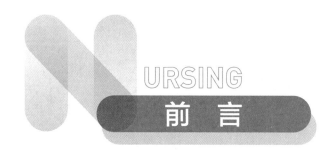

前　言

　　健康评估作为护理学专业本科生必修的主干课程之一,是将医学与护理学的基础知识过渡到临床护理学知识的重要桥梁课程;同时在增加学生对护理专业的理解,提高专业认同感,培养学生临床思维和评判性思维能力,树立救死扶伤、尊重和爱护护理对象的职业精神等方面发挥着重要作用。

　　本书编写以指导性、实用性和专业性为指导思想,在传承上版教材优势和基本框架的基础上,综合各方面的建设性意见,进行了如下修订:

　　1. 增加素质学习目标　本版突出对素质目标的要求,将素质目标单独提出,按照知识、能力和素质目标分别呈现,有助于将课程思政内容教学落到实处。

　　2. 内容的调整　为了更加符合护理学专业的教学需要,常见症状问诊及心理与社会评估部分减少了皮肤黏膜出血和脱水两个症状,同时将心理社会常见症状中的社交孤立修改为孤独感。实验室检查与影像学检查的篇幅有所压缩,但增加了相应章节的见习指导内容。

　　3. 教材体例创新　本版保留了上版理论学习指导内容、自测题、技能训练指南和临床见习的主体结构。精简而扼要的理论内容,辅以表格形式编写的实验室技能训练指南、以床旁示教方法为内容的见习指导部分,增强学生对理论学习内容的理解和技能训练中思维能力。

　　4. 自测题贴近护士执业资格考试试题　在主教材数字资源测试题基础上,本手册自测题包括选择题、名词解释、简答题。其中选择题类型紧贴护士执业资格考试题型,一方面将健康评估相关知识与临床实际情景相联系,另一方面引导学生掌握分析问题和解决问题的能力。自测题参考答案作为附录置于书末。

　　本教材的编写是在前4版基础上的不断更新与完善,在此谨对历版主编和编写团队所付出的辛勤劳动和引领示范作用表示最崇高的敬意。本版教材的顺利完成离不开全体编委、编写秘书的辛勤工作以及相关院校的关心和支持,一并致以最诚挚的感谢。

　　本教材在编写内容与形式方面难免有增删不当和疏漏不足之处,殷请广大师生和读者不吝赐教,惠予指正。

张立力　孙玉梅　张彩虹

2022 年 8 月

目录

第一章　绪论 1

第二章　问诊 3
　第一节　概述 3
　第二节　常见症状问诊 6

第三章　体格检查 57
　第一节　概述 57
　第二节　一般检查 59
　第三节　头部检查 67
　第四节　颈部检查 76
　第五节　胸廓与肺脏检查 79
　第六节　乳房检查 89
　第七节　心脏检查 92
　第八节　血管检查 102
　第九节　腹部检查 105
　第十节　肛门、直肠与男性生殖器检查 113
　第十一节　脊柱、四肢与关节检查 118
　第十二节　神经系统检查 124
　第十三节　全身体格检查 132

第四章　心理与社会评估 138
　第一节　概述 138
　第二节　心理评估 140
　第三节　社会评估 152

第五章　实验室检查 160
　第一节　概述 160
　第二节　血液检查 164

第三节　其他体液或排泄物检查 ·· 168

第四节　临床生物化学检查 ·· 177

第五节　临床常用免疫学检查 ·· 188

第六节　临床微生物学检查 ·· 192

第六章　心电图检查 ··· 196

第一节　心电图基本知识 ·· 196

第二节　正常心电图 ··· 199

第三节　异常心电图 ··· 204

第四节　心电图描记、分析与临床应用 ····························· 219

第五节　其他常用心电图检查 ·· 223

第七章　影像学检查 ··· 227

第一节　放射学检查 ··· 227

第二节　超声检查 ·· 242

第三节　核医学检查 ··· 246

第八章　护理诊断的步骤与思维方法 ····································· 249

第九章　护理病历书写 ··· 253

附录　自测题参考答案 ··· 257

主要参考文献 ·· 297

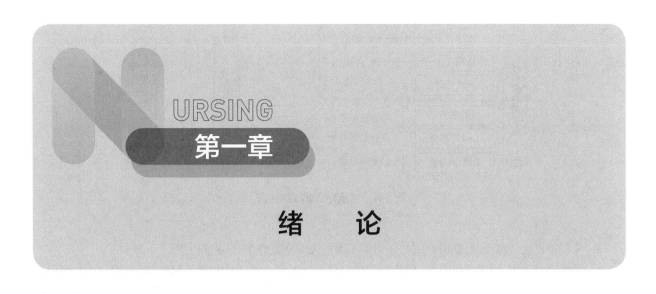

第一章

绪　论

学 习 目 标

知识目标：

1. 解释健康评估的重要意义。

2. 描述健康评估的主要内容与方法。

能力目标：

能够根据课程特点结合以往的学习习惯，制订切实有效的学习计划和学习方法。

素质目标：

1. 具有尊重和爱护护理对象，保护其隐私的职业精神。

2. 具有严谨求实、肯于钻研和乐于探究的科学精神。

理论学习指导

一、健康评估的概念与重要性

1. **概念**　健康评估是系统地收集和分析护理对象的健康资料，以明确其健康状况、所存在的健康问题及其可能的原因，明确其护理需要，进而作出护理诊断的过程。

2. **重要性**　健康评估是实施整体护理，执行护理程序的重要手段，因此是护理人员必须具备的核心能力；同时也是护理学专业特色的具体体现；是基础医学和护理学与临床护理学的桥梁。

二、健康评估课程的目标要求

本课程不仅仅包括知识和能力目标要求，更重要的是专业素质方面的要求，具体见学习目标。

三、健康评估课程的内容

本课程主要包括 3 个模块：评估资料的收集、护理诊断的思维方法与步骤（资料的组织与分析）、护理病历书写（资料的记录）（图 1-1）。

四、健康评估课程的学习方法与要求

1. 明确健康评估的目的和意义，树立整体护理理念，能够以护理对象为中心，从生理、心理和社会多维度思考其现存及潜在的健康问题。

2. 深入领会健康评估所涉及的护理理念和理论框架，以指导评估资料的收集、组织与分析等。

3. 理解问诊、体格检查等不同资料收集方法的具体特点、注意事项、评估的主要内容、正常表现、常见异常表现及其临床意义，以便做好检查前的准备、检查后的处理以及对资料的分析。

4. 重视并在学习中着重训练自己的临床思维能力和评判性思维能力。

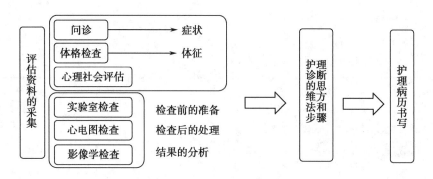

图 1-1　健康评估课程的内容

5. 凡事不可能一蹴而就,健康评估的能力需要通过反复实践和演练,熟能生巧。

6. 养成课前预习、课中积极参与、课后复习的良好学习习惯。善于利用学习目标指引学习方向,利用教材所提供的各种资源帮助对理论知识、操作技能的理解和掌握,利用思考题和自测题等检验学习效果,查缺补漏。

7. 注意培养沟通交流及团队协作能力,与同伴和教师形成学习共同体,通过团队学习,相互支持和鼓励,增强学习动力,拓展思路和视野。

8. 崇尚救死扶伤、关爱他人的专业精神,践行严谨求实、勇于探索的科学精神,愿为护理事业的发展贡献自己的力量。

(孙玉梅)

自　测　题

【名词解释】
1. 健康评估　　　　　2. 症状　　　　　3. 体征

【简答题】
1. 通过绪论的学习,请阐明你对健康评估在护理实践中重要性的理解。
2. 基于你对本课程的主要内容及学习要求的理解,如何学好该课程?

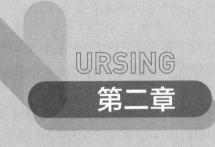

第二章

问 诊

第一节 概 述

学 习 目 标

知识目标：

1. 解释问诊的目的与意义。

2. 描述健康史的主要内容，并解释其目的及注意事项等。

3. 叙述问诊的基本原则、常用方法与技巧以及特殊情况下的问诊。

能力目标：

1. 恰当地运用问诊技巧进行健康史的采集和患者特殊情况的问诊。

2. 通过问诊比较生理-心理-社会模式与功能性健康型态模式两者的差异。

素质目标：

1. 具有尊重和爱护护理对象，保护其隐私的职业精神。

2. 具有严谨求实、善于观察和乐于探究的科学精神。

理论学习指导

一、问诊概念、目的与意义

1. **概念** 问诊（inquiry）是通过对护理对象或知情者进行有目的、有计划的系统询问，从而获得护理对象的健康相关资料，通过综合分析而作出临床判断的一种方法，是健康史采集的主要手段。

2. **问诊的目的与意义** ①是明确护理对象的护理需求及确定护理诊断的重要依据；②为明确体格检查的重点、实验室检查等辅助检查的选择提供线索和依据；③是护士与护理对象建立积极治疗性关系的重要时机。

二、问诊内容

全面系统的问诊所涉及的内容广泛，是紧急情况下进行重点问诊的基础。目前临床应用较多的组织形式是生理-心理-社会模式、功能性健康型态模式两种。

（一）生理-心理-社会模式

1. **基本资料** 除患者的人口社会学资料外，还包括入院诊断、入院方式等疾病信息。

2. 主诉　主诉为患者感觉最主要、最明显的症状或体征及其性质和持续时间。应高度概括,力求用词简明扼要。主诉源于患者的描述,但需要问诊者的提炼与归纳,并反映问诊者的倾向。

3. 现病史　现病史的内容包括:①起病情况与患病时间;②病因与诱因;③主要症状的特点;④伴随症状;⑤病情的发展与演变;⑥诊疗和护理经过。从现病史中不仅可以看到疾病的发生、发展特点,同时也反映了患者对疾病的态度、重视程度以及应对方式,为判断病因、确定护理诊断及选择护理措施提供了参考依据。

4. 既往史　包括:①既往的健康状况;②曾患疾病的情况;③有无外伤史、手术史以及住院经历等;④过敏史等。根据患者既往健康状况及处理措施等判断其对目前健康状况的可能影响以及可能的应对反应等。

5. 日常生活状况　包括饮食与营养型态、排泄型态、休息与睡眠型态、日常生活活动与自理能力、个人嗜好等,旨在了解疾病对其日常生活型态的影响,有无不良的行为习惯等。因此,应询问患者患病前后日常生活状况的变化。

6. 个人史　主要包括出生及成长情况、月经史、婚育史等。

7. 家族史　主要是了解患者直系亲属的健康状况、患病及死亡情况,尤其是有无遗传性、家族性、传染性疾病或同样疾病病史。

8. 心理社会状况　是健康评估的重要内容之一,主要包括认知功能、情绪、自我概念、对疾病的认识、应激与应对、价值观与信念、职业状况、生活与居住环境、家庭关系等。

（二）功能性健康型态模式

功能性健康型态包括健康感知与健康管理型态、营养与代谢型态、排泄型态、活动与运动型态、睡眠与休息型态、认知与感知型态、自我概念型态、角色与关系型态、性与生殖型态、压力与压力应对型态、价值与信念型态11个功能型态。国内主要用于健康史的组织,其中的基本资料、主诉、现病史与既往史的内容同生理-心理-社会模式,而其余问诊内容则采取功能性健康型态的模式。

三、问诊方法与技巧

（一）基本原则

1. 环境须安静、舒适和具有私密性。

2. 尊重、关心和爱护患者。

3. 努力营造一种宽松和谐的氛围,消除患者紧张不安的情绪。

4. 恰当地运用沟通技巧,以确保资料的全面性、真实性和准确性。

（二）问诊前的准备

1. 问诊内容的准备。

2. 预测可能出现的问题。

3. 选择适宜的环境和时机。

（三）问诊过程中的常用方法与技巧

1. 做好解释说明及自我介绍。

2. 应循序渐进,逐渐展开。

3. 采取适当的提问形式　应注意开放性问题与闭合性问题的不同特点、避免暗示性提问等。在询问敏感问题时,应注意采用委婉的提问方式。

4. 避免使用医学术语。

5. 采取接受和尊重的态度。

6. 对于离题者应采取适宜的方式切入/重回主题。

7. 根据实际情况灵活应用非语言性沟通技巧。

8. 根据需要采取澄清、复述、反问、质疑、解析等及时核实信息。

9. 问诊结束时,应有所暗示或提示。

四、特殊情况问诊

(一) 情绪异常

在临床实际工作中可能会遇到患者处于愤怒或存有敌意、焦虑与抑郁、缄默与忧伤等不同的情绪异常情况。问诊者应首先评估患者出现情绪异常的可能原因,再酌情采取适宜的措施给予抚慰,对于愤怒或存有敌意的患者应采取坦然、平静、理解和不卑不亢的态度,尽量发现患者发怒的原因并予以说明,但要注意切勿使其迁怒他人或医院其他部门。一旦患者情绪失控,应注意自身安全。

(二) 老年人与儿童

老年人因体力、视力、听力功能的减退,或存在反应缓慢、思维障碍等问题,可采取放慢语速、提高音量、必要的重复等技巧获得患者的第一手材料,必要时,可向其家属和朋友收集、补充相关资料。

不同年龄段的儿童参与问诊的能力不同,小儿多由家长或监护人提供线索,但应注意其可靠性。6 岁以上的年长儿童可补充叙述一些细节,但应注意其记忆及表达的准确性。

(三) 病情危重与临终患者

1. 病情危重者　应进行重点问诊,边评估边给予抢救处理,对于与目前紧急情况无关或关系不大的资料可在以后补充完善。病情危重者反应变慢,甚至迟钝,不应催促。

2. 临终患者　应首先了解患者是否知晓病情与预后,然后根据患者的具体情况进行问诊,回答患者提出的问题时,应力求中肯可靠,同时给予患者情感上的支持。

(四) 认知功能与语言沟通障碍

若存在认知功能障碍,应询问其亲属、目击者或其他医务人员。若存在语言沟通障碍,可借助书面形式或手势与患者进行沟通。

(五) 文化差异

不同文化之间,在语言及非语言沟通方式、对疾病的表达与反应等方面可能存在差异。护士应注意自己与患者之间可能的文化差异,理解和尊重他人的文化。如果存在误解或交流困难,应向在跨文化交流方面富有经验的人士寻求帮助。

(孙玉梅)

自 测 题

【选择题】

A1/A2 型题

1. 下列各项属于症状的是
   A. 肝大　　　　　　　　B. 心悸　　　　　　　　C. 心脏杂音
   D. 呼吸音减弱　　　　　E. 语音震颤增强

2. 下列问诊内容,**不属于**现病史的是
   A. 起病时间　　　　　　B. 可能的诱因　　　　　C. 治疗经过
   D. 治疗效果　　　　　　E. 日常生活状况

3. 下列各项,属于开放式提问的是
   A. 小朋友,今年几岁了?　　B. 您有睡午觉的习惯吗?　　C. 您以前有过类似经历吗?
   D. 发现包块后,您是怎么想的?　　E. 您是否知道您的检查结果?

4. 下列核实资料的方式中,属于质疑方法的是
   A. 您说"您从楼梯上摔下来,以后的事情就不知道了?"
   B. 您说"您感到很不舒服,能具体说一说吗?"
   C. 您说"您儿子从来不来看望您,是吗?"
   D. 您说"您一切都好,可看起来您好像有什么心事,您能告诉我是怎么回事吗?"
   E. 您说"上次看病时,医生说您的血糖又升高了,是这样吗?"

【名词解释】

1. 主诉 　　　　　　　　2. 家族史

【简答题】

1. 阐述以功能性健康型态组织问诊内容的意义。

2. 护士问诊与医生问诊有哪些不同之处?

第二节　常见症状问诊

一、发　热

学 习 目 标

知识目标:

1. 复述发热的概念及常见病因。

2. 解释不同类型发热的主要临床特点。

能力目标:

1. 结合相关知识对发热患者进行全面问诊。

2. 结合具体病例,对发热患者的相关病史资料进行分析、判断,并确定护理诊断。

素质目标:

1. 具有尊重和爱护护理对象,保护其隐私的职业精神。

2. 具有严谨求实、善于观察和乐于探究的科学精神。

理论学习指导

(一) 概念

发热是指机体在致热原作用下,或各种原因所致体温调节中枢功能障碍,使产热增多、散热减少,体温升高超出正常范围。

(二) 发生机制

1. **致热原性发热** 致热原是导致发热的最主要因素。致热原包括外源性和内源性两类。

(1) 外源性致热原:包括体外的各种微生物病原体及其产物,以及某些体内产物,如炎性渗出物、无菌性坏死组织、抗原-抗体复合物等。外源性致热原通过激活血液中的中性粒细胞、嗜酸性粒细胞和单核-吞噬细胞系统,使其产生并释放白细胞介素、肿瘤坏死因子和干扰素等内源性致热原。

(2) 内源性致热原:可通过血-脑脊液屏障直接作用于下丘脑的体温调节中枢,使体温调定点上升。体温调节中枢对体温加以重新调节,一方面通过垂体内分泌因素使代谢增加,或运动神经使骨骼肌紧张性增高或阵挛(表现为寒战),使产热增多;另一方面通过交感神经使皮肤血管及竖毛肌收缩,排汗停止,使散热减少,进而使机体的产热与散热过程在新的调定点水平达到平衡。

2. **非致热原性发热** 由于体温调节中枢直接受损,如颅脑外伤、出血、炎症等;或存在引起产热过多,如剧烈运动或癫痫持续状态、甲状腺功能亢进症等;或散热减少,如广泛性皮肤病、阿托品中毒等疾病,影响正常体温调节过程,使产热大于散热,引起发热。

(三) 病因

根据病因不同可分为感染性发热和非感染性发热两类,以感染性发热多见。

1. **感染性发热** 各种病原体,如细菌、病毒、支原体、立克次体、螺旋体、真菌、寄生虫等引起的感染均可出现发热。

2. 非感染性发热 主要为无菌性坏死物质吸收、抗原-抗体反应、内分泌与代谢障碍、皮肤散热障碍、体温调节中枢功能失常、自主神经功能紊乱。

(四) 临床表现

1. 发热的分度 按发热高低(以口腔温度为准)分度。①低热:37.3~38℃;②中等度热:38.1~39℃;③高热:39.1~41℃;④超高热:41℃以上。

2. 热程 根据发热期的长短分为:①急性发热。发热病程少于2周,起病急,常见于各种急性感染。②长期发热。发热持续2周以上,见于伤寒、结核、结缔组织疾病、淋巴瘤等。

3. 发热的临床过程与特点

(1) 体温上升期:主要表现为皮肤苍白、无汗、畏寒或寒战。特点为产热大于散热,使体温上升。

(2) 高热期:主要表现为皮肤潮红、灼热、皮肤和口唇干燥、呼吸深快、开始出汗并逐渐增多。特点为产热与散热过程在较高水平上保持相对平衡,体温上升达高峰后保持一定时间。

(3) 体温下降期:主要表现为出汗多、皮肤潮湿。特点为散热大于产热,体温随病因消除而降至正常水平。

4. 热型 为患者发热期间绘制于体温单上的体温曲线类型。不同病因所致发热的热型可有不同,常见热型如下:

(1) 稽留热:体温高达39~40℃以上,持续数天或数周,24小时内波动范围不超过1℃。见于伤寒、大叶性肺炎高热期。

(2) 弛张热:体温常高达39℃以上,24小时内波动范围超过2℃,最低时也在正常水平以上。见于败血症、风湿热、重症肺结核、化脓性感染等。

(3) 间歇热:体温骤升达高峰后持续数小时,又骤降至正常水平;无热期(间歇期)可持续1天至数天,高热期与无热期反复交替出现。见于疟疾、急性肾盂肾炎等。

(4) 回归热:体温骤升达39℃或以上,持续数天后又骤降至正常水平。高热期与无热期各持续若干天后规律性交替1次。见于回归热、霍奇金病、周期热等。

(5) 波状热:体温渐升至39℃或以上,数天后又渐降至正常水平;持续数天后体温又逐渐升高,如此多次反复,故又称"反复发热"。常见于布鲁氏菌病。

(6) 不规则热:发热的体温曲线无一定规律。可见于结核病、风湿热、支气管肺炎等。

(五) 对患者的影响

急性发热时易引起舌炎、齿龈炎、口腔黏膜干燥、食欲减退、恶心、呕吐、腹胀、便秘等;体温上升期和高热期可致神经系统兴奋性增高(烦躁不安、头晕、头痛、失眠、谵妄、幻觉)、心率加快、呼吸加快、尿量减少及比重增高、分解代谢增强、血糖升高等,小儿高热者易发生惊厥;体温下降期由于大量水、电解质排出,易致电解质失衡;长期发热时可致体重减轻;高热或长期发热患者可出现焦虑甚至恐惧情绪。

(六) 问诊要点与内容

问诊项目	问诊内容
1. 临床表现特点	– 发热是从什么时候开始的? 突然发生或缓慢发生? 持续多长时间了? – 温度是多少? – 发热是否有规律? 是否有季节性? – 有哪些伴随症状? – 有无加重或缓解的因素?
2. 病因或诱因	– 有无与发热相关的疾病? – 有无受凉、环境温度过高等诱因? – 是否到过流行病区? 有无传染病史或传染病接触史? – 是否服用会影响体温变化的相关药物?

续表

问诊项目	问诊内容
3. 对患者的影响	– 有无食欲减退、恶心、呕吐等消化道症状？ – 有无谵妄或幻觉等意识障碍？小儿有无惊厥？ – 有无脱水？ – 有无体重减轻等营养失调的表现？ – 有无心理情绪改变？
4. 诊疗与护理经过	– 已接受过哪些诊断性检查及其结果怎样？ – 采取哪些治疗措施？效果如何？

(喻姣花)

自 测 题

【选择题】

A1/A2 型题

1. 引起发热最常见的病因是
   　A. 感染　　　　　　　　　B. 组织损伤　　　　　　　C. 组织坏死
   　D. 皮肤散热减少　　　　　E. 体温调节中枢功能失常

2. 下列各项,与正常体温波动**无关**的是
   　A. 情绪　　　　　　　　　B. 运动　　　　　　　　　C. 进餐
   　D. 昼夜节律　　　　　　　E. 体重变化

3. 下列各项,符合发热上升期特点的是
   　A. 体温升高,脉搏细速,四肢冰冷　　　　　B. 体温升高,心率增快,出汗
   　C. 体温升高,畏寒,皮肤潮红　　　　　　　D. 体温升高,寒战,皮肤苍白无汗
   　E. 寒战,皮肤潮湿

4. 患者,男性,38 岁,体温突然升高至 39℃以上,持续 4 天后降至正常,4 天后体温又再次升高,该患者最可能的病因是
   　A. 败血症　　　　　　　　B. 疟疾　　　　　　　　　C. 伤寒
   　D. 回归热　　　　　　　　E. 急性肾盂肾炎

5. 高热患者退热后,提示有虚脱表现的是
   　A. 皮肤苍白,寒战,出汗　　B. 脉细速,四肢湿冷,出汗　　C. 脉速,面部潮红,无汗
   　D. 脉搏呼吸减慢,无汗　　　E. 头晕、恶心、无汗

A3/A4 型题

(6~7 题共用题干)

患者,男性,28 岁,外出活动遇暴雨,淋透全身,当晚出现全身乏力、肌肉酸痛,测体温 39℃,自服"抗病毒冲剂"效果不佳,凌晨开始出现胸痛、咳嗽、咳铁锈色痰。

6. 该患者最可能的病因是:
   　A. 肺结核　　　　　　　　B. 肺炎链球菌肺炎　　　　C. 肺炎克雷伯菌肺炎
   　D. 肺脓肿　　　　　　　　E. 肺癌

7. 该患者目前最主要的护理诊断是
   　A. 清理呼吸道无效　　　　B. 生活自理能力下降　　　C. 体温过高
   　D. 知识缺乏　　　　　　　E. 有感染的危险

【名词解释】

1. 高热　　　　　　　　　　2. 弛张热

【简答题】

1. 比较间歇热与回归热的异同。

2. 患者持续 40~41℃高热 5 天,指出该患者的热型以及评估时应特别注意的问题。

二、疼 痛

学 习 目 标

知识目标:

1. 复述疼痛的概念及常见病因。

2. 解释不同类型疼痛的主要临床特点。

能力目标:

1. 结合相关知识对疼痛患者进行全面问诊。

2. 结合具体病例,对疼痛患者的相关病史资料进行分析、判断,并确定护理诊断。

素质目标:

能尊重和爱护患者、具有保护患者隐私的职业道德。

理论学习指导

(一) 概念

疼痛是一种与实际或潜在组织损伤相关或类似的不愉快的感觉和情绪体验。

(二) 发生机制

1. 生理机制 外界或体内的伤害性刺激达到一定程度时,受损组织以及外周伤害性感受器释放出各种内源性致痛物质;伤害性感受器受到致痛物质的刺激后发出冲动,沿痛觉通路传入纤维传入脊髓背角的痛觉初级整合中枢,换元后继续上传至丘脑,从丘脑上传至大脑皮质的感觉中枢和运动中枢等多个部位,共同参与疼痛的调控,包括痛觉的程度、定位、情绪体验及机体的其他反应等。

2. 心理机制 疼痛的神经矩阵理论认为疼痛是大脑对外界所输入的神经信号进行多维度加工的产物。外界刺激仅仅是触发了与疼痛相关联的"疼痛矩阵"网络,该神经网络包括下丘脑、初级躯体感觉皮质、次级躯体感觉皮质、岛叶、前扣带回和前额叶皮质等脑区。这些脑区涉及疼痛的不同维度,如情绪维度、感觉维度等,从而对疼痛进行调控。

(三) 疼痛的分类

1. 按疼痛原因 分为创伤性疼痛、炎性疼痛、神经病理性疼痛、癌痛和精神(心理)性疼痛。

2. 按疼痛持续时间 分为急性疼痛和慢性疼痛。

3. 按受累部位 分为头痛、胸痛、腹痛、腰背痛和关节痛等。此外,根据受累部位及支配神经的种类可分为躯体痛、内脏痛和中枢痛。

4. 按疼痛性质 分为刺痛、灼痛、酸痛、刀割样痛和压榨样痛等。

5. 按疼痛程度 分为微痛、轻度疼痛、中度疼痛、重度疼痛和剧烈疼痛。

6. 综合分类法 按疼痛部位、病变系统、发生类型和特征、时间和强度、病因 5 个轴进行综合分类。

(四) 病因与临床表现

疼痛的病因繁多,其临床表现也因病因不同而异。

1. 头痛 头痛是指外眦、外耳道与枕后隆突连线以上部位的疼痛,而上述连线以下至下颌部的疼痛则称为面痛,但广义的头痛也包含面痛。临床常见的类型包括偏头痛、紧张性头痛、三叉神经自主神经性头痛、三叉神经痛等。

2. 胸痛 主要因胸部疾病所致。胸痛的程度因个体痛阈值的不同而有所差异,与病情轻重程度不完全一致。常见病因包括胸壁疾病、心血管疾病、呼吸系统疾病、食管疾病等。

3. **腹痛** 多因腹内组织或器官受到某种强烈刺激或损伤所致,也可由胸部疾病及全身性疾病引起。腹痛的性质和程度,既受病变性质和病变严重程度影响,也受神经和心理因素影响。常见病因包括消化系统疾病、泌尿系统疾病、胸腔疾病、妇科疾病、全身性疾病以及中毒与代谢障碍等。

4. **腰背痛** 多因腰段脊柱及周围软组织的先天性畸形、损伤、炎症、退变、肿瘤及邻近组织器官病变所致。

5. **关节痛** 多因外伤、感染、自身免疫疾病所致的关节炎症、代谢性骨病、骨关节炎及骨关节肿瘤所致。

(五) 对患者的影响

疼痛可引起患者的血压升高、血糖升高、心率加快、血液黏滞度增加、水钠潴留等一系列生理改变,进而可加重原发病情;也可导致自主神经功能紊乱,出现失眠、多梦、食欲缺乏、恶心、呕吐、消化功能障碍等。急性疼痛可引起烦躁不安等情绪;慢性疼痛者可出现抑郁、焦虑甚至躯体化障碍等情绪和心理问题。使用药物镇痛可出现药物不良反应甚至产生依赖性。疼痛对患者工作、生活造成一定的影响。

(六) 问诊要点与内容

问诊项目	问诊内容
1. 临床表现特点	– 疼痛是从什么时候开始的? 突然发生或缓慢发生? 疼痛的持续时间、疼痛部位、疼痛性质、疼痛程度、发作情况如何? – 有无牵涉性、放射性或转移性疼痛? – 有无加重或缓解因素?
2. 病因或诱因	– 有无与疼痛有关的疾病史、外伤史、手术史、药物过敏史、传染病接触史等? – 有无诱发因素,如搬重物、湿冷天气、感染、过劳、情绪激动、体位性疲劳、饮食习惯等? – 有无心理功能障碍,如焦虑、抑郁、恐惧等?
3. 对患者的影响	– 有无因疼痛影响休息、睡眠、日常生活、工作和社会交往? – 有无因疼痛引起的应激反应、加重原发病情? – 有无疼痛所致的肢体功能障碍或强迫体位? – 有无恐惧、焦虑、抑郁或愤怒等情绪? – 有无滥用止痛药物或止痛药物依赖等?
4. 诊疗与护理经过	– 已接受过哪些诊断性检查及其结果怎样? – 采取哪些治疗措施? 效果如何?

(喻姣花)

自 测 题

【选择题】

A1/A2 型题

1. 下列关于疼痛的叙述,正确的是

    A. 疼痛的发生一定与组织损伤有关   B. 疼痛是主观的

    C. 疼痛总是给患者造成痛苦   D. 疼痛只是个人的知觉体验

    E. 疼痛与躯体感觉一样存在适应性

2. 下列疼痛,**不属于**病理性的是

    A. 糖尿病周围神经痛   B. 带状疱疹后神经痛   C. 心绞痛

    D. 肌纤维疼痛综合征   E. 类风湿关节炎所致关节痛

3. 患者,女性,25 岁,近 1 个月来常无诱因出现右侧头痛,呈搏动性,行走或运动后头痛加重,伴有恶心、食欲缺乏,每次发作持续 4~6 小时,休息有助于头痛的缓解。该患者最可能的头痛类型为

    A. 偏头痛   B. 紧张性头痛   C. 丛集性头痛

    D. 继发性头痛   E. 三叉神经痛

4. 患者,男性,45 岁,右侧头面部发作性疼痛 3 年余,进食或说话时触发右下颌部即出现疼痛,发作时疼痛剧烈,多为针刺样、火烧样或电击样疼痛,每次发作持续 3~5 分钟不等。该患者最可能的疼痛类型为

    A. 偏头痛   B. 紧张性头痛   C. 丛集性头痛

    D. 三叉神经痛   E. 舌咽神经痛

5. 患者,男性,55 岁,患"腰椎间盘突出症"多年。与该患者诊断相符的描述是

    A. 腰部存在"激痛点"   B. 腰骶部隐痛或疲劳感

    C. 俗称"闪腰"   D. 长时间站立可使腰部疼痛加重

    E. 疼痛的发生与气候变化有关

A3/A4 型题

(6~8 题共用题干)

患者,男性,45 岁,因"突发心前区疼痛 4 小时"入院,经各项检查,确诊为"急性前壁心肌梗死"。

6. 该患者的胸痛类型为

    A. 浅表痛   B. 内脏痛   C. 神经痛   D. 病理痛   E. 炎症痛

7. 该患者最可能出现的疼痛放射部位为

    A. 左肩和左前臂内侧   B. 右肩   C. 左腰背部

    D. 右腰背部   E. 下腰背部

8. 与该患者胸痛性质最相符的描述是

    A. 针刺样   B. 电击样   C. 饥饿样   D. 压榨样   E. 刀割样

【名词解释】

内脏痛

【简答题】

1. 列举偏头痛的特点。

2. 患者对剧烈疼痛的反应有哪些方面?具体表现如何?

三、水 肿

学 习 目 标

知识目标:

1. 复述水肿的概念及常见病因。

2. 解释不同类型水肿的主要临床特点。

能力目标:

1. 结合相关知识对水肿患者进行全面问诊。

2. 结合具体病例,对水肿患者的相关病史资料进行分析、判断,并确定护理诊断。

素质目标:

能尊重和爱护患者、具有保护患者隐私的职业道德。

理论学习指导

(一) 概念

水肿是指人体组织间隙过量积液而引起的组织肿胀。

(二) 发生机制

1. 血管内外液体交换失衡   正常情况下,组织液的生成与重吸收处于动态平衡状态,在毛细血管动脉端有效滤过压为正,促使液体滤出毛细血管,并因此导致有效滤过压逐渐下降,至毛细血管静脉端的有效滤过压为负,促使组织间隙内的液体回流至毛细血管。当上述因素发生改变,引起组织间液的生成过多或回

吸收过少,则可形成水肿。形成水肿的常见原因包括毛细血管静水压增高、毛细血管壁通透性增高、血浆胶体渗透压降低、淋巴液或静脉回流受阻。

2. 体内外液体交换失衡　人主要通过肾小球滤过和肾小管重吸收来维持体内外液体的平衡。当肾小球滤过率下降和/或肾小管重吸收增多,致使肾脏排水和排钠减少,可因水钠潴留导致水肿。

(三) 病因与临床表现

1. 全身性水肿

(1) 心源性水肿:常见于右心衰竭、缩窄性心包炎。水肿特点为首先出现于身体低垂部位,能起床活动者最早出现于踝内侧,经常卧床者则最早出现于腰骶部。行走活动后明显,休息后减轻或消失。水肿为对称性、凹陷性。常伴有右心衰竭的临床表现,如颈静脉怒张、肝大、肝-颈静脉回流征阳性,严重者可出现胸腔积液、腹腔积液、心包积液等。

(2) 肾源性水肿:常见于各型肾炎和肾病。水肿特点为晨起时眼睑与颜面水肿,以后可发展为全身水肿。常伴有高血压、尿常规异常、肾功能损害等表现。肾病综合征患者常呈中度或重度水肿,指压凹陷明显,常伴有浆膜腔积液。

(3) 肝源性水肿:常见于失代偿期肝硬化。水肿的特点是以腹腔积液为主要表现,全身水肿较轻。若患者长时间保持坐位或立位,或因其他原因致使下肢静脉明显淤血,下肢可出现明显水肿。颜面部和上肢常无水肿。常有肝功能减退及门静脉高压的表现。

(4) 营养不良性水肿:常见于长期慢性消耗性疾病、营养缺乏、蛋白丢失过多等所致的低蛋白血症者。其特点为水肿分布多从组织疏松处开始,然后扩展至全身,以低垂部位明显。水肿发生前常有消瘦、体重减轻等表现。

(5) 黏液性水肿:常见于甲状腺功能减退者。其特点为非凹陷性水肿,以口唇、眼睑及下肢胫骨前较明显。常有甲状腺功能减低的症状。

(6) 经前期综合征:多于经前 7~14 天出现眼睑、踝部、手部轻度水肿,可伴有乳房胀痛及盆腔沉重感,月经来潮后消退。

(7) 药物性水肿:由肾上腺皮质激素、雄激素、雌激素、胰岛素等药物应用引起水钠潴留所致。水肿于用药后发生,停药后消退,主要表现为下肢或颜面部水肿,重者出现全身性水肿。

(8) 特发性水肿:主要见于育龄期妇女,原因不明,可能与内分泌功能失调导致毛细血管通透性增加及直立体位的反应异常有关。水肿常发生在身体低垂部位,多为轻、中度,常在晚间出现下肢水肿,休息后减轻或消失,可伴有自主神经功能紊乱的表现。立卧位水负荷试验有助诊断。

(9) 其他:包括醛固酮增多症等内分泌代谢疾病所引起的水肿,以及因环境、体质及体位因素等引起的功能性水肿,如老年性水肿、旅行者水肿、长期站立位所引起的水肿等。

2. 局限性水肿　由于各种原因引起的局部静脉、淋巴回流受阻或毛细血管壁通透性增加等所致。常见于局部炎症或过敏、肢体静脉血栓形成或血栓性静脉炎、上下腔静脉阻塞综合征、丝虫病等。

(四) 对患者的影响

全身性水肿常见的影响有:①体重增加。②尿量减少甚至无尿。③皮肤改变,易发生皮肤溃疡或继发感染,且伤口不易愈合。④其他影响,如心脏前负荷增加,使心排血量增大,血压升高,脉搏增快,可出现活动后呼吸困难,重者可发生急性肺水肿;中至大量胸腔积液或大量腹腔积液者多取强迫半坐位,可伴有呼吸困难所致活动受限。

(五) 问诊要点与内容

问诊项目	问诊内容
1. 临床表现特点	– 水肿发生的时间、首发部位、发展顺序及速度、性质、持续时间、程度、局部表现如何? – 是否与活动和体位有关? – 有无加重或缓解的因素?

续表

问诊项目	问诊内容
2. 病因或诱因	– 有无与水肿发生有关的心脏疾病、肾脏疾病、肝脏疾病、慢性消耗性疾病、内分泌代谢性疾病? – 有无蛋白质摄入不足? – 有无使用激素类药物? – 有无剧烈运动、劳累、精神紧张、感染? – 女性患者询问水肿是否与月经周期及体位有关?
3. 对患者的影响	– 有无因水肿致体重增减的情况? – 有无尿量减少? – 有无皮肤水疱、破溃或继发感染? – 有无血压升高、脉搏增快? – 有无活动受限、强迫坐位及呼吸困难?
4. 诊疗与护理经过	– 已接受过哪些诊断性检查及其结果怎样? – 采取哪些治疗措施? 效果如何?

(喻姣花)

自 测 题

【选择题】

A1/A2 型题

1. 心源性水肿与肾源性水肿的主要区别在于
   A. 水肿初始的部位　　　　　B. 水肿的严重程度　　　　　C. 水肿的性质
   D. 水肿与体位的关系　　　　E. 体重是否增加

2. 下列疾病中,可引起全身性水肿的是
   A. 营养缺乏　　　　　　　　B. 血栓性静脉炎　　　　　　C. 局部过敏
   D. 下肢深静脉血栓形成　　　E. 丝虫病

3. 患者,女性,38 岁,经前出现眼睑、踝部、手部轻度水肿,伴乳房胀痛,月经来潮后消退,其水肿最可能的原因是
   A. 心源性　　　　　　　　　B. 肾源性　　　　　　　　　C. 药物性
   D. 营养不良性　　　　　　　E. 经前期综合征

A3/A4 型题

(4~5 题共用题干)

患者,男性,65 岁,近日出现体重增加、踝部水肿,伴有肝区隐痛、乏力,面色黝黯、食欲减退,进食后饱胀、恶心、呕吐。

4. 导致该患者水肿最可能的原因是
   A. 心源性水肿　　　　　　　B. 肾源性水肿　　　　　　　C. 肝源性水肿
   D. 特发性水肿　　　　　　　E. 营养不良性水肿

5. 导致该患者发生水肿的因素中,可以**除外**的是
   A. 水钠潴留　　　　　　　　B. 低蛋白血症　　　　　　　C. 门静脉高压
   D. 淋巴回流受阻　　　　　　E. 毛细血管壁通透性增加

【名词解释】

1. 水肿　　　　　　　　　　　2. 隐性水肿

【简答题】

1. 评估严重水肿卧床不起的患者时,应特别注意什么问题? 为什么?

2. 大量胸腔积液或大量腹腔积液对患者可产生哪些影响？说明其发生机制。

四、呼 吸 困 难

学 习 目 标

知识目标：

1. 复述呼吸困难的概念及常见病因。

2. 说出不同类型呼吸困难的主要临床特点。

能力目标：

1. 结合相关知识对呼吸困难患者进行全面系统的问诊。

2. 结合具体病例,对呼吸困难患者的相关病史资料进行分析、判断,并确定护理诊断。

素质目标：

能尊重和爱护患者、具有保护患者隐私的职业道德。

理论学习指导

(一) 概念

呼吸困难是指患者主观感到空气不足、呼吸费力,客观上表现为呼吸运动用力,重者可出现鼻翼扇动、张口呼吸、端坐呼吸、发绀、辅助呼吸肌参与呼吸运动,可伴有呼吸频率、深度、节律的改变。

(二) 病因与发生机制

1. **呼吸系统疾病**　常见于支气管哮喘、慢性阻塞性肺疾病等引起的气道狭窄或阻塞;肺炎、肺脓肿等肺部疾病;胸廓、胸膜腔疾病;神经肌肉疾病、药物等累及呼吸肌;膈肌运动障碍。主要通过引起肺通气、换气功能障碍,导致缺氧和/或二氧化碳潴留而引起呼吸困难。

2. **循环系统疾病**　常见于各种原因所致的左心和/或右心衰竭、心包积液、原发性肺动脉高压等。左心衰竭引起呼吸困难的发生机制为:①肺淤血使气体弥散功能降低;②肺泡张力增高,刺激牵张感受器,通过迷走神经反射兴奋呼吸中枢;③肺泡弹性减退,使肺活量减少;④肺循环压力增高,反射性刺激呼吸中枢。右心衰竭出现呼吸困难主要是由于体循环淤血所致。

3. **中毒**　主要由于代谢性酸中毒、药物、化学毒物中毒等引起。尿毒症、糖尿病酮症酸中毒时,血中酸性代谢产物增多,刺激颈动脉窦、主动脉体化学感受器,或直接刺激呼吸中枢引起呼吸困难;吗啡、巴比妥类、有机磷杀虫药中毒时,可抑制呼吸中枢;一氧化碳、亚硝酸盐中毒时,血红蛋白的氧合能力降低,导致组织缺氧。

4. **血液系统疾病**　常见于重度贫血、高铁血红蛋白血症等。由于红细胞携氧量减少,血氧含量降低所致呼吸困难。

5. **神经精神性疾病**　颅脑疾病(如颅脑外伤、脑肿瘤、脑出血、脑膜炎等)可因颅内压增高和脑部供血减少,致呼吸中枢兴奋性降低。精神因素(如焦虑症、癔症)引起的呼吸困难多为过度通气而引起呼吸性碱中毒所致,严重时可出现意识障碍。

(三) 临床表现

1. **肺源性呼吸困难**　常分为 3 种类型。①吸气性呼吸困难:表现为吸气显著费力,吸气时间延长,严重者吸气时因呼吸肌极度用力、胸腔负压增大出现"三凹征",表现为胸骨上窝、锁骨上窝和肋间隙明显凹陷,可伴有干咳和高调吸气性喉鸣,常见于喉、气管、大支气管的狭窄与阻塞;②呼气性呼吸困难:表现为呼气费力、缓慢、呼气时间明显延长,常伴有哮鸣音,主要是由于肺组织弹性减弱和/或小支气管的狭窄或阻塞所致,常见于慢性阻塞性肺疾病、支气管哮喘等;③混合性呼吸困难:表现为吸气与呼气均费力、呼吸浅快,可伴有呼吸音异常或病理性呼吸音,主要是由于肺或胸膜腔病变使呼吸面积减少导致换气功能障碍,常见于重症肺炎、重症肺结核、大量胸腔积液等。

2. 心源性呼吸困难　主要由于心力衰竭引起。左心衰竭所致呼吸困难因肺淤血的程度不同而有不同的表现。①劳力性呼吸困难：活动时出现或加重，休息时减轻或消失。②端坐呼吸：患者不能平卧，被迫采取半坐位或端坐体位呼吸。③夜间阵发性呼吸困难：急性左心衰竭时，常可出现夜间睡眠中突感胸闷气急、被迫坐起，惊恐不安。轻者数分钟至数十分钟后症状逐渐减轻、消失；重者可见端坐呼吸、面色发绀、大汗、咳粉红色泡沫痰，两肺底或全肺出现湿啰音，有哮鸣音（称为"心源性哮喘"），心率增快，可有奔马律。

右心衰竭所致呼吸困难的程度较左心衰竭轻，多见于慢性肺源性心脏病、某些先天性心血管病或由左心衰竭发展而来。

3. 中毒性呼吸困难　代谢性酸中毒时，呼吸一般深长而规则，可伴有鼾音，称为酸中毒深大呼吸（Kussmaul 呼吸）；吗啡、巴比妥类等药物中毒时，呼吸缓慢、变浅，伴有呼吸节律异常，如潮式呼吸（Cheyne-Stokes 呼吸）或间停呼吸（Biot's 呼吸）；亚硝酸盐或急性一氧化碳中毒时，呼吸深而慢。

4. 血源性呼吸困难　重度贫血时，患者平静状态可气短、呼吸困难，伴心率增快。休克或大出血时，可致呼吸加快。

5. 神经精神性呼吸困难　神经性呼吸困难表现为呼吸慢而深，常伴有呼吸节律异常，如呼吸遏制（吸气突然停止）、双吸气（抽泣样呼吸）。精神性呼吸困难表现为呼吸快而浅，伴有叹息样呼吸，以及口周、肢体麻木或手足搐搦等呼吸性碱中毒的表现。

6. 伴随症状　因病因不同而有不同的伴随症状，如支气管哮喘为发作性呼吸困难伴哮鸣音，肺结核、肺脓肿常伴发热、咳嗽、咳痰，自发性气胸、急性心肌梗死伴一侧胸痛，糖尿病酮症酸中毒伴意识障碍。

（四）对患者影响

呼吸困难可致患者活动耐力下降，日常生活活动（沐浴、穿衣、进食、如厕等）受到不同程度的影响，严重呼吸困难者甚至不能与人交谈。此外还可有紧张、焦虑、恐惧等情绪反应以及睡眠障碍。

（五）问诊要点与内容

问诊项目	问诊内容
1. 临床表现特点	– 呼吸费力是从什么时候开始的？是吸气费力还是呼气费力？持续多长时间了？ – 有哪些伴随症状？ – 与体位、活动有无关系？
2. 病因与诱因	– 有无明确的诱因？ – 有无吸烟史？ – 有无与呼吸困难发生相关的心、肺等基础疾病史？ – 有无感染？ – 有无过敏原或化学毒物接触史？ – 有无吗啡等用药史？ – 是否为精神因素引起的呼吸困难？ – 家族中有无类似疾病患者？
3. 对患者的影响	– 呼吸困难的严重程度怎样，是否影响日常生活活动能力？ – 是否影响与人交谈，有无睡眠障碍？ – 有无紧张、焦虑或恐惧等情绪？
4. 诊疗与护理经过	– 已接受过哪些诊断性检查及其结果怎样？ – 有无使用氧疗，其流量、浓度及效果怎样？还采用了其他哪些治疗或护理措施，效果如何？

（赵艳琼）

自 测 题

【选择题】

A1/A2 型题

1. 下列疾病中,主要因肺通气功能障碍导致呼吸困难的是
   A. 急性喉炎   B. 肺炎   C. 急性肺脓肿
   D. 急性肺水肿   E. 肺梗死

2. 左心衰竭所致呼吸困难最主要的原因是
   A. 体循环淤血   B. 肺循环淤血   C. 气道阻塞
   D. 呼吸中枢抑制   E. 呼吸运动受限

3. 患者,男性,76 岁,因进行性加重的呼吸困难入院,经检查诊断为喉癌。该患者呼吸困难最可能的类型为
   A. 吸气性呼吸困难   B. 呼气性呼吸困难   C. 混合性呼吸困难
   D. 神经性呼吸困难   E. 心源性呼吸困难

4. 患者,女性,37 岁,患支气管哮喘多年,2 天前因接触动物毛屑后出现呼吸困难。该患者呼吸困难的最可能类型是
   A. 吸气性呼吸困难   B. 呼气性呼吸困难   C. 混合性呼吸困难
   D. 肺源性呼吸困难   E. 心源性呼吸困难

A3/A4 型题

(5~7 题共用题干)

患者,女性,68 岁,因急性广泛前壁心肌梗死入院,入院第 2 天用力排便时突然出现呼吸困难,大汗,咳嗽。体格检查:端坐位,呼吸急促,34 次/min,双肺满布水泡音,心前区可闻及奔马律。

5. 该患者最可能的病因是
   A. 急性左心衰竭   B. 急性右心衰竭   C. 急性全心衰竭
   D. 急性肺梗死   E. 急性心肌梗死

6. 该患者呼吸困难发生是由于
   A. 体循环淤血   B. 肺水肿   C. 气道阻塞
   D. 呼吸中枢抑制   E. 呼吸运动受限

7. 该患者目前最主要的护理诊断是
   A. 低效性呼吸型态   B. 活动耐力下降   C. 气体交换受损
   D. 自理能力缺陷   E. 言语沟通障碍

【名词解释】

1. 呼吸困难   2. 三凹征   3. 心源性哮喘

【简答题】

1. 比较呼气性呼吸困难与吸气性呼吸困难临床表现的异同。
2. 判断呼吸困难严重程度的主要依据是什么? 简述不同程度呼吸困难患者的临床表现特点。

五、咳嗽与咳痰

学 习 目 标

知识目标:

1. 复述咳嗽与咳痰的概念及常见病因。
2. 阐述不同疾病所致咳嗽与咳痰的主要临床特点。

能力目标：

1. 结合相关知识对咳嗽与咳痰的患者进行全面问诊。

2. 结合具体病例，对咳嗽与咳痰患者的相关病史资料进行分析、判断，并确定护理诊断。

素质目标：

能尊重和爱护患者、具有保护患者隐私的职业道德。

理论学习指导

（一）概念

咳嗽是呼吸道受到刺激后引发的紧跟在短暂吸气后的一种保护性反射动作。通过咳嗽可以清除呼吸道分泌物或异物。借助咳嗽将呼吸道内过多的分泌物或肺泡内的渗出液排出体外的过程称为咳痰。

（二）发生机制与病因

1. 发生机制　咳嗽是由于延髓咳嗽中枢受刺激引起。当呼吸道发生炎症时，黏膜充血、水肿，黏液分泌增多，毛细血管壁通透性增加，浆液渗出。此时，含红细胞、白细胞、巨噬细胞、纤维蛋白等的渗出物，与黏液、吸入的尘埃和某些组织破坏物等混合而形成痰液，可随咳嗽动作排出。

2. 常见病因　呼吸系统疾病是引起咳嗽、咳痰最常见的病因，如感染、肿瘤、支气管哮喘等；其他常见的病因还包括胸膜疾病、心血管疾病、中枢神经系统疾病以及习惯性咳嗽、心理性咳嗽、药物因素等。

（三）临床表现

1. 咳嗽　①按病程可分为急性咳嗽（<3 周）、亚急性咳嗽（3~8 周）和慢性咳嗽（>8 周）。②根据是否伴有咳痰，可分为干性咳嗽和湿性咳嗽。干性咳嗽表现为咳嗽时无痰或痰量极少；湿性咳嗽表现为咳嗽时伴有咳痰。③不同病因所致咳嗽的发作特点不同，可表现为突发性咳嗽、发作性咳嗽、长期慢性咳嗽、夜间咳嗽以及清晨或改变体位时的咳嗽等。④常见的咳嗽音色包括声音嘶哑、鸡鸣样咳嗽、金属音咳嗽、咳嗽声音低微或无力等。

2. 咳痰　①痰液的性状：分为黏液性痰、浆液性痰、脓性痰、血性痰等。②痰的颜色与气味：痰的颜色取决于其所含的成分，可表现为无色透明痰、白色黏液痰、铁锈色或褐色痰、黄色或黄绿色痰、红色或粉红色痰、绿色痰、黑色痰、痰白黏稠且牵拉成丝难以咳出、粉红色泡沫痰等；有厌氧菌感染时可出现恶臭痰。③痰量：健康人很少有痰。痰量少者仅数毫升；痰量多者，可达数百毫升。痰量多时，静置后可出现分层现象，上层为泡沫，中层为浆液或浆液脓性，下层为坏死物质。

3. 伴随症状　因病因不同而有不同的伴随症状，如急性上、下呼吸道感染可伴有发热，肺炎伴有胸痛，支气管哮喘常伴有呼吸困难等。

（四）对患者影响

长期或剧烈的咳嗽可致呼吸肌疲劳、酸痛、头痛、失眠、消瘦。剧烈咳嗽可致脏层胸膜破裂发生自发性气胸，或致呼吸道黏膜上皮受损而出现咯血；也可使腹腔压力增加，致使胸腹部手术缝合口裂开；骨质疏松者可因剧烈咳嗽导致肋骨骨折等。不能有效咳痰者，痰液潴留促使呼吸道的微生物繁殖增长，可诱发或加重肺部感染；同时阻塞支气管，使肺通气与换气功能受损。

剧烈咳嗽容易引起患者恐惧情绪；慢性反复咳嗽、咳痰则影响患者正常的工作和生活，易引起焦虑或抑郁情绪。

（五）问诊要点与内容

问诊项目	问诊内容
1. 临床表现特点	– 咳嗽持续多长时间了？一般在什么情况引发咳嗽？有什么特点和规律吗？
	– 咳嗽的时候伴有咳痰吗？
	– 痰液是什么性质的？痰量有多少？
	– 有哪些伴随症状？

续表

问诊项目	问诊内容
2. 病因或诱因	– 有无慢性支气管炎、肺癌或心衰等病史？ – 有无导致咳嗽的中枢神经系统病变？ – 有无导致咳嗽的心理或药物因素？
3. 对患者的影响	– 有无因长期咳嗽导致的头痛、失眠、乏力、消瘦？ – 有无因剧烈咳嗽导致的自发性气胸、咯血？ – 有无因无效咳痰而诱发或加重的肺部感染？ – 有无因咳嗽而引起的焦虑或抑郁情绪反应？
4. 诊疗与护理经过	– 已接受过哪些诊断性检查及其结果怎样？ – 采取哪些治疗措施？效果如何？

（高学琴）

自　测　题

【选择题】

A1/A2 型题

1. 咳铁锈色痰常见于
   - A. 支气管哮喘
   - B. 支气管扩张
   - C. 肺癌
   - D. 肺炎球菌性肺炎
   - E. 肺结核

2. 突然发生的咳嗽多见于
   - A. 呼吸道异物
   - B. 慢性支气管炎
   - C. 支气管扩张
   - D. 肺结核
   - E. 支气管哮喘

A3/A4 型题

（3~4 题共用题干）

患者，男性，67 岁。5 天前突然出现高热伴寒战，体温波动于 39~40℃，咳嗽并咳少量黏液痰，曾用青霉素治疗 3 天，症状未见明显缓解。近日患者咳嗽加重，咳出大量脓臭痰，静置后可分为三层。临床初步诊断为肺脓肿。

3. 患者咳脓臭痰，提示其所感染的最可能的病原体是
   - A. 肺炎球菌
   - B. 肺炎杆菌
   - C. 化脓性细菌
   - D. 厌氧菌
   - E. 真菌

4. 患者痰液分层后，最下层的主要是
   - A. 泡沫
   - B. 脓性成分
   - C. 混浊黏液
   - D. 血性成分
   - E. 坏死沉淀组织

【名词解释】

1. 咳嗽　　　　　　　　　2. 咳痰

【简答题】

1. 简述支气管扩张患者咳嗽、咳痰的特点。
2. 简述咳嗽、咳痰对患者的影响。

六、咯　　血

学 习 目 标

知识目标：

1. 复述咯血的概念及常见病因。

2. 阐述不同疾病所致咯血的主要临床特点。

能力目标：

1. 结合相关知识对咯血患者进行全面问诊。

2. 结合具体病例,对咯血患者的相关病史资料进行分析、判断,并确定护理诊断。

素质目标：

能尊重和爱护患者、具有保护患者隐私的职业道德。

理论学习指导

（一）概念

咯血是指喉及喉以下的呼吸道及肺的任何部位的出血,经口腔咯出。

（二）病因与发生机制

咯血病因主要见于呼吸系统和心血管系统疾病。

1. 呼吸系统疾病　为咯血常见病因。①支气管疾病:其发生机制主要是炎症、肿瘤等致支气管黏膜或毛细血管通透性增加,或黏膜下血管破裂所致。②肺部疾病:首要原因为肺结核,其发生机制多为结核病变使毛细血管通透性增加,血液渗出,导致痰中带血或小血块;若病变累及小血管致管壁破溃,则造成中等量咯血;若空洞壁肺动脉分支形成的小动脉瘤破裂,或继发的结核性支气管扩张形成的动静脉瘘破裂,则造成大量咯血,可危及生命。

2. 心血管疾病　较常见于二尖瓣狭窄,其次为原发性肺动脉高压症、肺栓塞等。其发生多由于肺淤血使肺泡壁或支气管内膜毛细血管破裂,或支气管黏膜下层支气管静脉曲张破裂所引起。

3. 全身性疾病　常见的病因为血液病、急性传染病、风湿性疾病、气管或支气管子宫内膜异位症、抗凝血药物及毒物、各种有创性检查和治疗等其他原因。

（三）临床表现

1. 咯血量　与受损血管的性质及数量有直接关系,与病情的严重程度不完全一致。①小量咯血:每日咯血量在 100ml 以内,仅表现为痰中带血;②中等量咯血:每日咯血量在 100~500ml,咯血前多有喉部痒感、胸闷、咳嗽等先兆症状,咯出的血多为鲜红色,伴有泡沫或痰,呈碱性;③大量咯血:每日咯血量达 500ml 以上或一次咯血 100ml 以上,常伴有呛咳、脉搏细速、出冷汗、呼吸急促、面色苍白、紧张不安和恐惧感。

2. 颜色和性状　不同病因所致咯血可表现为鲜红色、铁锈色血痰、砖红色胶冻样痰、黏稠暗红色血痰、暗红色痰或浆液性粉红色泡沫痰。

3. 伴随症状　因病因不同而有不同的伴随症状,如肺结核所致的咯血患者一般伴有发热、胸痛或呼吸困难,支气管扩张症所致咯血患者可伴有慢性咳嗽、脓痰或杵状指(趾)等。

（四）对患者影响

大量咯血常见的并发症包括以下几种:

1. 窒息　大量咯血时血液从鼻腔涌出,常可阻塞呼吸道导致窒息,为直接致死的重要原因。患者表现为大咯血过程中咯血突然减少或中止,继而气促、胸闷、烦躁不安或紧张、惊恐、大汗淋漓、颜面青紫,重者意识障碍。常发生于急性大咯血、极度衰竭无力咳嗽、应用镇静或镇咳药及精神极度紧张者。

2. 肺不张　多因血块堵塞支气管所致。表现为咯血后出现呼吸困难、胸闷、气急、发绀,呼吸音减弱或消失。

3. 继发感染　因咯血后血液滞留于支气管所致。表现为咯血后发热并体温持续不退、咳嗽加剧,伴局部干、湿啰音。

4. 失血性休克　表现为大咯血后出现脉搏增快、血压下降、四肢湿冷、烦躁不安、少尿等。

无论咯血量多少,患者均可能产生不同程度的紧张不安、焦虑或恐惧。

(五) 问诊要点与内容

问诊项目	问诊内容
1. 确认是否咯血	– 有无心、肺疾病或胃病及肝硬化病史？ – 有无咽部痒感、胸闷、咳嗽、上腹不适、恶心等症状？ – 血液是咳出还是呕出的？ – 有无黑便？
2. 临床表现特点	– 咯血是从什么时候开始的？持续多长时间了？ – 每日咯血几次？咯血的量有多少？ – 咯血的颜色是鲜红色还是暗红色？ – 有哪些伴随症状？
3. 病因或诱因	– 有无肺结核、风湿性心脏病、急性白血病等病史？ – 有无职业粉尘接触史、吸烟史？ – 有无应用抗凝药物及毒物？
4. 对患者的影响	– 有无窒息、继发感染、肺不张、失血性休克等并发症的表现？ – 有无因咯血所致的精神不安或失眠？ – 有无焦虑、恐惧等情绪反应？
5. 诊疗与护理经过	– 已接受过哪些诊断性检查及其结果怎样？ – 采取哪些治疗措施？效果如何？

（高学琴）

自 测 题

【选择题】

A1/A2 型题

1. 国内咯血最常见的病因是
   - A. 流行性出血热
   - B. 肺结核
   - C. 肺炎
   - D. 支气管结核
   - E. 支气管扩张

2. 左心衰竭肺淤血时，咯血的典型表现为
   - A. 铁锈色血痰
   - B. 浆液泡沫样痰
   - C. 砖红色胶冻样血痰
   - D. 黏稠暗红色血痰
   - E. 浆液性粉红色泡沫样痰

3. 患者，女性，65岁，因呼吸困难，不能平卧，咳粉红色泡沫样血痰而就诊，其最可能的病因是
   - A. 肺结核
   - B. 支气管扩张
   - C. 左心衰竭
   - D. 大叶性肺炎
   - E. 肺癌

【名词解释】

咯血

【简答题】

1. 简述咯血对患者的影响。
2. 如何鉴别咯血与呕血？

七、发　绀

学 习 目 标

知识目标：

1. 复述发绀的概念及常见病因。

2. 阐述不同疾病所致发绀的主要临床特点。

能力目标：

1. 结合相关知识对发绀的患者进行全面问诊。

2. 结合具体病例,对发绀患者的相关病史资料进行分析、判断,并确定护理诊断。

素质目标：

能尊重和爱护患者、具有保护患者隐私的职业道德。

理论学习指导

(一) 概念

发绀是指血液中还原血红蛋白增多,使皮肤和黏膜呈青紫改变的一种表现,常发生于皮肤较薄、色素较少和毛细血管较丰富的部位,如口唇、鼻尖、面颊、甲床、舌等处。

(二) 病因与发生机制

发绀是由于血液中血红蛋白氧合不全,还原血红蛋白的绝对量增加所致。

1. 血液中还原血红蛋白绝对值增加　当毛细血管内的还原血红蛋白的绝对量超过 50g/L 时,即可出现发绀,也称为真性发绀。根据病因不同可分为 3 类。①中心性发绀:由于心、肺疾病导致动脉血氧饱和度降低引起的发绀,包括肺性发绀和心性混合性发绀;②周围性发绀:由于周围循环血流障碍所致,包括淤血性周围性发绀、缺血性周围性发绀;③混合性发绀:中心性发绀与周围性发绀并存。

2. 血液中存在异常血红蛋白衍生物　由于血液中含有高铁血红蛋白、硫化血红蛋白等异常血红蛋白,使部分血红蛋白丧失携氧能力。①高铁血红蛋白血症:包括先天性和后天获得性,先天性高铁血红蛋白血症者自幼即有发绀,通常有家族史,身体一般状况较好;后天获得性高铁血红蛋白血症以各种化学物质或药物中毒所致者多见。②硫化血红蛋白血症:为后天获得性,发生于服用含硫药物或化学品后,一般认为患者须同时有便秘或服用含硫药物在肠内形成大量硫化氢为先决条件。

(三) 临床表现

1. 起病情况　心肺疾病所致发绀随疾病进展缓慢出现;药物或化学药品中毒所致高铁血红蛋白症者发绀急骤出现、且多为暂时性的;先天性心脏病或先天性高铁血红蛋白血症者通常自出生或幼年即出现发绀。

2. 临床特点　①中心性发绀:表现为全身性发绀,除四肢与颜面外,也可见于舌、口腔黏膜和躯干皮肤。发绀部位皮肤温暖,常伴有杵状指(趾)及红细胞增多。②周围性发绀:表现为肢体末端与下垂部位发绀,如肢端、耳垂与鼻尖,发绀部位皮肤温度低,按摩或加温后发绀可消退。③高铁血红蛋白血症发绀:病情急剧,静脉血呈深棕色,经氧疗发绀不能改善,静脉注射亚甲蓝或大量维生素 C 可使发绀消退。分光镜检查可证明血中高铁血红蛋白的存在。④硫化血红蛋白血症发绀:发绀持续时间长,可达数月以上,血液呈蓝褐色,即使将患者血液与空气充分接触,仍然不能变为鲜红色。

3. 伴随症状　因病因不同而有不同的伴随症状,如发绀型先天性心脏病可伴有杵状指/趾,某些药物或化学物质中毒所致发绀可伴有伴意识障碍等。

(四) 对患者影响

发绀患者由于缺氧可出现呼吸困难、活动耐力下降、疲乏、焦虑或恐惧等。急性缺氧患者多先有兴奋、欣快感、定向力下降,继而出现运动不协调、头痛、乏力等;慢性缺氧患者易疲劳、嗜睡、注意力不集中等。严重缺氧者可致烦躁不安、惊厥、昏迷甚至死亡。

(五) 问诊要点与内容

问诊项目	问诊内容
1. 临床表现特点	– 发绀是从什么年龄开始的? 突然发生或缓慢发生? 持续多长时间了? – 发绀的部位及范围? – 哪些因素可导致发绀加重或减轻? – 有哪些伴随症状?

续表

问诊项目	问诊内容
2. 病因或诱因	– 有无先天性心脏病、阻塞性肺气肿等病史？ – 有无摄入特殊的药物、化学品或变质蔬菜？ – 有无在持久便秘的情况下过多食用蛋类和含硫药物等情况？
3. 对患者的影响	– 有无呼吸困难、活动耐力下降、疲乏？ – 有无焦虑或恐惧等情绪反应？ – 有无定向力下降、嗜睡、烦躁不安、惊厥等？
4. 诊疗与护理经过	– 已接受过哪些诊断性检查及其结果怎样？ – 采取哪些治疗措施？效果如何？

（高学琴）

自 测 题

【选择题】

A1/A2 型题

1. 发绀提示毛细血管内脱氧血红蛋白的绝对量至少超过

    A. 100g/L   B. 75g/L   C. 50g/L   D. 45g/L   E. 30g/L

2. 下列疾病所致的发绀，属于周围性发绀的是

    A. 肺水肿   B. 呼吸道梗阻   C. 呼吸衰竭

    D. 大量胸腔积液   E. 休克

3. 患者的血红蛋白即使全部处于还原状态，也不足以引起发绀，见于

    A. 休克   B. 肺气肿   C. 呼吸衰竭

    D. 严重贫血   E. 法洛四联症

A3/A4 型题

（4~5 题共用题干）

患儿，男婴，出生 10 小时，可见四肢、颜面及躯干皮肤发绀，口腔黏膜青紫，经保温箱保温，发绀未减轻。

4. 该患儿最可能的发绀类型是

    A. 肺性发绀   B. 心性混合性发绀   C. 淤血性发绀

    D. 缺血性发绀   E. 周围性发绀

5. 该患儿发绀最可能的病因是

    A. 法洛四联症   B. 动脉导管未闭   C. 室间隔缺损

    D. 缩窄性心包炎   E. 雷诺病

【名词解释】

1. 发绀   2. 中心性发绀

【简答题】

1. 为确认患者有无发绀，应重点观察哪些部位？为什么？

2. 试比较中心性发绀与周围性发绀临床表现特点的异同。

八、心 悸

学 习 目 标

知识目标：

1. 复述心悸的概念及常见病因。

2. 阐述不同疾病所致心悸的主要临床特点。

能力目标：

1. 结合相关知识对心悸患者进行全面问诊。

2. 结合具体病例,对心悸患者的相关病史资料进行分析、判断,并确定护理诊断。

素质目标：

能尊重和爱护患者、具有保护患者隐私的职业道德。

理论学习指导

(一) 概念

心悸是一种自觉心脏跳动的不适感或心慌感。

(二) 病因与发生机制

1. 心脏搏动增强　　心脏搏动增强引起的心悸,可为生理性或病理性。①生理性:常见于健康人剧烈运动或精神过度紧张时,饮酒、喝浓茶或咖啡后,妊娠,应用某些药物等;②病理性:常见于高血压性心脏病等所致的心室肥大,以及甲状腺功能亢进症、贫血、发热等。

2. 心律失常　　各种原因引起的心动过速(窦性心动过速、阵发性室上性或室性心动过速)、心动过缓(高度房室传导阻滞、窦性心动过缓或病态窦房结综合征)或其他心律失常(期前收缩、心房扑动或颤动),均可出现心悸。

3. 心力衰竭　　各种原因引起的心力衰竭均可出现心悸。

4. 自主神经功能紊乱　　如心脏神经官能症、β受体亢进综合征、更年期综合征等。

(三) 临床表现

心悸可短暂存在,也可持续存在。短暂发作时,可自行终止;持续发作时,常需在治疗干预后方可终止。患者在初次、突发、紧张、焦虑及注意力集中时症状明显,慢性心律失常患者逐渐适应后症状可不明显。生理性心悸持续时间较短,可伴有胸闷等不适,一般不影响正常生活。病理性心悸持续时间较长或反复发作,常伴有胸闷、气急、呼吸困难、晕厥等。

(四) 对患者影响

患者可因心悸而出现焦虑、恐惧、失眠等。少数严重心律失常所致者可发生猝死。

(五) 问诊要点与内容

问诊项目	问诊内容
1. 临床表现特点	– 心悸是从什么时候开始的? 突然发生或缓慢发生? 持续多长时间了? – 多长时间发作一次? 每次发作持续多长时间? – 有哪些伴随症状? – 有无加重或缓解的因素?
2. 病因或诱因	– 有无心脏疾病、贫血、甲状腺功能亢进症、自主神经功能紊乱等病史? – 有无应用肾上腺素、麻黄碱、咖啡因、阿托品、甲状腺片等药物? – 有无剧烈活动、情绪紧张、饮酒等诱发因素?
3. 对患者的影响	– 有无因心悸而引起的焦虑或抑郁情绪反应? – 有无因心悸而导致失眠? – 有无因心悸而影响正常工作、学习、日常生活及人际交往?
4. 诊疗与护理经过	– 已接受过哪些诊断性检查及其结果怎样? – 采取哪些治疗措施? 效果如何?

自 测 题

【选择题】

A1/A2 型题

1. 神经症所致心悸的常见伴随症状是

    A. 头晕、失眠、耳鸣、疲乏　　　B. 胸闷、气急、心前区疼痛　　　C. 血压降低、大汗

    D. 意识障碍、脉搏细速　　　E. 发热、呼吸困难

2. 下面疾病**不会**导致心悸的是

    A. 自主神经功能紊乱　　　B. 失眠多梦　　　C. 心力衰竭

    D. 心律失常　　　E. 心脏搏动增强

【名词解释】

心悸

【简答题】

严重心律失常所致心悸患者评估时应特别注意什么？为什么？

九、恶心与呕吐

学 习 目 标

知识目标：

1. 复述恶心与呕吐的概念及常见病因。

2. 解释不同类型呕吐的主要临床特点。

能力目标：

1. 结合相关知识对恶心与呕吐患者进行全面问诊。

2. 结合具体病例，对恶心与呕吐患者的相关病史资料进行分析、判断，并确定护理诊断。

素质目标：

能关心和爱护患者、具有保护患者隐私的职业道德。

理论学习指导

(一) 概念

恶心为一种上腹部不适、紧迫欲吐的感觉。呕吐是通过胃的强烈收缩迫使胃或部分小肠内容物经食管、口腔排出体外的现象。

(二) 发生机制与病因

1. 反射性呕吐　是指来自内脏末梢神经的冲动，经自主神经传入纤维刺激呕吐中枢引起的呕吐。如咽部受刺激、胃肠道疾病、肝胆胰疾病、腹膜及肠系膜疾病、青光眼、肾输尿管结石等均可引起反射性呕吐。

2. 中枢性呕吐　是指来自中枢神经系统或化学感受器的冲动，刺激呕吐中枢而引起的呕吐。如中枢神经系统疾病、全身性疾病、中毒、药物、精神性因素等均可引起中枢性呕吐。

3. 前庭功能障碍性呕吐　常伴有听力障碍、眩晕等症状，见于迷路炎、梅尼埃病、晕动病等。

(三) 临床表现

1. 恶心　常伴有面色苍白、出汗、流涎、血压降低、心动过缓等迷走神经兴奋症状。恶心常是呕吐的先兆，但也可仅有恶心无呕吐，或仅有呕吐无恶心。

2. 呕吐　因病因不同，呕吐发生的时间、与进食的关系、呕吐物的特点、呕吐物的性质等方面各有其特点。①晨起呕吐见于育龄妇女的早孕反应、尿毒症、功能性消化不良、鼻窦炎患者等；夜间呕吐多见于幽门梗阻者。②进食过程中或餐后即刻发生的呕吐，可能为精神因素所致；餐后 1 小时以上呕吐提示胃张力下

降或胃排空延迟;餐后较长时间或数餐后呕吐,见于幽门梗阻;餐后近期出现集体呕吐,多由食物中毒所致。③喷射状剧烈呕吐,且多无恶心先兆,伴剧烈头痛和意识障碍多为颅内高压性疾病所致;呕吐与头部位置改变有密切关系,伴有眩晕、眼球震颤及恶心多由前庭功能障碍性疾病所致。④幽门梗阻者呕吐物多有酸臭味;梗阻平面在十二指肠乳头以上者常不含胆汁,在此平面以下者常含大量胆汁;低位小肠梗阻者呕吐物常有粪臭味;上消化道出血者呕吐物常呈咖啡色样;有机磷农药中毒者呕吐物有大蒜味。

3. **伴随症状** 因病因不同而有不同的伴随症状,如急性胃肠炎伴腹痛、腹泻;急性胆囊炎伴右上腹痛及发热、寒战或黄疸;颅内高压症伴头痛或意识障碍;前庭器官疾病伴眩晕、眼球震颤等。

(四) 对患者影响

频繁剧烈的呕吐可导致患者脱水、代谢性碱中毒、低氯血症、低钠血症、低钾血症等水、电解质及酸碱平衡紊乱。长期严重呕吐还可引起营养不良。婴幼儿、老人、病情危重和意识障碍者,呕吐时易因误吸而致肺部感染或窒息。

(五) 问诊要点与内容

问诊项目	问诊内容
1. 临床表现特点	– 恶心呕吐是从什么时候开始的? 突然发生或缓慢发生? 持续多长时间了? – 呕吐之前是否有恶心的症状? 呕吐物是什么? 量有多少? 什么颜色? – 有哪些伴随症状? – 有无加重或缓解的因素?
2. 病因或诱因	– 有无停经史或早孕现象? – 有无消化不良、幽门梗阻、肠梗阻等病史? – 有无青光眼、屈光不正、肾输尿管结石? – 有无颅内高压性疾病? – 有无前庭功能障碍性疾病?
3. 对患者的影响	– 有无因频繁剧烈的呕吐导致口干、尿少、皮肤弹性差的表现? – 有无头晕、乏力及站立性晕倒的表现? – 有无体重明显下降的表现?
4. 诊疗与护理经过	– 已接受过哪些诊断性检查及其结果怎样? – 采取哪些治疗措施? 效果如何?

(周 薇)

自 测 题

【选择题】

A1/A2 型题

1. 下列疾病所致呕吐,属于反射性呕吐的是

    A. 脑出血   B. 消化性溃疡   C. 尿毒症

    D. 胃肠神经官能症   E. 一氧化碳中毒

2. 患者,女性,34 岁,1 年前开始间断出现眩晕、呕吐,伴耳鸣、听力下降,该患者最可能的病因是

    A. 梅尼埃病   B. 糖尿病酮症酸中毒   C. 高血压脑病

    D. 青光眼   E. 心力衰竭

A3/A4 型题

(3~4 题共用题干)

患者,女性,5 岁,以"发热、剧烈头痛 3 天,加重伴意识不清 2 小时"收入院。入院后呕吐 2 次,呈喷射性,呕吐物为胃内容物。

3. 该患者最可能的病因是

    A. 脑炎   B. 脑出血   C. 脑梗死

    D. 晕动病   E. 癔症

4. 意识不清的患者发生呕吐时,护士首先应评估的是

    A. 呕吐物的性状   B. 呕吐物的量   C. 呕吐时的体位

    D. 血压有无波动   E. 意识状态有无改变

【名词解释】

1. 呕吐   2. 反射性呕吐

【简答题】

1. 不同水平消化道梗阻所致的呕吐有何不同?

2. 一位 1 岁患儿发生剧烈呕吐,为了解呕吐对患儿的影响,需注意评估哪些内容?

十、吞咽困难

学习目标

知识目标:

1. 复述吞咽困难的概念及常见病因。

2. 解释不同类型吞咽困难的主要临床特点。

能力目标:

1. 结合相关知识对吞咽困难患者进行全面问诊。

2. 结合具体病例,对吞咽困难患者的相关病史资料进行分析、判断,并确定护理诊断。

素质目标:

能关心和爱护患者、具有保护患者隐私的职业道德。

理论学习指导

(一) 概念

吞咽困难是指食物从口腔至胃、贲门运送过程中受阻而产生咽部、胸骨后或食管部位的梗阻停滞感。

(二) 发生机制与病因

1. 机械性吞咽困难   是指吞咽食物的管腔发生狭窄引起的吞咽困难。如食管异物或食团过大;口咽及食管疾病如扁桃体炎、咽后壁脓肿、咽部肿瘤、食管癌;纵隔肿瘤或脓肿压迫管腔引起的吞咽困难。

2. 动力性吞咽困难   是指随意的吞咽动作发生困难,使食物不能顺利从口腔运送至胃。见于吞咽启动困难,咽、食管横纹肌功能障碍,食管平滑肌功能障碍,破伤风以及精神心理疾病等引起的吞咽困难。

(三) 临床表现

1. 口咽性吞咽困难   其特点为食物由口腔进入食管的过程受阻,阻滞于口腔及咽喉部。常见于食管蹼、脑血管病、重症肌无力等。

2. 食管性吞咽困难   表现为吞咽时食物阻滞于食管的某一段。常见于食管肿瘤、狭窄或痉挛等。

此外,机械性吞咽困难以进食固体食物时明显,动力性吞咽困难者通常无液体、固体之分。食管癌所致的吞咽困难呈进行性,病程较短。食管良性肿瘤所致者症状较轻,或仅表现为一种阻挡感。

3. 伴随症状   因病因不同而有不同的伴随症状,如食管癌浸润压迫喉返神经常伴有声音嘶哑,贲门失弛缓症常伴有呛咳。急性扁桃体炎引起的吞咽困难常伴有吞咽疼痛。纵隔肿物、大量心包积液伴呼吸困难等。

(四) 对患者影响

吞咽困难患者因进食困难,可出现脱水、电解质紊乱及营养不良表现,也可出现焦虑、抑郁等负性情绪反应。

(五) 问诊要点与内容

问诊项目	问诊内容
1. 临床表现特点	– 吞咽困难是从什么时候开始的? 突然发生或缓慢发生? 持续多长时间了?
	– 有哪些伴随症状?
	– 有无加重或缓解的因素?
2. 病因或诱因	– 有无食管异物或曾进食过大量食物?
	– 有无扁桃体炎、咽后壁脓肿、咽部肿瘤、食管肿瘤等病史?
	– 有无口咽肌麻痹、脑血管病、重症肌无力等病史?
	– 有无食管痉挛、贲门失弛缓症等疾病?
	– 有无焦虑症、抑郁症、癔症等精神心理疾病?
3. 对患者的影响	– 有无吞咽疼痛? 有无呛咳?
	– 有无声音嘶哑、呼吸困难的表现?
	– 有无呃逆、食物反流?
	– 有无脱水、电解质紊乱及营养不良?
4. 诊疗与护理经过	– 已接受过哪些诊断性检查及其结果怎样?
	– 采取哪些治疗措施? 效果如何?

(周 薇)

自 测 题

【选择题】

A1/A2 型题

1. 下列疾病所致的吞咽困难,**不属于**动力性吞咽困难的是

　　A. 吞咽启动困难　　　　B. 咽、食管横纹肌功能障碍　　C. 管腔狭窄

　　D. 食管平滑肌功能障碍　　E. 某些精神心理疾病

2. 患者,女性,72 岁,吞咽困难 6 年,常反复发作,发病多与情绪波动或食辛辣食物有关,进食时需大量饮水以助干食物下咽。近日来吞咽困难加重,常伴有食物反流,尤以变换体位时加剧。该患者最可能的病因是

　　A. 食管炎　　　　　　　B. 贲门失弛缓症　　　　　　C. 重症肌无力

　　D. 脑血管病变　　　　　E. 咽炎

A3/A4 型题

(3~4 题共用题干)

患者,男性,25 岁,吞咽困难,伴乏力、睁眼与咀嚼困难以及饮水呛咳。

3. 导致该患者吞咽困难最可能的病因是

　　A. 脑血管病变　　　　　B. 延髓性麻痹　　　　　　　C. 帕金森病

　　D. 重症肌无力　　　　　E. 食管癌

4. 与该患者**无关**的护理诊断/合作性问题是

　　A. 吞咽障碍　　　　　　B. 营养失调:低于机体需要量　　C. 有误吸的危险

　　D. 潜在并发症:窒息　　　E. 体液过多

【名词解释】

1. 吞咽困难　　　　　　　　　　　2. 机械性吞咽困难

【简答题】

1. 简述吞咽困难对患者的影响。

2. 比较口咽性吞咽困难与食管性吞咽困难的临床表现特点。

十一、呕血与黑便

学 习 目 标

知识目标：

1. 复述呕血与黑便的概念及常见病因。

2. 解释呕血与黑便的主要临床特点。

能力目标：

1. 结合相关知识对呕血与黑便患者进行全面问诊。

2. 结合具体病例，对呕血与黑便患者的相关病史资料进行分析、判断，并确定护理诊断。

素质目标：

能尊重和爱护患者、具有保护患者隐私的职业道德。

理论学习指导

（一）概念

呕血是上消化道疾病（指屈氏韧带以上的消化道，包括食管、胃、十二指肠、肝、胆、胰及胃空肠吻合术后的空肠上段疾病）或全身性疾病所致的上消化道出血，血液经口腔呕出。常伴有黑便，严重时可有急性周围循环衰竭的表现。

黑便是指上消化道出血时，部分血液经肠道排出，因血红蛋白在肠道内与硫化物结合成硫化亚铁，使粪便呈黑色。由于黑便附有黏液而发亮，类似柏油，又称为柏油样便。

（二）病因

呕血与黑便主要见于食管、胃及十二指肠疾病、肝胆胰腺疾病等消化系统疾病，也可见于血液系统疾病、感染性疾病、结缔组织病等。其中以消化性溃疡最为常见，其次为食管或胃底静脉曲张破裂。

（三）临床表现

1. 呕血与黑便的表现　与出血的部位、出血量、出血速度等有关。幽门以上部位出血以呕血为主，并伴有黑便；幽门以下部位出血，多以黑便为主。胃内潴留血量达 250~300ml 时，可引起呕血；每日出血量 50~70ml 时，可有黑便；每日出血量在 5ml 以上时，可有粪便隐血试验阳性。

2. 颜色　呕血的颜色取决于出血的部位、出血量以及血液在胃内停留时间。黑便的颜色与性状主要取决于出血量及肠蠕动的快慢。

3. 伴随症状　因不同病因而有不同的伴随症状，如消化性溃疡可伴周期性、节律性上腹部疼痛，肝硬化可伴脾大、腹壁静脉曲张或有腹水，胆道疾病可伴黄疸、寒战、发热及右上腹绞痛，血液疾病可伴皮肤黏膜出血等。

（四）对患者影响

患者常有紧张、焦虑甚至恐惧等心理反应，长期反复的呕血与黑便者可引起贫血。大量呕血和黑便可引起周围循环衰竭，其程度与出血量有关，还可出现氮质血症、发热等表现。

（五）问诊要点与内容

问诊项目	问诊内容
1. 临床表现特点	– 呕血与黑便是什么时候在什么情况下发生的？持续多长时间了？ – 呕血的次数、量、颜色和性状是怎样的？ – 黑便的次数、量、颜色和性状是怎样的？
2. 病因或诱因	– 有无与呕血与黑便相关的消化系统、血液系统、感染性疾病等病史？ – 有无饮食不当、大量饮酒，或糖皮质激素、吲哚美辛、水杨酸类等药物摄入史？
3. 对患者的影响	– 有无头晕、黑矇、心悸、口渴、冷汗的表现？ – 由卧位变为坐位或立位时有无心悸和心率的变化？ – 有无头昏、乏力、面色苍白、活动后心悸等贫血的表现？ – 有无紧张、恐惧或焦虑等情绪？
4. 诊疗与护理经过	– 已接受过哪些诊断性检查及其结果怎样？ – 采取哪些治疗措施？效果如何？

（王　娟）

自　测　题

【选择题】

A1/A2 型题

1. 呕血通常提示胃内潴留血量已达

　　A. 1 000~1 500ml　　　　B. 250~300ml　　　　C. 100~150ml

　　D. 50~70ml　　　　　　E. 5ml

2. 患者，女性，40岁，呕血、黑便后出现头昏、乏力、面色苍白、四肢厥冷、出冷汗、心悸、脉搏增快、血压下降，提示该患者出血量已达

　　A. 循环血量的 5%~10%　　　B. 循环血量的 10%~15%　　　C. 循环血量的 20% 以上

　　D. 循环血量的 30% 以上　　　E. 循环血量的 40% 以上

A3/A4 型题

（3~4 题共用题干）

患者，男性，45岁，3 年前开始出现上腹痛，以饥饿及夜间时明显，进食后可缓解，腹痛呈周期性发作，未予诊治，3 天前呕血 1 次，粪便颜色转为黑色。

3. 该患者最可能的病因是

　　A. 消化性溃疡　　　　　　B. 肝硬化　　　　　　C. 食管癌

　　D. 胆囊炎　　　　　　　　E. 急性胰腺炎

4. 在对该患者进行问诊时，与鉴别黑便原因**无关**的问诊内容是

　　A. 有无口腔或鼻咽部出血

　　B. 是否食用了过多的肉类、动物血或动物肝

　　C. 是否服用了铁剂

　　D. 是否服用了铋剂

　　E. 有无排便次数增加、粪质稀薄

【名词解释】

1. 呕血　　　　　　　　　　2. 柏油样便

【简答题】

1. 简述上消化道出血时影响粪便颜色与性状的决定因素。

2. 临床上估计呕血与黑便患者出血量的依据有哪些？为什么？哪些情况提示出血量较大或出血加重？

十二、便　血

学 习 目 标

知识目标：

1. 复述便血的概念及常见病因。

2. 解释便血的主要临床特点。

能力目标：

1. 结合相关知识对便血患者进行全面问诊。

2. 结合具体病例,对呼吸困难患者的相关病史资料进行分析、判断,并确定护理诊断。

素质目标：

能尊重和爱护患者、具有保护患者隐私的职业道德。

理论学习指导

(一) 概念

便血是指消化道出血,血液自肛门排出的现象。消化道出血每日在 5~10ml 以内未致肉眼可见的粪便颜色改变,需用隐血试验才能确定者,称为隐血便。

(二) 病因

便血主要见于下消化道疾病,也可见于上消化道疾病及全身性疾病。

(三) 临床表现

1. **便血的临床表现**　主要与出血部位、出血量、出血速度及血液在肠腔内停留时间等有关。上消化道或小肠出血,血液可与粪便混合或全为血液;直肠、肛门或肛管出血,血色鲜红附于粪便表面(如肛裂),或为便后有鲜血滴出(如痔疮)。出血量多、速度快或在肠道停留时间短者呈鲜红色或淡红色便;出血量小、速度慢,血液在肠道内停留时间长者可为暗红色便。

2. **伴随症状**　消化性溃疡可伴反复上腹痛,呈周期性和节律性;肛门、直肠疾病可伴里急后重;感染性疾病可伴有发热;急性传染性疾病及血液疾病可伴全身出血倾向。

(四) 对患者影响

短时间大量便血,可致急性失血性贫血及周围循环衰竭,但临床少见。长期慢性便血可出现乏力、头晕、活动后心悸气促等贫血症状。大量便血易引起恐惧,长期便血者多有焦虑。

(五) 问诊要点与内容

问诊项目	问诊内容
1. 临床表现特点	– 便血是什么时候开始的？什么情况下发生的？持续多长时间了？ – 便血的次数、量、颜色、性状和气味是怎样的？
2. 病因或诱因	– 有无与便血相关的消化系统、血液系统、感染性疾病等病史？ – 有无饮食不当、大量饮酒,或糖皮质激素、吲哚美辛、水杨酸类等药物摄入史？
3. 对患者的影响	– 短时间大量便血者有无头晕、黑矇、心悸、口渴、冷汗的表现？ – 有无头昏、乏力、面色苍白、活动后心悸等贫血的表现？ – 有无紧张、恐惧或焦虑等情绪？
4. 诊疗与护理经过	– 已接受过哪些诊断性检查及其结果怎样？ – 采取哪些治疗措施？效果如何？

(王　娟)

自 测 题

【选择题】

A1/A2 型题

1. 阿米巴痢疾患者血便的特点为
   A. 暗红色果酱样 　　　　　B. 黏液血样 　　　　　C. 柏油样
   D. 鲜血样 　　　　　　　　E. 洗肉水样

2. 患者,男性,45 岁,间断粪便干结、血便 5 天,血色鲜红附于粪便表面,伴排便时肛周疼痛。该患者最可能的病因是
   A. 克罗恩病 　　　　　　　B. 溃疡性结肠炎 　　　C. 痔
   D. 肛裂 　　　　　　　　　E. 直肠癌

A3/A4 型题

(3~4 题共用题干)

患者,男性,35 岁,间断腹泻 3 年,2 天前再次出现腹泻,3~5 次/d,为黏液脓血便,伴发热、里急后重感、乏力、头晕、活动后心悸气促。

3. 该患者最可能的病因是
   A. 肠系膜静脉血栓形成 　　B. 溃疡性结肠炎 　　　C. 细菌性痢疾
   D. 肠套叠 　　　　　　　　E. 白血病

4. 根据目前资料,与该患者**无关**的护理诊断是
   A. 腹泻 　　　　　　　　　B. 焦虑 　　　　　　　C. 体温过高
   D. 气体交换障碍 　　　　　E. 活动无耐力

【名词解释】

隐血便

【简答题】

1. 如何估计便血患者的出血量?
2. 简述便血对患者的影响。

十三、腹 泻

学 习 目 标

知识目标:

1. 复述腹泻的概念及常见病因。
2. 解释腹泻的不同发生机制及主要临床特点。

能力目标:

1. 结合相关知识对腹泻患者进行全面问诊。
2. 结合具体病例,对腹泻患者的相关病史资料进行分析、判断,并确定护理诊断。

素质目标:

能尊重和爱护患者、具有保护患者隐私的职业道德。

理论学习指导

(一) 概念

腹泻是指排便次数较平时增加,且粪质稀薄、容量及水分增加,可含未消化的食物、黏液、脓血及脱落的肠黏膜等异常成分。根据病程腹泻可分为急性腹泻和慢性腹泻 2 种类型。

(二) 病因与发生机制

腹泻的发生机制复杂,根据其病理生理改变不同可分为不同类型。①渗出性腹泻:因血管、淋巴管、黏膜受到损害,局部血管通透性增加,致使蛋白质、血液渗出及黏液分泌增加而引起的腹泻;②分泌性腹泻:因胃肠黏膜上皮细胞内异常的离子转运,导致肠道分泌过多的水与电解质以及肠黏膜吸收功能受抑制而引起的腹泻;③渗透性腹泻:因肠内容物渗透压增高,阻碍肠内水分与电解质的吸收而引起的腹泻;④吸收不良性腹泻:因肠黏膜吸收面积减少或吸收障碍所引起;⑤动力性腹泻:由于肠蠕动亢进致肠内食糜停留时间缩短,未被充分吸收所致的腹泻。

除肠道本身疾病外,胃、胰、肝或胆源性疾病,食物或化学物质中毒,全身性疾病,以及某些药物等也可引起腹泻。

(三) 临床表现

1. **腹泻的临床表现**　与其起病及病程,排便次数及性状,腹痛的部位等不同相关。急性腹泻起病急骤,病程较短;慢性腹泻起病缓慢,病程较长。急性感染性腹泻常有腹痛,进食后24小时内发病,每天排便数次甚至数十次,多呈糊状或水样便,少数为脓血便;慢性腹泻表现为每天排便次数增多,可为稀便,亦可带黏液、脓血。急性腹泻常有腹痛,尤以感染性腹泻较为明显。小肠疾病所致者腹痛多位于脐周,便后腹痛无明显缓解;结肠疾病所致者腹痛多位于下腹部,便后可缓解。

2. **伴随症状**　急性细菌性痢疾、伤寒等可伴发热;细菌性痢疾、伤寒、溃疡性结肠炎等肠道炎症性病变或肠道痉挛可伴腹痛;细菌性痢疾、直肠炎、直肠肿瘤等可伴里急后重;胃肠道恶性肿瘤、胃大部切除术以及吸收不良综合征者可伴有明显消瘦。

(四) 对患者影响

急性腹泻可致脱水、电解质紊乱及代谢性酸中毒;排便频繁者可引起肛周皮肤糜烂与破损,严重腹泻还会影响患者休息与睡眠。长期慢性腹泻可引起营养不良、多种维生素缺乏、体重下降,甚至营养不良性水肿等。严重腹泻或病情迁延不愈者可出现焦虑或抑郁等负性情绪。

(五) 问诊要点与内容

问诊项目	问诊内容
1. 临床表现特点	– 腹泻是什么时候开始的? 什么情况下发生的? 持续多长时间了? – 腹泻的次数、量、颜色、性状和气味是怎样的? – 哪些因素使腹泻加重或有所缓解? – 有无发热、腹痛、里急后重等伴随症状?
2. 病因或诱因	– 有无与腹泻相关的疾病史、有毒的食物或化学毒物接触史? – 有无饮食不洁? 有无利血平、甲状腺素等药物摄入史?
3. 对患者的影响	– 急性严重腹泻者有无脱水、低钾血症、低钠血症及代谢性酸中毒的表现? – 有无因粪便刺激引起肛周皮肤糜烂破损? – 有无影响休息与睡眠? – 长期慢性腹泻者有无消瘦或营养不良性水肿的表现? – 严重或长期慢性腹泻者有无焦虑或抑郁等?
4. 诊疗与护理经过	– 已接受过哪些诊断性检查及其结果怎样? – 采取哪些治疗措施? 效果如何?

(王　娟)

自　测　题

【选择题】

A1/A2 型题

1. 口服硫酸镁、甘露醇所致的腹泻为
   A. 分泌性腹泻 　　　　　　B. 渗透性腹泻 　　　　　　C. 渗出性腹泻
   D. 动力性腹泻 　　　　　　E. 吸收不良性腹泻

2. 霍乱弧菌感染所致的腹泻为
   A. 分泌性腹泻 　　　　　　B. 渗透性腹泻 　　　　　　C. 渗出性腹泻
   D. 动力性腹泻 　　　　　　E. 吸收不良性腹泻

3. 肠道炎症性疾病所致的腹泻为
   A. 分泌性腹泻 　　　　　　B. 渗透性腹泻 　　　　　　C. 渗出性腹泻
   D. 动力性腹泻 　　　　　　E. 吸收不良性腹泻

4. 下列疾病所致的腹泻,以动力性腹泻为主的是
   A. 乳糖酶缺乏 　　　　　　B. 细菌性痢疾 　　　　　　C. 沙门菌属感染
   D. 甲状腺功能亢进 　　　　E. 吸收不良综合征

5. 小肠疾病所致腹泻者,腹痛多位于
   A. 脐周 　　　　　　　　　B. 上腹部 　　　　　　　　C. 下腹部
   D. 右下腹部 　　　　　　　E. 左下腹部

6. 患者,女性,22 岁,进食 3 小时后出现腹痛、腹泻,排便量不多,呈黏液血便。该患者最可能的病因是
   A. 甲状腺功能亢进症 　　　B. 肠易激综合征 　　　　　C. 乳糖酶缺乏
   D. 细菌性痢疾 　　　　　　E. 霍乱

【名词解释】

1. 腹泻 　　　　　　　　　　2. 渗出性腹泻

【简答题】

1. 就腹泻对患者的影响而言,急性腹泻与慢性腹泻患者的问诊要点是否相同? 为什么?

2. 比较小肠疾病与结肠疾病所致的渗出性腹泻在临床表现与伴随症状方面的异同。

十四、便　秘

学 习 目 标

知识目标:

1. 复述便秘的概念及常见病因。

2. 解释便秘的不同发生机制及主要临床特点。

能力目标:

1. 结合相关知识对便秘患者进行全面问诊。

2. 结合具体病例,对便秘患者的相关病史资料进行分析、判断,并确定护理诊断。

素质目标:

能尊重和爱护患者、具有保护患者隐私的职业道德。

理论学习指导

(一) 概念

便秘指排便次数减少,一般每周少于 3 次(每 2~3 天或更长时间排便 1 次),伴排便困难、粪便干结。

(二) 发生机制与病因

食物在消化道经消化吸收后,剩余的食糜残渣从小肠输送至结肠,在结肠内再将大部分水分和电解质吸收形成粪团,借助于结肠的集团运动输送至乙状结肠及直肠,在直肠膨胀产生机械刺激,引起便意,通过一系列的排便活动将粪便排出体外。从形成粪团到产生便意和排便动作的任意环节出现功能异常或病变都可发生便秘。

1. 功能性便秘　见于进食量少、食物缺乏纤维素或水分不足;因各种原因导致正常的排便习惯改变;结肠运动功能紊乱;腹肌及盆肌张力不足;长期滥用泻药;结肠冗长等。

2. 器质性便秘　见于直肠或肛门病变致排便疼痛而惧怕排便,或引起肛门括约肌痉挛导致便秘;结肠完全或不完全性梗阻;全身性疾病使肠肌松弛、排便无力;铅中毒等引起肠肌痉挛;应用使肠肌松弛的药物。

(三) 临床表现

自然排便次数减少,粪便量少,粪便干结,难以排出,或粪便并不干硬,也难以排出。严重者排出粪便坚硬如羊粪,排便时可有左腹部或下腹痉挛性疼痛及下坠感。长期便秘者可因痔加重及肛裂而有大便带血或便血。

伴随症状:肠梗阻可伴呕吐、腹胀、肠绞痛;粪块或结肠肿瘤、肠结核及克罗恩病等可伴有腹部包块;功能性便秘可伴精神紧张;肠易激综合征、肠结核、溃疡性结肠炎等可伴便秘与腹泻交替。

(四) 对患者影响

便秘可引发痔疮;慢性长期便秘者可引起头昏、食欲缺乏、口苦、乏力等全身症状。长期便秘可出现排便紧张和焦虑情绪甚至滥用泻药等。用力排便可诱发心脑血管疾病患者出现心绞痛或心肌梗死、脑出血等。

(五) 问诊要点与内容

问诊项目	问诊内容
1. 临床表现特点	– 便秘是什么时候开始的? 什么情况下发生的? 持续多长时间了? – 每日或每周排便次数? – 粪便量与性状是怎样的? – 排便是否费力? 程度如何? – 哪些情况可使便秘加重或减轻?
2. 病因或诱因	– 有无与便秘相关的疾病史? 有无腹部或盆腔手术史? – 有无服用镇静止痛药、抗抑郁药、抗胆碱药等,或长期服用泻药? – 有无精神紧张、环境改变、饮食与生活习惯改变、进食量少、饮水或活动量过少等诱发因素?
3. 对患者的影响	– 有无腹胀和下腹部疼痛? – 有无肛周疼痛? 有无肛裂或痔疮? – 有无头晕、食欲不振、乏力等全身症状? – 有无滥用泻药或药物依赖? – 有无紧张或焦虑情绪?
4. 诊疗与护理经过	– 已接受过哪些诊断性检查及其结果怎样? – 采取哪些治疗措施? 效果如何?

(王　娟)

自 测 题

【选择题】

A1/A2 型题

1. 下列各项,可导致器质性便秘的是

    A. 进食量少　　　　　　B. 生活无规律　　　　　　C. 活动量少

    D. 多次妊娠　　　　　　E. 肛门病变

2. 患者,女性,30岁,经朋友推荐长期服用泻药以保持身材苗条,近2周来患者自感排便次数减少,粪质干结,排便疼痛。患者出现以上症状的主要机制是

　　A. 参与排便的肌肉功能减弱　　　　　　B. 肠道内肌肉张力减弱

　　C. 排便反射减弱　　　　　　　　　　　D. 肠蠕动减弱

　　E. 结肠冗长,粪团内水分被过多吸收

A3/A4 型题

(3~4 题共用题干)

患者,男性,85岁,居家,体弱。冠心病史10余年,近2年来排便次数减少,每4~6天排便1次,粪质坚硬,排便费力,常自行服用轻泻药或使用开塞露通便。

3. 便秘对该患者可能带来的最严重的影响是

　　A. 肛裂　　　　　　　　　B. 痔　　　　　　　　　　C. 心肌梗死

　　D. 药物依赖　　　　　　　E. 抑郁

4. 该患者目前肯定存在的护理诊断/合作性问题是

　　A. 便秘　　　　　　　　　B. 潜在并发症:心肌梗死　　　C. 组织完整性受损

　　D. 活动无耐力　　　　　　E. 焦虑

【名词解释】

便秘

【简答题】

1. 日常饮食与便秘有什么关系?

2. 列举便秘对患者的影响。

十五、黄　疸

学 习 目 标

知识目标:

1. 复述黄疸的概念及常见病因。

2. 解释不同类型黄疸的主要临床特点。

能力目标:

1. 结合相关知识对黄疸患者进行全面问诊。

2. 结合具体病例,对黄疸患者的相关病史资料进行分析、判断,并确定护理诊断。

素质目标:

能关心和爱护患者、具有保护患者隐私的职业道德。

理论学习指导

(一) 概念

黄疸是由于胆色素代谢障碍,血清中胆红素浓度增高,使皮肤、黏膜及巩膜发黄的症状和体征。正常血清总胆红素浓度为 $3.4 \sim 17.1 \mu mol/L$。当血清总胆红素浓度升高至 $17.1 \sim 34.2 \mu mol/L$ 时,临床不易察觉,称隐性黄疸;当超过 $34.2 \mu mol/L$ 出现临床可见的黄疸,即显性黄疸。

(二) 发生机制与病因

1. 溶血性黄疸　由于大量红细胞的破坏,形成的非结合胆红素增加,超过了肝细胞的摄取、结合与排泄能力,使非结合胆红素超过正常水平而出现黄疸。如海洋性贫血、遗传性球形红细胞增多症等先天性溶血性贫血或不同血型输血后的溶血以及蚕豆病等后天获得性溶血性贫血。

2. 肝细胞性黄疸　由于各种疾病致肝细胞严重损伤,导致肝细胞对胆红素的摄取、结合及排泄功能降

低,血中的非结合胆红素增加。同时,因肝细胞肿胀、坏死压迫毛细胆管和胆小管以及胆栓的阻塞使胆汁排泄受阻,从而使部分结合胆红素反流入血液循环中,致血中结合胆红素亦增加而出现黄疸。如病毒性肝炎、中毒性肝炎、肝硬化、钩端螺旋体病、败血症等引起的黄疸。

3. 胆汁淤积性黄疸 由于各种原因引起胆道阻塞,胆管内压力增高、胆管扩张,小胆管与毛细胆管破裂,胆汁中的胆红素反流入血,使血中结合胆红素升高而出现黄疸。如肝内泥沙样结石、病毒性肝炎、药物性胆汁淤积、胆总管结石或狭窄、肿瘤等引起的黄疸。

4. 先天性非溶血性黄疸 临床较少见,系由肝细胞对胆红素的摄取、结合和排泄有缺陷所致的黄疸。

(三) 临床表现

1. 溶血性黄疸 一般为轻度黄疸,皮肤黏膜呈浅柠檬黄色,不伴皮肤瘙痒。急性溶血者常伴有不同程度的贫血和血红蛋白尿,尿隐血试验阳性,严重者可发生急性肾衰竭。慢性溶血常伴贫血及脾大。血清总胆红素增加,以非结合胆红素增高为主,尿结合胆红素定性试验阴性,尿胆原增加,尿液颜色加深。粪胆原增高,粪便颜色加深。

2. 肝细胞性黄疸 皮肤、黏膜呈浅黄至深金黄色,可有皮肤瘙痒,常伴乏力、食欲缺乏、肝区不适或疼痛,严重者可有昏迷、出血倾向、腹水等表现。血清结合胆红素与非结合胆红素均增高,尿结合胆红素定性试验阳性,有胆红素尿。血液生化检查有肝功能受损的表现。

3. 胆汁淤积性黄疸 黄疸多较严重,皮肤呈暗黄色,深黄色,甚至黄绿色,伴皮肤瘙痒及心动过缓。尿液颜色加深如浓茶,粪便颜色变浅,呈白陶土色。血清总胆红素增加,以结合胆红素增高为主,尿结合胆红素定性试验阳性,尿胆原和粪胆原减少或缺如。

4. 伴随症状 因病因不同而有不同的伴随症状,如急性溶血所致的黄疸常伴有发热。病毒性肝炎、肝癌所致的黄疸常伴有肝大、腹痛。胆总管结石、胆总管癌所致的黄疸常伴有胆囊肿大。肝硬化失代偿期、重症肝炎所致的黄疸常伴有脾大、腹水等。

(四) 对患者影响

黄疸患者可因皮肤黏膜黄染产生焦虑、恐惧等负性情绪或自卑心理,也可因皮肤瘙痒引起皮肤抓痕或失眠。

(五) 问诊要点与内容

问诊项目	问诊内容
1. 临床表现特点	– 黄疸是从什么时候开始的? 突然发生或缓慢发生? 持续多长时间了? – 黄疸的部位在哪里? 什么颜色? 粪和尿的颜色如何? – 有无皮肤瘙痒? 有无其他的伴随症状? – 有无加重或缓解的因素?
2. 病因或诱因	– 有无进食过多胡萝卜、橘子等富含胡萝卜素的食物? – 有无长期服用米帕林、呋喃类等含黄色素的药物? – 有无溶血性贫血? – 有无肝、胆、胰等病史? – 有无传染病接触史?
3. 对患者的影响	– 有无因皮肤黏膜黄染产生焦虑、恐惧等情绪? – 有无因皮肤瘙痒引起皮肤抓痕或失眠?
4. 诊疗与护理经过	– 已接受过哪些诊断性检查及其结果怎样? – 采取哪些治疗措施? 效果如何?

(周 薇)

自 测 题

【选择题】

A1/A2 型题

1. 下列表现中,符合溶血性黄疸临床表现特点的是
   A. 皮肤、黏膜呈浅黄至深金黄色　　　B. 伴有皮肤瘙痒
   C. 粪便呈白陶土色　　　D. 尿结合胆红素定性试验阴性
   E. 尿液颜色正常

2. 患者,男性,46 岁,因"皮肤黏膜黄染 10 天"入院。入院检查血液中结合胆红素与非结合胆红素均升高,患者近日有大量饮酒史。导致该患者黄疸最可能的原因是
   A. 急性溶血　　　B. 肝细胞损伤　　　C. 胆总管结石
   D. 遗传因素　　　E. 服药或饮食

A3/A4 型题

(3~4 题共用题干)

患者,男性,45 岁,皮肤黏膜呈黄绿色,伴皮肤瘙痒。尿色如浓茶,粪便颜色呈白陶土色,尿结合胆红素定性试验阳性。

3. 导致该患者发生黄疸的最可能原因是
   A. 急性溶血　　　B. 肝细胞损伤　　　C. 胆总管结石
   D. 遗传因素　　　E. 服药或饮食诱发

4. 与该患者**无关**的护理诊断是
   A. 舒适度减弱　　　B. 体像紊乱　　　C. 有皮肤完整性受损的危险
   D. 体液不足　　　E. 焦虑

【名词解释】

黄疸

【简答题】

比较溶血性黄疸、肝细胞性黄疸和胆汁淤积性黄疸临床表现的异同。

十六、血 尿

学 习 目 标

知识目标:

1. 复述血尿的概念及常见病因。

2. 解释不同类型血尿的主要临床特点。

能力目标:

1. 结合相关知识对血尿患者进行全面问诊。

2. 根据所获取的血尿患者的健康史提出初步的护理诊断。

素质目标:

能尊重和爱护患者、具有保护患者隐私的职业道德。

理论学习指导

(一) 概念

血尿是指尿液中红细胞排泄异常增多。尿液外观颜色正常、需经显微镜检查方能确定者,称为镜下血尿。尿液外观呈洗肉水色或血色,称为肉眼血尿。

（二）病因与发生机制

1. 损伤　包括直接损伤和免疫损伤：如尿路感染、结石等直接损伤泌尿器官致血尿。系统性红斑狼疮、结节性多动脉炎、皮肌炎、类风湿性关节炎等免疫复合物、抗基膜抗体、补体沉淀等造成免疫损伤所致血尿。

2. 缺血缺氧　心脏疾病如血容量不足、血管因素，导致肾基底膜损伤，通透性增加，或者肾组织坏死等而形成血尿。如亚急性感染性心内膜炎、急进性高血压、慢性心力衰竭等。

3. 凝血功能障碍　导致泌尿系统出血而形成血尿，如白血病、血友病、再生障碍性贫血、血小板减少性紫癜、过敏性紫癜以及抗凝药物的应用等。

4. 先天性疾病　常见的如多囊肾，遗传性肾炎、肾病等肾小球基膜机械屏障被破坏，形成血尿。

5. 运动损伤　运动使肾脏过度移动、挤压、缺血、血管牵扯或扭曲等引起血尿。

（三）临床表现

1. 血尿　血尿的主要表现是尿液的颜色改变。镜下血尿者尿液颜色如常人；肉眼血尿者尿液的颜色则因不同的出血量及出血部位而异。每升尿液含血量超过 1ml 时，尿液呈淡红色洗肉水样；严重出血者尿液可呈血液状。肾脏出血者，尿液与血液混合均匀，呈暗红色；膀胱或前列腺出血者尿液颜色鲜红，有时可见血凝块。

应用尿三杯试验，将全程尿颜色进行分段观察，可辅助判断病变部位是来自肾脏、尿道还是膀胱。

2. 镜下血尿　尿颜色正常，经显微镜检查可确定血尿。镜下红细胞大小不一，形态多样为肾小球性血尿，见于肾小球肾炎；镜下红细胞形态单一，为均一型血尿，见于肾盂肾盏、输尿管、膀胱和前列腺病变。

不同病因所致血尿的伴随症状不同，常见的有疼痛、膀胱刺激征、出血、发热、水肿、高血压、蛋白尿、乳糜尿、排尿困难。

（四）对患者的影响

无论是镜下血尿抑或肉眼血尿常可引起焦虑、紧张等负性情绪。

（五）问诊要点与内容

问诊项目	问诊内容
1. 血尿的特点	– 血尿是从什么时候开始的？突然发生或缓慢发生？持续多长时间了？尿液的颜色？有无血凝块？
2. 病因或诱因	– 有无泌尿系统疾病？ – 有无全身性疾病（感染性疾病、血液系统疾病、免疫与自身免疫性疾病、心血管疾病）？ – 有无尿路邻近器官疾病？ – 有无化学因素（可致血尿的磺胺药、环磷酰胺、肝素等化学药物以及汞、铅、镉等重金属化学物质）？ – 有无运动损伤？ – 是否月经期？ – 有无加重或缓解的因素？
3. 血尿对患者的影响	– 有无因尿液颜色改变而致焦虑、恐惧、烦躁和辗转不安？
4. 诊断、治疗与护理经过	– 已接受过哪些诊断性检查及其结果怎样？ – 采取哪些治疗措施？效果如何？

（张立力）

自　测　题

【选择题】

A1/A2 型题

1. 镜下红细胞大小不一,发生病变的部位可能是

    A. 肾盂肾盏　　　　　　　B. 肾小球肾炎　　　　　　C. 输尿管

    D. 膀胱　　　　　　　　　E. 前列腺

2. 肾脏出血者,尿液的颜色是

    A. 洗肉水样　　　　　　　B. 血液状　　　　　　　　C. 颜色鲜红

    D. 暗红色　　　　　　　　E. 粉红色

【名词解释】

1. 肉眼血尿　　　　　　　　2. 镜下血尿

【简答题】

如何应用尿三杯试验判断血尿的出血部位?

十七、尿　潴　留

学 习 目 标

知识目标:

1. 复述尿潴留的概念及常见病因。

2. 解释不同类型尿潴留的主要临床特点。

能力目标:

1. 结合相关知识对尿潴留患者进行全面问诊。

2. 结合具体病例,对尿潴留患者的相关病史资料进行分析、判断,并确定护理诊断。

素质目标:

能尊重和爱护患者、具有保护患者隐私的职业道德。

理论学习指导

(一) 概念

尿潴留是指膀胱排空不完全或者停止排尿。尿液完全不能排出,称为完全性尿潴留;若尿液不能完全排出,排尿后残余尿量大于 100ml,称为不完全性尿潴留。

(二) 病因与发生机制

1. 机械性梗阻　是指参与排尿的神经及肌肉功能正常,但在膀胱颈至尿道外口的某一部位存在梗阻性病变。如膀胱颈梗阻性病变、尿道肿瘤、结石、良性前列腺增生、前列腺肿瘤、盆腔肿瘤、妊娠的子宫等均可引起尿潴留。

2. 动力性梗阻　由于中枢或周围神经系统病变、手术或麻醉、药物作用及精神因素等各种原因造成排尿中枢或周围神经损害致排尿动力障碍所引起的尿潴留,尿路本身无机械性梗阻。

(三) 临床表现

1. 急性尿潴留　表现为突然发生的、短时间膀胱充盈,尿液不能排出,患者下腹部胀痛难忍,辗转不安,十分痛苦。有时部分尿液从尿道溢出,但下腹部疼痛不能减轻。常见于外伤、手术或麻醉后,使用解痉药物等。

2. 慢性尿潴留　表现为起病缓慢,也可无明显症状,常有少量排尿,一般无下腹胀痛。当有大量残余尿时,可出现少量持续排尿,称为假性尿失禁,系由于膀胱内尿液充盈过度溢出而致。常见于尿道梗阻性病变、膀胱输尿管反流、神经源性膀胱等。

尿潴留因病因不同而有不同的伴随症状,如前列腺增生或前列腺癌所致的尿潴留可伴有尿频、尿急、排尿踌躇和射尿无力,膀胱颈结石则常伴有腹部绞痛等。

（四）对患者影响

尿潴留患者易发生尿路感染,急性尿潴留易致患者烦躁和腹痛不适。长期尿潴留可发生输尿管反流,双侧输尿管及肾积水,肾功能受损。此外,留置尿管可给患者带来疼痛不适及增加尿路感染的可能。

（五）问诊要点与内容

问诊项目	问诊内容
1. 临床表现特点	– 尿潴留是从什么时候开始的? 突然发生或缓慢发生? 持续多长时间了?
	– 有哪些伴随症状?
	– 有无加重或缓解的因素?
2. 病因或诱因	– 有无膀胱颈梗阻、尿道梗阻等病史?
	– 有无导致尿潴留的神经系统病变?
	– 有无手术因素导致尿潴留?
	– 有无应用可导致尿潴留的相关药物?
	– 有无精神紧张、排尿环境或排尿方式的改变?
3. 对患者的影响	– 有无因尿液无法排出而致的下腹胀痛、烦躁和辗转不安?
	– 有无尿频、尿急、尿痛等尿路感染的表现?
	– 有无留置尿管? 有无因导尿管引起的尿路感染、疼痛不适?
4. 诊疗与护理经过	– 已接受过哪些诊断性检查及其结果怎样?
	– 采取哪些治疗措施? 效果如何?

（张立力）

自 测 题

【选择题】

A1/A2 型题

1. 急性尿潴留患者常见于

  A. 尿道梗阻性病变   B. 膀胱输尿管反流   C. 手术或麻醉后

  D. 神经源性膀胱   E. 膀胱结石

2. 下列可导致尿潴留的病因中,属于动力性梗阻的是

  A. 前列腺增生   B. 尿道肿瘤   C. 妊娠子宫

  D. 尿道异物   E. 抗胆碱药作用

【名词解释】

1. 尿潴留   2. 完全性尿潴留

【简答题】

1. 比较急性尿潴留与慢性尿潴留临床表现的异同。

2. 列举尿潴留对患者的影响。

十八、尿 失 禁

学 习 目 标

知识目标:

1. 复述尿失禁的概念及常见病因。

2. 解释不同类型尿失禁的主要临床特点。

能力目标：

1. 对尿失禁患者进行全面系统地问诊。

2. 根据所获取的尿失禁患者的健康史提出初步的护理诊断。

素质目标：

能尊重和爱护患者、具有保护患者隐私的职业道德。

理论学习指导

(一) 概念

尿失禁是指膀胱内尿液失去控制而自行排出的现象。尿失禁可以暂时,也可以持续,尿液可大量流出,也可点滴而出。

(二) 病因与发生机制

1. 压力性尿失禁　多见于老年女性、有盆腔或尿路手术史者,其发生与尿道括约肌张力减低,或骨盆底部尿道周围肌肉和韧带松弛,导致尿道阻力过低有关。

2. 反射性尿失禁　多见于脊髓外伤、脊髓肿瘤、多发性硬化等所致的骶髓低级排尿中枢水平以上脊髓完全性损伤,由于低级排尿中枢失去高级排尿中枢的调控所致。

3. 急迫性尿失禁　见于中枢神经系统疾病以及膀胱局部炎症或激惹所致的膀胱功能失调。大脑皮质对脊髓低级排尿中枢的抑制减弱或膀胱功能失调,使膀胱逼尿肌张力增高、反射亢进所致。

4. 功能性尿失禁　因身体功能或认知功能受损而导致的不自主排尿状态,多发生于罹患严重关节炎、脑血管病变、痴呆、使用利尿剂或抗胆碱能等药物者。

5. 溢出性尿失禁　因各种原因引起尿液潴留,膀胱过度充盈,膀胱内压超过尿道阻力时,尿液持续或间断溢出,也称为假性尿失禁。常见于下尿路梗阻以及神经系统病变等。

(三) 临床表现

不同类型尿失禁的临床表现见表 2-1。

表 2-1　5 种类型尿失禁临床表现的比较

项目	压力性	反射性	急迫性	功能性	溢出性
尿意	突发伴腹压增高	无	非常强烈	通常很强烈	无
尿量	少量	中等量	少、中或大量	中至大量	少或中等
夜尿	可有,但少见	一定有	常见	可能有	有
促发因素	腹压增高	不可预测	逼尿肌张力增高	认知功能受损	膀胱过度充盈
可否觉察	能	不能	能	能	能
排尿频率	增加	定期	增加	不定	间断/持续

尿失禁常见的伴随症状包括:①膀胱刺激征及脓尿;②排便功能紊乱,如伴随便秘、大便失禁等;③进行性排尿困难;④肢体瘫痪,同时伴有肌张力增高、腱反射亢进、病理反射阳性;⑤慢性咳嗽、气促。

(四) 对患者的影响

意识清晰的尿失禁者,常感到不安或自卑,有意识地限制液体摄入。长期尿失禁可影响个体的正常社会生活,与老年孤独、自卑、抑郁症、性生活障碍等密切相关。此外,尿液刺激皮肤可引起皮炎,局部皮肤潮湿致皮肤浸渍,受压后易发生压力性损伤。老年人因为尿急可增加跌倒和骨折的危险。

（五）问诊要点与内容

问诊要点	问诊内容
1. 临床表现特点	– 尿失禁是从什么时候开始的？在什么情况下发生的？持续多长时间了？ – 尿失禁是持续还是间断发生的？若是间断的，每日或每周发生尿失禁的次数是多少？ – 每次尿失禁时尿量有多少？ – 哪些情况可使尿失禁加重或减轻？
2. 病因或诱因	– 有无盆腔或会阴部手术史？ – 有无中枢神经系统疾病如脑瘤、多发性硬化、帕金森病等？有无尿路感染、尿道出口梗阻等疾病史？ – 有无严重关节炎、脑血管病变、痴呆、排尿环境或习惯的突然改变及服用利尿剂或抗胆碱能药等病史？
3. 尿失禁的严重程度	– 用国际尿失禁咨询委员会尿失禁问卷（ICI-Q-LF）测评
4. 尿失禁对患者的影响	– 有无因尿失禁限制液体摄入？ – 有无不安、自卑或抑郁？ – 有无因尿失禁影响正常的社会交往？ – 有无因尿液刺激发生局部皮疹？ – 长期卧床的尿失禁患者有无压力性损伤？
5. 诊疗与护理经过	– 已接受过哪些诊断性检查及其结果怎样？ – 目前每日液体摄入情况怎样？是否规定了饮水时间、量和排尿的时间？ – 是否服用控制尿失禁的药物？药物的名称、剂量、效果如何？有何不良反应？ – 是否采取减少尿失禁发生的措施，如盆底肌训练、膀胱训练、使用吸收性或收集性尿失禁用具？效果如何？

（张立力）

自 测 题

【选择题】

A1/A2 型题

1. 患者因各种原因引起尿液潴留，膀胱过度充盈，膀胱内压超过尿道阻力时，尿液持续或间断溢出，见于

　　A. 压力性尿失禁　　　　　　　B. 急迫性尿失禁　　　　　　　C. 功能性尿失禁

　　D. 反射性尿失禁　　　　　　　E. 溢出性尿失禁

A3/A4 型题

（2~3 题共用题干）

患者，女性，42 岁，孕 4 产 3，产后出现大声咳嗽、打喷嚏时滴尿，未予注意。近 3 年来，上述症状逐渐加重，平时站立时即可出现滴尿的情况，蹲位时症状更加明显。

2. 该患者最可能的尿失禁类型为

　　A. 压力性尿失禁　　　　　　　B. 急迫性尿失禁　　　　　　　C. 功能性尿失禁

　　D. 反射性尿失禁　　　　　　　E. 溢出性尿失禁

3. 按国际尿失禁咨询委员会尿失禁问卷的评分标准，该患者尿失禁的程度为

　　A. 1 级　　　　　　B. 2 级　　　　　　C. 3 级　　　　　　D. 4 级　　　　　　E. 5 级

【名词解释】

1. 真性尿失禁　　　　　　　　　2. 假性尿失禁

【简答题】

1. 比较压力性尿失禁与溢出性尿失禁临床表现的异同。

2. 如何评估尿失禁的严重程度？

十九、眩　晕

学习目标

知识目标：

1. 复述眩晕的概念及常见病因。

2. 解释不同原因所致眩晕的主要临床特点。

能力目标：

1. 结合相关知识对眩晕患者进行全面问诊。

2. 根据所获取的眩晕患者的健康史提出初步的护理诊断。

素质目标：

能尊重和爱护患者、具有保护患者隐私的职业道德。

理论学习指导

(一) 概念

眩晕是指患者感到自身或周围环境物体旋转或摇动的一种主观感觉障碍，常伴有客观的平衡障碍，一般无意识障碍。

(二) 发生机制与病因

1. 周围性眩晕　也称耳性眩晕，是指内耳前庭至前庭神经颅外段之间的病变所引起的眩晕。常见的病因有梅尼埃病、迷路炎、药物中毒、晕动病等。

2. 中枢性眩晕　也称脑性眩晕，是指因前庭神经颅内段、前庭神经核及其纤维联系、小脑、大脑等病变所引起的眩晕。常见于颅内血管性疾病、颅内占位性病变、颅内脱髓鞘疾病以及癫痫、脑震荡、脑挫伤及脑寄生虫病等。

3. 其他　可见于眼源性、全身性及神经性疾病。

(三) 临床表现

周围性眩晕与中枢性眩晕的主要临床特点见表2-2。

表2-2　周围性眩晕与中枢性眩晕的主要临床特点

项目	周围性眩晕	中枢性眩晕
持续时间	短	长
程度	较重	较轻
特点	剧烈旋转	旋转性或向一侧运动感
加重或缓解因素	头位或体位改变可使眩晕加重	闭目后症状可减轻，与头位或体位改变无关
自主神经症状	可出现恶心、呕吐、出汗、面色苍白等	少有，不明显
眼球震颤	幅度细小，多为水平或水平加旋转	幅度粗大，形式多变
耳蜗症状	常伴耳鸣、听力减退等	不明显
脑神经损害	无	有

伴随症状：病因不同而有不同的伴随症状，如前庭器官疾病、第Ⅷ脑神经病变及肿瘤等可伴耳鸣或听力下降，梅尼埃病、晕动病常伴恶心、呕吐等。

(四) 对患者的影响

患者可因眩晕而致视物不清和/或身体不能保持平衡，发生跌倒等意外情况。持续眩晕者还可因恶心、呕吐等伴随症状引起营养不良、多种维生素缺乏、体重下降等。眩晕急性发生时,患者常因病因不明而出现焦虑甚至恐惧情绪。长期眩晕者由于病情迁延不愈以及随时可能面临急性发作,可出现紧张、抑郁等情绪。

(五) 问诊要点与内容

问诊项目	问诊内容
1. 临床表现特点	– 眩晕是什么时候开始的? 什么情况下发生的? – 发作时有什么特点? 是否与体位有关? – 多长时间发作一次? 持续与间隔的时间是多少? – 是否伴有平衡障碍、恶心、呕吐、耳鸣、听觉障碍?
2. 病因或诱因	– 哪些情况可使眩晕加重或减轻? – 有无耳部疾病、脑部疾病、全身性疾病、眼部疾病及神经精神疾病等病史? – 有无乘车、乘船等诱发因素?
3. 对患者的影响	– 有无视物不清和/或身体不能保持平衡发生跌倒等意外情况? – 有无因恶心、呕吐等伴随症状引起的营养不良或体重下降等表现? – 有无紧张、抑郁、焦虑、恐惧等情绪反应?
4. 诊疗与护理经过	– 已接受过哪些诊断性检查? 结果怎样? – 采用过哪些治疗措施? 效果如何?

(高井全)

自 测 题

【选择题】

A1/A2 型题

1. 下列情况一般**不引起**眩晕的是

　　A. 低血压　　　　　B. 高血压　　　　　C. 小脑肿瘤　　　　　D. 急性脊髓炎　　　E. 脑寄生虫病

2. 眩晕伴听力障碍,常见于

　　A. 梅尼埃病　　　　B. 尿毒症　　　　　C. 颈椎病　　　　　　D. 小脑出血　　　　E. 位置性眩晕

3. 最常引起眩晕的疾病是

　　A. 听神经瘤　　　　　　　　B. 脊髓肿瘤　　　　　　　　C. 大脑半球内胶质瘤

　　D. 小脑内胶质瘤　　　　　　E. 脑膜炎

【名词解释】

1. 眩晕　　　　　　　　　2. 周围性眩晕

【简答题】

1. 比较中枢性眩晕与周围性眩晕临床表现的异同。

2. 简述眩晕对患者的影响。

二十、晕 厥

学 习 目 标

知识目标:

1. 复述晕厥的概念及主要临床特点。

2. 解释不同类型晕厥的发生机制和病因。

能力目标:

1. 结合相关知识对晕厥患者或家属进行全面问诊。

2. 根据所获取的晕厥患者的健康史提出初步的护理诊断。

素质目标：

能尊重和爱护患者、具有保护患者隐私的职业道德。

理论学习指导

(一) 概念

晕厥是指一过性广泛性的脑供血不足所致短暂的意识丧失状态。

(二) 发生机制与病因

1. **血管舒缩障碍**　主要是由于各种刺激通过迷走神经反射引起短暂的血管床扩张、回心血量减少、心输出血量降低、血压下降进而导致脑供血不足，见于单纯性晕厥、直立性低血压、颈动脉窦综合征、排尿性晕厥、咳嗽性晕厥及疼痛性晕厥等。

2. **心源性晕厥**　由于心脏结构、节律及收缩力改变使心排血量突然减少或心脏停搏，导致脑组织缺血缺氧而发生晕厥。见于阵发性心动过速、阵发性心房颤动、高度房室传导阻滞、心绞痛及急性心肌梗死等，最严重的为阿-斯综合征（Adams-Stokes syndrome）。

3. **脑源性晕厥**　由于脑部血管或主要供应脑部血液的血管发生循环障碍，导致一过性广泛性脑供血不足。见于脑动脉粥样硬化、短暂性脑缺血发作、偏头痛、慢性铅中毒性脑病等。

4. **血液成分异常**　如血氧或血糖过低等导致晕厥发生，低血糖、通气过度综合征、哭泣性晕厥、重症贫血及高原性晕厥等。

(三) 临床表现

1. **起病情况**　急性起病，部分可有前驱症状，如头晕、恍惚、视物模糊、四肢无力等。直立性低血压、颈动脉窦综合征等病因所致者有明确的诱因。

2. **持续时间**　较短，数秒钟至数分钟。

3. **倒地形式**　因肌张力消失而瘫软倒地，或因反复发作有经验而及时蹲下。若卧位时发生，则多为心脑血管疾病所致。

4. **伴随症状**　主要有自主神经功能障碍，心率和心律明显改变，头痛、呕吐、视听障碍，呼吸节律改变等。

(四) 对患者的影响

对患者的影响主要是意外伤害，以及焦虑、抑郁等情绪反应。

(五) 问诊要点与内容

问诊项目	问诊内容
1. 临床表现特点	– 是不是晕厥？ – 发生的时间？什么情况下发生？持续多长时间？发作频率如何？ – 发作前的体位怎样？ – 有无前驱症状？倒地方式什么样？
2. 病因或诱因	– 有无加重或缓解因素？ – 有无伴随症状？
3. 对患者的影响	– 有无导致晕厥发生的相关疾病史？ – 有无明显诱因？ – 有无意外伤害发生？ – 有无焦虑、抑郁等情绪反应？
4. 诊疗与护理经过	– 已接受过哪些诊断性检查？结果怎样？ – 采用过哪些治疗措施？效果如何？

（高井全）

自 测 题

【选择题】

A1/A2 型题

1. 导致心源性晕厥最严重的病因是

    A. 阿-斯综合征　　　　　　B. 阵发性心动过速　　　　　　C. 心绞痛

    D. 心肌梗死　　　　　　　　E. 病态窦房结综合征

2. 患者,女性,32 岁,无明显诱因突然出现心悸,继而晕厥倒地。最可能的原因是

    A. 肥厚型心肌病　　　　　　B. 严重心律失常　　　　　　C. 扩张型心肌病

    D. 直立性低血压　　　　　　E. 单纯性晕厥

【名词解释】

晕厥

【简答题】

因血管舒缩障碍所致晕厥的常见病因有哪些? 其晕厥的临床表现有哪些特点?

二十一、抽搐与惊厥

学 习 目 标

知识目标:

1. 复述抽搐与惊厥的概念。

2. 比较全身性抽搐与局限性抽搐的异同。

3. 解释抽搐与惊厥的发生机制和病因。

能力目标:

1. 结合相关知识对抽搐与惊厥患者或家属进行全面问诊。

2. 根据所获取的抽搐与惊厥患者的健康史提出初步的护理诊断。

素质目标:

能尊重和爱护患者、具有保护患者隐私的职业道德。

理论学习指导

(一) 概念

抽搐是指全身或局部骨骼肌非自主地抽动或强烈收缩,常可引起关节的运动和强直。当肌群收缩表现为强直性和阵挛性时,称为惊厥,一般为全身性、对称性,伴有或不伴有意识丧失。

(二) 发生机制与病因

一般认为抽搐与惊厥是因各种原因导致大脑运动神经元异常放电所致,与遗传、免疫、内分泌、微量元素、精神因素等有关,可由代谢、营养、脑皮质肿物或瘢痕等激发。①脑部疾病:包括感染、外伤、肿瘤、脑血管疾病和脑寄生虫病等;②全身性疾病:如感染、心血管疾病、中毒、代谢障碍、风湿病、某些药物突然撤药、热射病、溺水、触电等;③神经官能症。

(三) 临床表现

1. 起病情况　癫痫发作可与劳累、饱食、饥饿、饮酒、睡眠、情绪波动、环境因素刺激等有关;小儿惊厥多与感染高热有关;癔症性惊厥常由情绪波动引起。部分患者在惊厥发作前可有短暂的烦躁、口角抽搐、肢体的麻木感、针刺感、触电感等先兆症状。

2. 抽搐与惊厥

(1) 全身性抽搐:以全身骨骼肌痉挛为主要表现,典型者为癫痫大发作。破伤风引起者表现为持续性的

强直性抽搐,伴肌肉剧烈疼痛。

(2) 局限性抽搐:以身体某一局部连续性肌肉收缩为主要表现,多见于手足、口角和眼睑。低钙血症所致者表现为"助产士手"和"芭蕾舞足"。

3. 伴随症状与体征　常见的有发热、意识障碍、瞳孔扩大、舌咬伤、大小便失禁、脑膜刺激征、剧烈头痛、血压增高等。

(四) 对患者的影响

惊厥发作可致跌伤、舌咬伤、排便与排尿失禁及肌肉酸痛。短期频繁发作可致高热。伴意识障碍者可因呼吸道分泌物、呕吐物吸入或舌后坠堵塞呼吸道引起窒息。严重惊厥由于骨骼肌强烈收缩,机体氧耗量显著增加,加之惊厥所致呼吸改变可引起缺氧。惊厥发作后患者可因发作失态而困窘。此外,患者健康的不稳定性及照顾情景的不可预测性可导致患者亲属应对能力失调。

(五) 问诊要点与内容

问诊项目	问诊内容
1. 临床表现特点	– 抽搐与惊厥是什么时候开始的? 什么情况下发生的? – 全身性还是局限性? 持续强直性还是阵挛性? – 多长时间发作一次? 持续与间隔的时间是多少? – 发作时意识是否清醒? – 是否伴有血压增高、脑膜刺激征、剧烈头痛、意识丧失等危重急症表现? – 哪些情况可使抽搐或惊厥加重或减轻?
2. 病因或诱因	– 有无脑部疾病、全身性疾病、神经症、毒物接触和外伤等病史? – 有无精神刺激等诱因?
3. 对患者的影响	– 有无跌伤、舌咬伤、排尿或排便失禁、窒息等发作意外? – 有无全身无力、肌肉酸痛等发作后反应? 持续发作者有无高热? – 有无困窘等发作后心理反应? – 有无患者亲属应对能力失调?
4. 诊疗与护理经过	– 已接受过哪些诊断性检查? 结果怎样? – 采用过哪些治疗措施? 效果如何?

(高井全)

自　测　题

【选择题】

A1/A2 型题

1. 惊厥发作伴意识障碍者,可因呼吸道分泌物、呕吐物吸入或舌后坠堵塞呼吸道引起
  A. 窒息　　　　　　　　　B. 吸入性肺炎　　　　　　C. 坠积性肺炎
  D. 肺栓塞　　　　　　　　E. 肺水肿

2. 短期内惊厥频繁发作可致
  A. 血糖降低　　　　　　　B. 血压降低　　　　　　　C. 高热
  D. 脱水　　　　　　　　　E. 窒息

3. 严重惊厥由于骨骼肌强烈收缩,机体氧耗量显著增加,加之惊厥所致呼吸改变,可致
  A. 高热　　　　　　　　　B. 血压降低　　　　　　　C. 窒息
  D. 缺氧　　　　　　　　　E. 脱水

【名词解释】

惊厥

【简答题】

1. 简述低钙血症所致抽搐的临床表现特点。

2. 患儿,6个月,持续高热,护士在对其进行评估时应特别注意什么问题? 为什么?

二十二、意识障碍

学习目标

知识目标:

1. 复述意识障碍的概念。

2. 比较不同意识障碍临床表现的异同。

3. 解释意识障碍发生机制和病因。

能力目标:

1. 结合相关知识对意识障碍患者或家属进行全面问诊。

2. 根据所获取的意识障碍患者的健康史提出初步的护理诊断。

素质目标:

能尊重和爱护患者、具有保护患者隐私的职业道德。

理论学习指导

(一) 概念

意识障碍是指个体对周围环境及自身状态的识别能力和觉察能力发生障碍的一种精神状态。

(二) 发生机制与病因

清醒的意识活动有赖于大脑皮质和皮质下网状结构功能的完整性,任何原因导致大脑皮质弥漫性损害或脑干网状结构损害,使意识内容改变或觉醒状态减弱,均可发生意识障碍。其病因包括颅内疾病和颅外疾病。

(三) 临床表现

1. 以觉醒状态改变为主的意识障碍 根据觉醒程度可分为嗜睡、昏睡和昏迷。昏迷为最严重的意识障碍,按程度不同又可分为轻度、中度和深度昏迷(表2-3)。

(1) 嗜睡:为程度最轻的意识障碍。患者处于持续睡眠状态,可被唤醒,醒后能正确回答问题和作出各种反应,当刺激停止后很快又入睡。

(2) 昏睡:是病理性的嗜睡状态。患者处于熟睡状态,一般的外界刺激不易唤醒,须经压迫眶上神经、摇动身体等强烈刺激方能被唤醒,但很快又入睡。醒时答话含糊或答非所问。

表 2-3 昏迷的临床表现

项目	轻度昏迷	中度昏迷	深度昏迷
对疼痛刺激的反应	有	对强烈疼痛刺激有反应	无,全身肌肉松弛
生理反射	存在	减弱	消失
生命体征	无异常	轻度异常	明显异常
排便/排尿	可无异常	不同程度功能异常	失禁

2. 以意识内容改变为主的意识障碍

(1) 意识模糊:为程度深于嗜睡的一种意识障碍。患者能保持简单的精神活动,但对时间、地点、人物的定向能力发生障碍。

（2）谵妄：是一种以兴奋性增高为主的高级神经中枢急性功能失调状态。表现为意识模糊、定向力丧失、注意涣散、言语增多、思维不连贯，常有错觉和幻觉。

3. 伴随症状与体征 常见的伴随症状与体征有发热、呼吸改变、血压改变、心动过缓、皮肤黏膜改变等。

（四）对患者的影响

由于患者对周围及自身状态的感知能力障碍，因而易受到周围环境的伤害，如谵妄者因躁动不安易发生坠床等意外；昏迷者易发生肺部感染、尿路感染、口腔炎、结膜炎、角膜炎、角膜溃疡、压力性损伤、营养不良及肢体挛缩畸形等；还可能出现照顾者角色负荷过重等问题。

（五）问诊要点与内容

问诊项目	问诊内容
1. 临床表现特点	– 意识障碍发生的时间？什么情况下发生的？是突然发生还是缓慢发生的？持续多长时间了？ – 意识障碍的程度及进展情况如何？（通过与患者交谈了解患者的思维反应、情感、计算及定向力，必要时可通过痛觉、角膜反射、瞳孔对光反射等检查意识障碍的程度，也可采用格拉斯哥昏迷评分表对患者的意识障碍程度进行测评） – 有无头痛、呕吐等提示危重急症的伴随症状？
2. 病因或诱因	– 有无颅脑疾病或外伤等病史？ – 有无心、肝、肾、肺疾病？有无全身严重感染、糖尿病病史？ – 有无触电、溺水、高温中暑和日射病等意外损害？有无毒物接触史？
3. 对患者的影响	– 谵妄者有无因躁动不安发生坠床等意外？ – 昏迷者有无口腔炎、角膜炎、结膜炎、角膜溃疡、压力性损伤？有无肌肉萎缩、关节僵硬、肢体畸形？有无排便、排尿失禁？有无肺部感染、尿路感染？ – 有无照顾者角色负荷过重的情况？
4. 诊疗与护理经过	– 已接受过哪些诊断性检查？结果怎样？ – 采用过哪些治疗措施？效果如何？

（高井全）

自 测 题

【选择题】

A1/A2 型题

1. 患者，女性，60岁，以"脑梗死"收治入院。检查时发现患者无言语应答，不能执行简单的命令，压眶后出现痛苦表情，角膜反射存在。该患者意识障碍的程度为

    A. 嗜睡　　　　　　　　B. 昏睡　　　　　　　　C. 浅昏迷

    D. 深昏迷　　　　　　　E. 意识模糊

2. 患儿，男性，10岁，溺水后处于持续睡眠状态，可被唤醒，醒后能正确回答问题和作出各种反应，当刺激停止后很快又入睡。该患儿意识障碍的程度为

    A. 嗜睡　　　　　　　　B. 昏睡　　　　　　　　C. 浅昏迷

    D. 深昏迷　　　　　　　E. 意识模糊

3. 以意识内容改变为主的意识障碍是

    A. 嗜睡　　　　　　　　B. 昏睡　　　　　　　　C. 昏迷

    D. 晕厥　　　　　　　　E. 谵妄

【名词解释】

1. 意识障碍　　　　　　　　2. 谵妄

【简答题】

1. 比较嗜睡与昏睡临床表现的异同。
2. 比较不同程度昏迷临床表现的异同。

二十三、焦　　虑

学 习 目 标

知识目标:

1. 复述焦虑的概念、常见病因及发生机制。
2. 描述焦虑的主要临床表现及对患者的影响。

能力目标:

1. 结合相关知识对焦虑患者进行全面问诊。
2. 根据所获取的焦虑患者的健康史提出初步的护理诊断。

素质目标:

具有尊重患者、爱护患者、保护患者隐私的职业精神。

理论学习指导

(一) 概念

焦虑是一种源于内心的紧张、压力感。

(二) 发生机制与病因

有关焦虑的发生机制存在多种心理学和生物学观点,最常见的是应激与适应学说,它认为焦虑与不确定的危险因素有关,是机体对危险的一种内部警告机制。焦虑最常见的原因是生活事件引起的心理冲突;甲状腺功能亢进症、脑肿瘤等躯体疾病,使用苯丙胺、阿片类等药物,疑病症、恐怖症等精神疾病也可引起焦虑。

(三) 临床表现

1. 情绪方面　紧张、不安的期待情绪是焦虑的典型特点,严重者可产生恐惧感。
2. 行为方面　表现为唉声叹气、咬指甲、来回踱步、不能静坐等,严重者可出现回避行为。
3. 认知方面　表现为注意力不集中、认知范围缩小等。
4. 生理方面　可出现心悸、血压升高、出汗、胸闷、气短、头痛、眩晕、恶心、腹泻、尿频等自主神经功能紊乱的症状,还可出现入睡困难、睡眠间断等睡眠障碍。

(四) 对患者影响

焦虑对患者的影响有两面性。一方面,适度的焦虑可促使个体调整警觉与防御状态,以便快速觉察并应对环境中的潜在威胁,对个体的生存、适应环境具有重要价值。另一方面,持续的、过度的焦虑必然使个体身心受损,进而发展为焦虑障碍。

(五) 问诊要点与内容

问诊项目	问诊内容
1. 焦虑的临床表现及 其对患者的影响	– 焦虑是从什么时候开始的? 具体的表现是什么? – 有没有紧张、不安甚至恐慌感? 是否易激惹? – 有没有心慌、出汗、食欲改变、睡眠障碍等躯体症状? – 有无注意力不集中、记忆力下降、思维内容和过程改变等认知障碍? – 焦虑对日常生活、工作或学习有何影响?
2. 病因与诱因	– 焦虑在什么情况下发生的? 有无引发心理压力或冲突的生活事件? 既往有发生这种情况吗? – 有无甲状腺功能亢进、脑炎、精神疾病等? – 最近是否服用或停用某种药物,有无酗酒?

续表

问诊项目	问诊内容
3. 应激与应对能力	– 最近有哪些应激或压力事件？ – 以前如何应对类似应激事件？效果如何？ – 如何看待这些压力事件？
4. 个体心理特点	– 你是什么性格的人？ – 对自己和周围环境的看法是怎样的？ – 对人生的看法有哪些？
5. 社会支持系统	– 与家人、朋友、同事的关系如何？ – 在遇到困难时可以向哪些人寻求帮助？他们能提供的支持有哪些？
6. 诊疗与护理经过	– 对于焦虑是否接受过检查或作出过诊断？ – 目前是否已接受治疗？治疗措施有哪些？效果如何？

（张　薇）

自　测　题

【选择题】

A1/A2 型题

1. 下列可引起焦虑的病因中，应**除外**的是

　　A. 甲状腺功能亢进症　　　B. 甲状腺功能减退　　　C. 脑血管病

　　D. 低血糖　　　　　　　　E. 疑病症

2. 下列各项，属于焦虑最典型表现的是

　　A. 易激惹　　　　　　　　B. 紧张不安　　　　　　C. 记忆力下降

　　D. 睡眠障碍　　　　　　　E. 心率加快

A3/A4 型题

（3~4 题共用题干）

患者，女性，32 岁，体检发现甲状腺结节，因边界欠清晰，不排除恶性可能，需要做进一步的检查。检查将在 3 天后进行，等待期间，患者感到很紧张，白天时不时会想"恶性的可能有多大？如果是恶性的怎么办？"夜间入睡困难，常常会中途醒来。

3. 根据该患者目前的表现，其最可能出现的是

　　A. 分离性焦虑　　　　　　B. 期待性焦虑　　　　　C. 阉割性焦虑

　　D. 抑郁　　　　　　　　　E. 恐惧

4. 下列评估内容中，对明确该患者焦虑严重程度最有意义的是

　　A. 食欲与睡眠　　　　　　B. 心率与血压　　　　　C. 认知能力

　　D. 应对方式　　　　　　　E. 家庭支持

【名词解释】

1. 焦虑

2. 期待性焦虑

【简答题】

简述中度焦虑的临床表现特点。

二十四、抑　郁

学 习 目 标

知识目标：

1. 复述抑郁的概念及常见病因与发生机制。

2. 描述抑郁的主要临床表现及对患者的影响。

能力目标：

1. 结合相关知识对抑郁患者进行全面问诊。

2. 根据所获取的抑郁患者的健康史提出初步的护理诊断。

素质目标：

具有尊重和爱护患者、保护患者隐私的职业精神。

理论学习指导

（一）概念

抑郁是一种以心境低落为主的不愉快的情绪体验。

（二）发生机制与病因

抑郁的发生机制尚未彻底阐明。研究显示抑郁可能与5-羟色胺（5-HT）等神经递质的减少有关，并且受到遗传因素的影响。心理学观点认为应激是导致抑郁的重要因素之一。抑郁的发生常与负性生活事件、某些躯体疾病或药物以及精神疾病等有关。

（三）临床表现

抑郁最主要的临床表现是不同程度的情绪低落，还可伴有睡眠紊乱、胃肠功能紊乱、不明原因的头痛和全身疼痛等躯体症状，以及认知和行为改变等；严重者可出现思维障碍、意志活动减少及自杀倾向等。

（四）对患者影响

抑郁对患者的影响与抑郁的严重程度有关。轻度抑郁者，可感到做事困难，但对工作、社交的影响较小；中度抑郁者，继续进行工作、社交或家务活动有相当困难；重度抑郁者，常出现典型的抑郁表现，并伴有明显的躯体症状，严重者有自杀的危险。

（五）问诊要点与内容

问诊项目	问诊内容
1. 抑郁的临床表现及其对患者的影响	– 有无睡眠障碍、食欲下降等？
	– 有无情绪低落、内疚、自责、自卑等情感体验？
	– 有无懒言少语、兴趣减退等行为表现？
	– 有无记忆力、注意力下降，思维过程缓慢、内容消极等？
	– 抑郁情绪对日常生活、工作或学习有何影响？
	– 有没有过放弃生命的想法或行为尝试？
2. 病因与诱因	– 抑郁情绪是什么时候开始出现的？在什么情况下发生的？持续多久了？
	– 有无脑卒中、甲状腺疾病等？
	– 最近是否服用抗结核药、激素类药物、抗肿瘤药物等？
	– 有无精神疾病病史、酗酒或者药物滥用等？
3. 人际关系与角色功能	– 与家人、朋友、同事的关系如何？
	– 在遇到困难时可以向哪些人寻求帮助？他们能提供的支持有哪些？
	– 有哪些社会角色和家庭角色？能否胜任？

续表

问诊项目	问诊内容
4. 个体心理特点	– 你是什么性格的人？ – 对自己和周围环境的看法是什么？ – 对人生的看法有哪些？
5. 诊疗与护理经过	– 接受过哪些相关检查？结果如何？ – 接受过哪些治疗？效果如何？ – 是否有服用抗抑郁药物？药物的名称、剂量及其效果如何？

（张 薇）

自 测 题

【选择题】

A1/A2 型题

1. 下列药物中，与抑郁发生**无关**的是

  A. 利血平   B. 利福平   C. 避孕药   D. 甲基多巴   E. 硫酸亚铁

A3/A4 型题

（2~3 题共用题干）

患者，男性，54 岁，体检发现肺部阴影，经进一步检查确诊为肺癌，开始一段时间烦躁易怒，情绪不稳，有时会上网查找各种有关肺癌的信息。近来患者变得沉默寡言，不再关注有关信息，对相关的治疗也比较被动，对家人安排的他之前热衷的活动也都没有兴趣，有时会一个人发呆或叹气。

2. 该患者目前最可能的情绪状态是

  A. 焦虑   B. 抑郁   C. 恐惧   D. 易激惹   E. 情绪不稳定

3. 对该患者进行评估时，下列做法**不妥**的是

  A. 与患者建立良好的信任关系   B. 仔细追问患者的内心想法

  C. 询问其食欲及睡眠情况   D. 对其认知能力进行评估

  E. 采用焦虑和抑郁自评量表进行测评

【名词解释】

抑郁

【简答题】

1. 列举抑郁常见的病因。

2. 对抑郁患者进行问诊时应注意采用哪些技巧？

二十五、物 质 滥 用

学 习 目 标

知识目标：

1. 复述物质滥用的概念、发生机制及病因。

2. 描述物质滥用者发生戒断综合征的不同表现及对患者的影响。

能力目标：

1. 结合相关知识对物质滥用患者进行全面问诊。

2. 根据所获取的物质滥用患者的健康史提出初步的护理诊断。

素质目标：

具有尊重和爱护患者、保护患者隐私的职业精神。

理论学习指导

(一) 概念

物质滥用是指个体反复、大量地使用与医疗目的无关且具有依赖性的一类有害物质,以改变自己的精神状态。

(二) 发生机制与病因

物质滥用的发生机制尚未完全阐明,原因较为复杂。导致物质滥用的精神活性物质包括烟、酒等日常用品以及阿片类物质、可卡因、致幻剂等。个体接触这些物质后反复使用,会逐渐产生生理和心理依赖;且由于耐受性,需要不断加大用量才能获得满足感,否则就会出现戒断反应。

物质滥用者常有社会适应不良、过度敏感、易冲动、反社会性等人格特征。成瘾物质的可获得性、文化因素、社会态度、家庭环境等会影响物质滥用的发生。

(三) 临床表现

1. 酒精滥用 主要损害中枢神经系统,可出现记忆力减退、定向力障碍、幻觉、妄想、智力减退等认知功能障碍,严重者可发展为酒精性痴呆。长期大量饮酒还可致酒精性肝炎、肝硬化、营养不良、维生素 B_1 缺乏等。酒精依赖后突然戒断时,会产生精神和躯体综合征,如恶心、呕吐、心悸、出汗等。

2. 烟草滥用 烟草中的尼古丁可刺激神经兴奋,使人产生愉悦感和放松感。吸烟是引发心血管病、呼吸系统疾病以及多种癌症等的主要危险因素。对烟草产生依赖后突然戒断,可出现唾液分泌增加、头痛、失眠、易激惹等生理症状以及对香烟的渴求。

3. 阿片类物质滥用 个体初次接触阿片类物质,常有恶心、呕吐、全身乏力、头晕、视物不清、注意力不能集中、焦虑、嗜睡等不适;反复使用将产生躯体及心理依赖。减量或停用会出现渴求药物、心境恶劣、打哈欠、出汗、起"鸡皮疙瘩"、流泪、流涕、恶心、呕吐、腹泻、痛性痉挛等戒断症状。

4. 巴比妥类药物滥用 主要表现为丧失进取心、失去责任感、性格孤僻、意志消沉等人格改变;记忆力下降、注意力不集中、易疲劳、认知受损等智能障碍;还可出现营养不良、消瘦、无力、食欲低下、便秘、多汗、心率增快、体温升高等躯体反应。戒断症状主要表现为自主神经症状、癫痫大发作、精神分裂样及意识障碍等。

5. 致幻剂滥用 产生类似精神病患者的表现,如幻觉、妄想及相应情绪和行为的改变。

(四) 对患者影响

不论何种类型的物质滥用均会对患者的认知功能甚至意识状态带来严重影响,进而影响其正常的生活、工作和社会角色功能。

(五) 问诊要点与内容

问诊项目	问诊内容
1. 物质滥用的临床表现	– 有无长期吸烟、喝酒或者自行服用一些药物? – 长期接触这些物质对身体产生什么影响? – 有没有尝试减量或者戒除? 减量或者戒断时会有什么表现?
2. 物质滥用对患者的影响	– 使用这些物质对日常生活、工作或学习有何影响?
3. 病因与诱因	– 是什么时候开始接触这些物质的? 持续多久了? – 什么情况下对这些物质十分渴求? – 有无与物质滥用有关的疾病史或用药史? – 有哪些个人嗜好?
4. 家庭评估	– 家庭有哪些成员? 你与家人的关系如何? – 家庭成员中有无物质滥用者?
5. 诊疗与护理经过	– 接受过哪些相关检查? 结果如何? – 是否采取过戒除措施? 效果如何? – 在戒除过程中遇到过什么困难? 你希望获得什么帮助?

(张 薇)

自 测 题

【选择题】

A1/A2 型题

1. 患者,男性,30 岁,使用麦角二乙胺后,自觉愉快、满足、欣快,为寻求这种感觉,反复使用,其表现属于

　　A. 生理依赖　　　　　　B. 心理依赖　　　　　　C. 有害使用行为

　　D. 强制性觅药行为　　　E. 戒断症状

2. 初次使用阿片类物质者常出现的表现中,应**除外**的是

　　A. 头晕　　　　　　　　B. 恶心　　　　　　　　C. 欣快

　　D. 视物模糊　　　　　　E. 注意力不集中

A3/A4 型题

(3~4 题共用题干)

患者,女性,45 岁,因睡眠障碍长期服用巴比妥类药物,睡眠情况有所改善,于是自行停药。

3. 患者因突然停用巴比妥类药物,最可能出现的症状是

　　A. 激动、焦虑　　　　　B. 肝脾受损　　　　　　C. 消瘦无力

　　D. 智能障碍　　　　　　E. 呼吸抑制

4. 患者停药 2~3 天时,最可能的护理诊断是

　　A. 焦虑　　　　　　　　B. 营养失调　　　　　　C. 意识障碍

　　D. 社交孤立　　　　　　E. 知识缺乏

【名词解释】

1. 物质滥用　　　　　　　　　2. 酒精滥用

【简答题】

1. 简述阿片类物质滥用患者戒断综合征的典型临床表现。

2. 简述酒精滥用对患者的主要危害。

二十六、孤 独 感

学 习 目 标

知识目标:

1. 复述孤独感的概念。

2. 描述孤独感临床表现的特点及对患者的影响。

能力目标:

1. 结合相关知识对孤独个体进行全面问诊。

2. 根据所获取的孤独感患者的健康史提出初步的护理诊断。

素质目标:

具有尊重患者、爱护患者、保护患者隐私的职业精神。

理论学习指导

(一) 概念

孤独感是一种因感到自身缺乏特定的依恋关系或广泛的社交网络而产生的不愉快的情感体验。

(二) 发生机制与病因

目前有关孤独感的结构和发生机制在心理学界尚未达成共识。按照孤独感的病因常将其分为情感孤独和社交孤独。情感孤独与丧失亲密依恋(如丧偶、离婚、失去最亲密的朋友等)相关。社交孤独主要与缺

乏社交锻炼,自我贬低,内向、自卑、胆小敏感等性格或者患有慢性传染性疾病等有关。

（三）临床表现

孤独感是一种负性的主观感受,个体常产生被忽视、被遗忘的感受;常伴有寂寞、孤立、无助、郁闷等不良情绪反应和难耐的精神空虚感;可伴有社交退缩、自我封闭等行为表现。

（四）对患者影响

短暂或偶然的孤独不会造成心理和行为的紊乱。长期或严重的孤独,可引发某些情绪障碍,降低人的心理健康水平;也可降低免疫力,诱发心血管疾病等。

（五）问诊要点与内容

问诊项目	问诊内容
1. 孤独感的临床表现及其对患者的影响	– 有无被忽视、被遗忘、被他人认为是无足轻重的感受? – 有无孤独、寂寞、无助、郁闷等情绪? – 有无回避社交、自我封闭等行为表现? – 有无睡眠障碍、物质滥用、感知觉功能减退、记忆力下降等?
2. 可能的病因与诱因	– 是从什么时候有这些感受和体验的? 当时发生了什么? – 是否患有某些慢性疾病?
3. 个体心理特点	– 你有哪些性格特征? – 平时是否对自己有信心? 做事风格如何?
4. 社会状况	– 与家人、朋友、同事的关系如何? – 在遇到困难时可以向哪些人寻求帮助? 他们能提供的支持有哪些? – 你有哪些社会角色和家庭角色? 能否胜任?
5. 诊疗与护理经过	– 接受过哪些相关检查? 结果如何? – 接受过哪些治疗和护理? 效果如何? – 对目前自己的情绪状态有什么看法?

（张　薇）

自　测　题

【选择题】

A1/A2 型题

1. 孤独感**不会**伴随的负性感受是

    A. 寂寞无助　　　　　　B. 无好胜心　　　　　　C. 社交退缩

    D. 自我封闭　　　　　　E. 精神空虚

2. 孤独感**不会**诱发的病变是

    A. 神经系统疾病　　　　B. 心理紊乱　　　　　　C. 行为紊乱

    D. 情绪障碍　　　　　　E. 心血管疾病

【名词解释】

孤独感

【简答题】

简述导致社交孤独的主要因素。

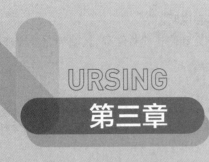

第三章

体 格 检 查

第一节 概 述

学 习 目 标

知识目标：

1. 描述体格检查的目的。

2. 说出体格检查的注意事项。

3. 阐述体格检查的基本检查方法。

能力目标：

1. 准确运用体格检查的 5 种基本方法。

2. 正确进行视诊、触诊、叩诊、听诊，并准确描述检查所见。

3. 准确辨识体格检查的临床意义。

素质目标：

1. 具有尊重和爱护护理对象，保护其隐私的职业精神。

2. 具有严谨求实、善于观察和乐于探究的科学精神。

理论学习指导

一、体格检查的目的

体格检查一般于采集完护理病史后开始，体格检查的目的是进一步验证问诊中所获得的有临床意义的症状，发现受检者存在的体征。体征作为客观资料的重要组成部分，可为确认护理诊断提供客观依据。

二、体格检查的注意事项

1. 检查环境安静、舒适和具有私密性，室温适宜，最好以自然光线为照明。

2. 检查者衣着整洁，举止端庄，态度和蔼。

3. 检查前先向患者说明自己的身份、检查的目的与要求，以取得受检者的合作，同时尽可能当着受检者的面洗净双手。

4. 检查者站于受检者右侧，充分暴露受检者的受检部位，按一定的顺序，动作轻柔、准确、规范，检查内容完整而有重点。

5. 检查过程中手脑并用,边检查边思考。

6. 检查结束后应就检查结果向受检者做必要的解释和说明。

7. 根据病情变化,随时复查以发现新的体征,不断补充和修正检查结果,调整和完善护理诊断与相应的护理措施。

8. 始终保持对受检者的尊重与关爱。

三、基本检查方法

1. 视诊　检查者通过视觉了解受检者全身或局部状态有无异常的检查方法,包括全身和局部视诊,以及呕吐物或排泄物的观察。

2. 触诊　检查者通过手与被检查部位接触后的感觉,或观察受检者的反应来判断身体某部有无异常的检查方法,以腹部检查最常用。

(1) 浅部触诊:手轻置于受检部位,利用掌指关节和腕关节的协同动作以旋转或滑动的方式轻压触摸。主要用于检查腹部有无压痛、抵抗感、搏动感、包块或某些肿大脏器。

(2) 深部触诊:一手或两手重叠,由浅入深,逐步施加压力达深部,主要用以察觉腹腔内病变和脏器的情况。

1) 深部滑行触诊法:以并拢的指端逐渐触向腹腔脏器或包块,并在其上做上下左右滑动触摸,常用于腹腔深部包块和胃肠病变的检查。

2) 双手触诊法:左手置于背部被检查脏器或包块的后方,向右手方向托起,使被检查脏器或包块位于两手之间,并更接近体表,有利右手触诊。多用于肝、脾、肾及腹腔肿物的触诊。

3) 深压触诊法:以一个或两个并拢的手指逐渐深压触摸,探测腹腔深在病变的部位或确定阑尾、胆囊等腹部压痛点。

3. 叩诊　根据手掌拍击或手指叩击被检部位产生的音响判断所在脏器有无异常的检查方法,主要用于分辨被检部位组织或器官的位置、大小、形状及密度,在胸、腹部检查中尤为重要。

(1) 叩诊方法

1) 间接叩诊法:为应用最多的叩诊方法,包括指指叩诊和捶叩诊。指指叩诊时,检查者以左手中指第二指节紧贴叩诊部位,其余手指稍抬起,勿与体表接触。右手自然弯曲,以中指指端叩击左手中指第二指关节处或第二节指骨的远端。叩击方向与叩诊部位的体表垂直,叩诊时应以腕关节与掌指关节的活动为主,肘关节和肩关节不参与运动,叩击后右手中指立即抬起,以免影响叩诊音的辨别。同一部位可连续叩击2~3下。捶叩诊时,检查者将左手掌平置于受检部位,右手握拳后用其尺侧缘叩击左手背,观察并询问受检者有无疼痛。主要用于检查肝区或肾区有无叩击痛。

2) 直接叩诊法:用右手掌面直接拍击被检查部位,借拍击的反响和振动感判断病变情况。主要适用于胸部和腹部面积广泛的病变,如大量胸腔积液、腹腔积液或气胸等。

(2) 叩诊音:因叩击部位不同而异。

1) 清音:为正常肺部的叩诊音。

2) 浊音:正常情况下,产生于叩击被少量含气组织覆盖的实质脏器,如心脏和肝脏被肺边缘所覆盖的部分(相对浊音区)。病理情况下可见于肺部炎症所致肺组织含气量减少时。

3) 实音:正常情况下见于叩击无肺组织覆盖区域的心脏和肝脏部分。病理情况下见于大量胸腔积液或肺实变等。

4) 鼓音:正常情况下见于左前下胸部胃泡区和腹部。病理性情况下见于肺内空洞、气胸和气腹等。

5) 过清音:见于肺气肿。

4. 听诊　以听觉听取发自受检者身体各部的声音,判断其正常与否的检查方法,在心、肺检查中最为重要,常用以听取正常与异常呼吸音、心音、杂音及心律等。

(1) 听诊方法:临床上最常用的是使用听诊器进行听诊的间接听诊法。

(2) 听诊注意事项

1) 环境安静、温暖。

2）正确使用听诊器,听诊器体件有钟型和膜型两种,前者适于听取低调的声音,使用时应轻置于被检部位的皮肤;后者适于听取高调声音,如呼吸音、心音、肠鸣音等,使用时应紧贴被检部位的皮肤。

3）注意力集中,必要时嘱受检者控制呼吸配合听诊。

5. 嗅诊 以嗅觉来辨别发自受检者的异常气味及与疾病之间关系的检查方法。常见的异常气味及临床意义有:

(1) 汗液味:酸性汗味见于发热性疾病如风湿热;狐臭味见于腋臭患者;脚臭味见于脚癣合并感染者。

(2) 呕吐物:酸臭味见于幽门梗阻;粪臭味见于肠梗阻。

(3) 呼气味:浓烈的酒味见于酒后;刺激性大蒜味见于有机磷中毒;烂苹果味见于糖尿病酮症酸中毒;氨味见于尿毒症;腥臭味见于肝性脑病。

(4) 痰液味:血腥味见于大量咯血,恶臭味提示可能为厌氧菌感染。

(5) 脓液味:恶臭提示有气性坏疽或厌氧菌感染的可能。

(6) 粪便味:腐败性粪臭味多因消化不良而引起;腥臭味见于细菌性痢疾。

(7) 尿液味:浓烈的氨味见于膀胱炎、尿潴留。

（谢　姣）

自 测 题

【选择题】

A1/A2 型题

1. 下列各项属于体征的是

    A. 心悸　　　　　B. 乏力　　　　　C. 脾大　　　　　D. 头痛　　　　　E. 腹泻

2. 大量胸腔积液或肺实变患者肺部的叩诊音为

    A. 实音　　　　　B. 浊音　　　　　C. 清音　　　　　D. 鼓音　　　　　E. 过清音

3. 患者,男性,62 岁,因“昏迷 2 小时”入院。查体:呼吸有腥臭味,有蜘蛛痣、肝掌、腹水。该患者最可能的疾病诊断是

    A. 有机磷农药中毒　　　　　B. 肝性脑病　　　　　C. 尿毒症

    D. 糖尿病酮症酸中毒　　　　　E. 膀胱炎

【名词解释】

触诊

【简答题】

患者排出的尿液中出现浓烈的氨味,最可能见于哪些情况？解释气味形成的原因。

第二节　一 般 检 查

学 习 目 标

知识目标:

1. 描述不同部位浅表淋巴结的分布。

2. 说出全身状态、皮肤及浅表淋巴结体格检查的具体内容及正常表现。

3. 阐述全身状态、皮肤及浅表淋巴结体格检查异常体征的特点及临床意义。

能力目标:

1. 正确进行全身状态、皮肤及浅表淋巴结的检查,并准备描述检查所见。

2. 结合具体病例及检查结果所获资料,进行分析、判断,确定护理诊断。

素质目标:

1. 具有尊重和爱护护理对象,保护其隐私的职业精神。

2. 具有严谨求实、善于观察和乐于探究的科学精神。

理论学习指导

一般检查包括全身状态、皮肤和浅表淋巴结检查。

一、全身状态检查

(一)检查方法

全身状态检查以视诊为主,有时需配合触诊或借助体温表、血压计、听诊器等进行检查。

(二)检查内容

检查内容包括性别、年龄、生命体征、发育与体型、营养、意识状态、面容与表情、体位与步态等。

1. 性别

(1)正常:外生殖器和第二性征是判断性别的主要依据,正常成人男女性征明显。

(2)异常表现及临床意义:某些疾病的发生率与性别有关;某些疾病可致性征改变;性染色体异常可致性征改变。

2. 年龄 通常可经问诊获知,在某些情况下,如昏迷、死亡或隐瞒真实年龄时则需要通过观察皮肤的弹性与光泽、肌肉状态、毛发的颜色与分布、面部与颈部皮肤的皱纹,以及牙齿的状态粗略估计。年龄与某些疾病的发生密切相关。

3. 生命体征 生命体征是标志生命活动存在与质量的重要征象,包括体温、脉搏、呼吸和血压。体温、呼吸、脉搏和血压的正常值及临床意义分别见第二章第二节"常见症状问诊"的相关部分、第三章第五节"胸部检查"以及第八节"血管检查"。

4. 发育与体型

(1)正常:发育正常者年龄、智力与体格的成长状态均衡一致,各年龄组身高与体重之间有一定对应关系。正常成人头部的长度为身高的 1/8~1/7,胸围为身高的 1/2,两上肢展开后左右指端的距离约等于身高,坐高等于下肢的长度。成人多为匀称体型。

(2)异常表现及临床意义:临床所见发育异常多与内分泌疾病密切相关,常见有发育成熟前腺垂体功能亢进所致巨人症、发育成熟前腺垂体功能减退所致侏儒症、幼年时甲状腺功能减退所致呆小症、性腺分泌功能破坏所致的第二性征改变和性早熟。婴幼儿时期营养不良亦可影响发育。

5. 营养状态

(1)评价方法与指标:①根据皮肤、毛发、皮下脂肪、肌肉等情况,结合年龄、身高和体重进行综合判断,临床上常用良好、中等、不良 3 个等级进行描述。②测量体重。应于清晨、空腹、排便排尿后,着单衣裤立于体重计中心进行测量,成人理想体重(kg)=身高(cm)-105。体重在理想体重 ±10% 范围内为正常;超过理想体重 10%~20% 为超重,超过理想体重 20% 以上为肥胖;低于理想体重 10%~20% 为消瘦,低于理想体重 20% 以上为明显消瘦,极度消瘦称为恶病质。③必要时可进行体重指数和皮褶厚度的测量。我国成人体重指数(BMI)的正常范围为 18.5~23.9,BMI<18.5 为消瘦,24.0~27.9 为超重,≥28.0 为肥胖。皮褶厚度的正常范围为男性青年(13.1±6.6)mm,女性为(21.5±6.9)mm。

(2)正常:营养状态良好,体重、体重指数和皮褶厚度测量结果在正常范围内。

(3)异常表现及临床意义

1)营养不良:消瘦,重者呈恶病质。见于长期或严重的疾病者,如消化道疾病所致摄食障碍或消化吸收不良,神经系统、肝、肾病变引起的严重恶心和呕吐,活动性结核、肿瘤、糖尿病、甲状腺功能亢进症等所致的热量、蛋白质和脂肪消耗过多等。

2)营养过剩:肥胖。单纯性肥胖者全身脂肪分布均匀,一般无内分泌与代谢性疾病,其发生主要与摄食过多、营养过剩有关,或为有遗传倾向的体质性肥胖。继发性肥胖者脂肪分布多有显著特征,见于腺垂体功能减退症、甲状腺功能减退症、肾上腺皮质功能亢进和胰岛素瘤等。

6. 意识状态 见第二章第二节"常见症状问诊"相关部分。

7. 面容与表情

(1) 正常:表情自然、神态安怡。

(2) 异常表现及临床意义:情绪与疾病可引起面容与表情的变化,某些疾病发展到一定程度时可出现特征性面容。

1) 急性病容:面色潮红,可有鼻翼扇动、口唇疱疹等。见于急性发热性疾病。

2) 慢性病容:面容憔悴、面色晦暗或苍白,目光暗淡。见于慢性消耗性疾病,如恶性肿瘤、肝硬化、严重结核病等患者。

3) 甲状腺功能亢进面容:表情惊愕,眼裂增大,眼球突出,目光闪烁,兴奋不安。见于甲状腺功能亢进症患者。

4) 黏液性水肿面容:面色苍白,颜面水肿,睑厚面宽,目光呆滞,反应迟钝,眉毛、头发稀疏。见于甲状腺功能减退症患者。

5) 二尖瓣面容:面色晦暗,双颊紫红,口唇发绀。见于风湿性心脏病二尖瓣狭窄患者。

6) 肢端肥大症面容:头颅增大,面部变长,下颌增大前突,眉弓及两颧隆起,唇舌肥厚,耳鼻增大。见于肢端肥大症患者。

7) 满月面容:面圆如满月,皮肤发红,常伴痤疮。见于库欣综合征及长期应用肾上腺糖皮质激素的患者。

8) 面具面容:面部呆板无表情,似面具样。见于帕金森病、脑炎等患者。

9) 贫血面容:面色苍白,唇舌色淡。见于各类贫血患者。

10) 肝病面容:面色晦暗,双颊有褐色色素沉着,可见蜘蛛痣。见于慢性肝病患者。

11) 肾病面容:面色苍白,眼睑、颜面水肿。见于慢性肾脏病患者。

12) 病危面容:面部瘦削,面色铅灰或苍白,目光暗淡,表情淡漠,眼眶凹陷,鼻骨峭耸。见于大出血、严重休克、脱水、急性腹膜炎等患者。

8. 体位

(1) 正常:身体活动自如,不受限制,为自动体位。

(2) 异常表现及临床意义

1) 被动体位:不能随意变换肢体或躯干的位置,见于极度衰弱或意识丧失者。

2) 强迫体位:为减轻病痛被迫采取的体位。①强迫仰卧位:见于急性腹膜炎。②强迫俯卧位:见于脊柱疾病。③强迫侧卧位:胸膜疾病患者多卧向患侧,以减轻胸痛;大量胸腔积液患者多卧向患侧,以利于健侧代偿性呼吸减轻呼吸困难。④强迫坐位:见于心肺功能不全。⑤强迫蹲位:于步行或其他活动过程中,为缓解呼吸困难和心悸而采取的蹲踞体位或膝胸位,见于发绀型先天性心脏病。⑥强迫停立位:因心前区疼痛突然发作被迫停立,手抚心前区,待缓解后继续前行,见于心绞痛发作。⑦辗转体位:辗转反侧,坐卧不安,见于胆石症、胆道蛔虫症、肾绞痛等。⑧角弓反张位:头后仰,背过伸,胸腹前凸,躯干呈弓形,见于破伤风及小儿脑膜炎。

9. 步态

(1) 正常:正常人的步态因年龄、健康状态和所受训练的影响而不同。

(2) 异常表现及临床意义

1) 蹒跚步态:走路时身体左右摇摆如鸭步。见于佝偻病、大骨节病、进行性肌营养不良或双侧先天性髋关节脱位等。

2) 酒醉步态:行走时躯干重心不稳,步态紊乱如醉酒状。见于小脑疾患、酒精或巴比妥中毒。

3) 共济失调步态:起步时一脚高抬,骤然垂落,双目下视,两脚间距很宽,摇晃不稳,闭目时不能保持平衡。见于脊髓疾病。

4) 慌张步态:起步困难,起步后小步急速前冲,身体前倾,越走越快,难以止步。见于帕金森病。

5) 跨阈步态:患足下垂,行走时高抬下肢方能起步。见于腓总神经麻痹。

6) 剪刀步态:移步时下肢内收过度,两腿交叉呈剪刀状。见于脑性瘫痪与截瘫患者。

7) 间歇性跛行:步行中被迫停止行进,需休息片刻后才能继续走动。见于血栓性动脉脉管炎、腰椎间盘突出症等。

二、皮肤检查

(一) 检查方法

检查方法以视诊为主,需要时配合触诊。

(二) 检查内容

检查内容包括皮肤的颜色、湿度、温度、弹性,以及有无水肿、皮疹、压力性损伤、皮下出血、蜘蛛痣和肝掌。

1. 颜色

(1) 正常:皮肤颜色与种族和遗传有关。正常皮肤颜色均一,暴露部分微深,无发绀、黄染、色素沉着或脱失。

(2) 异常表现及临床意义

1) 苍白:见于贫血、休克、虚脱以及主动脉瓣关闭不全等,也可见于寒冷和惊恐时。肢端发白见于雷诺病、血栓闭塞性脉管炎。

2) 发红:见于发热性疾病、阿托品及一氧化碳中毒等;皮肤持久性发红见于库欣综合征或真性红细胞增多症。

3) 发绀:常出现于舌、口唇、耳垂、面颊及肢端。主要由于血液中还原血红蛋白量增多或异常血红蛋白血症所引起,见于心、肺疾病和亚硝酸盐中毒等。

4) 黄染:主要见于黄疸,早期或轻微时出现于巩膜、硬腭后部及软腭黏膜,明显时皮肤黄染。见于胆道梗阻、肝细胞损害或溶血性疾病。

5) 色素沉着:全身皮肤色素明显加深,口腔黏膜色素沉着。常见于肾上腺皮质功能减退、肝硬化、晚期肝癌,以及使用某些抗肿瘤药物。

6) 色素脱失:常见有白癜、白斑和白化病。白斑多呈圆形或椭圆形,常发生于口腔黏膜和女性外阴部,部分可癌变。

2. 湿度

(1) 正常:皮肤湿度受汗腺排泌功能、气温和湿度变化影响,出汗多者较湿润,出汗少者较干燥。

(2) 异常表现及临床意义

1) 多汗:见于风湿病、结核病、布氏杆菌病、甲状腺功能亢进症、佝偻病和淋巴瘤等。

2) 盗汗:夜间入睡后出汗,多见于结核病。

3) 冷汗:大汗淋漓伴四肢皮肤发凉,见于休克和虚脱。

4) 干燥无汗:见于维生素 A 缺乏、黏液性水肿、硬皮病、尿毒症和脱水。

3. 温度

(1) 正常:温暖,寒冷环境中手、足部温度可稍低。

(2) 异常表现及临床意义

1) 全身皮肤发热:见于发热性疾病、甲状腺功能亢进。

2) 全身皮肤发冷:见于休克、甲状腺功能减退等。

3) 局部皮肤发热:见于疖、痈、丹毒等炎症。

4) 肢端发冷:见于雷诺病。

4. 弹性

(1) 正常:儿童与青年皮肤富有弹性,中年以后弹性逐渐减弱,老年弹性差。

(2) 异常表现及临床意义:松手后皮肤皱褶平复缓慢,为皮肤弹性减退,见于长期消耗性疾病、严重脱水、营养不良等。

5. 水肿

(1) 正常:无水肿。

(2) 异常表现及临床意义:包括凹陷性水肿和非凹陷性水肿,前者见于心源性、肾源性、肝源性及营养不良性水肿等,后者见于甲状腺功能减退症及丝虫病。临床上将全身水肿分为轻、中、重三度。①轻度:限于眼睑、眶下软组织、胫骨前及踝部皮下组织,指压后组织轻度凹陷,平复较快;②中度:全身组织均可见明显水肿,指压后组织凹陷较深,平复缓慢;③重度:全身组织严重水肿,身体低垂部位的皮肤紧张发亮,甚至有液体渗出,可伴有胸腔、腹腔等浆膜腔积液,外阴部亦可见明显水肿。

6. 皮肤损害　多为全身疾病的表现,也可由皮肤本身病变引起。

(1) 皮疹:根据形态、颜色及是否高出皮面冠以不同的名称,如伤寒时的玫瑰疹,风湿性多形红斑的斑疹,小儿猩红热或药疹时出现的丘疹或斑丘疹,以及过敏引起的荨麻疹等。

(2) 压力性损伤:好发于身体易受压部位,主要见于长期卧床致使局部组织长期受压者。根据组织损害程度分为4期。①I期:皮肤完整,有不变色的红斑形成及其他皮肤溃疡的先兆损害,在不同个体可表现为皮肤发黑、变色、皮肤温度改变、水肿或硬化。②II期:表皮和/或真皮缺失,出现表层水疱、破皮或浅表溃疡。③III期:皮肤破溃扩展,通过直皮层达脂肪组织,溃疡表面出现较深凹陷,可继发感染。④IV期:皮肤全层广泛坏死,累及肌肉、骨骼和其他支撑组织,形成窦道、坏死。

(3) 皮下出血:局部皮肤呈青紫或黄褐色,压之不褪色,除血肿外一般不高出皮面。依出血面积而有瘀点、紫癜、瘀斑和血肿之分。见于造血系统疾病、重症感染、某些毒物或药物中毒及外伤等。

(4) 蜘蛛痣与肝掌:蜘蛛痣形似蜘蛛,大小不等,多出现于面、颈、手背、上臂、前胸和肩部等上腔静脉分布的区域内。多见于急、慢性肝炎和肝硬化。大、小鱼际处皮肤发红,加压后褪色,称为肝掌,临床意义同蜘蛛痣。

三、浅表淋巴结检查

(一) 检查方法

检查方法包括视诊和触诊,以触诊为主。

(二) 检查内容

检查内容包括头面部、颈部、上肢和下肢淋巴结,注意淋巴结所在部位、大小、数目、硬度、有无压痛、活动度、界限是否清楚,以及局部皮肤有无红肿、瘢痕和瘘管等。

(三) 正常表现

浅表淋巴结体积较小,直径多在 0.2~0.5cm,质地柔软,表面光滑,无压痛,与毗邻组织无粘连,因此不易被触及,也无压痛。

(四) 异常表现及临床意义

1. 局部淋巴结肿大　主要见于非特异性淋巴结炎、淋巴结结核和恶性肿瘤淋巴结转移。肺癌可向右侧锁骨上或腋窝淋巴结群转移,胃癌、食管癌多向左侧锁骨上淋巴结群转移,称为 Virchow 淋巴结。

2. 全身淋巴结肿大　遍及全身,大小不等,无粘连。见于淋巴瘤、白血病、结缔组织病、传染性单核细胞增多症等。

四、相关护理诊断/问题(略)

实验室技能训练指导

【技能训练重点】

1. 生命体征测量。

2. 营养状态检查。

3. 皮肤弹性检查。

4. 皮肤水肿检查。

5. 浅表淋巴结检查。

【技能训练难点】

1. 生命体征的测量。

2. 浅表淋巴结触诊。

【物品准备】

体温表、血压计、听诊器。

【技能训练方法】

1. 示教前学生通过复习课堂教学内容及观看教学视频录像等做好相关实习内容的预习。

2. 示教时由教师做全身状态、皮肤和浅表淋巴结的示范性检查,指出全身状态、皮肤和浅表淋巴结检查的要点与难点。

3. 学生分组,每组由 1 名教师带教。

4. 检查于教师示范性检查后在学生之间进行,每 2 名学生为一小组,按顺序和要求进行相互检查,教师巡回查看,随时纠正学生在检查过程中出现的各种错误。

5. 教师抽查 1 组学生进行全身状态、皮肤及淋巴结检查的回复示教,学生边检查边报告结果,其他学生评议该组学生检查方法及顺序是否正确、内容有无遗漏。

【技能训练内容】

(一) 全身状态检查

1. 测量体温、脉搏、血压和呼吸。

2. 营养状态通过观察皮肤、毛发、皮下脂肪和肌肉等情况进行综合判断。

(二) 皮肤

视诊皮肤颜色,有无皮疹、压力性损伤、皮下出血和蜘蛛痣,触诊皮肤温度、湿度、弹性及有无水肿。

(三) 淋巴结

按顺序以滑动触诊的手法触诊全身浅表淋巴结。触及肿大淋巴结时应注意其部位、大小、数目、硬度、有无压痛、活动度、界限是否清楚,以及局部皮肤有无红肿、瘢痕和瘘管等,同时寻找引起淋巴结肿大的原发病灶。

【技能训练指南】

检查项目	检查方法	熟练掌握	基本掌握	尚未掌握
(一) 全身状态				
1. 生命征				
(1) 体温(腋温)(包括汞柱体温计和电子体温计测量)	体温计汞柱甩至 35℃以下,视水平检查水银刻度,然后用纱布擦干腋窝处汗液,将体温计水银端置于患者腋窝处,紧贴皮肤,嘱患者屈臂过胸,夹紧体温计,测量 10min 后取出,视水平读数,甩至 35℃以下后置于消毒盘内;	☐	☐	☐
	使用电子体温计前,应先用酒精棉球对电子体温计头部进行消毒,按压开关,打开体温计。体温计刚打开时会显示上次的温度,大约 2s 以后处于待测状态,将体温计置于腋下,温度会上升当前体温,当体温上升速度在 16s 以内少于 0.1℃时,体温计会发出提示音,体温测试完毕,再次按压开关,关闭体温计	☐	☐	☐
(2) 脉搏	护士将示指、中指和环指并拢,指腹平按于患者桡动脉近手腕处,感知脉搏的频率、节律、强弱和波形,至少 30s	☐	☐	☐
(3) 呼吸	护士于脉搏检查结束后,手指仍置于桡动脉处,在不告知患者的情况下视诊患者胸廓起伏,计数呼吸频率并观察呼吸类型,至少 30s	☐	☐	☐

续表

检查项目	检查方法	熟练掌握	基本掌握	尚未掌握
(4) 血压 (包括水银血压计和 电子血压计测量)	通常测右上肢血压。患者在安静环境休息 5~10min,多取坐位或仰卧位,充分暴露手臂,伸肘,手掌向上。护士打开血压计,将血压计袖带缚于患者右上臂,袖带气轴的中部对准肱动脉,袖带下缘距肘窝上 2~3cm,紧贴皮肤,松紧能容 1 指,然后打开汞槽开关,戴听诊器,将听诊器体件置于肘窝处肱动脉搏动明显处,轻压听诊器体件,不得与袖带接触。然后向气袖内注气,边充气边听诊,待肱动脉搏动消失,再将汞柱升高 20~30mmHg 后,缓慢放松气门,两眼平视缓慢下降的汞柱,同时听诊肱动脉搏动音,听到的第一次搏动声响时的汞柱数值为收缩压。继续放气,声音突然变弱或消失时的汞柱数值为舒张压。将汞柱降至 0,间隔 1min,再测量一次,取其较低值。松开血压计袖带,排尽袖带内余气,取下袖带缠好放妥,将血压计向汞槽方向倾斜 45°,关闭汞槽开关,关好血压计	☐	☐	☐
	电子血压计测量血压,测量前应先确保血压计的电池充足,没有异常。被测者在测量前应安静休息 5min,测量前 30min 内保持情绪稳定,禁止吸烟,避免运动。测量时可保持坐位或仰卧位,但要保证袖带的高度和心脏的高度处于同一水平,然后将袖带捆绑于被测者上臂 1~2cm 处,松紧度以伸进一手指为宜。用不绑袖带的手或由他人帮助按测量按钮即可。进行测量时避免讲话,避免反复持续测量	☐	☐	☐
2. 营养状态	护士通过视诊患者皮肤黏膜色泽,皮下脂肪厚度与弹性,指甲、毛发光泽度,肋间隙及锁骨上窝深浅度,以及肩胛部和股部肌肉是否结实等,对患者的营养状态进行综合判断	☐	☐	☐
(二) 皮肤				
1. 颜色与完整性	视诊皮肤颜色、有无皮疹、压力性损伤、皮下出血、蜘蛛痣或肝掌等。视诊皮肤黏膜有无苍白以面部、结膜、口腔黏膜和甲床等部位为宜;视诊皮肤黏膜有无发绀以舌、口唇、耳垂、面颊及肢端等部位为宜	☐	☐	☐
2. 温度与湿度	触诊患者皮肤的温度与湿度,通常以手背触摸皮肤感知皮肤的温度,护士以拇指和示指将患者手背或上臂内侧	☐	☐	☐
3. 弹性	皮肤捏起,两指间距 3cm,1~2s 后松开,观察皮肤皱褶平复的速度	☐	☐	☐
4. 水肿	视诊与触诊相结合检查。先视诊全身皮肤有无水肿,然后护士以双手拇指分别按压患者某些部位骨前皮肤 3~5s,如左、右下肢胫前或腓骨前、踝部、骶骨前或胸骨前,然后移开手指并观察受压部位的组织有无凹陷及其持续的时间	☐	☐	☐
(三) 淋巴结				
1. 头面部淋巴结	护士示、中、环 3 指并拢,指腹平贴于受检部位,以指腹按压的皮肤与皮下组织之间的滑动,由浅入深进行触诊。分别于耳屏前方、耳后乳突表面、枕后皮下、下颌角与颏部之中间部位和颏下三角内,顺序触摸耳前、耳后、枕部、下颌下和颏下淋巴。触诊耳前、耳后和枕淋巴结时可双手同时进行,触诊下颌下和颏下淋巴结时,护士一手固定患者头部,并使其向触诊处倾斜,另一手进行触诊	☐	☐	☐

检查项目	检查方法	熟练掌握	基本掌握	尚未掌握
2. 颈部淋巴结	患者头稍低,使颈部皮肤和肌肉放松,护士将双手示、中、环3指的指腹平贴于检查部位,由浅入深,沿胸锁乳突肌表面及斜方肌前缘分别触摸颈前和颈后淋巴结。然后嘱患者取坐位或仰卧位。坐位者头稍向前屈,护士用双手进行触诊,左手示、中、环3指触诊右侧锁骨上窝,右手示、中、环3指触诊左侧锁骨上窝,由浅入深逐步触至锁骨上窝后深部	□	□	□
3. 上肢淋巴结	触诊腋窝淋巴结时,患者取坐位或仰卧位。护士面对患者,检查左侧腋窝淋巴结时,护士左手握住患者左腕,向外上屈肘外展并抬高45°,右手示、中、环3指并拢,自患者上臂的后侧将掌面贴近胸壁,向上逐渐达腋窝顶部,滑动触诊,再依次触诊腋窝后壁、内壁、前壁,再翻掌向外,将患者外展之臂下垂,触诊腋窝外侧壁。检查右侧腋窝淋巴结时,护士用右手握住患者右腕,向外上屈肘外展并抬高45°,左手触摸,检查方法同左侧。检查右侧滑车上淋巴结时,护士右手握住患者右手腕,抬至胸前,左手掌向上,小指抵住肱骨内上课,环指、中指和示指并拢,在肱二头肌与肱三头肌沟中横行滑动触摸。检查左侧滑车上淋巴结时,护士左手握住患者左腕,右手触摸,检查方法同右侧	□	□	□
4. 下肢淋巴结	患者取仰卧位,双下肢屈曲,护士以示、中、环3指指腹在腹股沟区进行横行和纵行滑动触摸上、下两群淋巴结,先查上群,后查下群。检查腘窝淋巴结时,护士用示、中、环3指指腹在患者腘窝处滑动触摸,先左后右	□	□	□

临床见习指导

【见习前准备】

实习前1~2天,带教教师至医院各病室选择好示教病例。

【见习方法】

学生分组,每组由1名教师带领,进医院病室后,由带教教师边床旁示教异常体征,边解释异常体征的检查要点,同时与学生讨论其临床意义。

【见习内容】

1. 发育异常 巨人症、侏儒症和呆小症等。

2. 异常营养状态 肥胖、消瘦和恶病质。

3. 意识障碍 嗜睡、意识模糊、昏睡、昏迷和谵妄等。

4. 特殊面容 急性病面容、慢性病面容、肝病面容、肾病面容、贫血面容、甲状腺功能亢进症面容、黏液性水肿面容、肢端肥大症面容、二尖瓣面容、满月面容和面具面容等。

5. 体位 被动体位及各种类型的强迫体位。

6. 步态 蹒跚步态、酒醉步态、共济失调步态、慌张步态、跨阈步态和剪刀步态等各种类型的步态。

7. 皮肤颜色 黄疸、发绀、苍白、色素脱失、色素沉着等。

8. 皮肤弹性减退。

9. 全身或局部水肿。

10. 皮肤损害 皮疹、压力性损伤、皮下出血、蜘蛛痣和肝掌等。

11. 各部位浅表淋巴结肿大。

（谢 姣）

自 测 题

【选择题】

A1/A2 型题

1. 消瘦是指体重低于理想体重的
   A. 10%~20%　　　　　B. 5%~10%　　　　　C. 20%~25%
   D. 25%~30%　　　　　E. 20%~30%

2. 心前区疼痛突然发作者常取
   A. 强迫坐位　　　　　B. 辗转体位　　　　　C. 强迫停立位
   D. 强迫侧卧位　　　　E. 强迫俯卧位

3. 起步困难，起步后小步急速前冲，身体前倾，越走越快，难以止步，此种步态为
   A. 蹒跚步态　　　　　B. 共济失调步态　　　C. 慌张步态
   D. 跨阈步态　　　　　E. 酒醉步态

4. 皮肤出血斑点直径 3~5mm 的是
   A. 玫瑰疹　　　　　　B. 血肿　　　　　　　C. 瘀点
   D. 瘀斑　　　　　　　E. 紫癜

5. 盗汗多见于
   A. 结核病　　　　　　B. 休克　　　　　　　C. 虚脱
   D. 佝偻病　　　　　　E. 肺炎

6. 左侧锁骨上淋巴结肿大多见于
   A. 肺癌淋巴结转移　　B. 胃癌或食管癌淋巴结转移　　C. 乳腺癌淋巴结转移
   D. 肝癌淋巴结转移　　E. 胰腺癌淋巴结转移

7. 患者，女性，58 岁，因"面色晦暗，双颊褐色色素沉着半年"入院。该患者最可能的皮肤损害是
   A. 蜘蛛痣　　　　　　B. 斑疹　　　　　　　C. 丘疹
   D. 玫瑰疹　　　　　　E. 荨麻疹

【名词解释】

1. 急性面容　　　　　2. 甲亢面容　　　　　3. 二尖瓣面容
4. 贫血面容　　　　　5. 病危面容　　　　　6. 强迫体位
7. 强迫停立位　　　　8. 角弓反张位　　　　9. 醉酒步态
10. 共济失调步态　　11. 斑疹　　　　　　　12. 荨麻疹
13. 蜘蛛痣　　　　　14. 肝掌

【简答题】

如何识别和区分不同皮疹的类型？

第三节 头 部 检 查

学 习 目 标

知识目标：

1. 说出头部及面部器官检查的主要内容及正常所见。

2. 阐述头部及面部器官检查常见异常体征的特点及其临床意义。

能力目标：

1. 正确进行头部及面部器官检查,并准确识别检查异常。

2. 结合具体病例及检查结果所获资料,进行分析、判断,确定护理诊断。

素质目标：

1. 具有尊重和爱护护理对象,保护其隐私的职业精神。

2. 具有严谨求实、善于观察和乐于探究的科学精神。

理论学习指导

一、头发与头皮

(一) 头发

1. 正常　儿童和老年人头发较稀疏。随年龄增长,老年时头发逐渐变白。

2. 异常发现及临床意义　病理性脱发见于伤寒、甲状腺功能低下、腺垂体功能减退、脂溢性皮炎、斑秃等;也可见于放射治疗或肿瘤化学药物治疗后。

(二) 头皮

1. 检查内容　分开头发观察头皮的颜色,有无头皮屑、头癣、疖痈、外伤、血肿及瘢痕。

2. 正常　头皮呈白色,有少量头皮屑。

二、头颅

(一) 检查方法与内容

检查方法包括视诊和触诊。视诊时,应注意大小、外形及有无异常运动。触诊了解其外形、有无压痛和异常隆起。头围测量时以软尺自眉间经枕骨粗隆绕头 1 周。正常成人头围≥53cm。

(二) 头颅大小与形态异常与临床意义

1. 小颅　囟门过早闭合引起小头畸形,常伴有智力障碍。

2. 方颅　见于小儿佝偻病、先天性梅毒、先天性成骨不全等。

3. 巨颅　见于脑积水。

4. 尖颅　见于先天性疾病尖颅并指(趾)畸形,即阿佩尔综合征(Apert syndrome)。

5. 长颅　见于马方综合征及肢端肥大症。

6. 变形颅　见于畸形性骨炎(骨佩吉特病)。

(三) 头部运动异常

头部活动受限多见于颈椎疾病;头部不随意的颤动见于帕金森病;与颈动脉搏动一致的点头运动,见于严重主动脉瓣关闭不全。

三、颜面及其器官

(一) 眼

眼的检查应依照由外向内,先右后左的顺序进行。

1. 眼睑　正常睁眼时两侧眼裂相等,闭眼时上下眼睑闭合,无眼睑水肿等。眼睑异常及临床意义如下:

(1) 睑内翻:见于沙眼。

(2) 上睑下垂:双侧上睑下垂见于先天性上睑下垂、重症肌无力;单侧上睑下垂见于蛛网膜下腔出血、脑炎、外伤等所致的动眼神经麻痹。

(3) 眼睑闭合障碍:双侧眼睑闭合障碍伴有眼球突出、眼裂增宽,见于甲状腺功能亢进症;单侧眼睑闭合障碍见于面神经麻痹。

(4) 眼睑水肿:见于肾炎、慢性肝病、营养不良、贫血以及血管神经性水肿等。

(5) 倒睫:见于沙眼、睑缘炎、睑腺炎、睑外伤、睑烧伤等。

2. 结膜　正常睑结膜为粉红色。结膜异常及临床意义如下:

（1）结膜充血：可见结膜发红及血管充盈，见于结膜炎、角膜炎。

（2）结膜苍白：见于贫血。

（3）结膜发黄：见于黄疸。

（4）结膜出血：多少不等散在的出血点见于感染性心内膜炎，如同时伴有充血和分泌物，见于急性结膜炎；大片结膜下出血，见于高血压、动脉硬化。

（5）球结膜水肿：见于重症水肿、颅内压增高。

（6）颗粒与滤泡：见于沙眼。

3. 眼球　主要检查眼球的外形与运动。正常人双侧眼球对称，无突出或凹陷。眼球外形或运动异常及临床意义如下：

（1）眼球突出：双侧眼球突出见于甲状腺功能亢进症。甲状腺功能亢进症患者还有以下眼征：①Graefe征；②Stellwag征；③Mobius征；④Joffroy征。单侧眼球突出多见于眶内占位性病变或局部炎症，偶见于颅内病变。

（2）眼球下陷：双侧眼球下陷见于严重脱水或慢性消耗性疾病；单侧眼球下陷见于霍纳（Horner）综合征和眶壁骨折。

（3）眼球运动异常：麻痹性斜视，多由颅脑外伤、鼻咽癌、脑炎、脑膜炎、脑脓肿、脑血管病变所致；自发的眼球震颤见于耳源性眩晕、小脑疾病和视力严重低下等。

4. 眼压　正常眼压范围为 11~21mmHg（1.47~2.79kPa）。

眼压异常及临床意义：眼压升高，见于眼压增高性疾病，如青光眼等；眼压降低伴双侧眼球内陷，见于眼球萎缩或脱水。

5. 角膜　观察角膜的透明度，注意有无云翳、白斑、溃疡、软化、新生血管等。正常角膜透明，表面光滑、湿润、无血管。老年人可出现老年环。角膜异常及临床意义如下：

（1）角膜软化：见于婴幼儿营养不良、维生素 A 缺乏等。

（2）角膜周边血管增生：可能为严重沙眼所致。

（3）Kayser-Fleischer 环：见于肝豆状核变性（Wilson 病）。

6. 巩膜　正常巩膜呈不透明的瓷白色。黄疸时，以巩膜黄染最为明显。

7. 虹膜　正常虹膜纹理近瞳孔部分呈放射状排列，周边呈环形排列。

虹膜异常及临床意义：纹理模糊或消失见于虹膜炎症、水肿或萎缩；形态异常或有裂孔，见于虹膜后粘连、外伤或先天性虹膜缺损等。

8. 瞳孔　检查时注意瞳孔的形状、大小，双侧是否等大、等圆，对光反射与集合反射是否正常等。

（1）瞳孔形状与大小：正常瞳孔圆形，双侧等大，直径 2.5~4mm，婴幼儿及老年人较小，青少年较大；光亮处较小，兴奋或在暗处较大。交感神经兴奋时，如疼痛、惊恐等情况下，瞳孔较大；副交感神经兴奋时，如深呼吸、脑力劳动等情况下，瞳孔较小。瞳孔形状与大小异常及临床意义如下：

1）瞳孔形态改变：青光眼或眼内肿瘤时瞳孔呈椭圆形；虹膜粘连时形状可不规则。

2）瞳孔缩小：见于虹膜炎症，有机磷农药中毒，毛果芸香碱、吗啡和氯丙嗪等药物反应。

3）瞳孔扩大：见于外伤、颈交感神经受刺激、青光眼绝对期、视神经萎缩，以及阿托品、颠茄、可卡因等药物反应。

4）双侧瞳孔大小不等：见于脑外伤、脑肿瘤、脑疝等颅内病变；双侧瞳孔大小不等且变化不定，可能是中枢神经和虹膜的神经支配障碍；双侧瞳孔不等且对光反射减弱或消失以及神志不清，是中脑功能损害的表现。

（2）瞳孔对光反射：包括直接对光反射和间接对光反射。瞳孔对光反射以敏捷、迟钝、消失加以描述。正常瞳孔对光反射敏捷。

对光反射异常及临床意义：瞳孔对光反射迟钝或消失，见于昏迷患者；两侧瞳孔散大并伴有对光反射消失为濒死状态的表现。

（3）集合反射：集合反射消失见于动眼神经功能损害。

9. 眼底检查　观察内容包括视神经乳头、视网膜血管、黄斑区及视网膜各象限。

（1）正常：视神经乳头卵圆形或圆形，边缘清楚，色淡红，颞侧较鼻侧稍淡，中央凹陷。动脉色鲜红，静脉色暗红，动静脉管径的正常比例为 2：3。黄斑部呈暗红色，无血管；视网膜透明，呈深橘色。

（2）异常及临床意义：视神经乳头水肿见于各种原因所致颅内压增高。

10. 视功能检查　视功能包括视力、色觉和视野等检查。

（1）视力：视力检查可初步判断有无近视、远视、散光，或器质性病变如白内障、眼底病变等。

（2）色觉：色盲可分为先天性和后天性两种，后天性者多由视网膜病变、视神经萎缩和球后视神经炎引起。

（3）视野：视野左或右的一半缺失称为偏盲，如发生双眼视野颞侧偏盲，见于视神经交叉以后的中枢病变。单侧不规则的视野缺失见于视神经和视网膜病变。

（二）耳

1. 耳郭　检查耳郭的外形、大小、位置和对称性，注意有否发育畸形、外伤瘢痕、红肿、结节等。痛风者耳郭上可触及痛性小结；耳郭红肿并有发热和疼痛者见于感染；牵拉或触诊耳郭时引起疼痛多提示炎症的可能。

2. 外耳道　观察外耳道皮肤是否正常，有无溢液。外耳道局部红肿疼痛，伴耳郭牵拉痛见于疖肿；有黄色液体流出伴痒痛感，常见于外耳道炎；有脓液流出伴有全身中毒症状，见于急性化脓性中耳炎；外伤后有血液或脑脊液流出提示颅底骨折的可能。

3. 中耳　正常鼓膜呈半透明乳白色，圆形或椭圆形，紧张部中央向内凹入，松弛部较平坦。中耳积液时，鼓膜色泽粉红、橘黄、琥珀或灰蓝色；鼓室积血时，鼓膜呈紫红色或蓝黑色；真菌感染时鼓膜覆盖黄黑色或白色粉末状或绒毛状真菌。如鼓膜松弛部或紧张部后上边缘性穿孔，可见灰白色鳞屑状或豆渣样物，有恶臭，可能为胆脂瘤。

4. 乳突　正常人乳突表面皮肤无红肿，触诊无压痛。乳突部皮肤红肿并有明显压痛，见于乳突炎，严重时可继发耳源性脑脓肿或脑膜炎。

5. 听力　听力减退可见于外耳道有耵聍或异物、听神经损害、局部或全身血管硬化、中耳炎、耳硬化等。

（三）鼻

视诊和触诊为鼻检查的主要方法。

1. 鼻外形与颜色　蛙状鼻见于肥大的鼻息肉患者。鞍鼻见于鼻骨骨折、鼻骨发育不良、先天性梅毒或麻风病。鼻背部皮肤出现红色斑块见于系统性红斑狼疮。鼻尖和鼻翼皮肤发红，伴毛细血管扩张和组织肥厚见于酒渣鼻。鼻背部皮肤出现色素沉着见于慢性肝病等。

2. 鼻翼扇动　见于伴有呼吸困难的高热性疾病、支气管哮喘或心源性哮喘发作时。

3. 鼻腔

（1）鼻黏膜：正常人鼻黏膜湿润呈粉红色，无充血、肿胀或萎缩。急性鼻黏膜充血肿胀，伴有鼻塞、流涕，见于急性鼻炎。慢性鼻黏膜肿胀表现为鼻黏膜组织肥厚，见于慢性鼻炎。鼻黏膜萎缩、分泌物减少、鼻甲缩小、鼻腔宽大、嗅觉减退或丧失，见于慢性萎缩性鼻炎。

（2）鼻腔分泌物：正常人鼻腔无异常分泌物。清稀无色的分泌物为卡他性炎症的表现，见于流行性感冒；黏稠发黄或发绿的脓性分泌物常见于鼻、鼻窦或上呼吸道细菌性化脓性炎症。

（3）鼻出血：多为单侧，见于外伤、鼻腔感染、局部血管损伤或鼻咽癌等。双侧鼻出血多由全身性疾病引起，如流行性出血热、伤寒等发热性传染病，血小板减少性紫癜、再生障碍性贫血、白血病、血友病等血液系统疾病，以及高血压、肝脏疾病、维生素 C 或维生素 K 缺乏等。女性发生周期性鼻出血应考虑子宫内膜异位症的可能。

4. 鼻窦　各鼻窦均有窦口与鼻腔相通，引流不畅时易发生鼻窦炎，表现为鼻塞、流涕、头痛和鼻窦压痛。正常人鼻窦无压痛。

（四）口

1. 口唇　正常人口唇红润有光泽。口唇异常及临床意义如下：

（1）口唇颜色异常：口唇苍白见于贫血、虚脱、主动脉瓣关闭不全等；口唇发绀见于心肺功能不全等；口唇颜色深红见于急性发热性疾病；口唇呈樱桃红色见于一氧化碳中毒；口唇有红色斑片，加压褪色，见于遗传性毛细血管扩张症。

（2）口唇干燥有皲裂：见于严重脱水患者。

（3）口唇疱疹：多为单纯疱疹病毒感染所致，常伴发于大叶性肺炎、感冒、流行性脑脊髓膜炎、疟疾等。

（4）口角糜烂：见于核黄素缺乏症。

（5）口唇肥厚增大：见于黏液性水肿、肢端肥大症及呆小症等。

（6）口角歪斜：见于面神经瘫痪或脑血管意外。

（7）上唇裂开畸形：见于先天性唇裂及外伤等。

2. 口腔黏膜　正常口腔黏膜光洁，呈粉红色。口腔黏膜异常及临床意义如下：

（1）口腔黏膜斑片状蓝黑色色素沉着：见于肾上腺皮质功能减退（Addison 病）。

（2）口腔黏膜损害：口腔黏膜大小不等的黏膜下出血点或瘀斑，见于各种出血性疾病或维生素 C 缺乏；麻疹黏膜斑为麻疹早期的体征；黏膜疹见于猩红热、风疹及某些药物中毒等；鹅口疮多见于重病衰弱者或长期使用广谱抗生素和抗肿瘤药物者；黏膜溃疡可见于慢性复发性口疮。

3. 牙齿　正常牙齿白色，排列整齐，无龋齿、残根或缺牙。

牙齿异常与临床意义：斑釉牙是由于长期饮用含氟量过高的水所致。Hutchinson 齿为先天性梅毒的重要体征，单纯牙齿间隙过宽见于肢端肥大症。

4. 牙龈　正常牙龈呈粉红色，质坚韧且与牙颈部紧密贴合，压迫后无出血及溢脓。

牙龈异常与临床意义：牙龈水肿见于慢性牙周炎；牙龈肿胀见于各种原因所致的牙龈炎；牙龈萎缩见于牙周病晚期；牙龈缘出血常为牙石，也可由全身疾病所致如维生素 C 缺乏症、某些血液系统疾病、肝脏疾病等；牙龈铅线为铅中毒的特征；牙龈经挤压后有脓液溢出见于慢性牙周炎或牙龈瘘管等。

5. 舌　正常人舌质淡红，表面湿润，覆有薄白苔，伸出居中，活动自如无颤动。舌异常及临床意义如下：

（1）干燥舌：明显干燥舌见于鼻部疾患、大量吸烟、放射治疗后或阿托品的药物作用；严重干燥舌舌体缩小，有纵沟，见于严重脱水，可伴有皮肤弹性减退。

（2）草莓舌：见于猩红热或长期发热患者。

（3）牛肉舌：见于糙皮病（烟酸缺乏）。

（4）裂纹舌：舌面横向裂纹见于唐氏综合征与核黄素缺乏，纵向的裂纹见于梅毒性舌炎。

（5）镜面舌：见于缺铁性贫血、恶性贫血、重度营养不良及慢性萎缩性胃炎。

（6）毛舌：见于久病衰弱或长期使用广谱抗生素的患者。

（7）地图舌：其发生原因不明，可能由核黄素缺乏引起，多不伴有其他病变。

（8）舌体增大：暂时性舌体增大见于舌炎、口腔炎、舌蜂窝织炎、脓肿、血肿或血管神经性水肿等；长时间舌体增大见于黏液性水肿、舌肿瘤、唐氏综合征和呆小病。

（9）舌运动的异常：伸舌有细微震颤见于甲状腺功能亢进症；伸舌偏向一侧，见于舌下神经麻痹。

6. 咽及扁桃体　正常人咽部无充血、红肿及黏液分泌增多，扁桃体不大。

咽及扁桃体异常及临床意义：咽部黏膜充血、红肿、黏液腺分泌物增多见于急性咽炎。慢性咽炎时咽部黏膜充血、表面粗糙，并可见淋巴滤泡呈簇状增殖。扁桃体炎症时腺体红肿、增大，扁桃体窝内有黄白色分泌物或渗出物形成的苔片状假膜，易剥离。

扁桃体肿大分为 3 度：扁桃体肿大，不超过咽腭弓者为Ⅰ度；超过咽腭弓者为Ⅱ度；达到或超过咽后壁中线者为Ⅲ度。

7. 腮腺　正常人腮腺体薄而软，一般不能触及其轮廓。腮腺肿大见于急性流行性腮腺炎、急性化脓性腮腺炎及腮腺肿瘤等。

四、相关护理诊断/问题(略)

实验室技能训练指导

【技能训练重点】

1. 头发、头皮、头颅检查。

2. 眼的检查　眼睑、结膜、眼球、角膜、瞳孔。

3. 耳的检查　耳郭、外耳道、中耳、乳突、听力。

4. 鼻的检查　鼻外形与颜色、鼻腔、鼻窦。

5. 口的检查　口唇、口腔黏膜、牙齿、牙龈、舌、咽及扁桃体、腮腺。

【技能训练难点】

1. 翻睑术。

2. 眼球运动检查。

3. 瞳孔检查。

4. 鼻窦压痛。

5. 咽及扁桃体检查。

【物品准备】

软尺、一次性压舌板、小手电筒。

【技能训练方法】

1. 练习前学生通过复习课堂教学内容及观看教学视频等做好相关内容的预习。

2. 由教师做头面部示范性检查,指出头面部检查的要点与难点。

3. 学生分组,每组由 1 名教师带教。

4. 教师示范性检查后,每 2 名学生为一小组,按顺序和要求进行相互检查,教师巡回查看,随时纠正学生在检查过程中出现的各种错误。

5. 教师抽查 1 组学生进行头面部检查的回复示教,学生边检查边报告结果,其他学生评议该组学生检查方法及顺序是否正确、内容有无遗漏。

【技能训练指南】

检查项目	检查方法	熟练掌握	基本掌握	尚未掌握
(一) 头发与头皮				
1. 头发	观察头发的颜色、疏密度,注意有无脱发。有脱发时,要观察脱发发生的部位、形状等	□	□	□
2. 头皮	分开头发观察头皮的颜色,注意有无头皮屑、头癣、疖痈、外伤、血肿及瘢痕等	□	□	□
(二) 头颅				
1. 视诊	观察头颅大小、外形及有无异常运动。头围的衡量:测量时以软尺自眉间经枕骨粗隆绕头 1 周	□	□	□
2. 触诊	检查者用双手仔细触摸头颅的每一个部位,了解其外形、有无压痛和异常隆起	□	□	□
(三) 颜面及其器官				
1. 眼睛				
(1) 眼睑	观察眼睑有无水肿、下垂、睑内翻,嘱受检者闭目,观察有无闭合障碍	□	□	□

续表

检查项目	检查方法	熟练掌握	基本掌握	尚未掌握
(2) 结膜及巩膜	检查者将双手拇指置于受检者下睑中部,嘱其向上看,同时向下按下睑边缘,暴露下睑结膜、球结膜及巩膜,观察结膜有无充血、出血、水肿,睑结膜有无颗粒和滤泡,巩膜有无黄染;检查上睑结膜时需翻转眼睑,嘱受检者双目下视,检查者用示指和拇指捏住上睑中外 1/3 交界处的边缘,然后轻轻向前下方牵拉,同时以示指向下压迫睑板上缘,与拇指配合将睑缘向上捻转即可将眼睑翻开,观察上睑结膜状况	☐	☐	☐
(3) 角膜	观察角膜有无云翳、白斑、溃疡、软化、新生血管等	☐	☐	☐
(4) 虹膜	观察虹膜纹理是否正常	☐	☐	☐
(5) 瞳孔	观察瞳孔大小及形态,双侧是否等大、等圆 检查直接对光反射:嘱受检者平视前方,检查者左手并拢置于受检者两眼之间,右手持手电筒自眼外处迅速移向一侧瞳孔,观察该侧瞳孔的变化,正常该侧瞳孔立即缩小,同法检查另一侧 检查间接对光反射:方法同直接对光反射,不同的是照射一侧瞳孔时,观察另一侧瞳孔大小的变化 检查集合反射:检查者将示指置于受检者眼前 1m 外,嘱其注视示指,同时将示指逐渐移向受检者的眼球,距离眼球 5~10cm 处。观察双眼是否内聚、瞳孔是否缩小	☐	☐	☐
(6) 眼球	观察有无眼球突出及下陷。检查眼球运动时,检查者将目标物(棉签或手指)置于受检者眼前 30~40cm 处,嘱其头部固定,眼球随目标物方向按左→左上→左下及水平向右→右上→右下 6 个方向移动 眼球震颤检查方法:让受检者眼球随检查者手指所示方向(水平和垂直)运动数次,观察是否出现震颤	☐	☐	☐
2. 耳				
(1) 耳郭与外耳道	检查耳郭的外形、大小、位置和对称性,向后上方牵拉耳郭,询问有无牵拉痛,观察外耳道皮肤是否正常,有无溢液	☐	☐	☐
(2) 乳突	观察乳突部皮肤有无红肿,用拇指按压乳突,询问有无压痛	☐	☐	☐
(3) 粗测听力	在安静的室内,嘱受检者闭目静坐,并用手指堵塞一侧耳道,检查者以拇指与示指互相摩擦(或手持手表),自 1m 以外逐渐移近受检者耳部,直到其听到声音为止,测量距离。用同样方法检测另一耳听力	☐	☐	☐
3. 鼻				
(1) 鼻外形与颜色	观察鼻外形及皮肤颜色有无改变	☐	☐	☐
(2) 鼻翼扇动	观察是否有鼻翼扇动	☐	☐	☐
(3) 鼻腔	用左手将鼻尖轻轻上推,右手持电筒分别照射左右鼻腔,观察鼻黏膜的颜色,有无肿胀或萎缩,鼻甲大小,鼻腔是否通畅,有无分泌物;鼻中隔有无偏曲及穿孔;有无鼻出血等	☐	☐	☐

检查项目	检查方法	熟练掌握	基本掌握	尚未掌握
(4) 鼻窦	检查上颌窦时,检查者双手拇指分别置于受检者鼻侧颧骨下缘向后按压,其余4指置于受检者的两侧耳后以固定头部。检查额窦时,检查者双手拇指分别置于受检者眼眶上缘内侧,用力向后上按压,其余4指置于受检者头颅颞侧作为支点。检查上颌窦和额窦时,可以用中指指腹叩击检查部位,询问有无叩击痛。检查筛窦时,检查者双侧拇指分别置于受检者鼻根部与眼内眦之间向后按压,其余4指固定在受检者两侧耳后。按压的同时询问受检者有无疼痛,并作两侧比较	□	□	□
4. 口腔				
(1) 口唇	观察口唇颜色及润泽情况,注意有无口唇苍白、发绀、干燥皲裂、疱疹、口角糜烂或口角歪斜等	□	□	□
(2) 口腔黏膜	嘱受检者张口,检查者左手持手电筒(或充分的自然光线下)照明口腔,右手持压舌板,观察口腔黏膜颜色及是否有溃疡及鹅口疮等。检查口底和舌底部黏膜时,嘱受检者舌头上翘触及硬腭	□	□	□
(3) 牙齿	观察牙齿的颜色、数目、排列及咬合情况,注意有无龋齿、残根、缺齿和义齿等	□	□	□
(4) 牙龈	观察牙龈形态、颜色及质地,注意有无肿胀、增生或萎缩、溢脓及出血等	□	□	□
(5) 舌	嘱受检者伸舌,舌尖翘起,并左右侧移,观察舌质、舌苔及舌的运动状态	□	□	□
(6) 咽及扁桃体	受检者取坐位,头稍后仰,张口发"啊"音,检查者用压舌板于受检者舌前2/3与后1/3交界处迅速下压,此时软腭上抬,在照明的配合下即可见软腭、腭垂、咽腭弓、舌腭弓、扁桃体和咽后壁。检查时注意观察咽部颜色、对称性,有无充血、肿胀、分泌物及扁桃体的大小	□	□	□
(7) 腮腺	观察腮腺是否肿大,腮腺导管口有无红肿及分泌物	□	□	□

临床见习指导

【见习前准备】

1. 软尺、一次性压舌板、小手电筒。

2. 见习前1~2天,带教教师联系医院病室选择好示教病例。

3. 要求见习病种 结膜炎、角膜炎、鼻炎及鼻窦炎、鼻骨骨折、系统性红斑狼疮、齿龈炎、口腔溃疡、扁桃体炎、甲状腺功能亢进症、脑血管意外等。

【见习方法】

学生分组,每组由1名教师带领,进医院病室后,由带教教师边床旁示教头面部异常体征,边解释异常体征的检查要点,同时与学生讨论其临床意义。

【见习内容】

1. 视诊 眼、耳、鼻及口腔是否有异常改变。检查眼球运动、瞳孔对光反射及集合反射。咽及扁桃体检查。

2. 触诊 鼻窦压痛。

(梁春光)

自 测 题

【选择题】

A1/A2 型题

1. 小儿囟门闭合时间多在
   A. 6~10 个月　　　　　　B. 6~12 个月　　　　　　C. 12~18 个月
   D. 12~20 个月　　　　　　E. 18~24 个月

2. 双侧眼球内陷见于
   A. Horner 综合征　　　　B. 严重脱水　　　　　　C. 眶内占位性病变
   D. 眶内局部炎症　　　　E. 甲状腺功能亢进症

3. 瞳孔缩小见于
   A. 有机磷农药中毒　　　B. 阿托品中毒　　　　　C. 青光眼绝对期
   D. 视神经萎缩　　　　　E. 可卡因药物反应

4. 关于口唇异常体征临床意义的描述, **错误**的是
   A. 口唇苍白见于主动脉瓣关闭不全　　　B. 口唇干燥皲裂见于严重脱水
   C. 口角糜烂见于维生素 C 缺乏　　　　　D. 口唇肥厚增大见于黏液性水肿
   E. 口唇角歪斜见于脑血管意外

A3/A4 型题

(5~6 题共用题干)

7 岁女童,体格检查见其额、顶、颞及枕部突出膨大呈圆形,颈部静脉充盈,对比之下颜面很小,双目下视,巩膜外露。

5. 该患儿体格检查所见头颅大小与外形的改变被称为
   A. 小颅　　　　　　　　B. 方颅　　　　　　　　C. 巨颅
   D. 尖颅　　　　　　　　E. 长颅

6. 导致该患儿头颅大小与外形改变最可能的病因是
   A. 变形性骨炎　　　　　B. 佝偻病　　　　　　　C. 先天性梅毒
   D. 脑积水　　　　　　　E. 肢端肥大症

(7~8 题共用题干)

患者,男性,68 岁,因发现四肢震颤被家人送医院诊治。体格检查见患者眼部角膜边缘有棕褐色的色素环。

7. 该患者眼部检查异常所见被称为
   A. Kayser-Fleischer 环　　B. 老年环　　　　　　　C. 云翳
   D. 褐斑　　　　　　　　E. 角膜周围血管增生

8. 导致患者上述眼部体征最可能的原因是
   A. 老化　　　　　　　　B. 营养不良　　　　　　C. 肝豆状核变性
   D. 维生素 A 缺乏　　　　E. 重症沙眼

【名词解释】

1. 方颅　　　　　　　　　　2. 眼球震颤

【简答题】

1. 试述扁桃体肿大分度法。

2. 腮腺肿大见于什么病? 各有何特征?

第四节　颈部检查

学习目标

知识目标：

1. 描述颈部的分区方法。

2. 说出颈部检查的主要内容及正常所见。

3. 阐述颈部检查常见异常体征的特点及其临床意义。

能力目标：

1. 准确确定颈部的分区。

2. 正确进行颈部外形与运动、血管、甲状腺和气管检查，并准确描述检查所见。

3. 结合具体病例及检查结果所获资料，进行分析、判断，确定护理诊断。

素质目标：

1. 具有尊重和爱护护理对象，保护其隐私的职业精神。

2. 具有严谨求实、善于观察和乐于探究的科学精神。

理论学习指导

颈前三角为胸锁乳突肌内缘、下颌骨下缘与前正中线之间的区域。颈后三角为胸锁乳突肌后缘、锁骨上缘与斜方肌前缘之间的区域。

一、颈部的外形与运动

1. **正常**　颈部直立，两侧对称，伸屈、转动自如。

2. **异常及临床意义**　头不能抬起见于严重消耗性疾病的晚期、重症肌无力、脊髓前角细胞炎、进行性肌萎缩；头部向一侧偏斜称为斜颈，见于颈肌外伤、瘢痕收缩、先天性颈肌挛缩或斜颈；颈部运动受限伴疼痛，可见于软组织炎症、颈肌扭伤、肥大性脊椎炎、颈椎结核或肿瘤等；颈部强直见于各种脑膜炎、蛛网膜下腔出血等，为脑膜受刺激的体征。

二、颈部血管

1. **颈静脉**　颈静脉怒张，见于右心衰竭、缩窄性心包炎、心包积液、上腔静脉阻塞综合征，以及胸腔或腹腔压力增高时；平卧位时若看不到颈静脉充盈，提示低血容量状态；颈静脉搏动可见于三尖瓣关闭不全等。

2. **颈动脉**　正常人安静状态下不易看到颈动脉搏动，仅在剧烈活动心排血量增加时才能见到。安静状态下出现明显的颈动脉搏动，多见于主动脉瓣关闭不全、高血压、甲状腺功能亢进及严重贫血。

三、甲状腺

1. 甲状腺检查一般按视诊、触诊和听诊的顺序进行。

（1）视诊：正常情况下，除女性在青春发育期甲状腺可略增大外，甲状腺外观不明显。

（2）触诊：甲状腺的大小、硬度、对称性、表面光滑度，有无结节及震颤等。

（3）听诊：正常甲状腺无血管杂音。甲状腺功能亢进者，可闻及收缩期动脉杂音或连续性静脉"嗡鸣"音。

2. **异常及临床意义**　甲状腺肿大可分为三度：视诊无肿大但能触及者为Ⅰ度；视诊可见肿大又能触及，但在胸锁乳突肌以内者为Ⅱ度；超过胸锁乳突肌外缘者为Ⅲ度。甲状腺肿大常见于甲状腺功能亢进症、单纯性甲状腺肿、甲状腺癌、慢性淋巴性甲状腺炎（桥本甲状腺炎）、甲状腺瘤和甲状旁腺腺瘤。

四、气管

1. **正常**　气管居于颈前正中位置。

2. **异常及临床意义**　大量胸腔积液、积气、纵隔肿瘤及单侧甲状腺肿大可将气管推向健侧；肺不张、肺纤维化、胸膜粘连则可将气管拉向患侧。

五、相关护理诊断/问题(略)

实验室技能训练指导

【技能训练重点】

1. 颈部的外形与运动。

2. 颈部血管的检查。

3. 甲状腺检查。

4. 气管居中检查。

【技能训练难点】

甲状腺的触诊。

【物品准备】

听诊器。

【技能训练方法】

1. 练习前学生通过复习课堂教学内容及观看教学视频等做好相关内容的预习。

2. 由教师做颈部示范性检查,指出颈部的分区以及颈部检查的要点与难点。

3. 学生分组,每组由 1 名教师带教。

4. 教师示范性检查后,每 2 名学生为一小组,按顺序和要求进行相互检查,教师巡回查看,随时纠正学生在检查过程中出现的各种错误。

5. 教师抽查 1 组学生进行颈部检查的回复示教,学生边检查边报告结果,其他学生评议该组学生检查方法及顺序是否正确、内容有无遗漏。

【技能训练指南】

检查项目	检查方法	熟练掌握	基本掌握	尚未掌握
(一)颈部分区	指出颈前三角为胸锁乳突肌内缘、下颌骨下缘与前正中线之间的区域。颈后三角为胸锁乳突肌后缘、锁骨上缘与斜方肌前缘之间的区域	☐	☐	☐
(二)颈部外形与运动	受检者取坐位或立位,头稍后仰,观察其颈部是否直立,两侧是否对称,嘱其做颈屈、伸、左右侧弯、左旋右旋等动作,观察其伸屈、转动是否自如。观察有无包块及瘢痕等。检查时,应注意颈部静态与动态时的改变	☐	☐	☐
(三)颈部血管				
1. 颈静脉	受检者取去枕平卧位、坐位或半坐位(上身与水平面成45°)时,观察其颈静脉的充盈程度及有无颈静脉搏动	☐	☐	☐
2. 颈动脉	观察受检者安静状态下颈动脉是否有明显搏动。触诊颈动脉搏动,注意与颈静脉搏动相鉴别	☐	☐	☐
(四)甲状腺				
1. 视诊	受检者取坐位,头后仰,嘱其做吞咽动作,观察甲状腺的大小和对称性	☐	☐	☐
2. 触诊	内容包括甲状腺的大小、硬度、对称性、表面光滑度,有无结节及震颤等	☐	☐	☐
(1)前面触诊	检查者立于受检者前面,一手拇指施压于一侧甲状软骨,将气管推向对侧;另一手示、中指在对侧胸锁乳突肌后缘向前推挤甲状腺侧叶,拇指在胸锁乳突肌前缘触诊,配合吞咽动作,重复检查,可触及被推挤的甲状腺。用同法检查另一侧甲状腺侧叶。最后自胸骨上切迹向上触摸甲状腺峡部			

续表

检查项目	检查方法	熟练掌握	基本掌握	尚未掌握
(2) 后面触诊	检查者立于受检者后面,一手示、中指施压于一侧甲状软骨,将气管推向对侧,另一手拇指在对侧胸锁乳突肌后缘向前推挤甲状腺,示、中指在其前缘触诊甲状腺,配合吞咽动作,重复检查。用同法检查另一侧甲状腺。最后用一手的示指自胸骨上切迹向上触摸甲状腺峡部			
3. 听诊	当触及肿大的甲状腺时,用钟型听诊器直接置于肿大的甲状腺上,注意有无血管杂音	☐	☐	☐
(五) 气管	嘱受检者取坐位或仰卧位,使颈部处于自然直立状态。检查者将右手示指与环指分别置于受检者两侧胸锁关节上,中指置于胸骨柄上窝的气管正中,观察中指是否在示指与环指中间。也可比较气管与两侧胸锁乳突肌间的间隙大小是否一致	☐	☐	☐

临床见习指导

【见习前准备】

1. 听诊器。

2. 见习前 1~2 天,带教教师联系医院病室选择好示教病例。

3. 要求见习病种　右心衰竭、甲状腺功能亢进症。

【见习方法】

学生分组,每组由 1 名教师带领,进医院病室后,由带教教师边床旁示教颈部异常体征,边解释异常体征的检查要点,同时与学生讨论其临床意义。

【见习内容】

1. 视诊　颈部外形与运动,颈部动、静脉搏动,甲状腺外形与大小等。

2. 触诊　甲状腺,气管是否居中。

3. 听诊　甲状腺是否有杂音。

(梁春光)

自　测　题

【选择题】

A1/A2 型题

1. 有助于甲状腺肿大与颈前其他包块鉴别的项是

    A. 正常人甲状腺外观不突出

    B. 甲状腺位于甲状软骨下方

    C. 甲状腺可随吞咽动作上下移动

    D. 甲状腺肿大多呈弥漫性、对称性

    E. 甲状腺表面光滑

2. 关于颈静脉检查,**错误**的是

    A. 正常人去枕平卧时颈静脉可稍见充盈

    B. 正常人立位或坐位时颈静脉多不显露

    C. 正常人平卧时颈静脉充盈的水平仅限于锁骨上缘至下颌角距离的下 1/3 以内

    D. 正常人平卧时颈静脉充盈的水平仅限于锁骨上缘至下颌角距离的下 2/3 以内

    E. 坐位或半坐位时颈静脉明显充盈称为颈静脉怒张

A3/A4 型题

(3~4 题共用题干)

患者,男性,22 岁。颈部包块伴多食消瘦、眼球突出,诊断为甲状腺功能亢进症。

3. 下列**不属于**甲状腺功能亢进症突眼征表现的是

    A. Graefe 征   B. Stellwag 征   C. Mobius 征

    D. Joffroy 征   E. 以单侧眼球突出为主

4. 护士触诊甲状腺,符合Ⅱ度肿大的判断是

    A. 既不能看出肿大也不能触及

    B. 不能看出肿大但能触及

    C. 既能看出肿大又能触及,但在胸锁乳突肌以外

    D. 既能看出肿大又能触及,但在胸锁乳突肌以内

    E. 肿大超过胸锁乳突肌外缘

【名词解释】

颈静脉怒张

【简答题】

1. 简述甲状腺肿大的临床意义。

2. 简述气管移位的检查方法及其临床意义。

第五节　胸廓与肺脏检查

学 习 目 标

知识目标:

1. 描述胸部的体表标志以及胸部脏器在胸廓内的位置和轮廓。

2. 说出胸廓与肺脏检查的主要内容及正常表现。

3. 解释胸廓与肺脏检查常见异常体征的发生机制及临床意义。

能力目标:

1. 准确确定胸部的体表标志及分区。

2. 正确进行肺和胸廓视诊、触诊、叩诊和听诊检查,并准确描述检查所见。

3. 结合具体病例及检查结果所获资料,进行分析、判断,确定护理诊断。

素质目标:

1. 具有尊重和爱护护理对象,保护其隐私的职业精神。

2. 具有严谨求实、肯于钻研和乐于探究的科学精神。

理论学习指导

一、胸部的体表标志

    胸部的体表标志包括骨骼标志、自然陷窝、解剖区域和人工划线等。其中骨骼标志是胸部检查的重要内容之一。必须掌握骨骼标志的解剖位置及其临床意义;自然陷窝、解剖区域和人工划线的概念。

    胸廓由 12 对肋骨、锁骨及胸骨和 12 个胸椎组成。胸部有腋窝、胸骨上窝、锁骨上窝、锁骨下窝 4 个自然陷窝以及肩胛上区、肩胛下区及肩胛间区 3 个解剖区域。自前胸部、侧胸部到后胸部,共有前正中线、锁骨中线、胸骨线、胸骨旁线、腋前线、腋后线、腋中线、肩胛线、后正中线 9 条人工划线。

二、视诊

（一）视诊内容

视诊内容主要包括胸廓外形、胸壁、呼吸运动、呼吸频率与深度和呼吸节律。

（二）正常

正常成年人胸廓两侧大致对称，呈椭圆形，前后径与左右径比例约为 1∶1.5，呈椭圆形；小儿和老人胸廓前后径略小于左右径或几乎相等，呈圆柱形。正常胸壁无明显静脉可见，肋间隙无凹陷或膨隆。正常成年男性和儿童以腹式呼吸为主，成年女性以胸式呼吸为主。正常成人在静息状态下，呼吸为 12~20 次/min，新生儿呼吸约 44 次/min，节律均匀而整齐，无呼吸困难。

（三）常见异常表现及临床意义

1. 胸廓外形改变　主要见于慢性消耗性疾病、慢性阻塞性肺疾病和佝偻病等所致的扁平胸、桶状胸、佝偻病胸。单侧的胸腔积液或气胸会导致患侧胸廓膨隆，而肺不张或广泛胸膜粘连等会使患侧胸廓凹陷。胸廓两侧不对称见于先天脊柱畸形、脊柱外伤和结核等。

2. 胸壁的改变　胸壁静脉充盈或曲张提示上腔静脉或下腔静脉血流受阻。吸气时肋间隙凹陷提示上呼吸道阻塞。肋间隙膨隆见于大量胸腔积液、张力性气胸、严重慢性阻塞性肺疾病、胸壁肿瘤、主动脉瘤等。

3. 呼吸运动的改变　主要表现为呼吸运动增强、减弱或消失。胸式呼吸增强而腹式呼吸减弱见于腹膜炎、大量腹水、肝脾极度肿大、腹部巨大肿瘤等腹部疾病；腹式呼吸增强而胸式呼吸减弱见于肋间神经痛、肋骨骨折、肺炎、重症肺结核、胸膜炎等胸壁与肺部疾病。

4. 呼吸频率、深度与节律的改变　呼吸过速见于剧烈运动、发热、疼痛、甲状腺功能亢进及心力衰竭等；呼吸过缓见于镇静剂过量及颅内压增高等；呼吸浅快见于肺炎、胸膜炎、气胸、胸腔积液、呼吸肌麻痹、严重鼓肠、腹水和肥胖等；呼吸深快见于剧烈运动、情绪激动或过度紧张等；呼吸深大见于糖尿病酮症酸中毒和尿毒症酸中毒等；呼吸浅慢见于脑膜炎、昏迷、休克等。潮式呼吸多见于中枢神经系统疾病，也可见于尿毒症、巴比妥中毒及糖尿病酮症酸中毒等；间停呼吸多见于临终前；抑制性呼吸常见于急性胸膜炎、胸膜恶性肿瘤、肋骨骨折及胸部外伤等；叹气样呼吸常见于神经衰弱、精神紧张或抑郁症等。

三、触诊

（一）触诊内容

触诊内容主要包括胸廓扩张度、胸壁压痛、语音震颤和胸膜摩擦感。

（二）正常

正常人平静呼吸或深呼吸时，两侧胸廓呈对称性张缩，胸壁无压痛及胸膜摩擦感，双侧触觉语颤基本一致。

（三）常见异常表现及临床意义

1. 胸廓扩张度的改变　一侧胸廓扩张度降低常见于大量胸腔积液、气胸、胸膜增厚、肺不张等；双侧胸廓扩张度受限可见于双侧胸膜增厚、肺气肿等；双侧胸廓扩张度增强见于发热、代谢性酸中毒及腹部病变等。

2. 胸壁压痛　见于肋间神经炎、肋软骨炎、软组织炎症、皮肌炎、外伤及肋骨骨折等；胸骨压痛和叩击痛见于白血病患者。

3. 语音震颤　语音震颤增强主要见于肺组织实变或靠近胸壁的肺内巨大空腔；语音震颤减弱或消失见于肺泡内含气量过多、支气管阻塞、大量胸腔积液或气胸、胸膜显著增厚粘连、胸壁皮下气肿等。

4. 胸膜摩擦感　常见于胸膜炎症、胸膜原发或继发肿瘤、胸膜高度干燥、肺部病变累及胸膜时以及胸腔积液吸收过程中。

四、叩诊

（一）叩诊内容

叩诊内容主要包括胸部叩诊音及肺界的叩诊。

（二）正常

正常胸部叩诊音为清音。肺上界指肺尖的宽度,正常肺尖的宽度为 4~6cm;肺前界相当于心脏的绝对浊音界;正常人平静呼吸时,肺下界分别位于锁骨中线、腋中线和肩胛线上的第 6、8、10 肋间隙,正常肺下界的移动范围为 6~8cm。

（三）常见异常表现及临床意义

1. 胸部异常叩诊音　正常肺脏的清音区范围内出现实音、浊音、过清音或鼓音时称为胸部异常叩诊音。浊音或实音见于肺含气量减少的病变、肺内不含气的占位性病变以及胸膜病变等;过清音见于肺弹性减弱而含气量增多时;鼓音见于肺内空腔性病变,空腔直径大于 3cm,且靠近胸壁时以及胸膜腔积气等。

2. 肺界叩诊异常

（1）肺上界:肺上界变窄或叩诊浊音见于肺结核所致的肺尖浸润、纤维性病变等;肺上界变宽且叩诊呈轻微的过清音见于慢性阻塞性肺疾病。

（2）肺前界:两肺前界浊音区扩大主要见于心脏扩大、心肌肥厚、主动脉瘤、心包积液及肺门淋巴结明显增大等;两肺前界浊音区缩小见于慢性阻塞性肺疾病。

（3）肺下界:肺下界上移见于肺不张、膈肌麻痹、鼓肠、腹水、腹腔巨大肿瘤等;肺下界下移见于腹腔内脏下垂、慢性阻塞性肺疾病等。

3. 肺下界移动范围改变　肺下界移动范围减小见于肺组织萎缩、肺组织弹性消失、肺组织炎症和水肿等;肺下界及其移动范围消失见于大量胸腔积液、积气、广泛胸膜粘连及膈神经麻痹。

五、听诊

（一）听诊内容

听诊内容主要包括呼吸音、啰音、语音共振及胸膜摩擦音。

（二）正常

正常人在胸部不同部位可闻及支气管呼吸音、肺泡呼吸音及支气管肺泡呼吸音 3 种正常呼吸音。正常人闻及的语音共振音节含糊难辨,无啰音及胸膜摩擦音出现。

（三）常见异常听诊音及临床意义

1. 异常呼吸音　包括异常肺泡呼吸音、异常支气管呼吸音及异常支气管肺泡呼吸音。

（1）异常肺泡呼吸音:肺泡呼吸音减弱或消失见于胸廓活动受限、呼吸肌疾病、支气管阻塞、压迫性肺不张、腹部疾病等;双侧肺泡呼吸音增强见于剧烈运动、发热、贫血、酸中毒、代谢亢进等;单侧肺泡呼吸音增强见于肺结核、肺肿瘤、胸腔积液或积气等导致健侧肺泡呼吸音代偿性增强时;断续性呼吸音见于肺炎和肺结核;粗糙性呼吸音见于支气管或肺部炎症的早期;呼气音延长见于支气管哮喘、慢性阻塞性肺疾病等。

（2）异常支气管呼吸音:见于肺组织实变、肺内大空腔、压迫性肺不张等。

（3）异常支气管肺泡呼吸音:见于支气管肺炎、大叶性肺炎早期、肺结核或胸腔积液上方肺膨胀不全的区域。

2. 啰音　按性质不同分为干啰音和湿啰音。

（1）干啰音:干啰音可局限或广泛分布。局限分布的干啰音常见于支气管肺癌、支气管异物及支气管内膜结核等;广泛分布的干啰音常见于支气管哮喘、心源性哮喘、慢性喘息型支气管炎等。

（2）湿啰音:按呼吸道管径大小及管腔内液体量可将湿啰音分为大、中、小水泡音及捻发音。大水泡音常见于支气管扩张、肺水肿、肺结核或肺脓肿空洞患者;中水泡音常见于支气管炎、支气管肺炎等;小水泡音常见于细支气管炎、支气管肺炎、肺淤血及肺梗死;捻发音常见于肺淤血、肺炎早期及肺泡炎等。局部湿啰音见于局部病变,如支气管扩张、肺结核或肺炎等;两肺底湿啰音主要见于支气管肺炎、左心功能不全引起的肺淤血;双肺布满湿啰音见于急性肺水肿或严重的支气管肺炎。

3. 语音共振　语音共振增强、减弱或消失,其临床意义同语音震颤。

4. 胸膜摩擦音　常见于纤维性胸膜炎、肺梗死、胸膜肿瘤和尿毒症等。

六、相关护理诊断/问题（略）

实验室技能训练指导

【技能训练重点】

1. 胸部的骨骼标志、自然陷窝与解剖区域、人工划线。

2. 胸部的视诊与触诊。

3. 胸部的叩诊及4种异常叩诊音的辨别。

4. 肺下界的位置及移动范围的叩诊。

5. 肺部听诊的顺序以及3种正常呼吸音的听诊特点。

【技能训练难点】

1. 肺上界叩诊。

2. 肺下界的位置及移动范围叩诊。

【物品准备】

记号笔、直尺、听诊器。

【技能训练方法】

1. 示教前学生通过复习课堂教学内容及观看教学视频录像等做好相关内容的预习。

2. 示教时由教师进行胸廓与肺脏视诊、触诊、叩诊及听诊的示范性检查，指出胸廓与肺脏检查的要点与难点。

3. 教师示范性检查后，每2~3名学生为一小组，按顺序和要求进行相互检查，教师巡回查看，随时纠正学生在检查过程中出现的各种错误。

4. 教师抽查1组学生进行胸廓与肺脏检查的回复示教，学生边检查边报告结果，其他学生评议该组学生检查方法及顺序是否正确、内容有无遗漏。

【技能训练指南】

检查项目	检查方法	熟练掌握	基本掌握	尚未掌握
（一）视诊				
1. 胸廓外形	受检者取仰卧位或坐位，充分暴露胸部。检查者立于受检者右侧，观察胸廓两侧是否对称，有无异常	□	□	□
2. 胸壁	除观察营养状态、骨骼肌发育情况及皮肤以外，还应着重观察有无胸壁静脉明显显露、肋间隙膨隆或凹陷	□	□	□
3. 呼吸运动	观察呼吸运动的类型及两侧是否对称，有无呼吸困难	□	□	□
4. 呼吸频率、深度与节律	视诊胸廓起伏，测出呼吸频率，判断有无呼吸加深或变浅。视诊呼吸节律是否均匀整齐	□	□	□
（二）触诊				
1. 胸廓扩张度	检查前胸壁时，检查者双手置于受检者胸廓前下侧部，左右拇指沿两侧肋缘指向剑突，拇指尖在前正中线两侧对称部位，两拇指间距为2cm，两手掌和伸展的手指置于前侧胸壁，嘱受检者做深呼吸，两手拇指间距离随呼吸运动扩大和缩小，观察和比较两手拇指距离中线的动度是否一致 检查后胸壁时，充分暴露背部。检查者于受检者背后，将两手平置于受检者背部，手掌腕关节处约平第10肋骨，拇指与后正中线平行。嘱受检者做深呼吸，两手拇指间距离随呼吸运动扩大和缩小，观察和比较两手拇指距离中线的动度是否一致	□	□	□

检查项目	检查方法	熟练掌握	基本掌握	尚未掌握
2. 胸壁压痛	检查者的手掌平贴于被检查者的胸壁上,手掌与胸壁之间不应有空隙,手掌均匀地给胸壁加压,注意有无胸壁、胸骨压痛	□	□	□
3. 语音震颤	检查者以两手掌或两手掌的尺侧缘轻置于受检者胸壁对称部位。嘱受检者以同等的强度重复发"yi"的长音,并双手交叉重复 1 次,自上而下,先前胸后背部,比较两侧相应部位语音震颤的异同,注意有无增强、减弱或消失	□	□	□
4. 胸膜摩擦感	检查者两手平置于受检者的胸壁上,嘱受检者做深呼吸运动,注意两手有无两层皮革相互摩擦的感觉	□	□	□
(三) 叩诊				
1. 叩诊方法	嘱受检者取坐位或仰卧位,先直接叩诊,后间接叩诊。从前胸到侧胸,最后为背部。叩诊过程中注意左右、上下比较 (1) 直接叩诊:叩诊前胸壁时,检查者用 2~5 指并拢的右手掌面直接拍击被检查部位,自上而下,由外向内,左右交替叩击,直至肋弓下缘。叩诊后胸壁时,用右手掌面直接拍击受检者双侧肩胛间区、肩胛下区和侧胸壁 (2) 间接叩诊:检查者以左手中指的第二指节为叩诊板,与肋骨平行,平贴肋间隙,其他手指稍抬起,右手指自然弯曲,以右手中指指端叩击板指第二指节前端,叩击方向与叩击部位的体表垂直,叩击力量来自腕关节和掌指关节的活动,肘关节及肩关节不参与运动,叩击后右手立即抬起。叩击力量要均匀,动作要灵活、短促、富有弹性。同一叩诊部位可连续叩击 2~3 次。叩诊过程中左手中指第二指节移动时应抬起并离开皮肤,不可连同皮肤一起移动。先检查前胸壁,叩诊自锁骨上窝开始,然后沿锁骨中线、腋前线自第 1 肋间隙自上而下逐一肋间隙进行叩诊。其次检查侧胸壁,嘱受检者举起上臂置于头部,检查者自腋窝开始,沿腋中线、腋后线逐一肋间叩诊,直至肋缘。最后检查后胸壁,受检者取坐位,稍低头,上半身略向前倾,双手交叉抱肩,尽可能使肩胛骨移向外侧。叩诊自肺尖开始,叩得肺尖峡部宽度后,沿肩胛间区、肩胛线左右交替、逐一肋骨间向下叩,直到膈肌活动范围被确定为止 注意双侧叩诊音的变化	□	□	□
2. 胸部叩诊音	沿右锁骨中线,自第 2 肋间隙开始直至脐水平,分别叩出清音、浊音、实音和鼓音	□	□	□
3. 肺界叩诊	(1) 肺上界:即肺尖的宽度,叩诊时自斜方肌前缘中点开始逐渐叩向外侧,随后自斜方肌前缘中点向颈部方向叩诊,标记并连接清音变为浊音的点即为肺上界 (2) 肺前界:相当于心脏的绝对浊音界 (3) 肺下界:①前、侧胸壁叩诊。受检者取坐位或平卧位,充分暴露前、侧胸,平静呼吸。检查者以指指叩诊法分别从锁骨中线第 2 肋间、腋窝顶部开始,沿锁骨中线、腋中线向下叩诊,当叩诊音由清音转为浊音时即为肺下界。②背部叩诊。受检者取坐位,稍低头,双上肢交叉抱肩,平静呼吸。检查者于受检者背后,以指指叩诊法从肩胛线上第 8 肋间,沿肩胛线向下叩诊,当叩诊音从清音转为浊音时即为肺下界。正常人平静呼吸时的肺下界在锁骨中线上和腋中线分别为第 6、第 8 和第 10 肋间隙	□	□	□

续表

检查项目	检查方法	熟练掌握	基本掌握	尚未掌握
3. 肺界叩诊	(4) 肺下界移动范围：一般在肩胛线上叩击肺下界移动范围。检查者以指指叩诊法叩出平静呼吸时的肺下界，做一标记。嘱受检者深吸气，屏住呼吸的同时沿该线继续往下叩击，直至清音变为浊音做一标记，此即为肺下界最低点；当恢复平静呼吸时嘱受检者深呼气后屏气，重复叩击直至清音变为浊音，做一标记，此即为肺下界最高点。同法叩击右侧。测量左右两侧最高点至最低点的距离即为肺下界移动范围。正常肺下界移动范围为 6~8cm			
(四) 听诊				
1. 听诊方法	(1) 听诊前、侧胸壁：受检者取坐位或卧位，微张口均匀呼吸。听诊前胸部应沿锁骨中线和腋前线，听诊侧胸部应沿腋中线和腋后线，自上而下，左右交替逐一肋间进行。每一听诊部位至少听诊 1~2 个呼吸周期，注意左右对称部位对比 (2) 听诊背部：受检者取坐位或俯卧位，充分暴露后胸部。检查者于受检者背后沿肩胛间区、肩胛线逐一肋间听诊。注意左右对称部位对比	☐	☐	☐
2. 正常呼吸音	受检者取坐位或仰卧位，请受检者微张口均匀呼吸。首先分辨 3 种正常呼吸音的听诊部位与听诊特点：①正常情况下于喉部、胸骨上窝、背部第 6、7 颈椎及第 1、2 胸椎附近可闻及支气管呼吸音；②胸骨两侧 1、2 肋间、肩胛间区 3、4 胸椎水平可闻及支气管肺泡呼吸音；③除支气管呼吸音和支气管肺泡呼吸音以外的大部分肺野内均可闻及肺泡呼吸音，以乳房下部、肩胛下部最强，腋窝下部次之，肺尖和肺下缘较弱	☐	☐	☐
3. 语音共振	嘱受检者以一般的声音强度重复发"1、2、3"音，按听诊部位，自上而下、左右交替依次听诊前、侧胸壁及背部。注意左右、上下、内外语音变化的比较	☐	☐	☐

附：肺脏模拟人听诊

【训练重点】

1. 肺部异常呼吸音的听诊特点。

2. 干啰音和湿啰音的听诊特点。

【训练难点】

1. 湿啰音听诊。

2. 胸膜摩擦音听诊。

【训练前准备】

实验员于实习开始前开启电脑和心肺听诊模拟人。

【训练方法】

1. 教师在电脑上点出所要检查的内容，并指出在模拟人身上的位置。

2. 学生每 2 人分配一具模拟人进行听诊，教师巡回指导。

3. 结束前教师根据学生普遍存在的问题进行总结。

【训练内容】

1. 肺部听诊方法。

2. 肺泡呼吸音,包括正常肺泡呼吸音、肺泡呼吸音增强、肺泡呼吸音粗糙。

3. 支气管呼吸音,包括正常支气管呼吸音、异常支气管呼吸音。

4. 支气管肺泡呼吸音,包括正常支气管肺泡呼吸音、异常支气管肺泡呼吸音。

5. 啰音,包括干啰音和湿啰音。

6. 胸膜摩擦音。

临床见习指导

【见习前准备】

实习前 1~2 天,带教教师至医院各病室选择好示教病例。

【见习方法】

学生分组,每组由 1 名教师带领,进医院病室后,由带教教师边床旁示教异常体征,边解释异常体征的检查要点,同时与学生讨论其临床意义。

【见习内容】

1. 视诊胸廓异常体征如桶状胸等,胸壁异常体征胸壁静脉充盈或曲张,呼吸运动增强或减弱,三凹征,呼吸节律改变如潮式呼吸、间停呼吸等。

2. 触诊胸壁压痛,语音震颤增强、减弱或消失。

3. 叩诊病理性叩诊音,包括在正常肺部清音区出现的浊音、实音、鼓音或过清音。

4. 听诊病理性肺泡呼吸音,包括肺泡呼吸音增强、减弱或消失,呼气延长;异常支气管呼吸音;干啰音(鼾音、哮鸣音)和湿啰音(大、中、小水泡音及捻发音);语音共振增强、减弱或消失;胸膜摩擦音。

(张彩虹)

自 测 题

【选择题】

A1/A2 型题

1. 常作为后胸壁计数肋骨的骨骼标志是

    A. 第 7 颈椎棘突　　　　　　B. 第 1 胸椎棘突　　　　　　C. 第 2 胸椎棘突

    D. 肩胛下角　　　　　　　　E. 肋脊角

2. 常用于前胸壁计数肋骨的骨骼标志是

    A. 胸骨柄　　　　　　　　　B. 胸骨体　　　　　　　　　C. 胸骨角

    D. 腹上角　　　　　　　　　E. 第 12 肋

3. 有关胸部体表标志,以下正确的是

    A. 脊柱中线将肩胛间区分为两部分

    B. 肩胛下区是指两肩胛下角连线与第 11 胸椎水平线之间的区域

    C. 正常气管位于胸骨上窝右侧

    D. 肩胛上区其内上界为斜方肌的上缘

    E. 锁骨下窝下界为第 2 肋骨下缘,相当于两肺尖的下部

4. 胸廓一侧膨隆多见于

    A. 胸腔积液　　　　　　　　B. 肺不张　　　　　　　　　C. 肺纤维化

    D. 广泛性胸膜增厚　　　　　E. 胸膜粘连

5. 下列表现最能说明呼吸中枢功能受损的是

    A. 端坐呼吸　　　　　　　　B. 间停呼吸　　　　　　　　C. 吸气性呼吸困难

    D. 深大呼吸　　　　　　　　E. 抑制性呼吸

6. 胸廓扩张度的检查通常在胸廓前下部进行,是因为

    A. 此处无胸大肌覆盖   B. 此处胸廓呼吸时活动度小

    C. 此处呼吸运动时活动度较大   D. 此处胸壁较薄

    E. 习惯在该处进行

7. 胸骨压痛和叩击痛常见于

    A. 气胸   B. 胸腔积液   C. 肋间神经炎

    D. 急性白血病   E. 气管内异物

8. 下列病变**不会**出现肺部叩诊浊音的是

    A. 肺气肿   B. 肺炎   C. 肺脓肿

    D. 肺结核   E. 肺出血

9. 正常人肩胛间区第 3、4 胸椎水平可闻及的呼吸音是

    A. 支气管肺泡呼吸音   B. 支气管呼吸音   C. 肺泡呼吸音

    D. 断续性呼吸音   E. 粗糙性呼吸音

10. 有关肺泡呼吸音减弱的病因,**错误**的是

    A. 胸痛   B. 压迫性肺不张   C. 贫血

    D. 重症肌无力   E. 大量腹水

11. 两肺底闻及小水泡音,最常见于

    A. 肺淤血   B. 肺结核   C. 支气管肺炎

    D. 肺炎   E. 支气管扩张

12. 下列各项有关肺部体征的描述,正确的是

    A. 气胸者患侧胸廓饱满,叩诊呈鼓音

    B. 胸腔积液者患侧胸廓饱满,叩诊呈浊音或实音

    C. 大叶性肺炎者胸廓形态正常,患侧叩诊呈浊音

    D. 肺气肿者胸廓前后径与左右径之比为 1∶1,叩诊呈浊音

    E. 肺组织实变时不可能闻及异常支气管呼吸音

13. 以下各项**不属于**正常呼吸音的是

    A. 支气管呼吸音   B. 肺泡呼吸音   C. 支气管肺泡呼吸音

    D. 啰音   E. 气管呼吸音

14. 肺部叩诊时,首先开始叩诊的部位是

    A. 前胸部   B. 肺尖   C. 肺下界

    D. 肺后界   E. 肺前界

15. 正常人左侧腋前线下方叩诊时呈

    A. 清音   B. 鼓音   C. 浊音

    D. 实音   E. 过清音

16. 关于肺下界叩诊的描述,**错误**的是

    A. 从清音区开始,叩诊音从清音转为浊音为分界点

    B. 正常人平静呼吸时两侧肺下界大致相等

    C. 因体型及发育情况的差异两肺下界的位置可稍有不同

    D. 正常人肺下界移动范围为 6~8cm

    E. 大量胸腔积液者肺下界移动范围增大

17. 胸膜摩擦音最易闻及的部位是

    A. 前上侧胸壁   B. 前下胸壁   C. 后下胸壁

    D. 前下侧胸壁   E. 肩胛间区

A3/A4 型题

(18~19 题共用题干)

患者,女性,45 岁,因头晕、乏力 2 小时入院,测血糖值为 18mmol/L,可闻及烂苹果气味。

18. 该患者最可能的呼吸类型为
　　A. 呼吸运动增强　　　　　　B. 呼吸运动减弱　　　　　　C. 胸腹反常呼吸
　　D. 胸腹同幅度呼吸　　　　　E. 呼吸停止

19. 该患者最可能出现的异常呼吸为
　　A. 呼吸浅快　　　　　　　　B. 呼吸浅慢　　　　　　　　C. 呼吸深快
　　D. 叹气样呼吸　　　　　　　E. 间停呼吸

(20~21 题共用题干)

患者,男性,46 岁,因在工地上摔伤 1 小时入院,患者出现极度呼吸困难,胸痛明显,检查发现胸部有开放性损伤。

20. 患者最有可能的诊断为
　　A. 气胸　　　　　　　　　　B. 肺不张　　　　　　　　　C. 肺结核
　　D. 胸腔积液　　　　　　　　E. 膈肌麻痹

21. 该患者胸部叩诊最可能出现的是
　　A. 浊音　　　　　　　　　　B. 鼓音　　　　　　　　　　C. 实音
　　D. 过清音　　　　　　　　　E. 清音

(22~24 题共用题干)

患者,男性,40 岁,因发热、咳嗽、胸痛 2 小时入院。触诊胸壁上有皮革相互摩擦的感觉,屏气时消失。

22. 该患者出现上述体征的最可能的原因为
　　A. 心包炎　　　　　　　　　B. 胸腔积液　　　　　　　　C. 胸膜炎症
　　D. 气胸　　　　　　　　　　E. 肺炎

23. 触诊该患者有皮革相互摩擦感最明显的区域应该为
　　A. 腋中线第 5、6 肋间隙　　　B. 胸骨左缘第 4 肋间隙　　　C. 肩胛间区
　　D. 胸骨剑突区　　　　　　　E. 锁骨中线第 5、6 肋间隙

24. 若触诊时还发现双侧触觉语颤增强,则可能是
　　A. 大叶性肺炎　　　　　　　B. 支气管阻塞　　　　　　　C. 胸腔积液
　　D. 气胸　　　　　　　　　　E. 胸膜增厚

(25~29 题共用题干)

患者,男性,20 岁,突发呼吸困难,呼气时较明显,伴窒息感。体格检查:呼吸 30 次/min,呼气延长。

25. 该患者最可能的诊断为
　　A. 自发性气胸　　　　　　　B. 心源性哮喘　　　　　　　C. 支气管哮喘
　　D. 急性支气管炎　　　　　　E. 胸腔积液

26. 该患者的呼吸类型为
　　A. 潮式呼吸　　　　　　　　B. 呼吸过缓　　　　　　　　C. 呼吸浅快
　　D. 间停呼吸　　　　　　　　E. 呼吸深慢

27. 该患者听诊时最可能闻及的是
　　A. 水泡音　　　　　　　　　B. 干啰音　　　　　　　　　C. 胸膜摩擦音
　　D. 管状呼吸音　　　　　　　E. 听觉语音

28. 该听诊音的听诊特点为
　　A. 部位恒定　　　　　　　　B. 咳嗽后可减轻或消失　　　C. 断续而短暂
　　D. 吸气时较明显　　　　　　E. 部位易改变

29. **不符合**该听诊音听诊特点的是
    A. 吸气、呼气均可听到   B. 部位易变性
    C. 吸气时音强而高   D. 广泛分布于双侧肺部
    E. 听诊音似水泡破裂

（30~31 题共用题干）

患儿，男性，5 岁，因吃花生粒，突然出现惊慌气促，家属将其送至医院急诊，体格检查发现患儿极度呼吸困难，有明显的"三凹征"。

30. 该患儿最可能的诊断是
    A. 胸膜炎   B. 气管异物   C. 支气管哮喘发作
    D. 小儿肺炎   E. 受环境惊吓

31. "三凹征"是指
    A. 锁骨上窝，锁骨下窝，肋间隙向内凹陷
    B. 胸骨上窝，锁骨上窝，肋间隙向外凹陷
    C. 胸骨上窝，锁骨上窝，肋间隙向内凹陷
    D. 胸骨上窝，锁骨下窝，肋间隙向内凹陷
    E. 胸骨上窝，锁骨下窝，肋间隙向外凹陷

（32~34 题共用题干）

患者，男性，46 岁，咳嗽、咳痰半年余，近期出现血痰，体重明显下降，胸部叩诊呈浊音。

32. 该患者最可能的诊断为
    A. 肺部感染   B. 阻塞性肺气肿   C. 支气管肺癌
    D. 支气管扩张   E. 肺水肿

33. 该患者肺部听诊最可能闻及的是
    A. 局限性干啰音   B. 细湿啰音   C. 粗湿啰音
    D. 广泛性干啰音   E. 捻发音

34. 该听诊音形成的机制，应**除外**的是
    A. 气管、支气管黏膜充血水肿、分泌物增加
    B. 支气管平滑肌痉挛
    C. 管腔内异物或肿瘤部分阻塞
    D. 管壁外肿大组织压迫致支气管管腔狭窄
    E. 气流通过稀薄分泌物时，所产生的水泡破裂音

【名词解释】

1. 佝偻病串珠   2. Kussmaul 呼吸   3. 潮式呼吸
4. 间停呼吸   5. 胸膜摩擦感   6. 肺下界移动范围
7. 异常支气管呼吸音   8. 异常支气管肺泡呼吸音   9. 喘鸣音
10. 痰鸣音

【思考题】

1. 比较吸气性呼吸困难、呼气性呼吸困难与混合性呼吸困难形成机制、临床表现和病因的异同。

2. 简述语音震颤改变的临床意义。

3. 简述气胸患者的胸部体征。

4. 比较正常人支气管呼吸音、支气管肺泡呼吸音与肺泡呼吸音的听诊部位与听诊特点。

5. 比较肺实变、哮喘、肺不张、肺气肿、气胸和大量胸腔积液体征的异同。

第六节 乳房检查

学 习 目 标

知识目标：

1. 描述乳房检查的主要内容及正常表现。
2. 解释乳房检查常见异常体征及临床意义。

能力目标：

1. 正确进行乳房视诊和触诊检查，并准确描述检查所见。
2. 结合具体病例及检查结果所获资料，进行分析、判断，确定护理诊断。

素质目标：

1. 具有尊重和爱护护理对象，保护其隐私的职业精神。
2. 具有严谨求实、善于观察和乐于探究的科学精神。

理论学习指导

一、视诊

（一）视诊内容

视诊内容主要包括乳房外形、乳头及腋窝淋巴结。

（二）正常

正常女性坐位时两侧乳房基本对称。乳房皮肤无红肿、下陷、溃疡、皮疹、瘢痕、色素沉着等。乳头呈圆柱形，颜色相似，两侧大小相等、对称，无回缩和分泌物。无腋窝及锁骨上窝淋巴结肿大。

（三）常见异常表现及临床意义

1. 乳房对称性改变　一侧乳房明显增大见于先天畸形、囊肿形成、炎症或肿瘤等。一侧乳房明显缩小多因发育不全所致。

2. 乳房皮肤异常　皮肤发红提示局部炎症或癌性淋巴管炎；乳房水肿常见于乳腺癌或炎症，癌性水肿局部皮肤外观呈"橘皮"或"猪皮"样，炎性水肿常伴有皮肤发红；皮肤回缩多见于外伤、炎症、乳腺癌早期。

3. 乳头异常　乳头回缩如系自幼发生，为发育异常；如近期发生，则可能为乳癌或炎性病变。乳头出现浆液性、黄色、绿色或血性分泌物时，提示乳房导管有病变。黄色分泌物见于慢性囊性乳腺炎，血性分泌物见于导管内乳头状瘤、乳癌及乳管炎等。

二、触诊

（一）触诊内容

触诊可进一步明确乳房外形及乳头的表现，以乳房的硬度和弹性、有无压痛和包块为重点，注意乳头有无硬结、弹性消失和分泌物等。

（二）正常

正常乳房触诊有弹性，呈模糊的颗粒感和柔韧感，随年龄不同而有区别，无压痛及包块。正常乳头有弹性，无硬结和分泌物。

（三）常见异常表现及临床意义

1. 乳房硬度和弹性改变　乳房炎症或新生物浸润时，局部硬度增加，弹性消失。当乳晕下有癌肿存在时，该区域皮肤的弹性常消失。

2. 乳房压痛　乳房局部压痛可见于乳腺增生及炎性病变。

3. 乳房包块　分为良性和恶性包块。良性包块呈中等硬度,表面大多光滑规整,一般活动度较大,炎性病变的包块也可出现不规则的外形,相对比较固定。恶性肿瘤多质地坚硬伴表面不规则,边缘多固定。早期的恶性包块可活动,至病程晚期,固定度会明显增加。

三、相关护理诊断/问题(略)

实验室技能训练指导

【技能训练重点】

1. 乳房视诊。

2. 乳房触诊。

【技能训练难点】

乳房触诊的方法。

【物品准备】

记号笔、直尺。

【技能训练方法】

1. 示教前学生通过复习课堂教学内容及观看教学视频录像等做好相关实习内容的预习。

2. 示教时由教师进行乳房视诊及触诊的示范性检查,指出乳房检查的要点与难点。

3. 教师示范性检查后,每 2~3 名学生为一小组,按顺序和要求进行相互检查,教师巡回查看,随时纠正学生在检查过程中出现的各种错误。

4. 教师抽查 1 组学生进行乳房检查的回复示教,学生边检查边报告结果,其他学生评议该组学生检查方法及顺序是否正确、内容有无遗漏。

【技能训练指南】

检查项目	检查方法	熟练掌握	基本掌握	尚未掌握
(一) 视诊				
1. 乳房对称性	受检者取仰卧位或坐位,充分暴露胸部。视诊双侧乳房是否对称	☐	☐	☐
2. 乳房皮肤	视诊乳房皮肤有无红肿、溃疡、色素沉着、瘢痕以及皮肤有无回缩	☐	☐	☐
3. 乳头	视诊乳头的位置、大小、两侧是否对称、有无内翻及分泌物	☐	☐	☐
4. 腋窝和锁骨上窝	视诊腋窝和锁骨上窝有无包块、红肿、溃疡、瘘管和瘢痕等	☐	☐	☐
(二) 触诊	被检者取坐位,两臂下垂,充分暴露颈部、前胸和两上臂,或取仰卧位,肩下垫一小枕,手臂置于枕后。检查者将手指和手掌平置于被检者左侧乳房上,由外上象限开始,以手指指腹轻施压力,按顺时针方向旋转或来回滑动触诊,由浅入深,直至 4 个象限检查完毕为止;最后触诊乳头,以轻柔的力量挤压乳头,观察有无肿块或分泌物。同法触诊右乳,但沿逆时针方向进行。触诊时注意乳房的质地和弹性,有无压痛和包块,双侧腋窝、锁骨上窝及颈部淋巴结有无肿大或其他异常	☐	☐	☐

附:乳房检查模型

【训练重点】

1. 乳房视诊。

2. 乳房触诊。

【训练难点】

乳房的触诊方法。

【训练前准备】

实验员在实验开始前准备好模型。

【训练方法】

1. 学生每 2 人分配一具乳房模拟模型进行乳房触诊,教师巡回指导。

2. 结束前教师根据学生普遍存在的问题进行总结。

【训练内容】

1. 乳房视诊和触诊的内容。

2. 乳房触诊的方法。

临床见习指导

【见习前准备】

见习前 1~2 天,带教教师至医院各病室选择好示教病例。

【见习方法】

学生分组,每组由 1 名教师带领,进医院病室后,由带教教师边床旁示教异常体征,边解释异常体征的检查要点,同时与学生讨论其临床意义。

【见习内容】

1. 视诊　一侧乳房明显增大或明显缩小;乳房皮肤发红、溃疡或呈"橘皮样"改变;乳头回缩、分泌物、明显的色素沉着。

2. 触诊　乳房弹性消失、压痛、包块,包括良性和恶性包块。腋窝、锁骨上窝及颈部的淋巴结肿大。

(张彩虹)

自 测 题

【选择题】

A1/A2 型题

1. 有关乳房视诊检查,以下说法**错误**的是

　　A. 被检查者乳房丰满或下垂时,最好选择仰卧位

　　B. 发现乳房明显增大,提示有病变存在

　　C. 发现乳房皮肤深红,应警惕是否有癌性淋巴管炎

　　D. 发现皮肤回缩且无外伤史,建议行活检鉴定

　　E. 发现近期出现乳头回缩,可能是炎症病变引起

2. 乳房皮肤毛囊及毛囊孔明显下陷,呈橘皮样,无红、肿、热、痛,常见于

　　A. 乳腺癌　　　　　　　　　B. 乳腺囊肿　　　　　　　　　C. 乳腺纤维瘤

　　D. 乳房结节　　　　　　　　E. 先天性畸形

3. 患者,女性,48 岁,适龄婚育。检查该患者乳房时发现乳头有血性分泌物,应考虑

　　A. 乳腺炎　　　　　B. 乳腺结核　　　　　C. 乳腺癌　　　　　D. 乳房脓肿　　　　　E. 乳腺增生

4. 患者,女性,26 岁,产后 10 天突然出现寒战、高热、头痛、无力等症状,诊断为急性乳腺炎。触诊该患

者乳房,**错误**的方法是

  A. 将手指和手掌平置于乳房上

  B. 为准确触诊乳房包块,应用手指加大压力进行

  C. 以旋转或来回滑动的方式触诊

  D. 着重注意有无红、肿、热、痛和包块

  E. 不能只检查患者不适的部位

【名词解释】

1. 乳房皮肤"橘皮样"改变   2. 乳房溃疡

【简答题】

1. 乳房检查的注意事项有哪些?

2. 患者,女性,45 岁,教师,适龄婚育。1 年前无明显诱因情况下发现左乳肿物,直径约 1.0cm,无明显压痛等不适,未行相关治疗,近 3 个月来,自觉左乳肿物明显增大,左乳内上象限扪及大小约 2.0cm×2.0cm 肿物。行左乳肿物穿刺活检病理提示:左乳浸润性癌。

在为该患者进行乳腺触诊后,还应常规检查哪些部位? 解释其原因。

第七节 心脏检查

学习目标

知识目标:

1. 说出心脏检查的主要内容及正常表现。

2. 阐述心脏检查常见异常体征的特点及临床意义。

3. 总结心血管系统常见疾病的主要体征特点。

能力目标:

1. 准确确定各瓣膜听诊区的定位标志。

2. 正确进行心脏视诊、触诊、叩诊和听诊检查,并准确描述及辨识异常改变。

3. 结合具体病例及检查结果所获资料,进行分析、判断,确定护理诊断。

素质目标:

1. 具有尊重和爱护护理对象,保护其隐私的职业精神。

2. 具有严谨求实、善于观察和乐于探究的科学精神。

理论学习指导

心脏检查按视诊、触诊、叩诊和听诊的顺序依次进行。

一、视诊

(一)视诊内容

视诊内容包括观察心前区外形、心尖搏动及有无心前区其他部位的搏动等。

(二)正常

正常人心前区外形与右侧相应部位对称,无异常隆起或凹陷。正常成人心尖搏动位于第 5 肋间左锁骨中线内侧 0.5~1.0cm 处,搏动范围直径 2.0~2.5cm。心尖搏动位置可因体型、体位、年龄、妊娠等生理因素而有所差异。心前区其他部位无异常搏动。

(三)异常表现及临床意义

1. 心前区隆起 常见于先天性心脏病、儿童期患风湿性心脏病伴右心室肥大者以及成人大量心包积液时。

2. 心尖搏动位置改变

（1）心脏疾病：①左心室增大时，心尖搏动向左下移位；②右心室增大时，心尖搏动向左移位；③全心增大时，心尖搏动向左下移位，伴心界向两侧扩大。

（2）胸部疾病：①一侧胸腔积液或气胸，纵隔被推向健侧，心尖搏动移向健侧；②一侧肺不张或胸膜粘连，纵隔被拉向患侧，心尖搏动移向患侧。

（3）腹部疾病：大量腹水或腹腔巨大肿块等使膈肌抬高，心尖搏动向上移位。

3. 心尖搏动强度及范围改变

（1）心尖搏动增强、范围增大：见于左心室肥大、甲状腺功能亢进症、发热和严重贫血，尤以左心室肥大明显，可呈抬举性心尖搏动。

（2）心尖搏动减弱：见于扩张型心肌病、心肌梗死等。

（3）心尖搏动减弱或消失：见于心包积液、左侧胸腔大量积液、气胸或肺气肿。

4. 心前区异常搏动

（1）胸骨左缘第 2 肋间搏动：见于肺动脉高压。

（2）胸骨左缘第 3、4 肋间搏动：多见于先天性心脏病所致的右心室肥厚，如房间隔缺损等。

（3）剑突下搏动：见于肺源性心脏病右心室肥大者或腹主动脉瘤等。

二、触诊

（一）触诊内容

触诊可进一步明确心尖搏动的位置、强度与范围，有无抬举性搏动，有无震颤及心包摩擦感。

（二）正常

心尖搏动同视诊，正常时无心前区震颤及心包摩擦感。

（三）异常表现及临床意义

1. 抬举样心尖搏动　是左心室肥厚的可靠体征。

2. 震颤　震颤是器质性心血管疾病的特征性体征，多见于心脏瓣膜狭窄或某些先天性心脏病。发现震颤时，应注意其出现的部位、所处的心动周期中的时相（收缩期、舒张期或连续性）。

3. 心包摩擦感　常见于急性心包炎，当心包渗液增多时，壁层和脏层心包分离，则摩擦感消失。

三、叩诊

心脏叩诊可确定心界大小、形状及其在胸腔内的位置。心脏为不含气器官，其不被肺遮盖的部分，叩诊呈绝对浊音（实音）；其左右缘被肺遮盖的部分，叩诊呈相对浊音。叩诊心界是指叩诊心脏的相对浊音界，反映心脏的实际大小。

（一）叩诊内容

叩诊内容为心脏相对浊音界，包括左心界和右心界，以了解心脏大小、形状及其在胸腔内的位置。

（二）正常

心脏左界在第 2 肋间几乎与胸骨左缘一致，第 3 肋间以下向左下逐渐形成一外凸弧形，直至第 5 肋间。心脏右界几乎与胸骨右缘平齐，仅在第 4 肋间处稍向外偏离 1~2cm。正常成人心脏相对浊音界与前正中线的距离，见表 3-1。

表 3-1　正常成人心脏相对浊音界

右心界/cm	肋间	左心界/cm
2~3	2	2~3
2~3	3	3.5~4.5
3~4	4	5~6
	5	7~9

注：左锁骨中线距前正中线 8~10cm。

（三）异常表现及临床意义

心浊音界的大小、形态、位置可因心脏本身病变或心外因素而发生改变。

1. 心脏本身病变

（1）左心室增大：心浊音界呈靴形,常见于主动脉瓣关闭不全及高血压性心脏病。

（2）右心室增大：轻度增大时,心脏绝对浊音界扩大,相对浊音界无明显变化;显著增大时,相对浊音界向左右两侧扩大,以向左扩大明显,常见于肺源性心脏病。

（3）左、右心室增大：心浊音界呈普大型心,常见于扩张型心肌病、重症心肌炎和全心衰竭等。

（4）左心房增大与肺动脉段扩大：心浊音界呈梨形,常见于二尖瓣狭窄。

（5）心包积液：心包积液达一定量时,心浊音界向两侧扩大,并且随体位而改变。坐位时心浊音区呈三角烧瓶形,仰卧位时心底部浊音区明显增宽呈球形,此为心包积液的特征性体征。

2. 心外因素

（1）一侧胸腔大量积液或气胸时,患侧心界叩不出,健侧心浊音界向外移位。

（2）肺气肿时,心浊音界变小或叩不出。

（3）腹腔大量积液或巨大肿瘤时,横膈上抬,心脏呈横位,叩诊时心界向左扩大。

四、听诊

（一）听诊内容

听诊内容包括心率、心律、心音、额外心音、杂音及心包摩擦音。

（二）正常

正常成人心率为60~100次/min,心律基本规则,心音正常,无额外心音、杂音及心包摩擦音。

（三）异常表现及临床意义

1. 心率

（1）心动过速：安静状态下,成人心率超过100次/min,婴幼儿心率超过150次/min,称为心动过速。病理情况见于发热、贫血、甲状腺功能亢进症、心力衰竭和休克等。

（2）心动过缓：心率低于60次/min,称为心动过缓。病理情况见于颅内压增高、甲状腺功能减退症、房室传导阻滞以及普萘洛尔或美托洛尔等药物作用。

2. 心律　最常见的心律失常是期前收缩和心房颤动。

（1）期前收缩听诊特点:①规则的节律中,心音提前出现,其后有一较长间歇(代偿间歇);②期前收缩第一心音增强,第二心音减弱;③长间歇后出现的第一个心跳的第一心音减弱,第二心音增强。二联律和三联律多为病理性,常见于器质性心脏病、洋地黄中毒及低血钾等。

（2）心房颤动听诊特点:①心律绝对不规则;②第一心音强弱不等;③脉率少于心率,这种脉搏脱漏的现象称为脉搏短绌。常见于二尖瓣狭窄、冠心病或甲状腺功能亢进症等。

3. 心音

（1）心音强度改变：心音强度改变及临床意义见表3-2。

表3-2　心音强度改变及临床意义

心音	强度改变	临床意义
S_1	S_1增强	二尖瓣狭窄、高热、甲状腺功能亢进症
	S_1减弱	二尖瓣关闭不全、心肌炎、心肌病、心肌梗死或左心衰竭
	S_1强弱不等	心房颤动和完全性房室传导阻滞
S_2	A_2增强	高血压、动脉粥样硬化症
	P_2增强	肺源性心脏病、二尖瓣狭窄伴肺动脉高压、左向右分流的先天性心脏病
	A_2减弱	主动脉瓣狭窄、主动脉瓣关闭不全
	P_2减弱	肺动脉瓣狭窄、肺动脉瓣关闭不全

（2）心音性质改变：一旦出现钟摆律，常提示心肌严重受损，病情危急，如大面积急性心肌梗死和重症心肌炎等。

（3）心音分裂：①S_1分裂。病理情况下见于完全性右束支传导阻滞。②S_2分裂。临床较常见，以肺动脉瓣区听诊最清晰，可分为生理性分裂、通常分裂、固定分裂和反常分裂4种。

4. 额外心音　多为病理性，可出现于收缩期和舒张期，以舒张早期额外心音最多见。舒张早期奔马律是心肌严重损害的重要体征之一，常见于心力衰竭、急性心肌梗死、重症心肌炎与扩张性心肌病等。此外，也可有人工瓣膜音、人工起搏音等医源性额外心音。

5. 杂音

（1）杂音产生的机制：杂音是由于血流速度加快、瓣膜口狭窄或关闭不全、心脏或大血管之间血流通道异常或心腔内有漂浮物等，使血流由正常的层流变为湍流，进而形成漩涡，撞击心壁、瓣膜、腱索或大血管壁，使之振动，从而在相应部位产生的声音。

（2）杂音听诊的要点：若闻及杂音，应注意其最响部位与传导方向、时期、性质、强度、体位、呼吸和运动对杂音的影响等特点。

1）最响部位与传导方向：杂音最响部位与病变部位密切相关。一般杂音在某瓣膜区最响，提示病变部位就位于该区相应瓣膜。杂音可沿血流的方向传导。

2）时期：按心动周期的变化，杂音可分为收缩期杂音、舒张期杂音和连续性杂音。通常舒张期和连续性杂音均为器质性杂音，而收缩期杂音则有器质性和功能性两种，应加以区分。

3）性质：杂音的音色常以吹风样、隆隆样、叹气样、机器样、乐音样等声音来描述。按音调高低又可将其分为柔和与粗糙两种。功能性杂音较柔和，器质性杂音较粗糙。

4）强度：杂音的强度与狭窄程度、血流速度、两侧压力差、心肌收缩力等多种因素有关。收缩期杂音强度一般采用Levine 6级分级法表示。一般认为1/6和2/6级收缩期杂音多为功能性，而3/6级及以上的收缩期杂音多为器质性，但应结合杂音的性质、粗糙程度、是否传导等综合判断。舒张期杂音多为器质性，一般不分级。

5）体位、呼吸和运动对杂音的影响：体位、呼吸和运动对杂音的影响见表3-3。

表3-3　体位、呼吸和运动对杂音的影响

影响因素		对杂音的影响
体位	左侧卧位	二尖瓣狭窄的舒张期隆隆样杂音更明显
	前倾坐位	主动脉瓣关闭不全的舒张期叹气样杂音更明显
	仰卧位	二尖瓣、三尖瓣和肺动脉瓣关闭不全的舒张期杂音更明显
呼吸	深吸气	三尖瓣、肺动脉瓣等与右心相关的杂音增强
	深呼气	二尖瓣、主动脉瓣等与左心相关的杂音增强
	Valsalva动作	经瓣膜产生的杂音一般都减轻，但肥厚型梗阻性心肌病的杂音增强
运动		使器质性杂音增强，如二尖瓣狭窄的舒张期杂音在运动后增强

注：Valsalva动作，即深吸气后紧闭声门并用力做呼气动作。

（3）杂音的临床意义

1）收缩期杂音：收缩期杂音的种类、听诊特点及临床意义见表3-4。

表3-4　收缩期杂音的种类、听诊特点及临床意义

部位	杂音性质	听诊特点	临床意义
二尖瓣区	功能性	吹风样，性质柔和，一般在2/6级以下	运动、发热、贫血、甲状腺功能亢进症
	相对性	吹风样，性质柔和	高血压性心脏病、冠病、贫血性心脏病和扩张型心肌病

部位	杂音性质	听诊特点	临床意义
二尖瓣区	器质性	吹风样,性质粗糙、响亮、高调,多占据全收缩期,强度常在 3/6 级以上,可遮盖第一心音,向左腋下或左肩胛下传导,呼气及左侧卧位时明显	风湿性心脏病二尖瓣关闭不全
主动脉瓣区	器质性	喷射样或吹风样收缩中期杂音,性质粗糙,向颈部传导,常伴震颤及主动脉瓣区第二心音减弱	主动脉瓣狭窄
肺动脉瓣区	功能性	柔和、吹风样、短促、2/6 级以下	儿童和青少年
	器质性	喷射性、响亮、粗糙、3/6 级以上,伴有震颤	肺动脉瓣狭窄
三尖瓣区	相对性	柔和、吹风样、吸气时增强、3/6 级以下	右心室扩大导致的相对性三尖瓣关闭不全
	器质性		极少见
胸骨左缘第 3、4 肋间	器质性	响亮而粗糙的收缩期杂音,常伴震颤	室间隔缺损

2) 舒张期杂音:舒张期杂音的种类、听诊特点及临床意义表 3-5。

表 3-5 舒张期杂音的种类、听诊特点及临床意义

部位	杂音性质	听诊特点	临床意义
二尖瓣区	器质性	心尖部 S_1 增强或有开瓣音,舒张中晚期低调、隆隆样杂音,左侧卧位易闻及,较局限,常伴震颤	风湿性心脏病二尖瓣狭窄
	功能性	性质柔和,不伴有震颤和开瓣音（Austin-Flint 杂音）	主动脉瓣关闭不全引起的相对性二尖瓣狭窄
主动脉瓣区	器质性	舒张早期叹气样杂音,于胸骨左缘第 3、4 肋间（主动脉瓣第二听诊区)最清晰,前倾坐位及深呼气末屏住呼吸时更明显,杂音向心尖部传导	主动脉瓣关闭不全
肺动脉瓣区	功能性	吹风样或叹气样,于胸骨左缘第 2 肋间最响,平卧或吸气时增强	二尖瓣狭窄、肺源性心脏病等
	器质性		少见
三尖瓣区	器质性	胸骨左缘第 4、5 肋间闻及低调隆隆样杂音,深吸气末杂音增强	三尖瓣狭窄,临床极为少见

3) 连续性杂音:最常见于动脉导管未闭。听诊特点为杂音于 S_1 后不久开始,性质粗糙、响亮,似机器转动,持续整个收缩期和舒张期,其间不中断,于胸骨左缘第 2 肋间稍外侧处最响。

6. 心包摩擦音　听诊特点为音调高,音质粗糙,类似于用指腹摩擦耳郭的声音,与心搏一致,与呼吸无关,屏气时摩擦音仍存在。可在整个心前区闻及,但以胸骨左缘第 3、4 肋间最清楚,坐位前倾及呼气末更明显。当心包腔积液达到一定量时,心包摩擦音消失。心包摩擦音常见于各种感染性心包炎,也见于尿毒症、急性心肌梗死等。

五、相关护理诊断/问题（略）

实验室技能训练指导

【技能训练重点】

1. 心尖搏动的视诊与触诊。

2. 心脏相对浊音界的叩诊。

3. 心脏瓣膜听诊区的确定。

4. 心脏听诊的顺序与内容。

5. 第一心音与第二心音的听诊特点。

【技能训练难点】

1. 心尖搏动的触诊。

2. 心界叩诊。

3. 心脏瓣膜听诊区的确定。

【物品准备】

听诊器、记号笔、直尺。

【技能训练方法】

1. 练习前学生通过复习课堂教学内容及观看教学视频等做好相关实习内容的预习。

2. 由教师进行心脏视诊、触诊、叩诊及听诊的示范性检查,指出心脏检查的要点与难点。

3. 学生分组,每组由 1 名教师带教。

4. 教师示范性检查后,每 2 名学生为一小组,按顺序和要求进行相互检查,教师巡回查看,随时纠正学生在检查过程中出现的各种错误。

5. 教师抽查 1 组学生进行心脏检查的回复示教,学生边检查边报告结果,其他学生评议该组学生检查方法及顺序是否正确、内容有无遗漏。

【技能训练指南】

检查项目	检查方法	熟练掌握	基本掌握	尚未掌握
(一) 视诊				
1. 心前区外形	受检者取仰卧位或坐位,充分暴露胸部。检查者立于受检者右侧,取切线方向视诊受检者心前区,注意心前区有无隆起与凹陷	□	□	□
2. 心尖搏动及其他部位搏动	视诊心尖搏动位置、强弱与范围,以及有无心前区异常搏动	□	□	□
(二) 触诊				
1. 心尖搏动	被检者仰卧。检查者以两步法触诊受检者心尖搏动,即先以右手掌尺侧,后用并拢的右手示指与中指指腹触诊被检者心尖搏动的位置	□	□	□
2. 震颤	检查者用手掌尺侧缘按胸骨左缘第 2 肋间、胸骨右缘第 2 肋间、胸骨左缘第 3、4 肋间隙顺序触诊被检者心前区各部,注意有无异常搏动和震颤	□	□	□
3. 心包摩擦感	检查者触诊被检者胸骨左缘第 4 肋间,注意有无心包摩擦感。必要时,可嘱被检者取前倾坐位,深呼气后屏气再行触诊	□	□	□
(三) 叩诊				
1. 心左界	被检者取仰卧位。检查者板指与被检者肋间平行,叩诊心脏左界时,先触诊心尖搏动最强点,从心尖搏动最强点外 2~3cm 处开始叩诊,一般为第 5 肋间隙左锁骨中线外,沿肋间隙由外向内叩至由清音变为浊音时翻转板指,在板指中点相应的胸壁处用标记笔做一标记,用标识笔做一标记,如此向上逐一肋间进行,直至第 2 肋间	□	□	□
2. 心右界	先沿右锁骨中线自上而下叩出肝上界,从其上一肋间,通常于第 4 肋间,由外向内叩出相对浊音界,如此逐个肋间向上叩诊直至第 2 肋间,分别做标记	□	□	□

检查项目	检查方法	熟练掌握	基本掌握	尚未掌握
3. 心界测量	标记被检者锁骨肩胛端和胸骨端,取两者中点作垂线,即为左锁骨中线。测量左锁骨中线距前正中线的距离,正常人为 8~10cm。用硬尺测量自前正中线到各标记点的距离	☐	☐	☐
(四)听诊				
1. 确定心脏瓣膜听诊区	被检者取仰卧位或坐位,暴露胸部。检查者先确定被检者心脏的 5 个瓣膜听诊区:①二尖瓣听诊区,位于心尖搏动最明显处;②肺动脉瓣听诊区,位于胸骨左缘第 2 肋间;③主动脉瓣听诊区,位于胸骨右缘第 2 肋间;④主动脉瓣第二听诊区,位于胸骨左缘 3、4 肋间;⑤三尖瓣听诊区,位于胸骨左缘 4、5 肋间	☐	☐	☐
2. 顺序听取各瓣膜听诊区	检查者右手持听诊器沿逆时针方向依次听诊二尖瓣听诊区、肺动脉瓣听诊区、主动脉瓣听诊区、主动脉瓣第二听诊区和三尖瓣听诊区。心脏听诊的内容包括心率、心律、心音,有无额外心音、杂音和心包摩擦音。听诊心率的时间不可少于 1min	☐	☐	☐

附:模拟人心脏听诊训练

【训练重点】

1. 正常第一、第二心音的听诊部位与特点。

2. 第一心音和第二心音强度异常的听诊特点。

3. 期前收缩和心房颤动等常见心律失常的听诊特点。

4. 钟摆律的听诊特点。

5. 舒张期奔马律的听诊特点。

6. 常见心脏各瓣膜听诊区收缩期、舒张期和连续性心脏杂音的听诊特点。

【训练难点】

1. 心房颤动的听诊特点。

2. 心脏舒张期杂音的听诊特点。

【训练前准备】

实验员在实验开始前开启电脑和心肺听诊模拟人。

【训练方法】

1. 教师在电脑上点出所要检查的内容,并指出在模拟人身上听诊的位置。

2. 每 2 名学生分配一具模拟人进行听诊,教师巡回指导。

3. 结束前教师根据学生普遍存在的问题进行总结。

【训练内容】

1. 正常心音　听诊正常第一、第二心音的听诊部位与听诊特点。

2. 期前收缩和心房颤动的听诊特点。

3. 异常心音　心音强度异常、钟摆律和舒张期奔马律的听诊。

4. 心脏杂音　各瓣膜区收缩、舒张期与连续性杂音的听诊。

临床见习指导

【见习前准备】

1. 听诊器或多道听诊器。

2. 实习前 1~2 天,带教教师至医院病室选择好示教病例。

3. 要求见习病种 风湿性心脏病、心律失常、扩张性心肌病、心力衰竭、先天性心脏病。

【见习方法】

学生分组,每组由 1 名教师带领,进医院病室后,由带教教师边床旁示教异常体征,边解释异常体征的检查要点,同时与学生讨论其临床意义。

【见习内容】

1. 视诊 心前区隆起、心尖搏动移位、心尖搏动弥散、二尖瓣面容、端坐呼吸、颈静脉怒张、颈动脉搏动、毛细血管搏动征等。

2. 触诊 抬举样心尖搏动、心前区震颤、水冲脉、奇脉、细脉、肝-颈静脉回流征、心包摩擦感等。

3. 叩诊 心脏浊音界扩大,包括靴形心、梨形心、普大型心、心包积液患者的心界改变等。

4. 听诊 期前收缩、心房颤动、心音异常(第一心音增强或减弱、A_2 增强或减弱、P_2 增强或减弱、第二心音分裂、钟摆律、舒张期奔马律、人工瓣膜音等)、心脏杂音(收缩期杂音、舒张期杂音、连续性杂音等,注意杂音的部位、强度、传导情况)、心包摩擦音。

(陈利群)

自 测 题

【选择题】

A1/A2 型题

1. 心前区外观饱满,多见于

    A. 法洛四联症   B. 心包积液   C. 左心室肥大

    D. 右心室肥大   E. 急性心肌梗死

2. 正常人心尖搏动的范围为

    A. 半径 0.5~1.0cm   B. 半径 2.0~2.5cm   C. 直径 0.5~1.0cm

    D. 直径 1.0~2.0cm   E. 直径 2.0~2.5cm

3. 左心室增大时

    A. 心尖搏动向左移位   B. 心尖搏动向左下移位   C. 心尖搏动向左上移位

    D. 心尖搏动向右移位   E. 心尖搏动向右下移位

4. 心尖搏动增强,见于

    A. 心肌病   B. 心包积液   C. 严重贫血

    D. 左心功能不全   E. 急性心肌梗死

5. 抬举样搏动,见于

    A. 左心室肥厚   B. 右心室肥厚   C. 右心房肥大

    D. 左心房肥大   E. 全心扩大

6. 胸骨左缘第 3、4 肋间触及收缩期震颤,可见于

    A. 二尖瓣狭窄   B. 主动脉瓣狭窄   C. 肺动脉瓣狭窄

    D. 动脉导管未闭   E. 室间隔缺损

7. 患者,女性,40 岁,劳力性呼吸困难 10 年,近年来出现夜间阵发性呼吸困难,进行性加重而入院。护士在为其进行心脏检查时,发现心尖部有震颤,提示该患者可能存在

    A. 右心室肥大   B. 左心室肥大   C. 动脉导管未闭

    D. 二尖瓣狭窄   E. 主动脉瓣狭窄

8. 心界扩大呈靴形,常见于

    A. 二尖瓣狭窄   B. 二尖瓣关闭不全   C. 主动脉瓣狭窄

    D. 主动脉瓣关闭不全   E. 肺动脉瓣狭窄

9. 心界扩大呈梨形,常见于

    A. 二尖瓣狭窄   B. 二尖瓣关闭不全   C. 主动脉瓣狭窄

    D. 主动脉瓣关闭不全   E. 肺动脉瓣狭窄

10. 第一心音的形成,主要源于

    A. 二尖瓣和三尖瓣关闭时的振动   B. 二尖瓣和三尖瓣开放时的振动

    C. 二尖瓣和主动脉瓣关闭时的振动   D. 主动脉瓣和肺动脉瓣关闭时的振动

    E. 主动脉瓣和肺动脉瓣开放时的振动

11. 确定第一心音最有意义的是

    A. 与心尖搏动凸起冲动同时出现   B. 在心底部最强

    C. 持续时间较第二心音长   D. 音调较第二心音高

    E. 与第二心音间隔较长

12. 主动脉瓣第二音(A_2)增强,见于

    A. 心肌炎   B. 高血压   C. 二尖瓣狭窄

    D. 肺动脉瓣狭窄   E. 肺动脉瓣关闭不全

13. 患者,男性,45 岁,因大面积急性心肌梗死急诊入院,护士在进行心脏听诊时,闻及"钟摆律"或"胎心律"样心音,提示患者

    A. 窦性心动过速   B. 室性心动过速   C. 心肌严重受损

    D. 半月瓣关闭有力   E. 二尖瓣关闭有力

14. 护士在为某患者听诊心脏时发现心尖部收缩期杂音不太响亮,但较易听到,触诊时也未触及震颤,该杂音的强度为

    A. 1/6 级   B. 2/6 级   C. 3/6 级

    D. 4/6 级   E. 5/6 级

A3/A4 型题

(15~18 题共用题干)

患者,女性,52 岁,因"心悸、气短 5 年,加重 1 周"入院。体格检查:二尖瓣面容,端坐体位,心尖搏动不明显,心尖部可触及舒张期震颤。

15. 该患者最可能的疾病诊断是

    A. 二尖瓣狭窄   B. 二尖瓣关闭不全   C. 肺动脉瓣狭窄

    D. 主动脉瓣狭窄   E. 主动脉瓣关闭不全

16. 该患者心脏触诊时可发现

    A. 心尖部舒张期震颤   B. 胸骨左缘第 2 肋间舒张期震颤

    C. 胸骨左缘第 3 肋间舒张期震颤   D. 胸骨右缘第 2 肋间舒张期震颤

    E. 剑突下舒张期震颤

17. 该患者心脏叩诊心浊音界呈梨形,是由于

    A. 主动脉段缩小,右心房扩大   B. 肺动脉段缩小,右心房扩大

    C. 主动脉段缩小,左心房扩大   D. 肺动脉段扩大,左心房扩大

    E. 主动脉段扩大,右心房扩大

18. 该患者心尖部听诊可能出现的杂音是

    A. 粗糙、响亮的连续性机器样杂音   B. 低调、隆隆样舒张期杂音

    C. 粗糙、响亮的喷射性全收缩期杂音   D. 柔和的、吹风样舒张期杂音

    E. 叹气样、递减型收缩期杂音

(19~21 题共用题干)

患者,男性,50 岁,胸闷、胸痛 3 小时,急诊心电图检查后,诊断为急性广泛前壁心肌梗死入院。

19. 护士在为其进行心脏检查时,视诊可发现
    A. 心尖搏动减弱　　　　　B. 心尖搏动消失　　　　　C. 心尖搏动增强
    D. 心尖搏动范围缩小　　　E. 心尖搏动范围扩大

20. 听诊心音时可闻及
    A. S_1 增强　　　　　　　B. S_1 减弱　　　　　　　C. S_2 增强
    D. A_2 减弱　　　　　　　E. P_2 减弱

21. 听诊时还可闻及
    A. 心音分裂　　　　　　　B. 舒张早期奔马律　　　　C. 收缩期杂音
    D. 舒张期杂音　　　　　　E. 连续性杂音

(22~25 题共用题干)

患者,男性,50 岁,患高血压 20 年,因活动后心悸、气促 2 年,加重 1 周入院。

22. 为该患者进行体格检查时,视诊可发现心尖搏动
    A. 向左移位　　　　　　　B. 向左上移位　　　　　　C. 向左下移位
    D. 向右上移位　　　　　　E. 向右下移位

23. 触诊可发现
    A. 心尖搏动减弱　　　　　B. 心尖搏动消失　　　　　C. 心尖搏动弥散
    D. 心尖搏动范围缩小　　　E. 抬举样心尖搏动

24. 叩诊心浊音界,可发现心界呈
    A. 梨形　　　　　　　　　B. 靴形　　　　　　　　　C. 三角形烧瓶样
    D. 球形　　　　　　　　　E. 普大型

25. 听诊可闻及
    A. 心尖部收缩期杂音　　　　　　　　B. 心尖部舒张期杂音
    C. 主动脉瓣听诊区收缩期杂音　　　　D. 肺动脉瓣听诊区收缩期杂音
    E. 肺动脉瓣听诊区舒张期杂音

(26~28 题共用题干)

患者,女性,40 岁,因胸闷、心悸、呼吸困难,前往医院就诊,诊断为心包积液。

26. 为该患者进行体格检查时,触诊可发现
    A. 心尖搏动减弱　　　　　B. 心尖搏动增强　　　　　C. 心尖搏动弥散
    D. 心尖搏动范围缩小　　　E. 抬举样心尖搏动

27. 叩诊心浊音界,坐位时心界可呈
    A. 梨形　　　　　　　　　B. 靴形　　　　　　　　　C. 普大型
    D. 三角烧瓶样　　　　　　E. 球形

28. 听诊时,可在心前区闻及
    A. 收缩期杂音　　　　　　B. 舒张期杂音　　　　　　C. 舒张早期奔马律
    D. 连续性杂音　　　　　　E. 心包摩擦音

【名词解释】

1. 心尖搏动　　　　　2. 三联律　　　　　3. 心脏杂音　　　　　4. 心包摩擦音

【简答题】

1. 简述心尖搏动减弱的可能原因。

2. 简述心房颤动的听诊特点。

3. 初次听诊时,如何区分第一心音与第二心音?

4. 体格检查中闻及心脏杂音,如何区分其是收缩期杂音、舒张期杂音抑或连续性杂音? 解释其临床意义。

第八节 血管检查

学 习 目 标

知识目标：

1. 说出血管检查的主要内容及正常表现。
2. 阐述血管检查常见异常改变及临床意义。
3. 总结常见血管疾病的主要体征特点。

能力目标：

1. 正确进行血管检查，并准确描述检查所见及辨识异常改变。
2. 结合具体病例及检查结果所获资料，进行分析、判断，确定护理诊断。

素质目标：

1. 具有尊重和爱护护理对象，保护其隐私的职业精神。
2. 具有严谨求实、善于观察和乐于探究的科学精神。

理论学习指导

血管检查的内容包括脉搏、血压、周围血管征和血管杂音。

一、脉搏

（一）检查内容

检查内容为触诊浅表动脉，主要内容包括脉率、脉律、紧张度与动脉壁状态、强弱和波形，注意比较两侧脉搏的强弱及出现时间是否相同。

（二）正常

正常人脉率与心率一致，脉律规则，动脉壁光滑、柔软，并有一定弹性，脉搏波形正常，两侧相似。

（三）异常表现及临床意义

1. 脉率　脉搏短绌见于某些心律失常，如心房颤动、频发室性期前收缩等。

2. 脉律　窦性心律不齐者的脉律可随呼吸改变，吸气时增快，呼气时减慢。各种心律失常均可影响脉律，有时有一定的规律，如期前收缩呈二联律、三联律；有时则完全无规律，如心房颤动；二度房室传导阻滞时可有脉搏脱漏，称脱落脉。

3. 紧张度与动脉壁状态　如触及动脉壁硬、呈条索状且弹性消失，提示动脉硬化；动脉壁迂曲或呈结节状，提示动脉严重硬化。

4. 强弱　洪脉见于高热、甲状腺功能亢进症、严重贫血等；细脉见于心力衰竭、休克、主动脉瓣狭窄等。

5. 脉搏波形

（1）水冲脉：脉搏骤起骤降，急促而有力，如潮水冲涌。见于主动脉瓣关闭不全、甲状腺功能亢进症、严重贫血等，因脉压增大所致。

（2）交替脉：指节律规则而强弱交替的脉搏。主要见于高血压性心脏病、急性心肌梗死和主动脉瓣关闭不全等，因心肌收缩力强弱交替所致，为左心衰竭的重要体征之一。

（3）奇脉：指吸气时脉搏明显减弱或消失的现象。常见于大量心包积液、缩窄性心包炎等，是心脏压塞的重要体征之一。

（4）无脉：即脉搏消失，主要见于严重休克、多发性大动脉炎或肢体动脉栓塞。

二、血压

(一) 检查内容

通过测量血压,了解收缩压和舒张压的数值,判断血压是否正常。

(二) 正常

按照中国高血压防治指南(2018 年修订版)的标准,我国成人血压水平的定义和分类见表3-6。

表 3-6　成人血压水平的定义和分类

类型	收缩压/mmHg		舒张压/mmHg
正常血压	<120	和	<80
正常高值	120~139	和/或	80~89
高血压	≥140	和/或	≥90
1 级高血压(轻度)	140~159	和/或	90~99
2 级高血压(中度)	160~179	和/或	100~109
3 级高血压(重度)	≥180	和/或	≥110
单纯收缩期高血压	≥140	和	<90

注:当患者的收缩压与舒张压分属不同级别时,以较高的分级为准。

(三) 血压变动及临床意义

1. **高血压**　血压高于正常标准称为高血压。原发性高血压占临床高血压患者的大多数。继发性高血压多见于慢性肾炎、肾动脉狭窄、嗜铬细胞瘤、原发性醛固酮增多症、皮质醇增多症和妊娠中毒症等。

2. **低血压**　血压低于 90/60mmHg 称为低血压。病理性低血压根据其起病形式分为急性和慢性两类。急性低血压常见于休克、急性心肌梗死、心脏压塞等;慢性低血压根据病因不同,可分为直立性低血压、体质性低血压和继发性低血压等。

3. **双侧上肢血压差异常**　正常人双侧两上肢血压相差大于 10mmHg 为异常,主要见于多发性大动脉炎、先天性动脉畸形、血栓闭塞性脉管炎等。

4. **上下肢血压差异常**　采用袖带法测量时,若出现下肢血压等于或低于上肢血压,提示相应部位动脉狭窄或闭塞。见于主动脉狭窄、胸腹主动脉型大动脉炎、闭塞性动脉硬化、髂动脉或股动脉栓塞等。

5. **脉压增大或减小**　脉压大于 40mmHg 为脉压增大,多见于甲状腺功能亢进症、主动脉瓣关闭不全、严重贫血和主动脉硬化等;脉压小于 30mmHg 为脉压减小,见于主动脉瓣狭窄、心力衰竭、低血压、心包积液、缩窄性心包炎等。

三、周围血管征

(一) 检查内容

检查有无周围血管征,包括水冲脉、枪击音、杜柔双重杂音和毛细血管搏动征。

(二) 正常

正常情况下无水冲脉、枪击音、杜柔双重杂音和毛细血管搏动征。

(三) 异常表现及临床意义

水冲脉、枪击音、杜柔双重杂音和毛细血管搏动征等阳性体征,统称为周围血管征阳性。主要见于脉压增大的疾病,如主动脉瓣关闭不全、甲状腺功能亢进症、严重贫血等。

四、血管杂音

(一) 检查内容

检查有无血管杂音,包括静脉杂音和动脉杂音。

(二) 正常

正常情况下无血管杂音。

（三）异常表现及临床意义

临床上静脉杂音一般不明显,而动脉杂音较多见,如甲状腺功能亢进症、多发性大动脉炎、肾动脉狭窄等患者,在相应部位可闻及动脉杂音。

五、相关护理诊断/问题(略)

实验室技能训练指导

【技能训练重点】

1. 脉搏的触诊。

2. 血压的测量。

3. 周围血管征的检查。

【技能训练难点】

周围血管征的检查。

【物品准备】

听诊器、血压计、玻片(必要时)。

【技能训练方法】

1. 练习前学生通过复习课堂教学内容及观看教学视频等做好相关实习内容的预习。

2. 由教师进行脉搏的触诊、血压的测量和周围血管征的示范性检查,指出血管检查的要点与难点。

3. 学生分组,每组由 1 名教师带教。

4. 教师示范性检查后,每 2 名学生为一小组,按顺序和要求进行相互检查,教师巡回查看,随时纠正学生在检查过程中出现的各种错误。

5. 教师抽查 1 组学生进行血管检查的回复示教,学生边检查边报告结果,其他学生评议该组学生检查方法及顺序是否正确、内容有无遗漏。

【技能训练指南】

检查项目	检查方法	熟练掌握	基本掌握	尚未掌握
（一）脉搏	见本章第二节"一般状态检查"实验室技能训练指导部分	□	□	□
（二）血压	见本章第二节"一般状态检查"实验室技能训练指导部分	□	□	□
（三）周围血管征				
1. 水冲脉	检查者用手紧握受检者手腕掌面桡动脉处,将受检者前臂高举过头,感受桡动脉的搏动。若感知脉搏骤起骤降,急促而有力,如潮水冲涌,即为水冲脉	□	□	□
2. 枪击音	检查者用听诊器在受检者的股动脉,也可以是肱动脉或足背动脉进行听诊,若听到短促的、与心跳一致如同开枪的声音,则为枪击音	□	□	□
3. 杜柔双重杂音	被检者取仰卧位。检查者将听诊器体件置于受检者的股动脉上,稍加压力,若在收缩期与舒张期可听到连续性的吹风样杂音,则为杜柔双重杂音	□	□	□
4. 毛细血管搏动征	检查者用手指轻压受检者指甲末端,或以清洁的玻片轻压口唇黏膜,若受压部分边缘有红、白交替的节律性微血管搏动现象,则为毛细血管搏动征阳性	□	□	□

临床见习指导

见本章第七节"心脏检查"临床见习指导部分。

（陈利群）

自 测 题

【选择题】

A1/A2 型题

1. 奇脉主要见于
    A. 主动脉瓣关闭不全 　　　 B. 左心衰竭 　　　 C. 心包积液
    D. 多发性大动脉炎 　　　 E. 严重贫血

2. 扪及交替脉常提示
    A. 右心衰竭 　　　 B. 左心衰竭 　　　 C. 主动脉瓣关闭不全
    D. 心包积液 　　　 E. 缩窄性心包炎

3. 心房颤动时可出现
    A. 水冲脉 　　 B. 交替脉 　　 C. 重搏脉 　　 D. 脉搏短绌 　　 E. 无脉

4. 采用袖带法测量血压,正常人下肢血压较上肢血压高
    A. 5~10mmHg 　　　 B. 10~20mmHg 　　　 C. 20~30mmHg
    D. 20~40mmHg 　　　 E. 30~40mmHg

A3/A4 型题

(5~7 题共用题干)

患者,女性,40 岁。心慌、手抖 1 个月,检查 FT_3、FT_4、TT_3、TT_4 增高,考虑为甲状腺功能亢进症收住入院。

5. 该患者体格检查的重点是
    A. 体温 　　 B. 呼吸 　　 C. 血压 　　 D. 意识 　　 E. 疼痛

6. 护士在为其进行血压测量时,最可能出现的是
    A. 收缩压降低 　　 B. 舒张压降低 　　 C. 脉压增大 　　 D. 脉压减小 　　 E. 脉压不变

7. 听诊甲状腺,可能闻及
    A. 哮鸣音 　　 B. 啰音 　　 C. 摩擦音 　　 D. 血管杂音 　　 E. 鼾音

【名词解释】

1. 水冲脉 　　　　　　　　　　　 2. 交替脉

【简答题】

1. 简述脉搏短绌的定义及临床意义,解释其产生的机制。
2. 列举周围血管征的临床表现及临床意义。

第九节　腹 部 检 查

学 习 目 标

知识目标:

1. 描述腹部不同的分区方法及各区所对应的脏器。
2. 说出腹部检查的主要内容及正常表现。
3. 阐述腹部检查常见异常体征的特点及其临床意义。

能力目标：

1. 准确确定腹部的体表标志及分区。

2. 正确进行腹部视诊、听诊、叩诊和触诊检查，并准确描述检查所见及辨识异常改变。

3. 结合具体病例及检查结果所获资料，进行分析、判断，确定护理诊断。

素质目标：

1. 具有尊重和爱护护理对象，保护其隐私的职业精神。

2. 具有严谨求实、善于观察和乐于探究的科学精神。

理论学习指导

腹部检查是体格检查非常重要的环节，包括视诊、触诊、叩诊和听诊，其中触诊是腹部检查的重点和难点。触诊易引起受检者的不适，又因叩诊与触诊均须向腹部施加一定压力，可刺激肠蠕动影响听诊结果。因此，腹部检查的顺序应为视诊、听诊、叩诊和触诊。

一、腹部检查的基本顺序

腹部检查按视诊、听诊、叩诊和触诊的顺序进行。

二、腹部的体表标志与分区

（一）体表标志

1. 肋弓下缘　常用于腹部分区、胆囊点及肝与脾测量的定位。

2. 剑突　常用于肝脏测量的定位。

3. 腹上角　用于判断体型和肝脏测量的定位。

4. 脐　用于腹部分区、阑尾压痛点的定位。

5. 髂前上棘　用于腹部九区分法、阑尾压痛点的定位。

6. 腹直肌外缘　右侧腹直肌外缘与肋弓下缘交界处为胆囊点。

7. 腹中线　为腹部四区分法的垂直线。

8. 耻骨联合　为腹中线最下部的骨性标志。

9. 肋脊角　为肾区叩痛定位的标志。

（二）腹部分区

1. 四区分法　通过脐划一条水平线和一条垂直线，两线相交将腹部分为 4 个区域，分别命名为右上腹、右下腹、左上腹和左下腹。此分区法简单易行。

2. 九区分法　以两侧肋弓下缘最低点的连线作为上水平线，两侧髂前上棘的连线作为下水平线。分别以通过左、右髂前上棘至腹中线连线的中点做垂直线。上下两条水平线和左右两条垂直线将腹部分为 9 个区域，分别为左上腹部（左季肋部）、右上腹部（右季肋部）、左侧腹部（左腰部）、右侧腹部（右腰部）、左下腹部（左髂部）、右下腹部（右髂部）、上腹部、中腹部（脐部）和下腹部（耻骨上部）。九区分法较细，定位较准确。

三、视诊

（一）视诊内容

视诊内容包括腹部外形、呼吸运动、腹壁静脉、腹部皮肤、胃肠型与蠕动波及疝等。

（二）正常

正常腹部双侧对称。外形可分为 3 种，其中腹部平坦见于健康成年人；腹部饱满见于肥胖者及小儿；腹部低平见于消瘦者。儿童和成年男性以腹式呼吸为主；成年女性以胸式呼吸为主。正常人腹部皮肤颜色较暴露部位稍淡，肥胖或经产女性下腹部可见白色条纹，但无皮疹、疝等。腹壁静脉一般不显露，也看不到胃肠型及蠕动波。

（三）异常表现及临床意义

1. 腹部外形改变

（1）全腹膨隆：多见于以下几种情况。

1）腹水：又称为腹腔积液。常见于肝硬化门静脉高压症、心力衰竭、肾病综合征等。腹水致腹部外形可为蛙腹和尖腹。

2）腹内积气：腹内积气多在胃肠道内，多见于肠梗阻或肠麻痹。气腹多见于胃肠穿孔或治疗性人工气腹，前者常伴有不同程度的腹膜炎。

3）腹腔巨大包块：以巨大卵巢囊肿最常见，生理情况下见于足月妊娠。腹围常用于观察全腹膨隆程度及其变化。

（2）局部膨隆：多由腹腔脏器肿大、腹内肿瘤、炎性包块、腹壁上肿物和疝等所致。

（3）全腹凹陷：见于消瘦和脱水的患者。呈舟状腹，多见于结核病、恶性肿瘤等慢性消耗性疾病。吸气时出现全腹凹陷，多见于膈肌麻痹和上呼吸道梗阻。

（4）局部凹陷：见于腹部手术或外伤后瘢痕收缩，较少见。

2. 呼吸运动异常

（1）腹式呼吸运动减弱：多见于急性腹痛、腹膜炎症、腹水、腹腔内巨大肿块或妊娠等。

（2）腹式呼吸运动消失：常见于胃或肠穿孔所致的急性腹膜炎或膈肌麻痹等。

（3）腹式呼吸运动增强：较少见，常见于胸腔疾病或癔症性呼吸。

3. 腹壁静脉曲张　常见于门静脉高压或上、下腔静脉回流受阻而有侧支循环形成时，可通过指压法来检查静脉血流的方向来判断。门静脉高压时，腹壁静脉血流以脐为中心呈放射状；上腔静脉梗阻时，腹壁和胸壁的静脉血流方向向下；下腔静脉梗阻时，腹壁静脉血流向上。

4. 胃肠型与蠕动波　胃肠道梗阻时可见胃型或肠型以及相应的蠕动波。肠麻痹者蠕动波消失。

5. 腹部皮肤异常

（1）腹部皮疹：常见于某些传染病和药物过敏。

（2）腹部皮肤颜色改变：腹股沟及系腰带部位等皮肤皱褶处有褐色素沉着见于肾上腺皮质功能减退。左腰部皮肤呈蓝色可见于急性出血性胰腺炎。脐周或下腹壁呈蓝色多见于宫外孕破裂或急性出血性胰腺炎。下腹部紫纹见于皮质醇增多症。

（3）疝：为腹腔内容物经腹壁或骨盆壁间隙或薄弱部分向体表突出而形成。有脐疝、股疝、腹股沟疝和切口疝等。

四、听诊

（一）听诊内容

听诊内容主要有肠鸣音、振水音及血管杂音，全面听诊腹部各区，尤其上腹部、脐部和右下腹。妊娠5个月以上的孕妇可在脐下方听诊胎儿心音。

（二）正常

正常人肠鸣音每分钟4~5次。振水音仅于餐后或饮入大量液体时于上腹部可闻及。正常人腹部一般不能闻及血管杂音。

（三）异常表现及临床意义

1. 肠鸣音异常　肠鸣音的种类、听诊特点及其临床意义见表3-7。

表3-7　腹部肠鸣音种类和特点

肠鸣音	听诊特点	临床意义
肠鸣音活跃	>10次/min	饥饿状态、急性肠炎、服泻药后或胃肠道大出血等
肠鸣音亢进	次数增多，呈响亮、高亢，甚至金属音	机械性肠梗阻
肠鸣音减弱	明显少于正常，或数分钟才能听到1次	老年性便秘、腹膜炎、低钾血症及胃肠动力减弱等
肠鸣音消失	3~5min未闻及肠鸣音	急性腹膜炎、电解质紊乱、腹部大手术后或麻痹性肠梗阻

2. 振水音　清晨空腹或餐后6~8小时以上仍能听到振水音，提示胃内有较多液体潴留，见于幽门梗阻

和胃扩张等。

3. 血管杂音 血管杂音分为动脉性血管杂音和静脉性血管杂音两种类型。腹中部闻及收缩期血管杂音,常提示腹主动脉瘤或腹主动脉狭窄。左、右上腹部闻及收缩期血管杂音,应考虑为肾动脉狭窄。下腹部两侧闻及血管杂音,常提示髂动脉狭窄。脐周或上腹部血管杂音,尤其在腹壁静脉曲张处,见于肝硬化患者。

五、叩诊

(一) 叩诊内容

叩诊内容包括全腹叩诊、肝脏叩诊、肾脏叩诊、膀胱叩诊和移动性浊音叩诊。

(二) 正常

腹部除肝脏、脾脏、增大的膀胱和子宫所占据的部位及两侧腹部近腰肌处为浊音或实音外,其余部位均为鼓音。

(三) 异常表现及临床意义

1. 腹部鼓音范围改变

(1) 鼓音范围增大:见于胃肠高度胀气、胃肠穿孔所致气腹或人工气腹。

(2) 鼓音范围缩小:见于肝、脾或其他实质性脏器极度增大、腹腔内大量积液或肿瘤时,病变部位叩诊可呈浊音或实音。

2. 肝浊音界改变 肝浊音界改变及临床意义见表3-8。

表3-8 肝浊音界变化及常见疾病

肝浊音界	临床意义
上移	右肺纤维化、右下肺不张、右肺切除术后、腹部巨大肿物、大量腹水及气腹鼓肠等
下移	肺气肿、右侧张力性气胸等
扩大	肝癌、肝脓肿、肝炎、肝淤血及多囊肝等
缩小	肝硬化、急性或亚急性重症肝炎、胃肠胀气等
消失	急性胃肠穿孔

3. 肝区叩击痛阳性 见于肝炎、肝脓肿、肝癌、肝淤血等。

4. 肋脊角叩击痛阳性 见于肾炎、肾盂肾炎、肾结石、肾结核及肾周围炎等肾脏病变。

5. 膀胱叩诊异常 见于尿潴留所致膀胱增大。

6. 移动性浊音阳性 提示腹腔内游离液体达1 000ml以上。

六、触诊

(一) 触诊内容

触诊是腹部检查的主要方法,是腹部检查的重点和难点。其内容包括全腹触诊、肝脏触诊、脾脏触诊、胆囊触诊和膀胱触诊。

(二) 正常

全腹触诊时,一般触之柔软,不会引起疼痛,深压时仅有一种压迫感。一般不能触及肝脏、脾脏和胆囊。正常膀胱于空虚时不易触及,只有当积尿过多,充盈胀大,超出耻骨联合上缘时,才可在下腹部触及。

(三) 异常表现及临床意义

1. 腹壁紧张度改变

(1) 紧张度增加:全腹紧张度增加多见于腹腔内容物增加,如腹内积气、腹水或巨大腹腔肿块等。板状腹多见于急性胃肠道穿孔或脏器破裂所致的急性弥漫性腹膜炎,揉面感或柔韧感多见于结核性腹膜炎或癌性腹膜炎。局部腹壁紧张度增加可见于局限性腹膜炎。右上腹壁紧张可见于急性胆囊炎,右下腹壁紧张可见于急性阑尾炎。

(2) 腹壁紧张度减弱:全腹壁松弛无力见于慢性消耗性疾病、大量放腹水后、严重脱水或年老体弱者。

局部腹壁松弛无力,见于局部的腹肌瘫痪或缺陷,如腹壁疝。

2. 压痛与反跳痛

(1) 压痛:压痛的部位常提示相关脏器发生病变,如右上腹压痛多见于肝胆疾病,左上腹压痛多见于胃部疾病,右下腹压痛多见于盲肠、阑尾、女性右侧卵巢以及男性右侧精索病变等。位于右锁骨中线与肋缘交界处的胆囊点压痛为胆囊病变的标志,位于脐与右髂前上棘连线中、外 1/3 交界处的麦氏点压痛为阑尾病变的标志。

(2) 反跳痛:是壁腹膜受炎症累及的征象,见于急、慢性腹膜炎。

(3) 腹膜刺激征:腹膜刺激征表现为腹肌紧张、压痛与反跳痛,也称腹膜炎三联征。见于急、慢性腹膜炎。

3. 肝脏触诊异常

(1) 肝大:弥漫性肝大见于肝炎、肝淤血、脂肪肝、白血病、血吸虫病等,局限性肝大见于肝脓肿、肝肿瘤等。

(2) 质地改变:质韧见于慢性肝炎及肝淤血;质地稍韧见于急性肝炎及脂肪肝;质硬见于肝癌、肝硬化。

(3) 边缘与表面状态改变:肝表面光滑,边缘钝圆,见于肝淤血、脂肪肝;肝表面高低不平呈大结节状,边缘厚薄不一,见于肝癌;肝表面呈不均匀的结节状,边缘锐薄不整齐,见于肝硬化。

(4) 压痛:见于肝炎或肝淤血等。

(5) 肝-颈静脉回流征阳性:见于右心衰竭。

4. 脾大 脾大分为轻度、中度和高度。轻度肿大见于急、慢性肝炎和伤寒;中度肿大见于肝硬化、慢性淋巴细胞白血病、淋巴瘤等;高度肿大(巨脾)见于慢性粒细胞白血病、慢性疟疾等。

5. 胆囊触诊异常

(1) 胆囊肿大:肿大的胆囊呈囊性感并有明显压痛,常见于急性胆囊炎;呈囊性感无压痛,见于壶腹周围癌;有实性感且伴轻度压痛,见于胆囊结石或胆囊癌。

(2) Courvoisier 征:胆囊明显肿大、无压痛、黄疸逐渐加深,见于胰头癌。

(3) 胆囊触痛与 Murphy 征阳性:见于胆囊炎症。

6. 膀胱触诊异常 耻骨上缘触及膀胱,扁圆或圆形,触之囊性感,不能用手推动,按压时患者有尿意。见于各种原因所致的尿潴留如尿路梗阻、脊髓病、昏迷、腰椎或骶椎麻醉后等。

七、相关护理诊断/问题(略)

实验室技能训练指导

【技能训练重点】

1. 听诊肠鸣音。

2. 肝区与肾脏叩击痛检查。

3. 移动性浊音叩诊。

4. 全腹触诊、阑尾点压痛与反跳痛的检查。

5. 单手法肝脏触诊。

6. 胆囊触痛检查。

【技能训练难点】

1. 移动性浊音叩诊。

2. 全腹触诊手法。

3. 肝、脾、胆囊触诊手法,以及如何与腹式呼吸配合。

【物品准备】

听诊器。

【技能训练方法】

1. 练习前学生通过复习课堂教学内容及观看教学视频等做好相关内容的预习。

2. 由教师做腹部示范性检查,指出腹部的体表标志、分区以及腹部检查的要点与难点。

3. 学生分组,每组由 1 名教师带教。

4. 教师示范性检查后,每 2 名学生为一小组,按顺序和要求进行相互检查,教师巡回查看,随时纠正学生在检查过程中出现的各种错误。

5. 教师抽查 1 组学生进行腹部检查的回复示教,学生边检查边报告结果,其他学生评议该组学生检查方法及顺序是否正确、内容有无遗漏。

【技能训练指南】

检查项目	检查方法	熟练掌握	基本掌握	尚未掌握
(一)腹部体表标志与分区				
1. 腹部体表标志	指出肋弓下缘、腹上角、髂前上棘、腹直肌外缘、耻骨联合、肋脊角等体表标志,以及胆囊点和麦氏点所在部位	□	□	□
2. 腹部九区法	分别于左、右肋弓下缘和左、右髂前上棘作两条横线,再从左、右两侧髂前上棘与前正中线之交点作两条横线的垂直线,将腹部分为 9 个区,各区命名	□	□	□
(二)视诊	受检者取仰卧位,双上肢置于躯干两侧,平静呼吸,检查者帮助受检者充分暴露腹部 检查者位于右侧,先直视,后取切线位视诊受检者腹部外形、腹壁皮肤、腹壁静脉、腹式呼吸运动及有无胃肠型及蠕动波	□	□	□
(三)听诊	检查者将听诊器置于受检者脐周或右下腹部腹壁上听诊肠鸣音,至少 1min。注意肠鸣音的次数、音调和音响	□	□	□
(四)叩诊				
1. 肝区叩击痛	受检者仰卧,检查者左手掌平置于受检者肝脏体表部位,右手握拳,用尺侧缘以轻至中等力量叩击左手背,询问有无叩击痛。注意双侧对比	□	□	□
2. 肝上、下界	受检者仰卧,检查者先沿右锁骨中线由肺清音区向下叩诊,叩至清音转为浊音时,即为肝上界,此处相当于被肺覆盖的肝脏顶部,又称肝相对浊音界。然后由腹部鼓音区右锁骨中线向上叩,由鼓音转为浊音时,即为肝下界	□	□	□
3. 移动性浊音	受检者取仰卧位,检查者自腹中部脐水平向右侧叩诊,由鼓音变为浊音时,叩诊板指固定不动,嘱受检者左侧卧位,稍停留片刻,再度叩诊,若呈鼓音,提示浊音区发生改变,向左侧继续叩诊,由鼓音变为浊音时,叩诊板指固定不动,嘱受检者右侧卧位后稍停留片刻,再度叩诊,以核实浊音是否随体位而变动	□	□	□
4. 肋脊角叩击痛	受检者取坐位或侧卧位,检查者左手掌平置于受检者肋脊角处(肾区),右手握拳以由轻到中等力量叩击左手背	□	□	□
(五)触诊				
1. 全腹触诊	受检者取仰卧位,两手置于躯干两侧,两腿屈曲并稍分开,使腹壁肌肉放松。检查者站于受检者右侧,右手手指并拢,利用指掌关节和腕关节的弹力,以轻柔的动作自无病变的部位开始,通常自左下腹部开始,逆时针方向逐个浅触诊腹部 9 个区,了解腹壁紧张度,有无压痛、肿块等。然后用右手或右下左上两手重叠,由浅入深,逐渐加压深触诊腹部 9 个区,了解腹内有无深部病变及脏器情况,注意腹部疼痛的部位	□	□	□

续表

检查项目	检查方法	熟练掌握	基本掌握	尚未掌握
2. 阑尾点压痛与反跳痛	深部触诊至右下腹部时,检查者以右手1个或2个垂直于腹壁的指尖,于脐与右髂前上棘连线中、外1/3交界处由浅入深地触压腹部,询问受检者有无疼痛。若有压痛,检查者手指在疼痛处停留片刻,待压痛感觉趋于稳定后,迅速抬起手指,观察受检者的疼痛有无骤然加重。受检者仰卧,两腿屈曲并稍分开,检查者将右手平置于受检者右锁骨中线上髂前上棘水平,4指并拢,掌指关节伸直,示指前端桡侧与肋缘平行或示指与中指的指端指向肋缘	☐	☐	☐
3. 肝脏触诊				
(1) 单手法触诊肝脏	嘱受检者行缓慢的腹式深呼吸。呼气时,检查者指端于腹壁下陷前提前压向深部;吸气时,触诊的指端向前上迎触下移的肝脏下缘,手指上抬的速度稍落后于腹壁的抬起。如此反复,手指逐渐向肋缘移动,直至触到肋缘或肝缘时为止。以同样的方法于前正中线上自脐水平开始触诊肝左叶	☐	☐	☐
(2) 双手法触诊肝脏	右锁骨中线上双手法触诊肝脏时,检查者左手手掌置于受检者右腰部,将肝脏向上托起,拇指张置于右季肋部,限制右下胸扩张,右手位置及触诊法同单手触诊;前正中线上双手法触诊肝脏时,左手掌置于胸骨下缘,限制胸廓扩张,右手触诊法同单手法	☐	☐	☐
4. 脾脏触诊				
(1) 仰卧位	受检者仰卧,屈髋屈膝。检查者左手置于受检者左腰部第9~11肋的后方,将脾脏从后向前托起,右手掌置于腹壁,与左肋缘垂直,从髂前上棘连线水平开始,随受检者腹式深呼吸,自下而上随腹式呼吸采用深部滑行触诊的方法移向左肋弓	☐	☐	☐
(2) 侧卧位	如仰卧位未触及脾脏,可嘱受检者取右侧卧位,右下肢伸直,左下肢屈曲。检查者随受检者腹式呼吸,自下而上移向左肋弓	☐	☐	☐
5. 胆囊触痛检查	受检者仰卧,双下肢屈曲,两手置于身体两侧。检查者将左手掌平置于受检者右肋缘部位,拇指指腹以中等程度压力勾压于右肋缘与腹直肌外缘交界处,然后嘱受检者缓慢深吸气,观察受检者有无疼痛,同时观察受检者在深吸气时有无突然屏气	☐	☐	☐
6. 肝-颈静脉回流征阳性	当右心衰竭引起肝淤血肿大时,用手压迫肝脏,由于使回心血量增加,已充血的右心房不能接受回心血液而使颈静脉压上升,表现为颈静脉怒张更明显	☐	☐	☐

附:模拟人肝、胆、脾触诊训练

【训练重点】

1. 肝脏触诊。

2. 胆囊触痛征检查。

3. 阑尾点压痛与反跳痛检查。

【训练难点】

肝脏触诊。

【训练前准备】

实验员于实验开始前开启电脑和腹部触诊模拟人。

【训练方法】

1. 教师首先在电脑上点出本次实验内容、所要检查的体征,然后对本次实验内容进行示教。

2. 每 2 名学生分配一具模拟人进行触诊练习,教师巡回指导。

3. 结束前教师根据学生普遍存在的问题进行总结。

【训练内容】

1. 阑尾点压痛和反跳痛检查。

2. 胆囊触痛检查。

3. 肝脏触诊。

4. 移动性浊音检查。

5. 肝-颈静脉回流征阳性。

临床见习指导

【见习前准备】

1. 听诊器或多道听诊器。

2. 见习前 1~2 天,带教教师亲至或联系医院病室选择示教病例。

3. 见习病种建议为肝硬化腹水、晚期肿瘤、慢性粒细胞白血病脾大、腹泻、急性肾盂肾炎,其次为胆囊炎、腹膜炎、不完全性幽门梗阻、肠梗阻、右心衰竭。

【见习方法】

学生分组,每组由 1 名教师带领,进医院病室后,由带教教师边床旁示教腹部异常体征,边解释异常体征的检查要点,同时与学生讨论其临床意义。

【见习内容】

1. 视诊　腹部膨隆、蛙状腹、舟状腹、脐疝、腹壁静脉曲张等。

2. 触诊　腹壁紧张度、腹部肿块及阑尾点触诊、肝大触诊、胆囊触痛、肝-颈静脉回流征阳性、脾大触诊。

3. 叩诊　移动性浊音叩诊阳性、肝区叩击痛、肋脊角叩击痛。

4. 听诊　肠鸣音活跃、亢进、减弱或消失。

(刘扣英)

自　测　题

【选择题】

A1/A2 型题

1. 胃溃疡穿孔可出现的腹部体征是

　　A. 板状腹　　　　　　　　B. 舟状腹　　　　　　　　C. 蛙状腹

　　D. 揉面腹　　　　　　　　E. 腹部凹陷

2. 患者下腹部膨胀感数天,排尿时尿液呈缓慢淋漓滴出,检查发现耻骨联合上膨隆,叩诊浊音,导尿后叩诊鼓音,最可能为

　　A. 肠梗阻　　　　B. 宫颈炎　　　　C. 宫颈癌　　　　D. 妊娠子宫　　　　E. 尿潴留

3. 患者患有急性阑尾炎,护士对其进行腹部检查的最佳顺序为

　　A. 视诊、触诊、叩诊、听诊　　　　B. 视诊、触诊、听诊、叩诊　　　　C. 视诊、听诊、触诊、叩诊

　　D. 视诊、听诊、叩诊、触诊　　　　E. 视诊、叩诊、听诊、触诊

4. 麦氏点压痛阳性,提示患者患有
   - A. 急性小肠炎
   - B. 急性阑尾炎
   - C. 急性胆囊炎
   - D. 急性输尿管炎
   - E. 急性腹膜炎

A3/A4 型题

(5~6 题共用题干)

患者,女性,59 岁,原有慢性乙型肝炎病史 10 余年,半年来食欲缺乏、全身乏力、有时有恶心,最近 2 周下肢出现水肿,昨天因明显腹胀来医院诊治。

5. 腹壁曲张的静脉血流方向向下,提示静脉梗阻的位置在
   - A. 上腔静脉
   - B. 下腔静脉
   - C. 门静脉
   - D. 肝静脉
   - E. 股静脉

6. 患者移动性浊音阳性,提示腹水至少超过
   - A. 100ml
   - B. 500ml
   - C. 1 000ml
   - D. 1 500ml
   - E. 2 000ml

(7~9 题共用题干)

患者,男性,40 岁。饮酒后出现上腹部剧痛 3 小时,伴恶心、呕吐就诊。初步体格检查:意识清晰,腹部平坦,全腹明显压痛,呈板样强直,肠鸣音消失。

7. 该患者最可能的诊断为
   - A. 癔症
   - B. 急性胰腺炎
   - C. 伤寒
   - D. 脑疝
   - E. 急性肠胃炎

8. 导致该患者肠鸣音消失的最可能病因是
   - A. 肠穿孔
   - B. 肠血运障碍
   - C. 机械性肠梗阻
   - D. 剧痛而不敢腹式呼吸
   - E. 炎症刺激而致肠麻痹

9. 入院次日叩诊患者肝区,可发现
   - A. 肝浊音界上移
   - B. 肝浊音界下移
   - C. 肝浊音界扩大
   - D. 肝浊音界缩小
   - E. 肝浊音界无变化

【名词解释】

1. 移动性浊音阳性
2. 肝-颈静脉回流征阳性

【简答题】

1. 如何鉴别腹部的局部肿块是位于腹壁上还是腹腔内?
2. 如何鉴别腹腔内积液、积气以及腹腔巨大包块所致的全腹膨隆?

第十节 肛门、直肠与男性生殖器检查

学 习 目 标

知识目标:

1. 说出肛门、直肠与男性生殖器检查的常用体位与适用范围。
2. 复述肛门、直肠与男性生殖器检查方法与内容。
3. 描述正常与异常肛门、直肠与男性生殖器检查结果的临床表现特点。
4. 阐述肛门、直肠、男性生殖器异常检查结果的临床意义。

能力目标:

1. 能熟练、规范地进行肛门、直肠与男性生殖器检查。

2. 结合具体病例及检查结果所获资料,进行分析、判断,确定护理诊断。

素质目标:

1. 具有尊重和爱护护理对象,保护其隐私的职业精神。

2. 具有严谨求实、肯于钻研和乐于探究的科学精神。

理论学习指导

一、肛门与直肠

(一) 检查体位

根据病情及需要采取适当的体位,记录时需予以说明。常用体位及适用范围如下:

1. 肘膝位 适用于检查前列腺、精囊及内镜检查。

2. 左侧卧位 适用于女性、病重和年老体弱者。

3. 仰卧位或截石位 适用于膀胱直肠窝的检查,亦可进行直肠双合诊。

4. 蹲位 适用于检查直肠脱垂、内痔及直肠息肉等。

直肠、肛门检查所发现的病变如肿块、溃疡等应按时针方向进行记录,并注明检查时所采用的体位。

(二) 视诊

1. 检查内容 观察肛门及其周围皮肤的颜色与皱褶,有无皮肤损伤、黏液、脓血、溃疡、脓肿、外痔、肛裂及瘘管口等。

2. 正常 肛门颜色较深,皱褶呈放射状,肛门周围皮肤完整。

3. 异常表现及临床意义

(1) 肛门外伤及感染:肛门有创口或瘢痕,多见于外伤与手术;肛门周围有红肿及压痛,见于肛门周围脓肿。

(2) 肛裂:肛管下段深达肌层的纵行及梭形裂口或感染性溃疡,有明显触压痛。患者排便时自觉疼痛明显,粪便周围可附有血液。

(3) 痔:肛门外口见紫红色柔软包块,表面为皮肤覆盖者为外痔,常感觉疼痛;肛门内口查及紫红色包块,表面为黏膜覆盖者为内痔,常随排便突出肛门外;兼有内痔和外痔特点者为混合痔。

(4) 肛门直肠瘘:为直肠、肛门与周围皮肤相通的瘘管,多由肛管或直肠脓肿与结核所致。检查可见肛门周围皮肤有瘘管开口,有时有脓性分泌物流出,直肠或肛管内可见瘘管的内口伴硬结。

(5) 直肠脱垂:肛管、直肠或乙状结肠下端的肠壁,部分或全层向外翻而脱出于肛门外。突出物呈紫红色球状,做屏气排便动作时更易看到,为直肠部分脱垂;突出物呈椭圆形块状,表面有环形皱襞,为直肠完全脱垂。

(三) 触诊

1. 检查内容 肛门及括约肌的紧张度,肛管及直肠的内壁有无压痛及黏膜是否光滑、有无肿块及波动感,以及指诊后观察指套表面有无血液、脓液或黏液。

2. 正常 肛管和直肠内壁柔软、光滑,无触痛和包块。

3. 异常表现及临床意义

(1) 触痛:见于肛裂和感染。

(2) 触痛伴波动感:见于肛门、直肠周围脓肿。

(3) 包块:触及柔软、光滑而有弹性的包块,多为直肠息肉。触及坚硬凹凸不平的包块,提示直肠癌可能。

(4) 指诊后指套表面带有黏液、脓液或血液,提示有炎症或伴有组织破坏。

二、男性生殖器

(一) 外生殖器

1. 检查方法 视诊与触诊。

2. 检查内容 观察有无包皮过长或包茎、阴茎大小,有无红肿、溃疡、分泌物、肿块,尿道口有无红肿、分泌物或溃疡;阴囊皮肤与外形、睾丸大小、形状、硬度及有无触压痛等;附睾大小与形态、有无触痛等;精索形状、质地及有无压痛等。

3. 正常　成人阴茎长 7~10cm,包皮不应遮盖尿道口,上翻后可露出阴茎头。阴茎头和冠状沟表面光滑红润、无红肿和结节。尿道口黏膜红润、无分泌物,无触痛或压痛。成人睾丸约 5cm 长,2~3cm 厚,椭圆形,表面光滑柔韧,左侧较右侧略低,均降入阴囊中,无肿大和增生。两侧附睾的大小和形态对称。正常精索呈柔软的索条状,质韧无压痛。

4. 异常表现及其临床意义

(1) 包皮:包皮过长,易引起炎症或包皮嵌顿,甚至可诱发阴茎癌;包茎多由先天性包皮狭窄或炎症后粘连所致,易引起炎症。

(2) 阴茎:成人阴茎过小见于性功能减退;儿童外生殖器呈成人型见于性早熟;阴茎头有硬结伴暗红色溃疡或菜花状,易出血、恶臭,应怀疑阴茎癌;冠状沟处有单个椭圆形质硬溃疡称为下疳,常见于梅毒;阴茎部出现淡红色小丘疹融合蕈样、乳头样,多为尖锐湿疣。

(3) 尿道口:尿道口红肿,附着分泌物或有溃疡,伴触痛,多见于感染所致的尿道炎;尿道口开口于阴茎腹面为尿道下裂,排尿时,裂口处常有尿液溢出。

(4) 阴囊:①阴囊水肿见于重度全身性水肿,或局部炎症、过敏反应和静脉血液回流受阻等;②阴囊象皮肿见于血丝虫病引起的淋巴管炎或淋巴管阻塞;③阴囊疝是肠管或肠系膜等经腹股沟管下降至阴囊内所致;④鞘膜积液,透光试验阳性有助于鉴别阴囊疝或睾丸肿瘤;⑤阴囊湿疹,阴囊皮肤增厚呈苔藓样并有小片鳞屑,有时形成软痂,伴有顽固性奇痒。

(5) 睾丸:①睾丸肿痛。急性肿痛且压痛明显,多见于外伤、急性睾丸炎、流行性腮腺炎或淋病等炎症;慢性肿痛多见于结核。②睾丸肿瘤。一侧睾丸肿大、质硬并有结节。③睾丸过小多见于先天性或内分泌疾病如肥胖性生殖无能症等。④睾丸未降入阴囊为隐睾症,以一侧为多;单侧或双侧无睾丸常见于先天性无睾症。

(6) 附睾:慢性附睾炎时可触及附睾肿大,有结节,稍有压痛。急性炎症时肿痛明显,并发急性睾丸炎时睾丸也肿大。附睾呈结节状硬块伴输精管增粗且呈串珠状,多为附睾结核。

(7) 精索:触诊输精管呈串珠样改变,见于输精管结核。有挤压痛且局部皮肤红肿,多见于急性精囊炎。近附睾处的精索触及硬结,常见于丝虫病。精索有蚯蚓团样感,为精索静脉曲张的特征。

(二) 内生殖器

1. 检查方法　视诊与触诊。

2. 检查内容　触诊前列腺的大小、质地、活动度,表面是否光滑,有无结节或压痛,左、右叶和中间沟是否变浅或消失。触诊精囊质地、有无压痛等。

3. 正常　成人前列腺距肛门 4cm,直径不超过 4cm,突出于直肠小于 1cm,质韧而有弹性,无压痛,左、右两叶大小及形态对称,其间可触及中间沟。精囊光滑柔软,直肠指诊时不易触及。

4. 异常表现和临床意义

(1) 前列腺:前列腺中间沟变浅或消失,表面光滑、质韧,无压痛及粘连者见于老年人前列腺增生,常有排尿困难或不畅;肿大并有明显压痛者多见于急性前列腺炎;前列腺表面不平呈结节状,质地坚硬者多为前列腺癌。

(2) 精囊:精囊病变常继发于前列腺,如前列腺炎或积脓累及精囊时,精囊可触及条索状肿胀并有压痛;前列腺癌累及精囊时,精囊可触到不规则的硬结。

三、相关护理诊断/问题(略)

实验室技能训练指导

【技能训练重点】

1. 肛门与直肠检查的体位与适用范围。

2. 直肠指诊。

【技能训练难点】

直肠指诊的方法。

【物品准备】

一次性手套。

【实验室技能训练方法】

1. 示教前,学生通过复习课堂教学内容及观看教学视频录像等做好相关实习内容的预习。

2. 示教时,由教师做肛门、直肠和男性生殖系统的示范性检查,指出肛门、直肠和男性生殖系统检查的要点与难点。

3. 学生分组,每组由 1 名教师带教。

4. 检查于教师示范性检查后在学生之间进行,每 2 名学生为一小组,按顺序和要求进行相互检查,教师巡回查看,随时纠正学生在检查过程中出现的各种错误。

5. 教师抽查 1 组学生进行肛门、直肠与男性生殖系统检查的回复示教,学生边检查边报告结果,其他学生评议该组学生检查方法及顺序是否正确、内容有无遗漏。

【技能训练内容】

(一)肛门与直肠检查

1. 肛门与直肠检查的体位。

2. 直肠指诊　检查肛门及括约肌的紧张度,肛管及直肠内壁检查有无压痛及黏膜是否光滑,有无肿块及波动感。

(二)男性生殖系统的检查

1. 视诊　阴茎大小,有无包皮过长和包茎,阴茎头有无红肿、溃疡、分泌物,尿道口有无红肿、分泌物或溃疡;阴囊大小与外形,睾丸大小与形状。

2. 触诊　阴茎头、阴囊和睾丸有无肿块;前列腺大小、质地、活动度,表面是否光滑,有无结节或压痛,左、右叶和中间沟等结构是否变浅或消失;触及精囊是否光滑和柔软。

【技能训练指南】

检查项目	检查方法	熟练掌握	基本掌握	尚未掌握
(一)肛门与直肠				
1. 体位				
(1)肘膝位	患者两肘关节屈曲,置于检查台上,使胸部尽量靠近检查台,两膝关节屈曲成直角跪于检查台上,臀部抬高	□	□	□
(2)左侧卧位	患者向左侧卧于检查台上,左腿伸直,右腿向腹部屈曲,护士位于患者背后进行检查	□	□	□
(3)仰卧位或截石位	患者仰卧,臀部垫高,两腿屈曲、抬高并外展	□	□	□
(4)蹲位	患者下蹲,屏气向下用力	□	□	□
2. 视诊	观察肛门及其周围皮肤颜色与皱褶,有无皮肤损伤、黏液、脓血、溃疡、脓肿、外痔、肛裂及瘘管口等	□	□	□
3. 直肠指诊	患者取肘膝位或左侧卧位或仰卧位,护士右手戴手套或示指带指套,涂适量润滑剂,如肥皂液、凡士林或液体石蜡。触诊的示指先在肛门口轻轻按摩,待患者肛门括约肌放松后,再徐徐插入肛门、直肠内。检查肛门及括约肌的紧张度,肛管及直肠的内壁检查有无压痛及黏膜是否光滑,有无肿块及波动感	□	□	□

续表

检查项目	检查方法	熟练掌握	基本掌握	尚未掌握
(二) 男性生殖器				
1. 阴茎及阴囊	视诊阴茎大小,有无包皮过长和包茎,阴茎头有无红肿、溃疡、分泌物、肿块,尿道口有无红肿、分泌物或溃疡;阴囊皮肤外形与大小,睾丸大小、形状、硬度及有无触压痛等	☐	☐	☐
2. 前列腺和精囊	检查前列腺的大小、质地、活动度,表面是否光滑,有无结节或压痛,注意其左、右叶和中间沟等结构是否变浅或消失。触及精囊是否光滑和柔软	☐	☐	☐

临床见习指导

【见习前准备】

实习前 1~2 天,带教教师至医院各病室选择好示教病例。

【见习方法】

学生分组,每组由 1 名教师带领,进医院病室后,由带教教师边床旁示教异常体征,边解释异常体征的检查要点,同时与学生讨论其临床意义。

【见习内容】

1. 肛门与直肠 肛门周围脓肿、肛裂、痔疮、肛门直肠瘘、直肠脱垂、直肠息肉和直肠癌。
2. 男性生殖器 包皮过长、包茎、阴茎癌、尿道下裂、阴囊湿疹、阴囊疝、急性睾丸炎、睾丸肿瘤等。

(张立力)

自 测 题

【选择题】

A1/A2 型题

1. 下列各项,符合外痔特点的是
   A. 位置在齿状线以上　　　　B. 紫红色包块　　　　C. 常有明显疼痛
   D. 表面为黏膜覆盖　　　　E. 常随排便脱出

2. 一位母亲带 5 岁男童来院就诊,自述发现孩子排便时在其肛门口有红色包块,为明确包块的性质和原因需进行肛门与直肠检查,该患儿宜采用的最佳体位是
   A. 仰卧位　　　　B. 肘膝位　　　　C. 蹲位
   D. 左侧卧位　　　　E. 半卧位

3. 下列表现中,**不符合**直肠完全脱垂的是
   A. 突出物呈椭圆形块状　　　　　　　B. 突出物呈紫红色球状
   C. 表面有环状襞　　　　　　　　　　D. 停止排便时突出物会回复至肛门内
   E. 停止排便时突出物不能回复至肛门内

4. 患者,男性,85 岁,面色惶恐,自述近期疲乏无力,粪便带血,在家人陪伴下来院行直肠指检检查。护士辅助该患者采用的最佳检查体位是
   A. 仰卧位　　　　B. 肘膝位　　　　C. 俯卧位
   D. 左侧卧位　　　　E. 半卧位

【名词解释】

1. 透光试验　　　　2. 直肠指检

【简答题】

1. 比较直肠部分脱垂与直肠完全脱垂的异同。

2. 阐述前列腺增生和前列腺癌直肠指检的特点。

第十一节　脊柱、四肢与关节检查

学 习 目 标

知识目标：

1. 说出脊柱、四肢与关节检查的主要内容及正常表现。

2. 阐述脊柱、四肢与关节检查的常见异常体征及其临床意义。

能力目标：

1. 正确进行脊柱、四肢与关节检查，并准确描述检查结果。

2. 结合具体病例及检查结果所获资料，进行分析、判断，确定护理诊断。

素质目标：

1. 具有尊重和爱护护理对象，保护其隐私的职业精神。

2. 具有严谨求实、善于观察和乐于探究的科学精神。

理论学习指导

一、脊柱

脊柱检查按视诊、触诊和叩诊的顺序进行。

（一）视诊

1. **检查内容**　脊柱的弯曲度、脊柱的活动度。

2. **正常表现**　正常人直立时，脊柱从侧面观察有呈"S"形的 4 个生理弯曲，即颈椎段稍向前凸，胸椎段稍向后凸，腰椎段明显前凸，骶椎段明显后凸。颈椎段、腰椎段的活动范围较大，胸椎段活动范围小，骶椎和尾椎几乎无活动性；由于年龄、运动训练以及脊柱结构差异等因素，脊柱活动范围存在较大的个体差异。

3. **异常体征及临床意义**

（1）脊柱后凸：多发生于胸椎段，见于佝偻病、脊柱结核、强直性脊柱炎、脊椎退行性变、胸椎骨折等。

（2）脊柱前凸：多发生于腰椎段，见于晚期妊娠、大量腹水、腹腔巨大肿瘤、先天性髋关节后脱位等。

（3）脊柱侧凸：①姿势性侧凸。改变体位可使侧凸纠正，见于儿童发育期坐位或立位姿势不良、椎间盘突出症、脊髓灰质炎后遗症等。②器质性侧凸。改变体位不能使侧凸纠正，见于先天性脊柱发育不良、肌肉麻痹、营养不良、慢性胸膜肥厚、胸膜粘连、肩部或胸廓畸形等。

（4）活动受限：表现为脊柱各段活动度不能达到正常范围，出现疼痛甚至僵直。

1）颈椎段活动受限常见于：①颈部肌纤维组织炎及韧带受损；②颈椎病；③结核或肿瘤浸润；④颈椎外伤、骨折或关节脱位等。

2）腰椎段活动受限常见于：①腰部肌纤维组织炎及韧带受损；②腰椎椎管狭窄；③腰椎间盘突出症；④腰椎结核或肿瘤；⑤腰椎骨折或脱位等。

（二）触诊

1. **检查内容**　脊柱压痛。

2. **正常表现**　每个棘突及椎旁肌肉均无压痛。

3. **异常体征及临床意义**　压痛阳性见于脊柱结核、椎间盘突出症、外伤或骨折等；压痛部位提示该处可能有病变；腰椎两旁肌肉压痛，常见于腰背肌纤维炎或劳损。

（三）叩诊

1. 检查内容　间接/直接脊柱叩击痛。

2. 正常表现　脊柱无叩击痛。

3. 异常体征及临床意义　叩击痛阳性见于脊柱结核、脊椎骨折、椎间盘突出症等；叩击痛部位多为病变所在部位；颈椎病或颈椎间盘突出症患者，间接叩诊时可出现上肢放射痛。

二、四肢与关节

检查方法以视诊和触诊为主，特殊情况下采用叩诊和听诊。

（一）四肢与关节形态

1. 检查内容　肢体的长度、形态及各关节的形态等。

2. 正常表现　四肢与关节左右对称，形态正常。双上肢等长；双肩对称呈弧形；肘关节伸直时轻度外翻；双手自然休息时呈半握拳状；双下肢等长，双腿可伸直；两脚并拢时双膝和双踝可靠拢；站立时足掌、足跟可着地。

3. 异常体征及临床意义

（1）上肢长度：双上肢长度不一，见于先天性短肢畸形、关节脱位、骨折重叠等；肩关节脱位时，患侧上臂长于健侧；肱骨颈骨折时，患侧上臂短于健侧。

（2）肩关节：方肩，见于肩关节脱位和三角肌萎缩；耸肩，见于先天性肩胛高耸症及脊柱侧弯；肩章状肩，见于外伤性肩锁关节脱位致锁骨外端过度上翘。

（3）肘关节：肘关节外形改变，见于肘部骨折、脱位；肱骨外上髁有压痛称"网球肘"，肱骨内上髁有压痛称"高尔夫肘"，见于肌腱炎症或损伤；肘关节积液和滑膜增生常出现肿胀。

（4）腕关节与手：腕垂症，见于桡神经损伤；餐叉样畸形，见于 Colles 骨折；梭形关节，见于类风湿关节炎；爪形手，见于尺神经损伤、进行性肌萎缩；猿掌，见于正中神经损伤；匙状甲（反甲），见于缺铁性贫血等；杵状指（趾），见于支气管肺癌、支气管扩张、慢性肺脓肿、发绀型先天性心脏病等；肢端肥大，见于肢端肥大症、巨人症。

（5）下肢长度及外形：一侧肢体缩短，常见于先天性短肢畸形；一侧肢体肿胀，常见于深静脉血栓形成。

（6）髋关节：髋关节内收、外展或旋转畸形，见于髋关节脱位、股骨干及股骨头骨折错位；髋关节周围皮肤有肿块、窦道及瘢痕，见于髋关节结核；髋关节的体表位置触诊如硬韧饱满，见于髋关节前脱位；如触诊空虚，见于后脱位；髋关节触及波动感，见于髋关节腔积液。

（7）膝关节：膝关节肿胀，见于膝关节腔积液，可出现浮髌现象；膝内、外翻，见于小儿佝偻病和大骨节病；膝反张，见于脊髓灰质炎后遗症、膝关节结核。

（8）足部：扁平足，多为先天性异常；弓形足，常见于下肢神经麻痹等；马蹄足，见于跟腱挛缩或腓总神经麻痹；跟足畸形，见于小腿三头肌麻痹；足内、外翻畸形，见于脊髓灰质炎后遗症和先天性畸形。

（二）四肢与关节运动

1. 检查内容　关节的活动度，有无活动受限、疼痛、异常声响及摩擦感。

2. 正常表现　关节活动不受限，无疼痛、异常声响及摩擦感。各关节正常活动范围（略）。

3. 异常体征及临床意义　表现为关节活动受限、疼痛，有时可听到异常声响或触及摩擦感。神经、肌肉损害，表现为不同程度的自主运动障碍；关节及其周围邻近组织病变，如关节炎症、外伤、肿瘤及退行性变等，可引起疼痛、肌肉痉挛、关节囊及其周围组织炎症或粘连，从而导致关节的主动和被动运动障碍；肩关节周围炎时，关节各方向活动均受限，称"冻结肩"；肩关节脱位时，受检者用患侧手掌平放于对侧肩关节前方而不能搭上，且前臂不能自然贴紧胸壁，称为搭肩试验阳性（Dugas 征阳性）；受检者做屈髋和伸髋动作时，如闻及大粗隆上方有明显的"咯噔"声，系由紧张肥厚的阔筋膜张肌与股骨大粗隆摩擦产生；握住受检者小腿做膝关节的伸屈动作时，如膝部有摩擦感，提示膝关节面不光滑，见于炎症后遗症及创伤性关节炎。

三、相关护理诊断/问题（略）

实验室技能训练指导

【技能训练重点】

1. 脊柱弯曲度检查。
2. 颈椎、腰椎活动度检查。
3. 脊柱压痛、直接叩击痛、间接叩击痛检查。
4. 双上肢各关节的形态及运动检查。
5. 双下肢各关节的形态及运动检查。

【技能训练难点】

1. 脊柱压痛、直接叩击痛检查。
2. 双上肢各关节的运动检查。
3. 双下肢各关节的运动检查。

【物品准备】

叩诊锤。

【技能训练方法】

1. 练习前学生通过复习课堂教学内容及观看教学视频等，做好相关练习内容的预习。

2. 由教师做脊柱、四肢与关节的检查示范，并指出其检查的重点和难点。

3. 教师示教检查方法后，每 2~3 名学生为一小组，按顺序和要求进行相互检查，教师巡回查看，随时纠正学生在检查过程中出现的各种错误。

4. 教师抽查 1 组学生进行脊柱、四肢与关节的检查，边检查边报告结果，其他学生评议该组学生检查顺序及方法是否正确、内容有无遗漏。

【技能训练指南】

检查项目	检查方法	熟练掌握	基本掌握	尚未掌握
（一）脊柱				
1. 生理弯曲、脊柱前凸及后凸	受检者直立，暴露上身至臀部，双臂自然下垂。检查者从侧面观察生理弯曲，注意有无前凸、后凸畸形	☐	☐	☐
2. 脊柱侧凸	受检者直立或坐位。检查者从背面观察有无侧凸畸形。轻度侧凸需借助触诊确定，用手指沿脊柱的棘突尖自上向下稍用力划压，划压后皮肤出现一条红色充血痕，以此痕为标准，观察脊柱有无侧凸	☐	☐	☐
3. 脊柱活动度	嘱受检者做前屈、后伸、左右侧弯、旋转等动作，观察脊柱有无活动受限；检查颈椎时，应固定受检者双肩，使躯干不参与运动；检查腰椎时，应固定受检者臀部，使髋关节不参与运动	☐	☐	☐
4. 脊柱压痛	受检者坐位，身体稍向前倾。检查者用右手拇指从枕骨粗隆开始，自上而下逐个按压脊椎棘突及椎旁肌肉，询问受检者有无压痛	☐	☐	☐
5. 脊柱叩击痛				
（1）直接叩击法	检查者用叩诊锤或中指垂直叩击各椎体棘突，询问有无疼痛	☐	☐	☐
（2）间接叩击法	受检者坐位。检查者将左手掌置于受检者头顶部，右手半握拳以小鱼际肌部位叩击左手背，询问其脊柱各部位有无疼痛	☐	☐	☐

续表

检查项目	检查方法	熟练掌握	基本掌握	尚未掌握
(二) 四肢与关节				
1. 上肢				
(1) 肢体的长度及形态	受检者双上肢暴露、向前、手掌并拢,检查者观察比较其长短粗细,双侧是否一致,有无肿胀、萎缩等。必要时可用尺测量其长度及周径	□	□	□
(2) 各关节的形态及活动度	观察各关节有无红肿、变形、活动受限、疼痛等,注意双侧对比			
	1) 肩关节 外形:受检者脱去上衣,取坐位,检查者观察其双肩外形 运动:受检者尽可能将上肢从前方上抬并超过头部高度(前屈);将上肢从下方向后上方运动(后伸);内收肘部;屈肘后做外展动作,先将手置于脑后,再向下运动置于腰后侧,检查肩关节内旋和外旋功能	□	□	□
	2) 肘关节 形态:正常人肘关节伸直时,肱骨内、外上髁与尺骨鹰嘴位于一直线;屈肘 90° 时,此三点成一等腰三角形,称为肘后三角(Hüter 三角) 运动:检查者一手握持受检者的肘关节,另一手握住其手腕,使前臂尽量屈向肩部;然后缓慢伸直;于屈曲位把持住受检者的肘关节,嘱其旋转前臂至手掌向下(旋前),然后反向旋转至手掌向上(旋后) 触诊:肱骨内、外上髁有无压痛	□	□	□
	3) 腕关节与手 外形:手的功能位为腕背伸 30° 并稍偏向尺侧,拇指外展并向掌侧屈曲,其余四指屈曲,呈握茶杯姿势,其自然休息姿势呈握拳状 运动:腕关节做掌屈、背伸、内收、外展动作;指关节做掌指关节屈曲、拇指掌指关节屈曲和内收、指间关节屈曲动作	□	□	□
2. 下肢				
(1) 肢体的长度及形态	受检者双下肢暴露,检查者观察双下肢长度是否一致,外形是否对称,有无肿胀、静脉曲张等	□	□	□
(2) 各关节的形态及活动度	观察各关节有无红肿、畸形、活动受限、疼痛等,注意双侧对比			
	1) 髋关节 受检者仰卧,双下肢伸直,腰部放松 视诊:双侧是否对称,有无内收、外展或旋转畸形,周围皮肤有无肿块、窦道等 触诊:触其体表位置,即腹股沟韧带中点后下 1cm、再向外 1cm 处,有无压痛及波动感 运动:受检者仰卧,检查者一手按压髂嵴,另一手将屈曲的膝关节推向前胸(屈曲);受检者双下肢伸直,固定骨盆,检查者将一侧下肢自中立位越过另一侧下肢向对侧活动(内收),再自中立位外移,远离躯体中线(外展);受检者仰卧,下肢伸直,髌骨和足尖向上,检查者双手置于受检者大腿下部和膝部旋转大腿;也可让受检者屈髋屈膝 90°,向内侧或外侧转动下肢(旋转);受检者俯卧,检查者一手按压臀部,另一手握小腿下端,屈膝 90° 后上提(后伸)	□	□	□

检查项目	检查方法	熟练掌握	基本掌握	尚未掌握
(2) 各关节的形态及活动度	2) 膝关节 受检者立位及平卧位 视诊:有无肿胀、肌肉萎缩、膝内翻和膝外翻,周围有无肿块等 触诊:有无压痛 运动:检查者握住受检者的膝和踝关节,缓慢地尽力屈曲受检者的膝关节,再从屈曲位尽力伸直膝关节 浮髌试验:受检者平卧,下肢放松,检查者左手拇指与其余手指分别固定在肿胀关节上方的两侧,并加压压迫髌上囊,使关节液集中于髌骨底面,右手示指将髌骨向后方连续按压数次,如压下时有髌骨与关节面碰触感,放开时有髌骨随手浮起感,为浮髌试验阳性,提示有中等量以上膝关节腔积液(50ml)	☐	☐	☐
	3) 踝关节与足 视诊:有无肿胀、局限性隆起、畸形 触诊:有无压痛、足背动脉搏动有无减弱 运动:检查者握住受检者的足部并将之向上方(背伸)和下方(跖屈)推动;一手握住其踝部,另一手握住足部并将踝部向左右两侧活动(足内、外翻);嘱受检者伸直各趾,然后做屈曲和背伸动作	☐	☐	☐

临床见习指导

【见习前准备】

1. 物品准备　叩诊锤。

2. 见习前 1~2 天,带教教师亲至或联系医院病室选择示教病例。由于脊柱、四肢与关节异常的相关病例在临床各科室很分散,因此寻找示教病例存在困难,示教教师也可借助图片与视频为学生丰富该部分见习内容。

3. 建议见习病种　脊柱疾病,如腰椎间盘突出症;关节及其周围邻近组织病变,如关节炎症、外伤及肿瘤等;类风湿关节炎等。

【见习方法】

学生分组,每组由 1 名教师带领,进医院病室后,由带教教师边床旁示教脊柱、四肢与关节检查方法,边解释异常体征的检查要点,同时与学生讨论其临床意义。

【见习内容】

1. 脊柱弯曲度异常　后凸、前凸、侧凸。

2. 脊柱活动度异常、压痛阳性、叩击痛阳性　对于已有脊柱外伤可疑骨折或关节脱位者,应避免脊柱活动,防止损伤脊髓,同时避免因检查导致患者疼痛;建议选择无脊柱活动受限的受检者予以示教,或查看患者入院病历以作了解。

3. 四肢与关节形态异常　匙状甲、杵状指(趾)、梭形关节、膝内翻、膝外翻、浮髌试验阳性、足内翻、足外翻、关节肿胀、肌肉萎缩、下肢静脉曲张等。

4. 四肢与关节运动异常　活动受限、疼痛、异常声响、摩擦感。

(赵艳琼)

自 测 题

【选择题】

A1/A2 型题

1. 关于脊柱生理弯曲的描述,正确的是
   A. 颈椎段后凸,胸椎段前凸
   B. 胸椎段前凸,腰椎段后凸
   C. 腰椎段后凸,骶椎段前凸
   D. 胸椎段后凸,腰椎段前凸
   E. 颈、胸椎段后凸,腰、骶椎段前凸

2. 匙状甲多见于
   A. 先天性心脏病
   B. 支气管扩张
   C. 肝硬化
   D. 缺铁性贫血
   E. 肺脓肿

3. 患儿,男性,3 岁,出生后不久即出现呼吸困难、口唇青紫,诊断为先天性心脏病。长期缺氧可导致该患儿出现
   A. 杵状指
   B. 匙状甲
   C. 爪形手
   D. 梭形关节
   E. 肢端肥大

4. 患者,女性,65 岁,6 年前开始出现双手关节肿胀、疼痛伴晨僵,近 1 年来症状逐渐加重,双手关节渐呈梭形,双腕关节肿胀、活动受限。该患者最有可能的诊断是
   A. 关节结核
   B. 风湿性关节炎
   C. 类风湿关节炎
   D. 大骨节病
   E. 肢端肥大症

5. 膝关节腔积液的重要体征是
   A. 膝关节红、肿
   B. 膝关节运动障碍
   C. 膝关节疼痛
   D. 浮髌试验阴性
   E. 浮髌试验阳性

6. 患者,女性,58 岁,早晨买菜时因地面湿滑不慎跌倒,右手触地,之后感右手剧烈疼痛,遂赴医院就诊,诊断为 Colles 骨折。该患者最可能出现
   A. 腕部餐叉样畸形
   B. 腕下垂
   C. 爪形手
   D. 方肩
   E. 肩章状肩

A3/A4 型题

(7~9 题共用题干)

患儿,男性,8 岁,自幼饮食、睡眠不佳,多汗,体质较差,易生病。

7. 体检发现患儿双踝并拢时双膝分离呈"O"形,称为
   A. 膝内翻
   B. 膝外翻
   C. 扁平足
   D. 足内翻
   E. 足外翻

8. 进一步体格检查发现患儿方颅,肋骨外翻,胸骨柄前突,腹部膨隆,韧带松弛,肝、脾稍大。该患儿最有可能的诊断是
   A. 脊髓灰质炎后遗症
   B. 佝偻病
   C. 结核病
   D. 大骨节病
   E. 风湿性关节炎

9. 患有此类疾病的患儿,易出现
   A. 脊柱前凸
   B. 脊柱后凸
   C. 足内翻
   D. 足外翻
   E. 弓形足

【名词解释】

1. 杵状指
2. 浮髌试验

【简答题】

1. 脊柱、四肢检查与心脏、肺和腹部检查有何异同？
2. 如何检查和判断患者脊柱颈椎段和腰椎段的运动情况？检查中应注意哪些问题？
3. 常见的上肢形态异常有哪些？

第十二节　神经系统检查

学习目标

知识目标：

1. 说出脑神经的主要功能。
2. 说出神经系统检查的主要内容及正常表现。
3. 阐述神经系统检查的常见异常体征及其临床意义。

能力目标：

1. 正确进行脑神经、感觉功能、运动功能、神经反射和自主神经功能检查，并准确描述检查结果。
2. 准确辨识神经系统检查的常见异常体征。
3. 结合具体病例及检查结果所获资料，进行分析、判断，确定护理诊断。

素质目标：

1. 具有尊重和爱护护理对象，保护其隐私的职业精神。
2. 具有严谨求实、善于观察和乐于探究的科学精神。

理论学习指导

一、脑神经

（一）检查内容

检查内容包括嗅神经、视神经、动眼神经、滑车神经、展神经、三叉神经、面神经、前庭蜗神经、舌咽神经、迷走神经、副神经、舌下神经的功能检查。主要参与机体的感觉功能、运动功能、神经反射等。除面神经核下部和舌下神经仅受对侧大脑半球支配外，其余脑神经均接受双侧大脑半球支配。

（二）异常体征及临床意义

1. 嗅神经　无法嗅到气味即为嗅觉缺失；能嗅到气味但无法辨别，则为嗅觉减退。在排除鼻腔病变的前提下，嗅觉障碍常提示同侧嗅神经损害。

2. 视神经　参阅本章第三节"头部检查"。

3. 动眼神经、滑车神经、展神经　参阅本章第三节"头部检查"。

4. 三叉神经　一侧三叉神经运动纤维受损时，可表现为患侧咀嚼肌肌力减弱或萎缩，张口时下颌偏向病灶侧。

5. 面神经　一侧面神经周围性损害时，病灶侧额纹变浅、皱眉不能、闭眼无力、鼻唇沟变浅，微笑或示齿时口角向健侧歪斜，鼓腮及吹口哨时病灶侧漏气。一侧面神经中枢性损害时，仅出现健侧下部面肌瘫痪，表现为鼻唇沟变浅、口角下垂。面神经损害者舌前 2/3 的味觉丧失。

6. 前庭蜗神经　若出现眩晕、呕吐、眼球震颤、步态不稳、向患侧倾倒等，提示前庭神经损害。音叉试验可用于检查蜗神经病变。听力检查参阅本章第三节"头部检查"。

7. 舌咽神经、迷走神经　一侧软腭上抬受限，悬雍垂偏向对侧，提示该侧神经受损；若悬雍垂居中，但双侧软腭上抬受限，甚至完全不能上抬，提示双侧神经麻痹。咽部感觉减退或丧失、舌后 1/3 的味觉减退或丧失提示舌咽神经损害。

8. 副神经 一侧副神经损害时,患侧胸锁乳突肌及斜方肌萎缩,向对侧转颈不能,同侧肩下垂并耸肩无力。双侧副神经损害时,头前屈无力,直立困难,多呈后仰位,仰卧位时不能抬头。

9. 舌下神经 一侧舌下神经麻痹时,伸舌向病灶侧偏斜,可有舌肌萎缩及肌纤维颤动;一侧舌下神经中枢性病变时,伸舌向病灶对侧偏斜,无舌肌萎缩及肌纤维颤动;双侧舌下神经麻痹时,伸舌不能或受限。

二、感觉功能

(一) 检查内容

感觉功能最常检查的内容包括痛觉、触觉和振动觉。

(二) 正常表现

正常人对痛觉刺激能准确回答或手示,对轻触刺激反应灵敏,振动觉检查时有共鸣性振动感。

(三) 异常体征及临床意义

1. 痛觉异常 表现为痛觉过敏(对微弱的痛觉刺激发生强烈的反应)、痛觉减退(对痛觉刺激回答模糊和对痛觉刺激无反应)、痛觉缺失,见于脊髓丘脑侧束损害。

2. 触觉异常 表现为触觉减退或缺失,见于脊髓丘脑前束(粗略触觉)或后索(精细触觉)损害。

3. 振动觉异常 表现为振动音叉检查时,受检者无振动的感觉,见于脊髓后索损害。

三、运动功能

(一) 检查内容

检查内容主要包括肌力、肌张力、不随意运动、共济运动、姿势和步态。

(二) 正常表现

正常人肌力为 5 级,有较强的拮抗阻力的力量,双侧肌力相等。在肢体放松的情况下,肌肉柔软,肢体被动运动时无阻力增加或降低。无不随意运动。共济运动检查时指鼻试验稳准、跟-膝-胫试验稳准。

(三) 异常体征及临床意义

1. 瘫痪 表现为不同程度的肌力减退或丧失,肌力可分为 0~5 级。①0 级:肌肉无任何收缩;②1 级:肌肉可轻微收缩,但不能活动关节;③2 级:肌肉收缩可引起关节活动,但不能对抗地心引力,不能抬离床面;④3 级:肢体能抬离床面,但不能对抗阻力;⑤4 级:肢体能对抗阻力,但较正常差;⑥5 级:正常肌力。

按瘫痪的形式可分为:①单瘫,指单一肢体瘫痪,多见于脊髓灰质炎;②偏瘫,指一侧上、下肢体瘫痪,常伴同侧中枢性面瘫和舌瘫,多见于脑血管意外;③交叉瘫,指病灶侧脑神经麻痹和对侧肢体瘫痪;④截瘫,多为双侧下肢瘫痪,多见于脊髓横贯性损伤;⑤四肢瘫,多见于高颈段脊髓病变和周围神经病变(如吉兰-巴雷综合征)等。

按瘫痪的性质可分为中枢性(痉挛性)瘫痪与周围性(弛缓性)瘫痪。

2. 肌张力异常

(1) 肌张力增高:表现为触摸肌肉较硬,被动运动时阻力较大,多见于锥体束(折刀样肌张力增高)或锥体外系(铅管样肌张力增高)损害。

(2) 肌张力降低:表现为触摸肌肉松弛,被动运动时阻力减小,关节活动范围增大,多见于下运动神经元、小脑或后索病变等。

3. 不随意运动

(1) 震颤

1) 静止性震颤:安静时明显,活动时减轻,睡眠时消失,常见于帕金森病。

2) 姿势性震颤:身体在维持某一特定姿势时出现,较静止性震颤细而快,运动及休息时消失。其中手指细震颤见于应用肾上腺素、甲状腺功能亢进症和焦虑状态,扑翼样震颤见于肝性脑病、尿毒症等全身代谢障碍。

3) 动作性震颤:肢体指向目的物时出现的震颤,尤其快达到目的物时更加明显,休息时消失,常见于小脑病变。

(2) 舞蹈样动作:为面部肌肉及肢体出现的不能控制、无目的、无规律、快速多变、运动幅度大小不等的不自主运动,安静时减轻,入睡后消失,多见于儿童期脑风湿性病变。

(3) 手足搐搦:手足肌肉呈紧张性痉挛,上肢表现为腕部屈曲、手指伸展、掌指关节屈曲、拇指内收靠近掌心并与小指相对,下肢表现为踝关节与趾关节皆呈屈曲状。多见于低钙血症和碱中毒等。

(4) 痉挛发作:肌肉阵发性不自主收缩,常见于癫痫发作。

4. 共济失调　动作协调发生障碍,造成动作笨拙,以至不能顺利完成,表现为指鼻试验欠稳准、跟-膝-胫试验欠稳准、闭目难立征阳性。可见于小脑病变或感觉性共济失调。

四、神经反射检查

(一) 浅反射

1. 检查内容　包括角膜反射、咽反射、腹壁反射、提睾反射、跖反射。

2. 正常表现　受刺激侧角膜的眼睑迅速闭合,为直接角膜反射;对侧眼睑迅速闭合,为间接角膜反射。刺激腹壁皮肤,可见腹壁肌肉收缩。刺激股内侧近腹股沟处皮肤,可见同侧提睾肌收缩,睾丸上提。刺激足底皮肤,可见足趾向跖面屈曲。

3. 异常体征及临床意义

(1) 角膜反射异常:角膜直接反射消失,间接反射存在,见于该侧面神经瘫痪;直接、间接反射均消失见于该侧三叉神经病变;深昏迷者角膜反射完全消失。

(2) 腹壁反射异常:腹壁上部反射消失见于胸髓 7~8 节病损,中部反射消失见于胸髓 9~10 节病损,下部反射消失见于胸髓 11~12 节病损。双侧腹壁反射均消失见于昏迷、麻醉、深睡、急腹症患者或 1 岁内婴儿。一侧腹壁反射消失见于同侧锥体束损害。

(3) 提睾反射异常:双侧提睾反射消失见于腰髓 1~2 节病损;一侧反射减弱或消失见于锥体束损害。局部病变如腹股沟疝、阴囊水肿等,也可影响提睾反射。

(4) 跖反射异常:跖反射消失见于骶髓 1~2 节损害。

(二) 深反射

1. 检查内容　包括肱二头肌反射、肱三头肌反射、桡骨膜反射、膝腱反射、跟腱反射、阵挛、霍夫曼(Hoffmann)征。

2. 正常表现　刺激肱二头肌肌腱可见前臂屈曲;刺激肱三头肌肌腱可见前臂伸展;刺激桡骨茎突可见前臂旋前、屈肘;刺激膝腱可见小腿伸展;刺激跟腱可见足向跖面屈曲。

3. 异常体征及临床意义

(1) 深反射减弱或消失是下运动神经元瘫痪的重要体征,也可见于肌肉本身或神经肌肉接头病变、脑和脊髓损害的断联休克期等。

(2) 深反射增强或亢进常为上运动神经元瘫痪的体征。

(3) 阵挛和 Hoffmann 征阳性是深反射高度亢进的表现,见于锥体束损害。

(三) 病理反射

1. 检查内容　包括巴宾斯基(Babinski)征、查多克(Chaddock)征、奥本海姆(Oppenheim)征、戈登(Gordon)征。

2. 正常表现　Babinski 征、Chaddock 征、Oppenheim 征、Gordon 征检查时为阴性,表现为足趾跖屈。

3. 异常体征及临床意义　Babinski 征、Chaddock 征、Oppenheim 征、Gordon 征阳性表现为踇趾背屈,可伴其余四趾扇形展开。见于锥体束损害,属于原始反射的释放。1 岁半以内的婴幼儿亦可见。

(四) 脑膜刺激征

1. 检查内容　包括颈强直、克尼格(Kernig)征和布鲁津斯基(Brudzinski)征。

2. 正常表现　脑膜刺激征阴性,表现为颈部阻力检查时颈部无抵抗,下颌常能触及前胸壁;Kernig 征阴性,表现为膝关节可伸达 135°以上;Brudzinski 征阴性,表现为头部前屈时双侧膝关节和髋关节无屈曲。

3. 异常体征及临床意义　由于软脑膜和蛛网膜的炎症或蛛网膜下腔出血,使脊神经根受刺激,导致其支配的肌肉反射性痉挛,从而产生颈强直、Kernig 征阳性及 Brudzinski 征阳性。多见于各种脑膜炎、蛛网膜下腔出血和脑脊液压力增高等。

五、自主神经功能

(一) 检查内容

检查内容包括一般检查(皮肤与黏膜、毛发和指/趾甲、腺体分泌、瞳孔等)和自主神经反射检查(眼心反射、卧立位试验、皮肤划痕试验、竖毛反射、发汗试验等)。

(二) 正常表现

1. 一般检查 皮肤黏膜颜色、质地、温度等正常;毛发和指(趾)甲正常;腺体分泌正常等。

2. 眼心反射 受检者安静仰卧位,双眼自然闭合,检查者计数脉率,然后用右手中指及示指置于受检者双侧眼球并逐渐施压,以受检者不感觉疼痛为度。加压 20~30 秒后,检查者再次计数脉率。正常人可出现因迷走神经兴奋性增高所致的心率减慢现象,即压迫后的脉率较前减少 10~12 次/min。

3. 卧立位试验 受检者安静平卧数分钟后测血压和脉率,然后嘱受检者起立,2 分钟后复测血压和脉率。由卧位到立位,正常人血压下降 10mmHg 左右,脉率最多增加 10~12 次/min。

4. 皮肤划痕试验 用棉签杆以适度压力在受检者皮肤上划一条线,数秒钟后即可见白色划痕并高出皮面,稍后变为红条纹,为正常反应。

5. 竖毛反射 用冰块或搔划刺激受检者颈后或腋窝皮肤,可见竖毛肌收缩,毛囊处隆起呈"鸡皮"状,7~10 秒最明显,15~20 秒后消失。

6. 发汗试验 用碘 1.5g,蓖麻油 10.0ml 与 95% 乙醇 100ml 混合成淡碘酊,涂布于皮肤,待干后再敷以淀粉;皮下注射毛果芸香碱 10mg,作用于交感神经节后纤维而引起出汗;淀粉遇湿后与碘发生反应,使出汗处皮肤变蓝。

(三) 异常体征及临床意义

1. 一般检查 皮肤黏膜颜色苍白、潮红、红斑、发绀等,质地发生变化,温度发热或发凉,出现皮疹、水肿、溃疡、压力性损伤等;多毛、毛发稀疏、脱毛,指(趾)甲变厚、变形、松脆、脱落等;出汗过多、过少或无汗,唾液和泪液分泌增加等。

2. 眼心反射 检查方法同上,压迫后减少 12 次/min 以上者,提示迷走神经功能亢进;迷走神经麻痹者脉率无变化;压迫后脉率不减慢反而加速,提示交感神经功能亢进。

3. 卧立位试验 检查方法同上,如收缩压降低≥20mmHg,舒张压降低≥10mmHg,脉率增加超过 10~12 次/min 者,提示交感神经功能亢进;再由立位转为卧位,若脉率减慢超过 10~12 次/min,提示副交感神经功能亢进。

4. 皮肤划痕试验 检查方法同上,若白色划痕持续时间超过 5 分钟,提示交感神经兴奋性增高;若红条纹明显增宽甚至隆起、持续数小时,提示副交感神经兴奋性增高或交感神经麻痹。

5. 竖毛反射 检查方法同上,如竖毛反射扩展至脊髓横贯性损害平面即停止,可协助判断脊髓病灶部位。

6. 发汗试验 检查方法同上,如试验处皮肤颜色不变,提示无汗,可协助判断交感神经功能障碍的范围。

六、相关护理诊断/问题(略)

实验室技能训练指导

【技能训练重点】

1. 感觉功能检查 痛觉、触觉、振动觉。

2. 运动功能检查 上、下肢肌力与肌张力、共济运动。

3. 神经反射检查

(1) 浅反射检查:角膜反射、腹壁反射、跖反射。

(2) 深反射检查:肱二头肌反射、肱三头肌反射、桡骨膜反射、膝腱反射、跟腱反射、阵挛、Hoffmann 征。

（3）病理反射检查：Babinski 征、Chaddock 征、Oppenheim 征、Gordon 征。

（4）脑膜刺激征检查：颈强直、Kernig 征、Brudzinski 征。

【技能训练难点】

1. 肌张力检查。

2. 共济运动检查。

3. 深反射检查。

4. 病理反射检查。

5. 脑膜刺激征检查。

【物品准备】

棉签、大头针、叩诊锤、音叉。

【技能训练方法】

1. 练习前学生通过复习课堂教学内容及观看教学视频等，做好相关练习内容的预习。

2. 由教师做神经系统的检查示范，并指出其检查的重点和难点。

3. 教师示教检查方法后，每 2~3 名学生为一小组，按顺序和要求进行相互检查，教师巡回查看，随时纠正学生在检查过程中出现的各种错误。

4. 教师抽查 1 组学生进行神经系统的检查，边检查边报告结果，其他学生评议该组学生检查顺序及方法是否正确、内容有无遗漏。

【技能训练指南】

检查项目	检查方法	熟练掌握	基本掌握	尚未掌握
（一）浅感觉				
1. 痛觉	受检者仰卧，闭目，暴露双侧下肢。检查者以大头针的针尖于左右对称部位轻刺受检者双下肢皮肤，受检者以左右手的示指示意并陈述其具体感受。注意两侧对比	□	□	□
2. 触觉	受检者仰卧，闭目，暴露躯干与四肢。检查者用棉签于左右对称部位轻触受检者胸部与四肢的皮肤，受检者以左右手的示指示意回答有无轻痒的感觉。注意两侧对比	□	□	□
3. 振动觉	受检者仰卧，闭目，暴露四肢。检查者将振动的音叉柄（128Hz）置于受检者骨隆起处，如足趾、内踝、外踝、髂前上棘、胫骨结节、指尖、桡骨茎突、肘部、锁骨等，询问受检者有无振动感。注意两侧对比	□	□	□
（二）运动功能				
1. 肌张力检查				
（1）上肢肌张力	受检者仰卧，肌肉放松。检查者双手分别触摸受检者上臂和前臂肌肉，再分别作被动屈肘和伸肘动作感知其肌肉的紧张度，先左后右。注意两侧对比	□	□	□
（2）下肢肌张力	受检者仰卧，肌肉放松。检查者双手分别触摸受检者大腿和小腿肌肉，再让受检者分别做被动屈膝、伸膝动作，感知其肌肉紧张度，先左后右。注意两侧对比	□	□	□
2. 肌力检查				
（1）上肢肌力	受检者仰卧，嘱先后做屈肘和伸肘动作。检查者分别从相反的方向对受检者施加阻力，以测试其拮抗阻力的力量（肱二头肌和肱三头肌）。采用 0~5 级评分法评价肌力大小。注意两侧对比	□	□	□

续表

检查项目	检查方法	熟练掌握	基本掌握	尚未掌握
(2) 下肢肌力	受检者仰卧,嘱先后做屈膝和伸膝动作。检查者分别从相反的方向对受检者施加阻力,以测试其拮抗阻力的力量(股四头肌和腓肠肌)。采用0~5级评分法评价肌力大小。注意两侧对比	☐	☐	☐
3. 共济运动检查				
(1) 指鼻试验	嘱受检者一侧手臂外旋、伸直,用示指反复触碰自己的鼻尖,先慢后快,先睁眼后闭眼,重复上述动作。注意睁眼、闭眼的比较,以及两侧对比	☐	☐	☐
(2) 跟-膝-胫试验	受检者仰卧,嘱其高抬一侧下肢,然后将足跟置于对侧下肢的膝部,再沿胫骨前缘向下移动至足背,先睁眼后闭眼,重复进行。同法检查右侧下肢。注意两侧对比	☐	☐	☐
(三) 神经反射				
1. 浅反射检查				
(1) 角膜反射	受检者取仰卧位或坐位。检查者将一手示指置于受检者眼前约30cm处,引导其眼睛向内上方注视,另一手用棉签上的细纤维由受检者眼外侧,从视野外向内接近并轻触角膜,注意避免触及眼睫毛、巩膜。注意两侧对比	☐	☐	☐
(2) 腹壁反射	受检者仰卧,双膝稍屈曲、腹壁放松。检查者用棉签杆分别沿肋缘下(上)、平脐(中)、腹股沟上(下),由外向内、轻而快速地划过腹壁皮肤。注意两侧对比	☐	☐	☐
(3) 跖反射	受检者仰卧,双下肢伸直。检查者手持受检者踝部,用棉签杆沿足底外侧,由足跟向前划至小趾根部足掌时,再转向踇趾侧。注意两侧对比	☐	☐	☐
2. 深反射				
(1) 肱二头肌反射	受检者坐位或卧位,肘部半屈,坐位时检查者左手需托扶住受检者肘部。检查者将左手拇指或中指置于受检者肱二头肌肌腱上,右手持叩诊锤叩击置于肌腱上的左手指。注意两侧对比	☐	☐	☐
(2) 肱三头肌反射	受检者坐位或卧位,上臂外展,肘部半屈。检查者左手托扶其上臂,右手持叩诊锤直接叩击受检者鹰嘴上方的肱三头肌肌腱。注意两侧对比	☐	☐	☐
(3) 桡骨膜反射	受检者坐位或卧位,前臂半屈半旋前位。检查者左手托扶受检者腕部使自然下垂,右手持叩诊锤叩击受检者桡骨茎突。注意两侧对比	☐	☐	☐
(4) 膝腱反射	受检者取坐位或仰卧位。坐位时,膝关节屈曲90°,小腿自然下垂;仰卧位时,检查者用左手在受检者腘窝处托起其双下肢,使膝关节屈曲约120°,右手持叩诊锤叩击髌骨下方股四头肌肌腱。注意两侧对比	☐	☐	☐
(5) 跟腱反射	受检者仰卧位,下肢外旋外展位,屈膝约90°。检查者用左手握住受检者足掌使足背屈成直角,右手持叩诊锤叩击受检者的跟腱。注意两侧对比	☐	☐	☐

续表

检查项目	检查方法	熟练掌握	基本掌握	尚未掌握
(6) 阵挛				
踝阵挛	受检者仰卧位,膝关节半屈曲。检查者一手托扶受检者腘窝,另一手握住足掌前端,迅速而突然用力使踝关节背屈,并持续施压于足底。注意两侧对比	□	□	□
髌阵挛	受检者仰卧位,下肢伸直。检查者用拇指和示指捏住受检者髌骨上缘,快速用力向下方推动数次后维持推力。注意两侧对比	□	□	□
(7) Hoffmann 征	受检者手指微屈。检查者左手持握受检者腕部,右手中指及示指夹持受检者的中指并稍向上提,使其腕部轻度过伸,然后以右手拇指快速弹刮受检者的中指指甲。注意两侧对比	□	□	□
3. 病理反射				
(1) Babinski 征	检查方法同跖反射。注意两侧对比	□	□	□
(2) Chaddock 征	受检者仰卧位。检查者用棉签杆由外踝下方向前划至足背外侧。注意两侧对比	□	□	□
(3) Oppenheim 征	受检者仰卧位。检查者以拇指和示指沿受检者胫骨前缘用力自上而下滑压。注意两侧对比	□	□	□
(4) Gordon 征	受检者仰卧位。检查者用手挤压受检者的腓肠肌。注意两侧对比	□	□	□
4. 脑膜刺激征				
(1) 颈强直	受检者去枕平卧,双下肢伸直。检查者用一手置于其胸前,另一只手托扶其枕部做被动屈颈动作	□	□	□
(2) Kernig 征	受检者仰卧位。检查者将一侧髋关节、膝关节屈曲成直角,然后用左手固定膝关节,右手将其小腿尽量上抬	□	□	□
(3) Brudzinski 征	受检者仰卧位,双下肢自然伸直。检查者一手置于受检者胸前以维持胸部位置不变,另一手托起受检者枕部使其头部前屈	□	□	□

临床见习指导

【见习前准备】

1. 物品准备　棉签、大头针、叩诊锤、音叉。

2. 见习前 1~2 天,带教教师亲至或联系医院病室选择示教病例。

3. 见习病种　建议为脑血管疾病。

【见习方法】

学生分组,每组由 1 名教师带领,进医院病室后,由带教教师边床旁示教神经系统检查方法,边解释异常体征的检查要点,同时与学生讨论其临床意义。

【见习内容】

1. 感觉障碍　痛觉、触觉、振动觉异常。

2. 肌力异常　肌力下降,如单瘫、偏瘫、交叉瘫、截瘫等不同形式瘫痪。

3. 肌张力异常　上、下肢肌张力增高或降低。

4. 神经反射 角膜反射、腹壁反射、跖反射等减弱或消失;肱二头肌反射、肱三头肌反射、桡骨膜反射、膝腱反射、跟腱反射减弱、消失或亢进;踝阵挛、髌阵挛阳性;Hoffmann 征阳性。

5. 病理反射 Babinski 征、Chaddock 征、Oppenheim 征、Gordon 征阳性。

6. 脑膜刺激征 颈强直、Kernig 征、Brudzinski 征阳性。

(江 华)

自 测 题

【选择题】

A1/A2 型题

1. 能够做抵抗阻力动作,但肌力有不同程度减弱者,肌力为
   - A. 1 级
   - B. 2 级
   - C. 3 级
   - D. 4 级
   - E. 5 级

2. 上肢扑翼样震颤见于
   - A. 肝性脑病
   - B. 甲状腺功能亢进症
   - C. 糖尿病酮症酸中毒
   - D. 小脑疾患
   - E. 帕金森病

3. 双侧上、中、下腹壁反射均消失见于
   - A. 脑膜炎
   - B. 周围神经炎
   - C. 脊髓灰质炎
   - D. 昏迷
   - E. 破伤风

4. 有关下列神经反射所在脊髓中枢的描述,**错误**的是
   - A. 膝腱反射(腰髓 2~4 节)
   - B. 提睾反射(腰髓 1~2 节)
   - C. 跟腱反射(骶髓 3~4 节)
   - D. 肱二头肌反射(颈髓 5~6 节)
   - E. 肱三头肌反射(颈髓 6~7 节)

5. 体格检查时触诊肌肉松软,被动运动阻力降低,关节运动范围扩大,此为
   - A. 肌张力增强
   - B. 肌张力减弱
   - C. 肌力增强
   - D. 肌力减弱
   - E. 肌力正常

6. 手足搐搦见于
   - A. 小脑疾患
   - B. 肝性脑病
   - C. 动脉硬化
   - D. 小舞蹈病
   - E. 低钙血症

7. 病理反射中最易引出的是
   - A. Oppenheim 征
   - B. Gordon 征
   - C. Babinski 征
   - D. Hoffmann 征
   - E. Gonda 征

8. Brudzinski 征阳性表现为
   - A. 伸膝受限,伴有疼痛和屈肌痉挛
   - B. 当头部前屈时,双侧髋、膝关节同时屈曲
   - C. 踇趾背伸,其余四趾呈扇形展开
   - D. 腓肠肌收缩,足向跖面屈曲
   - E. 小腿伸展

9. 自主神经功能检查**不包括**
   - A. 眼心反射
   - B. 卧立位试验
   - C. 竖毛肌反射
   - D. 皮肤划痕试验
   - E. 角膜反射

A3/A4 型题

(10~11 题共用题干)

患者,女性,66 岁。既往有高血压病史 10 余年。因突发性头痛、恶心、呕吐伴左侧肢体偏瘫 2 小时入院。体格检查:185/105mmHg,意识清晰,左侧上、下肢肌力 0 级,肌张力略低,左侧肱二头肌反射及膝跳反射亢进,左侧偏身痛觉减退。

10. 该患者最可能的诊断是
    A. 重症肌无力
    B. 脑出血
    C. 偏头痛
    D. 急性脑膜炎
    E. 蛛网膜下腔出血
11. 该患者最可能的病变部位是
    A. 左侧小脑半球
    B. 右侧小脑半球
    C. 左侧基底核
    D. 右侧基底核
    E. 脊髓

【名词解释】
1. 舞蹈样动作
2. 阵挛

【简答题】
1. 进行痛觉与触觉等感觉功能的检查过程中应注意哪些问题?
2. 如何确定意识清醒的受检者有无瘫痪及其程度?

第十三节　全身体格检查

学 习 目 标

知识目标:

1. 说出全身体格检查的基本要求、基本项目、顺序及要求。

2. 解释体格检查结果异常改变的临床意义。

能力目标:

1. 能够熟练、规范、有序地进行全身体格检查,准确描述检查结果,并分析其临床意义。

2. 对于急重症患者,能迅速判断其重点体格检查项目并予以检查。

素质目标:

1. 具有尊重和爱护护理对象,保护其隐私的职业精神。

2. 具有严谨求实、肯于钻研和乐于探究的科学精神。

理论学习指导

一、全身体格检查的基本要求

1. 解释与说明　自我介绍,说明检查的目的、主要内容和所需要的时长等。

2. 预防医源性感染。

3. 检查内容全面、系统、重点突出。

4. 检查过程规范有序　以卧位受检者为例:一般项目与生命体征→头颈部→前、侧胸部(胸廓、乳房、肺、心)→(受检者取坐位)背部(肺、脊柱、肾区、骶部)→(受检者取卧位)腹部→上肢与下肢→肛门、直肠→外生殖器→神经系统(最后取站立位)。

5. 动作轻柔、规范、准确。

6. 手脑并用。

7. 把握检查的进度和时长。

8. 查体过程中注意保护受检者隐私。

二、全身体格检查的基本项目与顺序

按一般检查与生命体征、头颈部、前侧胸部、背部、腹部、上肢、下肢、肛门和直肠、外生殖器、共济运动、步态与腰椎运动的顺序,共计 120 个项目,其中肛门、直肠、外生殖器计 5 个项目,必要时检查。

三、重点体格检查

重点体格检查适用于急、重症患者,其检查顺序与全身体格检查基本一致。首先检查生命体征,再根据患者的体位和病情适当调整,对于重点系统的视诊、触诊、叩诊、听诊必须全面深入。

实验室技能训练指导

【技能训练重点】

技能训练重点是全身体格检查的基本项目与顺序。

【实验室技能训练难点】

技能训练难点是在规定的 30~40 分钟内熟练、规范、有序地完成全部检查内容。

【物品准备】

体温表、听诊器、血压计、压舌板、手电筒、棉签、大头针、叩诊锤、硬尺、记号笔等。

【技能训练方法】

1. 练习前学生通过复习课堂教学内容及观看教学视频等,做好相关练习内容的预习。

2. 由教师做全身体格检查(卧位)的检查示范,并指出其检查的要点。

3. 教师示教后,每 2~3 名学生为一小组,按顺序和要求进行相互检查,教师巡回查看,随时纠正学生在检查过程中出现的各种错误。

4. 教师抽查 1 组学生进行全身体格检查,边检查边报告结果,其他学生评议该组学生检查顺序及方法是否正确、内容有无遗漏。

【技能训练指南】

检查项目	检查方法	熟练掌握	基本掌握	尚未掌握
(一)一般检查与生命体征	1. 准备和清点检查器械	☐	☐	☐
	2. 自我介绍(姓名、检查目的,简短交谈以融洽护患关系)	☐	☐	☐
	3. 观察发育、营养、面容、表情、体位、意识状态等一般情况	☐	☐	☐
	4. 测量体温(腋温,10min)	☐	☐	☐
	5. 触诊桡动脉,至少 30s	☐	☐	☐
	6. 视诊呼吸频率与类型,至少 30s	☐	☐	☐
	7. 测量右上肢血压	☐	☐	☐
(二)头颈部	8. 观察头颅外形、毛发分布、有无异常运动等	☐	☐	☐
	9. 触诊头颅	☐	☐	☐
	10. 检查视力	☐	☐	☐
	11. 视诊颜面和双眼	☐	☐	☐
	12. 检查上、下睑结膜、球结膜和巩膜	☐	☐	☐
	13. 检查面神经运动功能(皱眉、闭目)	☐	☐	☐
	14. 检查眼球运动(6 个方位)	☐	☐	☐
	15. 观察双侧瞳孔大小和形状,检查瞳孔直接与间接对光反射	☐	☐	☐
	16. 检查调节与集合反射	☐	☐	☐
	17. 检查双侧角膜反射	☐	☐	☐
	18. 视诊及触诊双侧外耳及乳突,触诊颞颌关节及其运动	☐	☐	☐
	19. 检查双耳粗听力(摩擦手指检查法)	☐	☐	☐

续表

检查项目	检查方法	熟练掌握	基本掌握	尚未掌握
	20. 视诊及触诊外鼻	☐	☐	☐
	21. 观察鼻前庭、鼻中隔	☐	☐	☐
	22. 触诊双侧乳突	☐	☐	☐
	23. 检查额窦、筛窦、上颌窦有无肿胀、压痛、叩痛等	☐	☐	☐
	24. 观察口唇、颊黏膜、牙齿、牙龈、舌质和舌苔	☐	☐	☐
	25. 借助压舌板检查口腔黏膜、口咽部及扁桃体	☐	☐	☐
	26. 检查舌下神经(伸舌)	☐	☐	☐
	27. 检查面神经运动功能(露齿、鼓腮、吹口哨)	☐	☐	☐
	28. 检查三叉神经运动支(触双侧咀嚼肌,或用手对抗张口动作)	☐	☐	☐
	29. 检查三叉神经感觉支(上、中、下三支)	☐	☐	☐
	30. 暴露颈部,视诊颈部外形和皮肤、颈静脉充盈和颈动脉搏动情况	☐	☐	☐
	31. 触诊颈部浅表淋巴结(耳前、耳后、枕后、颌下、颏下、颈前、颈后及锁骨上)	☐	☐	☐
	32. 视诊甲状腺(配合吞咽动作)	☐	☐	☐
	33. 触诊甲状软骨、甲状腺峡部和侧叶(配合吞咽动作)	☐	☐	☐
	34. 听诊颈部甲状腺、血管杂音	☐	☐	☐
	35. 触诊气管位置	☐	☐	☐
	36. 检查颈椎屈曲、侧弯、旋转活动	☐	☐	☐
	37. 检查副神经(耸肩及对抗头部旋转)	☐	☐	☐
(三) 前、侧胸部	38. 暴露胸部。视诊胸廓外形、对称性、皮肤和呼吸运动	☐	☐	☐
	39. 视诊双侧乳房	☐	☐	☐
	40. 触诊双侧乳房(4 个象限、乳头及乳晕)	☐	☐	☐
	41. 触诊双侧腋窝淋巴结(5 群)	☐	☐	☐
	42. 触诊胸壁(皮下气肿、压痛)、双侧胸廓扩张度	☐	☐	☐
	43. 触诊双侧肺部语音震颤(上、中、下,双侧对比)	☐	☐	☐
	44. 检查有无胸膜摩擦感	☐	☐	☐
	45. 叩诊双侧肺尖、前胸和侧胸(上、中、下,双侧对比)(叩诊音、肺下界)	☐	☐	☐
	46. 听诊双侧肺尖、前胸和侧胸(自上向下,双侧对比)(呼吸音、附加音)	☐	☐	☐
	47. 检查双侧语音共振	☐	☐	☐
	48. 切线方向视诊心尖搏动、心前区搏动	☐	☐	☐
	49. 两步法触诊心尖搏动	☐	☐	☐
	50. 触诊心前区	☐	☐	☐
	51. 叩诊心脏相对浊音界	☐	☐	☐
	52. 依次听诊二尖瓣区、肺动脉瓣区、主动脉瓣区、主动脉瓣第二听诊区、三尖瓣区(心率、心律、心音、杂音、心包摩擦音)	☐	☐	☐

续表

检查项目	检查方法	熟练掌握	基本掌握	尚未掌握
(四) 背部	53. 受检者坐起,充分暴露背部。视诊脊柱、胸廓外形及呼吸运动	☐	☐	☐
	54. 触诊胸廓活动度及其对称性	☐	☐	☐
	55. 触诊双侧语音震颤(肩胛间区、肩胛下区)	☐	☐	☐
	56. 请受检者双上肢交叉抱肩,对比叩诊双侧后胸部	☐	☐	☐
	57. 叩诊双侧肺下界移动度(肩胛线上)	☐	☐	☐
	58. 听诊双侧后胸部	☐	☐	☐
	59. 检查双侧语音共振	☐	☐	☐
	60. 触诊脊柱有无畸形、压痛	☐	☐	☐
	61. 叩诊法检查脊柱有无叩击痛	☐	☐	☐
	62. 检查双侧肋脊角有无叩击痛	☐	☐	☐
(五) 腹部	63. 受检者仰卧屈膝,充分暴露腹部,双上肢置于躯干两侧,平静呼吸	☐	☐	☐
	64. 视诊腹部外形、皮肤、脐、腹壁静脉和呼吸运动等	☐	☐	☐
	65. 听诊肠鸣音(至少 1min)、振水音及血管杂音	☐	☐	☐
	66. 叩诊全腹	☐	☐	☐
	67. 叩诊肝上、下界	☐	☐	☐
	68. 肝脏叩击痛检查	☐	☐	☐
	69. 叩诊移动性浊音(沿脐平面先左后右)	☐	☐	☐
	70. 浅触诊全腹部(从左下腹开始,逆时针至脐部)	☐	☐	☐
	71. 深触诊全腹部(从左下腹开始,逆时针至脐部)	☐	☐	☐
	72. 嘱受检者做加深的腹式呼吸,在右锁骨中线上触诊肝脏(单手法或双手法),在前正中线上触诊肝脏(单手法或双手法)	☐	☐	☐
	73. 检查肝-颈静脉回流征	☐	☐	☐
	74. 胆囊点触痛(Murphy 征)检查	☐	☐	☐
	75. 双手法触诊脾脏;如未能触及脾脏,嘱受检者右侧卧位,再触诊脾脏	☐	☐	☐
	76. 检查腹壁反射	☐	☐	☐
(六) 上肢	77. 正确暴露上肢,视诊上肢皮肤、长度、肌容积、关节等	☐	☐	☐
	78. 视诊双手及指甲	☐	☐	☐
	79. 触诊指间关节和掌指关节	☐	☐	☐
	80. 检查指关节运动	☐	☐	☐
	81. 检查上肢远端肌力	☐	☐	☐
	82. 触诊腕关节,检查腕关节运动	☐	☐	☐
	83. 触诊双肘鹰嘴和肱骨髁状突	☐	☐	☐
	84. 触诊滑车上淋巴结	☐	☐	☐
	85. 检查肘关节运动、肌张力	☐	☐	☐
	86. 检查屈肘、伸肘的肌力	☐	☐	☐

续表

检查项目	检查方法	熟练掌握	基本掌握	尚未掌握
	87. 视诊并触诊肩关节及其周围	□	□	□
	88. 检查肩关节运动及上肢近端肌力	□	□	□
	89. 检查上肢触觉(或痛觉)	□	□	□
	90. 检查肱二头肌反射	□	□	□
	91. 检查肱三头肌反射	□	□	□
	92. 检查桡骨骨膜反射	□	□	□
	93. 检查 Hoffmann 征	□	□	□
(七)下肢	94. 正确暴露下肢,观察双下肢外形、肌容积、皮肤、关节、趾甲等	□	□	□
	95. 触诊腹股沟淋巴结,腹股沟区有无肿块、疝等	□	□	□
	96. 触诊股动脉搏动,必要时听诊	□	□	□
	97. 触诊双侧足背动脉	□	□	□
	98. 检查双下肢有无凹陷性水肿	□	□	□
	99. 检查下肢触觉(或痛觉)	□	□	□
	100. 检查髋关节运动(屈曲、内旋、外旋)、肌张力	□	□	□
	101. 检查双下肢近端肌力(屈髋)	□	□	□
	102. 触诊膝关节和浮髌试验	□	□	□
	103. 检查膝关节屈曲运动、肌张力	□	□	□
	104. 检查膝腱反射与髌阵挛	□	□	□
	105. 触诊踝关节及跟腱	□	□	□
	106. 检查踝关节背伸、跖屈、内翻、外翻运动	□	□	□
	107. 检查屈趾、伸趾运动	□	□	□
	108. 检查双足背伸、跖屈肌力	□	□	□
	109. 检查跟腱反射、踝阵挛	□	□	□
	110. 检查 Babinski 征、Oppenheim 征、Gordon 征	□	□	□
	111. 检查 Kernig 征、Brudzinski 征	□	□	□
(八)共济运动、步态与腰椎运动	112. 请受检者站立,检查闭目难立征	□	□	□
	113. 检查指鼻试验(睁眼、闭眼)与双手快速轮替运动	□	□	□
	114. 请受检者行走,观察步态	□	□	□
	115. 检查腰椎屈、伸、左右侧弯及旋转运动	□	□	□

临床见习指导

【见习前准备】

1. 物品准备　体温表、听诊器、血压计、压舌板、手电筒、棉签、大头针、叩诊锤、硬尺、记号笔等。

2. 见习前 1~2 天,带教教师亲至或联系医院病室选择示教病例。

3. 建议见习病种　以呼吸系统常见疾病、循环系统常见疾病、消化系统常见疾病、神经系统常见疾病为重点选择病例。

【见习方法】

学生分组,每组由 1 名教师带领,进医院病室后,由带教教师边床旁示教全身体格检查的检查方法,边解释异常体征的检查要点,同时与学生讨论其临床意义。

【见习内容】

见习内容为身体各部分体格检查常见异常体征。

(赵艳琼)

自 测 题

【简答题】

1. 解释全身体格检查过程中要求"手脑并用"的确切含义。

2. 在全身体格检查过程中应如何取得患者的理解与配合?

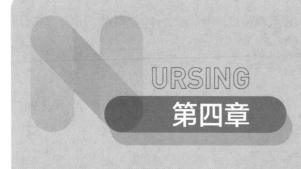

URSING

第四章

心理与社会评估

第一节 概 述

知识目标:

1. 理解心理、社会评估的目的和意义。

2. 复述心理、社会评估的主要内容及常用方法。

3. 比较心理、社会评估不同方法的优缺点。

能力目标:

1. 根据患者的具体情况及心理与社会评估内容的不同特点,恰当地运用相关评估方法对患者进行心理与社会评估。

2. 结合具体病例及所获资料,进行分析、判断,确定护理诊断。

素质目标:

1. 具有尊重和爱护护理对象,保护其隐私的职业精神。

2. 具有严谨求实、善于观察和乐于探究的科学精神。

理论学习指导

一、心理与社会评估的目的

心理社会评估是健康评估的重要组成部分。心理评估是依据心理学的理论和方法对评估对象的心理品质及水平作出鉴定,目的是发现其现存或潜在的心理健康问题,为制订心理干预措施提供依据,同时也是对心理干预效果作出评定的重要依据。社会评估主要是对评估对象的社会功能状态及所处的社会环境等进行评估,以明确其对评估对象健康状况的可能影响,为制订相应的护理措施,促进个体的社会适应能力及身心健康提供依据,同时为干预效果的评定提供依据。

二、心理与社会评估的方法

(一)行为观察

行为观察是指通过直接或间接的方式对评估对象的行为进行有目的、有计划的观察记录,是最常用的心理社会评估方法之一。行为观察可分为自然观察和控制观察。在日常护理工作中对患者行为与心理反应的观察即自然观察。在行为观察的过程中,应客观、系统、准确地观察和记录患者的行为表现,并结合其他评估资料,对患者行为产生的原因进行合理探索和解释。控制观察是观察者对所观察的事件进行某种程度有目的地控制和设计,将个体置于结构化的情境中,以观察某种特定的行为或反应的方法。控制观察多见于精神心理专业人员进行临床专业评估或临床心理学研究。行为观察法操作简便易行,所获资料比较真实和客观。不足之处在于观察得到的只是外显行为,难以获得患者的认知方式和内心想法等资料。此外,观察结果的有效性还易受观察者的观察能力和分析综合能力的影响。

（二）临床访谈

临床访谈是访谈者与访谈对象之间进行的有目的的交流,也是心理社会评估中最常用的方法之一。依据在访谈过程中的控制程度不同,可将访谈法分为非结构式访谈、结构式访谈和半结构式访谈。非结构式访谈是指事先不拟定固定的访谈问题进行自由交谈,具有方便、灵活、深入和个体化等特点,其不足之处是用时相对较多,有时访谈内容可能较松散,影响评估的效率。结构式访谈是指按照事先设计好的访谈提纲或主题,有目的、有计划、有步骤地进行访谈。结构式访谈可量化评估结果,具有操作标准化、结果数量化和可比性强等特点,但容易限制评估对象的表述,不够灵活。半结构式访谈是非结构式访谈和结构式访谈的结合,既有一定的灵活性,也有一定的标准化和可比性。

访谈者在访谈过程中,应与访谈对象建立良好的信任与合作关系,灵活运用倾听、言语沟通和非言语沟通等技巧。访谈法具有较好的灵活性,所获信息具有真实性强、信息量大和较为深入的优点,但对访谈者的访谈技巧要求较高,所获资料主观性较强,花费时间和精力亦较多。

（三）心理测量

心理测量是依据心理学的原理和技术,利用心理测量工具对个体的外显行为进行观察或评定,并将结果按数量或类别加以描述的过程。依据心理测量工具的不同,可将心理测量分为心理测验法和评定量表法。心理测验法是依据心理学理论,使用一定的操作程序,在标准情境下用统一的测量手段,对反映心理品质的行为样本进行定量化分析和描述的一种方法。心理测验的基本要素包括行为样本、标准化、客观性。评定量表法是指应用量表,即一套预先已标准化的测试项目,对评估对象的某种心理品质进行测量、分析和鉴别的方法。依据量表评估的方式可分为自评量表和他评量表两种基本形式。自评量表是评估对象依据量表内容自行选择答案进行判断的方法,可比较真实地反映评估对象内心的主观体验;他评量表则是评估者通过观察评估对象的行为或与其交谈对其进行的客观评定。在选用量表时应依据测量的目的和评估对象的具体情况进行合理选择。

心理测量结果较为客观,具有可比性,可作为护理诊断依据和效果评价的指标。心理测量还具有间接性、相对性等特点。心理测量要求评估者具有相关专业知识、受过系统的心理测量技术专业训练,熟悉相关的施测原则和评分解释方法,同时,应与评估对象建立和保持友好信任的关系。

（四）医学检测法

医学检测法主要用于心理评估,其内容包括对患者进行体格检查和实验室检查等。检测结果可为心理评估提供客观依据,并对通过临床访谈法、观察法或心理测验法收集到的资料的真实性和准确性进行验证。

心理社会评估的方法较多,各种方法均有其独特的优点,同时也都存在不足或局限性。评估者需要依据不同的评估目标及评估对象的特点,综合、灵活应用多种不同的评估方法。同时应注重加强心理学相关专业知识和评估技能的培训,并与临床精神心理专业人员密切合作,寻求更为专业的指导和支持。

（孙雪芹）

自 测 题

【选择题】

A1/A2 型题

1. 心理评估涵盖内容中**不包括**:

　　A. 认知功能　　　　　　B. 自我概念　　　　　　C. 健康行为

　　D. 角色适应　　　　　　E. 精神信仰

2. 社会评估的目的**不包括**评估个体的

　　A. 角色功能　　　　B. 文化背景　　　　C. 社会认同　　　　D. 家庭特征　　　　E. 社会环境

3. 对儿童、不合作、言语交流困难及某些精神障碍者,较为实用的心理评估方法是

　　A. 会谈法　　　　　　　　　B. 观察法　　　　　　　　　C. 心理测验法

　　D. 评定量表法　　　　　　　E. 作品分析法

4. 可获取较强可比性和科学性结果的心理评估方法是

　　A. 结构式会谈　　　　　　　B. 自由式会谈　　　　　　　C. 自然观察法

　　D. 控制观察法　　　　　　　E. 心理测验法

5. 下列各项,属于会谈法优点的是

　　A. 会谈内容聚焦容易　　　　B. 会谈结果比较真实和客观　　C. 所获得的信息量较大

　　D. 对不合作者较为实用　　　E. 省时高效

6. 心理测验检测的是

　　A. 智力本身　　　　　　　　B. 人格本身　　　　　　　　C. 个体的内在特质

　　D. 情绪与情感　　　　　　　E. 心理现象的外显行为

A3/A4 型题

(7~9 题共用题干)

　　患者,男性,33 岁,公司部门经理。因胸闷、头晕,无食欲,全身乏力,入睡困难等就诊。自述近期由于公司调整被调到其他部门做普通职员,心里很不是滋味,有时喝闷酒,看什么都不顺眼,经常发脾气,甚至乱扔家里的东西。虽然目前的收入足以使他衣食无忧,但心里总有种说不出的烦躁,甚至觉得自己无能,没用,对前途很担忧,也听不进妻子、朋友的劝说。以前他是同事、同学聚会的召集人,现在却经常找理由逃避聚会,工作效率也降低了。觉得妻子不理解他,有时和妻子吵架,对女儿发脾气。

7. 患者目前最可能处于

　　A. 强迫状态　　　B. 抑郁状态　　　C. 焦虑状态　　　D. 恐惧状态　　　E. 压抑状态

8. 表明患者社会功能受损的主要依据是

　　A. 经理变职员　　　　　　　B. 工作效率下降　　　　　　C. 有时喝闷酒

　　D. 与家人关系紧张　　　　　E. 逃避聚会

9. 患者产生心理问题的现实刺激是

　　A. 能力下降　　　　　　　　B. 与家人关系紧张　　　　　C. 岗位调整

　　D. 胸闷、头晕、无食欲　　　　E. 有时喝闷酒

【名词解释】

1. 评定量表法　　　　　　　　2. 结构式会谈

【简答题】

　　1. 护士在日常心理评估过程中,宜多采用控制观察法,以获取具有较强可比性和科学性的心理评估资料。你是赞同还是反对这种说法? 请说明理由。

　　2. 简述心理与社会评估的方法。

第二节　心 理 评 估

学 习 目 标

知识目标:

　　1. 复述认知过程、情绪、情感、应激、应激源、应对、认知评价、社会支持、个性、应激反应、行为、健康行为

以及健康损害行为、自我概念、精神信仰和精神困扰的概念及分类。

2. 解释常见认知障碍的原因及临床表现、情绪情感的作用及对健康的影响、心理应激系统模型和应激反应的临床表现、自我概念的形成和发展及其影响因素。

3. 描述常见异常情绪、自我概念紊乱、精神困扰患者的临床表现。

4. 分析情绪和情感的区别与联系。

5. 说明行为与健康的关系、精神信仰与健康的关系。

6. 阐述认知过程、情绪情感、应对与应激、健康行为、自我概念和精神信仰的评估要点。

能力目标:

1. 结合具体病例,灵活运用会谈法、观察法和医学检测法等对患者进行全面系统的心理评估。

2. 准确识别常见的心理问题。

3. 根据所收集的资料,提出正确的护理诊断。

素质目标:

1. 具有尊重和爱护护理对象,保护其隐私的职业精神。

2. 具有严谨求实、善于观察和乐于探究的科学精神。

理论学习指导

一、认知功能

(一) 基础知识

认知过程是指人们获得知识或运用知识的过程,即信息加工的过程,是人最基本的心理过程,包括感觉、知觉、记忆、定向力、思维等。

1. 感知觉　感觉是人脑对直接作用于感觉器官的当前客观事物的个别属性的反映,是最基本的认知过程;知觉是人脑对直接作用于感觉器官的当前事物的整体属性的反映。

2. 注意　是心理活动对一定对象的指向和集中,可分为无意注意、有意注意和有意后注意3种。

3. 记忆　人脑对外界输入的信息进行编码、储存和提取的过程,包括识记、保持、再认和再现4个基本环节。

4. 思维　人脑对客观现实的一般特性和规律间接的、概括的反应。思维是认知过程的核心,过程具有连续性,当这种连续性丧失时即出现思维障碍。

5. 语言　是人们进行思维的工具,是思维的物质外壳。

6. 定向力　个体对时间、地点、人物及自身状态的判断认识能力,包括时间定向、地点定向、空间定向、人物定向等。

7. 智能　也称智力,是人们认识客观事物并运用知识解决实际问题的能力,是认知过程各种能力的综合。

(二) 常见的认知障碍

1. 感知觉障碍　包括感知觉过敏、感知觉减退、感知觉综合障碍、错觉和幻觉。

2. 注意障碍　是指注意的强度、范围及稳定性等发生改变,以注意减弱和注意狭窄最为常见。注意减弱是指有意和无意注意的兴奋性下降,注意的范围缩小、稳定性明显下降,多见于神经衰弱、精神分裂症及伴有意识障碍的患者。注意狭窄表现为当患者集中于某一事物时,不能再注意与之相关的其他事物,见于朦胧状态和痴呆患者。

3. 记忆障碍　指任何原因引起的记忆能力异常,可表现为记忆的量和质的异常。其中记忆减退临床比较多见,指记忆过程全面的功能减退,常见于神经衰弱、脑动脉硬化和其他脑器质性损害的患者,也可见于正常老年人。此外,记忆障碍还包括遗忘、记忆错误、记忆增强等。

4. 思维障碍　是各类精神疾病常见的症状,其临床表现多种多样,可分为思维形式障碍如思维奔逸、思维迟缓等,以及思维内容障碍如妄想和强迫观念等。

5. 语言障碍　临床上语言障碍主要由局限性脑或周围神经病变所致,表现为失语或构音困难。

6. 定向障碍　指个体对环境或自身状况的认识能力丧失或认识错误,多见于症状性精神病及脑器质性精神病伴有意识障碍的患者,包括时间定向障碍、地点定向障碍、人物定向障碍、自身定向障碍等。

7. 智能障碍　是指各种原因所致的智能低下,分为精神发育迟滞与继发性痴呆两大类型。

（三）认知功能的评估

1. 感知觉评估　通过提问了解患者有无感知觉异常表现,结合观察以及视力、听力等医学检测,综合分析、判断患者的感知觉情况。

2. 注意能力评估　可通过观察患者对周围环境变化有无反应评估其无意注意;通过观察患者完成某项任务时的专注程度评估其有意注意。

3. 记忆能力评估　可采用回忆法和再认法评估患者的短时或长时记忆;也可采用韦氏记忆量表、中国临床记忆量表等成套记忆测验以更全面系统地评估患者的记忆能力。

4. 思维能力评估　可通过与患者交流、对其提问等来判断,也可借用瑞文标准推理测验对其进行系统评估。

5. 语言能力评估　通过观察、交谈等可对患者进行初步判断,如发现患者语言能力异常,应进一步明确其语言障碍的类型及可能的原因。

6. 定向能力评估　应用观察法和访谈法评估患者的定向能力。

7. 智能评估　通过有目的的观察和简单提问,对患者的常识、理解能力、分析判断能力、记忆力和计算力等进行粗略判断。还可采用简易智能精神状态检查量表、长谷川痴呆量表、圣路易斯大学智能状态检查量表、蒙特利尔认知评估量表等进行智能测评。

（孙雪芹）

自 测 题

【选择题】

A1/A2 型题

1. 患者,男性,78 岁,肝性脑病患者。能够早期发现患者意识障碍的评估方法是
   A. 脑电图 　　　　　　　　B. 脑 CT 　　　　　　　　C. 观察瞳孔
   D. 定向力评估 　　　　　　E. Glasgow coma scale,GCS

2. 对识记过的事物不能再认或回忆,称为
   A. 记忆减退 　　　　　　　B. 遗忘 　　　　　　　　　C. 记忆错误
   D. 回忆错误 　　　　　　　E. 记忆增强

3. 让患者解释一些成语的意义或比较两种事物的异同点,用于评估其
   A. 判断力 　　　　　　　　B. 推理能力 　　　　　　　C. 概念化能力
   D. 思维形式 　　　　　　　E. 思维内容

4. 最早丧失的定向力是
   A. 地点定向力 　　　　　　B. 空间定向力 　　　　　　C. 时间定向力
   D. 人物定向力 　　　　　　E. 自我定向力

5. 画钟试验主要用于评估个体的
   A. 自我概念 　　　　　　　B. 情感功能 　　　　　　　C. 认知功能
   D. 意志状态 　　　　　　　E. 应激状态

A3/A4 型题

(6~7 题共用题干)

患者,女性,26 岁,和男友分手后突然下肢瘫痪、阵发性痉挛发作入院。经初步检查,拟诊"癔症"。

6. 通过让患者重复一句话或一组由 5~7 个数字组成的数字符串,可评估其

    A. 无意注意　　　　　　　　　　B. 有意注意　　　　　　　　　　C. 感觉记忆

    D. 短时记忆　　　　　　　　　　E. 长时记忆

7. 评估中发现患者关于其和男友分手的记忆丧失,结合病史和临床表现,可考虑其属于

    A. 顺行性遗忘　　　　　　　　　B. 逆行性遗忘　　　　　　　　　C. 进行性遗忘

    D. 心因性遗忘　　　　　　　　　E. 暂时性遗忘

【名词解释】

1. 认知过程　　　　2. 感觉障碍　　　　3. 思维　　　　4. 遗忘　　　　5. 定向力

【简答题】

1. 如何用回忆法评估个体的短时记忆和长时记忆? 当个体因记忆模糊无法回忆时,可采用什么方法评估其记忆力?

2. 对患者的思维评估包括哪几个方面? 如何进行?

3. 定向障碍患者临床表现的特征是什么? 如何进行评估?

二、情绪与情感

(一) 基础知识

1. 情绪与情感的定义　　情绪与情感是个体对客观事物是否满足自身需要的内心体验与反映。情绪是人和动物共有的心理现象,具有较强的情境性、激动性和暂时性;情感是人类特有的高级心理现象,具有较强的稳定性、深刻性和持久性,为人格构成的重要成分。

2. 情绪与情感的分类

(1) 基本情绪:有快乐、愤怒、悲哀、恐惧 4 种基本类型。

(2) 情绪状态:是指在一定生活事件的影响下,一段时间内各种情绪体验的一般特征表现。较典型的情绪状态有①心境,即微弱而持久,带有渲染性的情绪状态;②激情,即一种迅猛爆发、强烈而短暂的情绪状态;③应激,即个体对某种意外的环境刺激所作出的适应性反应。

(3) 高级情感体验:人类高级的社会性情感,主要包括①道德感,即个体对自己或他人的思想、动机和言行是否符合社会一定的道德行为准则时产生的内心体验;②理智感,即个体认识和评价事物过程中所产生的情感;③美感,即根据一定的审美标准评价事物时所产生的情感。

3. 情绪与情感的作用

(1) 适应作用:各种情绪与情感的发生,时刻提醒个体去了解自身或他人的处境和状态,以求得良好适应;是个体生存、发展与适应环境的重要手段。

(2) 动机作用:情绪与情感能够激励或阻碍人的行为,为人类的各种活动提供动机。

(3) 组织作用:作为脑内的一个监察系统,情绪对其他心理活动具有组织作用,正性情绪起协调、组织作用,负性情绪起破坏、瓦解或阻断作用。

(4) 沟通作用:情绪通过非语言沟通形式来实现信息传递和人际相互了解,具有服务于人际沟通的功能。

4. 情绪与情感对健康的影响　　积极健康的情绪对促进人体身心健康具有正性作用。不良的情绪与情感不仅可导致心理疾病,还可通过神经、内分泌和免疫等一系列中介机制影响个体生理功能,甚至引起组织器官的器质性病理改变,导致心身疾病。

(二) 常见异常情绪

1. 焦虑　　详见第二章第二节"常见症状问诊"。

2. 抑郁　　详见第二章第二节"常见症状问诊"。

3. 恐惧　　恐惧是个体面临不利或危险处境时的情感反应,常伴有避开不利或危险处境的行为,表现为紧张、害怕,常伴心悸、出汗、四肢发抖,甚至出现排便、排尿失禁等自主神经功能紊乱症状。

4. 情绪高涨　　为一种病态的喜悦情感,在连续一段时间内情绪持续在过分满意和愉快的状态,一般保

持1周以上甚至更长的时间;多表现为不分场合地兴奋话多、语音高亢、表情丰富、眉飞色舞,常伴联想奔逸、动作增多。

5. 易激惹　指个体存在的易怒倾向,一般或轻微的刺激即可使其产生剧烈的情绪反应。

6. 情绪不稳　情感反应多变、喜怒无常,与外界环境有关的轻度情绪不稳可为一种性格的表现;与外界环境无关的情绪不稳是精神病的表现,常见于器质性精神障碍。

（三）情绪与情感的评估

1. 行为观察法　观察个体的面部表情、体态语言和言语表情。

2. 临床访谈法　针对观察到的信息,寻找适宜的机会进行会谈,获取情绪、情感的主观资料。重点询问其内心的感受、该种状态的持续时间,对其生活与生理的影响等。必要时可询问有关的其他人员以进一步核实资料。

3. 评定量表法　常用 Avillo 情绪情感形容词检表、Zung 焦虑自评量表、Zung 抑郁自评量表、医院焦虑抑郁量表等评估患者是否有异常情绪。

4. 医学检测　可通过观察和测量患者的生命体征、皮肤颜色和温度、睡眠和食欲改变,获得相应的客观资料。

（孙雪芹）

自　测　题

【选择题】

A1/A2 型题

1. 影响个体"忧者见之则忧,喜者见之则喜"的情绪状态是
   A. 激情　　　　　　　　B. 心境　　　　　　　　C. 热情
   D. 应激　　　　　　　　E. 心情

2. 积极的情绪和情感可以调节和促进活动,消极的情绪和情感则可破坏和瓦解活动,此为情绪和情感的
   A. 适应功能　　　　　　B. 组织功能　　　　　　C. 信号功能
   D. 动机功能　　　　　　E. 人际沟通功能

3. 人们因环境中一些即将来临、可能会造成危险和灾祸的事件或者要作出重大决定而引起的不愉快的情绪状态,称为
   A. 焦虑　　　　　　　　B. 抑郁　　　　　　　　C. 恐惧
   D. 易激惹　　　　　　　E. 情绪不稳

4. 面临不利或危险处境时出现的情感反应,称为
   A. 焦虑　　　　　　　　B. 抑郁　　　　　　　　C. 恐惧
   D. 易激惹　　　　　　　E. 情绪不稳

5. 属于焦虑与抑郁共有的症状是
   A. 坐立不安　　　　　　B. 心悸、多汗　　　　　C. 运动迟缓
   D. 睡眠障碍　　　　　　E. 情绪低落

6. 一般或轻微刺激即可引发的剧烈情绪反应状态,称为
   A. 焦虑　　　　　　　　B. 情感高涨　　　　　　C. 易激惹
   D. 情绪不稳　　　　　　E. 恐惧

7. 评估情绪与情感较为客观的方法为
   A. 会谈　　　　　　　　B. 观察　　　　　　　　C. 调查
   D. 医学测量　　　　　　E. 评定量表测评

A3/A4 型题

(8~9 题共用题干)

患者,男性,42 岁,在连续的一段时间中,其情绪持续保持在过分满意和愉快的状态,不分场合地兴奋话多,语音高亢,表情丰富,眉飞色舞,同时伴有联想奔逸和动作增多等。

8. 患者的表现为

 A. 情感高涨   B. 易激惹   C. 焦虑

 D. 情绪不稳   E. 亢奋

9. 此种情绪最常见于

 A. 焦虑症   B. 抑郁症   C. 躁狂症

 D. 神经症   E. 癔症

(10~11 题共用题干)

患者,女,65 岁,因"发作性心慌及情绪低落伴失眠 1 年"就诊。患者于 1 年前无明显诱因出现失眠伴心慌,自觉心跳快,自诉"尤其在遇到烦心事儿"时明显,担心是"心脏病"而反复就医检查,各项检查指标均正常,但患者自认为身体差,逐渐出现情绪低落,对事物缺乏兴趣,自觉乏力,走不动而不愿出门,整天唉声叹气,愁眉苦脸,自责自己拖累家人,说自己"是个没用的老年人了"等。家人欲带其去看病,患者也说"不用了""治不好了"。

10. 医院焦虑抑郁量表(HADS)测得该患者双号项目总分为 15 分,该患者可诊断为

 A. 无焦虑或抑郁   B. 临界焦虑   C. 临界抑郁

 D. 明显焦虑   E. 明显抑郁

11. 对该患者,要特别注意观察

 A. 面部表情   B. 行为举止   C. 睡眠状况

 D. 有无自杀倾向   E. 生命体征

【名词解释】

1. 情绪   2. 情感高涨   3. 易激惹   4. 情绪不稳

【简答题】

1. 列举情绪与情感对健康的影响。

2. 解释情绪与情感的区别与联系。

3. 抑郁的主要临床表现是什么?

三、应激与应对

(一) 基础知识

1. 应激 指当个体面临或觉察到环境变化对机体有威胁或挑战时,作出适应性和应对性反应的过程。"应激系统模型"认为个体可对应激刺激作出不同的认知评价,从而趋向于采用不同的应对方式和利用不同的社会支持,导致不同的应激反应。反过来,应激反应也影响社会支持、应对方式、认知评价乃至生活事件。

2. 应激源 凡能够引起个体产生应激的各种因素均可视为应激源。一般根据应激源性质可分为生理性应激源、心理性应激源、社会性应激源和文化性应激源等。

3. 应对方式 应对是个体对生活事件以及因此而出现的自身不稳定状态所采取的认知和行为措施。根据应对的指向性,可将应对方式分为情感式应对和问题式应对。

4. 认知评价 认知评价是指个体根据自身情况对应激源的性质和意义作出的估计。

5. 社会支持 社会支持是指个体与社会各方面包括亲属、朋友、同事、伙伴等,以及家庭、单位、党团、工会等社团组织所产生的精神上和物质上的联系程度。根据社会支持的性质可将其分为客观支持和主观支持。

6. 个性 个性指个体的整个精神面貌,即具有一定倾向性、稳定的各种心理特征的总和。个性与生活事件、认知评价、应对方式、社会支持和应激反应等因素之间均存在相关性。

(二) 应激反应

应激反应是指个体因应激源所致的各种生理、情绪、认知、行为等方面的变化。适度应激反应有助于个体形成健康的体格和积极的人格,提升其对内外环境变化的适应能力。若应激源过强或长期存在,超出个体的应对能力或应激反应过重时,则会对健康带来不利影响。

1. 生理反应　主要表现为肾上腺髓质兴奋,分泌大量儿茶酚胺,导致呼吸、心率、心肌收缩力和心排血量增加,血压升高,血糖升高等,为机体适应和应对提供充足的能量准备。

2. 情绪反应　适度的应激水平可使个体产生适度的紧张和焦虑;若应激水平过高,则会表现为过度焦虑甚至恐惧,还可出现抑郁、愤怒、敌意、过度依赖和无助感等。

3. 认知反应　应激能唤起注意和认知过程,以适应和应对外界环境变化,表现为警觉水平增高,注意力集中,记忆力、判断力、洞察力以及解决问题的能力增强。但若应激较剧烈或持续时间较长,则可产生相反作用,同时还可能影响人的社会认知,导致自我评价下降等。

4. 行为反应　常见的行为反应有逃避与回避、退化与依赖、敌对与攻击、无助与自怜和物质滥用5种。

(三) 应激的评估

1. 临床访谈法

(1) 应激源:可询问患者近1年内是否经历过重大的生活事件和日常生活困扰及其对个体的影响。

(2) 应对方式:可询问患者以往对应激事件常采用的应对方式及其效果、目前所面临的应激事件的反应及应对情况等。

(3) 社会支持:可通过询问"当您遇到困难时,是否主动寻求家人、亲友或同事的帮助?""当您遇到困难时,能否感受到家人和朋友的支持?"等问题了解患者的主观和客观社会支持情况。

(4) 个性:可通过询问"您觉得自己是什么性格?""您平时喜欢一个人独处,还是愿意跟朋友们一起?"等问题进行评估。

(5) 应激反应:重点询问患者有无食欲缺乏、头痛、睡眠障碍等生理反应;有无焦虑、抑郁、愤怒等情绪反应;有无记忆力下降、思维混乱、解决问题能力下降等认知改变;有无行为退化或敌对、物质滥用、自杀或暴力倾向等行为反应。

2. 评定量表测评　针对应激过程中的不同要素可选用应激源量表、应对方式量表、社会支持量表、人格测验等评定量表进行测评。

3. 观察与医学检测　主要是观察和检测有无因应激所致的生理功能变化、认知与行为异常等。

(孙雪芹)

自 测 题

【选择题】

A1/A2 型题

1. 关于应激的描述,<u>错误</u>的是

　A. 机体对内外环境刺激所产生的特异性反应

　B. 适当的应激有助于提高机体的适应力

　C. 为生存和发展所必需

　D. 应激有关因素之间是从刺激到反应的过程

　E. 应激引起的反应可以是适应或适应不良

2. 患者,男,60岁,于退休后出现烦躁不安、敏感暴躁、情绪低落、睡眠紊乱等表现。其应激源属于

　A. 生理性应激源　　　　　B. 心理性应激源　　　　　C. 社会性应激源

　D. 文化性应激源　　　　　E. 综合性应激源

3. 患者,女,32岁,长时间处于高压力、快节奏的工作和生活状态,其可能的认知反应为

　A. 警觉水平提高　　　　　　　　　　　B. 思维活跃

C. 对事物的敏感性增加
D. 分析和解决问题的能力下降

E. 包括积极和消极两个方面

4. 属于情感式应对方式的是

A. 寻求朋友或家人的安慰和帮助
B. 与相同处境者商议解决问题的方法

C. 接受事实
D. 能做什么就做什么

E. 从失败中吸取教训

5. 属于问题式应对方式的是

A. 将注意力转移至他人或他处
B. 寻求朋友或家人的安慰和帮助

C. 不担心,任何事到头来终会有好结果
D. 通过进食、用药、饮酒等应对

E. 积极寻求处理问题的办法

6. 应激过程中个体可利用的最重要的社会支持资源是

A. 配偶及家庭成员
B. 朋友
C. 亲戚

D. 同事
E. 社团组织

【名词解释】

1. 应激
2. 应激源
3. 应激反应

【简答题】

1. 举例说明个体对应激源的认知评价在应激过程中的意义。

2. 结合自身情况说明在应对应激事件时可利用的资源有哪些?

3. 如何对应激源的强度进行评估?

四、健康行为

(一) 基础知识

1. 行为 行为是机体在内外环境因素的刺激下产生的外显的活动、动作等,是内在的生理变化和心理活动的反应。

2. 行为与健康的关系 行为与健康有着非常密切的关系。目前心脑血管病、糖尿病和恶性肿瘤等一些常见病、多发病的发生都被证实与个体的行为因素和心理因素有关。

(二) 健康行为

健康行为是指个体或群体表现出的、客观上有利于自身和他人健康的一组行为。健康行为具有有益性(对个体、他人、家庭乃至社会有益)、规律性(如起居有常、饮食有节等)、适宜性(被社会所理解和接受)、一致性(行为与内心一致)以及和谐性(行为与他人或环境冲突时能进行调整)。常见的健康行为可分为 5 大类。

1. 基本健康行为 日常生活中一系列有益于健康的基本行为,如平衡膳食、适当运动、适量睡眠与良好休息等。

2. 戒除不良嗜好 戒除对健康有危害的个人偏好,如吸烟、酗酒与滥用药物等。

3. 预警行为 预防事故发生以及能在事故发生后正确处置的行为,如驾车使用安全带,溺水、车祸、火灾等意外事故发生后的自救和他救行为。

4. 避免环境危害行为 避开不利于健康的环境的行为,如不住刚装修的房屋等。

5. 合理利用卫生服务 有效、合理地利用现有卫生保健服务维护自身健康的行为,包括定期体检、预防接种、患病后及时就诊、遵从医嘱、配合治疗、积极康复等。

(三) 健康损害行为

健康损害行为是指偏离个人、团体乃至社会健康期望方向的对健康有不良影响的行为,或称为行为病因。通常可分为以下 4 类:

1. 不良生活方式与习惯 主要指不良饮食、睡眠及运动习惯。

2. 日常健康危害行为 主要包括吸烟、酗酒、吸毒等。

3. 不良病感行为 主要包括疑病、瞒病、恐病、不及时就诊、不遵从医嘱、迷信或放弃治疗等。

4. 致病行为模式　是指可导致特异性疾病发生的行为模式。A 型行为模式与冠心病的发生密切相关；C 型行为模式与肿瘤的发生有关；近年来，D 型行为模式也被证明与冠心病等心血管疾病有关。

（四）健康行为的评估

1. 访谈法　通过询问了解患者是否存在不良的生活方式与习惯、日常健康危害行为、不良病感行为和致病行为模式等及其可能的原因。

2. 观察法　观察个体健康行为或健康损害行为发生的频率、强度和持续时间等，如饮食的量、种类，有无节食或暴饮暴食行为；日常运动类型、频次；有无吸烟、酗酒、吸毒行为或皮肤注射痕迹或瘢痕；是否存在 A 型或 C 型行为模式的表现等。

3. 评定量表测评法　常用的评定量表包括健康促进生活方式问卷、健康习惯量表和 A 型行为评定量表等。

（张　薇）

自　测　题

【选择题】

A1/A2 型题

1. 健康行为的基本特征，**不包括**

　　A. 有利性　　　　　　　　　B. 规律性　　　　　　　　　C. 适宜性

　　D. 一致性　　　　　　　　　E. 排他性

2. 常见的健康行为，**不包括**

　　A. 平衡膳食、适当运动、适量睡眠　　　　　B. 戒除不良嗜好

　　C. 无惧危险环境　　　　　　　　　　　　　D. 预警行为

　　E. 合理利用卫生服务

3. 缺乏运动属于

　　A. 不良生活方式和习惯　　　B. 日常危害健康行为　　　C. 不良病感行为

　　D. 致病行为模式　　　　　　E. 行为免疫

4. 不良性行为属于

　　A. 不良生活方式和习惯　　　B. 日常危害健康行为　　　C. 不良病感行为

　　D. 致病行为模式　　　　　　E. 行为免疫

5. 肿瘤罹患率比较高的为

　　A. A 型行为模式者　　　　　B. C 型行为模式者　　　　　C. 个性争强好胜者

　　D. 个性急躁者　　　　　　　E. 常有时间紧迫感者

A3/A4 型题

（6~7 题共用题干）

患者，男性，60 岁。胸闷心悸反复发作 1 年。患者病前性格较为急躁，容易与他人发生矛盾。1 个月前因劳累，情绪激动，又出现胸闷心痛，心悸气短。心电图检查：ST 段改变，心肌供血不足。眼底检查：眼底动脉硬化。

6. 该患者在健康行为方面可能存在的问题是

　　A. 不良生活方式和习惯　　　B. 日常危害健康行为　　　C. 不良病感行为

　　D. A 型行为模式　　　　　　E. C 型行为模式

7. 确定患者行为模式较为简便、可靠的方法是

　　A. 自然观察法　　　　　　　B. 控制观察法　　　　　　　C. 结构式交谈法

　　D. 心理测验法　　　　　　　E. 评定量表法

【名词解释】

1. 健康行为　　　　　　　　　　2. 健康损害行为

【简答题】

1. 何谓不良病感行为?

2. 列举观察个体的健康保护行为或健康损害行为的具体内容。

五、自我概念

(一) 基础知识

1. 自我概念的定义　　自我概念是人们通过对自己内在和外在特征以及对他人反应的感知与体验而形成的对自我的认识与评价。

2. 自我概念的分类　　国内外较为认可 Rosenberg 分类法,将自我概念分为 3 类。

(1) 真实自我:是自我概念的核心,是个体对其身体内在和外在特征以及社会适应状况的真实感知与评价,包括体像、社会认同和自我认同。

(2) 期望自我:是个体对"我希望自己成为什么样的人"的感知,是人们获取成就、达到个人目标的内在动力。

(3) 表现自我:为个体对真实自我的展示与暴露,是自我概念中最富于变化的部分。

3. 自我概念的组成

(1) 体像:主要指个体对自己身体外形及功能的认识与评价,是最不稳定的部分,较易受疾病、手术或外伤等的影响。

(2) 社会认同:指个体对自己的社会人口特征,如年龄、性别、职业等的认知与感受。

(3) 自我认同:指个体对自己的智力、能力、性情、道德水平等的认知与判断。

(4) 自尊:是个体尊重自己、维护个人尊严和人格,不容他人歧视和侮辱的一种心理意识和情感体验。自尊源于个体对自我概念的各个组成部分的正确认识和评价。

4. 自我概念的形成与发展　　自我概念是个体在与其所处的心理和社会环境相互作用过程中形成的动态的、评价性的"自我肖像"。从婴儿期开始个体就有了对身体的感受,随着年龄的增长,与周围人的交往增多,则会逐渐将自己观察和感知到的自我与他人对自己的反应和态度内化到自己的判断中形成自我概念。

5. 自我概念的影响因素　　自我概念受到个体早期生活经历、健康状况以及文化、环境、人际关系、社会经济状况、职业与个人角色等因素的影响。

(二) 自我概念紊乱

1. 自我概念紊乱的高危人群　　有以下情形者易出现自我概念紊乱:因疾病或外伤致身体某一部分丧失;因疾病或创伤导致容颜或体表外形变化;接受特殊治疗或存在不良反应;有生理功能障碍、心理障碍或精神疾病等;过度肥胖或消瘦;存在失业、退休、衰老等其他状况。

2. 自我概念紊乱的表现

(1) 情绪方面:可出现焦虑、抑郁、恐惧等情绪。

(2) 行为方面:常有"我真没用""看来我是无望了"等语言行为,或存在不愿见人、不愿照镜子、不愿与他人交往、不愿看身体外形改变的部位、不愿听到相关的谈论等非语言行为表现;有些出现过分依赖、生活懒散、逃避现实甚至自杀倾向。

(3) 生理方面:可有心悸、食欲减退、睡眠障碍、运动迟缓以及机体其他功能的减退。

(三) 自我概念的评估

1. 访谈法　　通过询问个体对自己身体和外表的看法,对职业、工作的态度,对自我的评价和认知等来评价个体自我概念的体像、社会认同、自我认同与自尊。通过询问个体目前是否存在压力或应激事件等来评估个体自我概念现存与潜在的威胁。

2. 观察法　　主要观察内容包括个体的外表、非语言行为、语言行为和情绪状态等。

3. 投射法 让患者画自画像并对其进行解释,以此了解患者对其体像改变的认识与体验,适用于儿童等不能很好地理解和回答问题的患者。

4. 评定量表测评法 常用的量表有 Rosenberg 自尊量表、Tennessee 自我概念量表以及 Piers-Harris 儿童自我意识量表等。

(张　薇)

自 测 题

【选择题】

A1/A2 型题

1. 人们获取成就和达到个人目标的内在动力是

    A. 真实自我   B. 期望自我   C. 表现自我

    D. 暴露自我   E. 展示自我

2. 自我概念的组成中,个体对自己的社会人口特征如年龄、性别、职业、社会团体成员资格,以及社会名誉和地位等的认知与感受,称为

    A. 体像   B. 社会认同   C. 自我认同   D. 自我期望   E. 自尊

3. 属于自我概念紊乱语言行为表现的是

    A. 我真漂亮   B. 我还不错   C. 看来我是无望了

    D. 我比他人都能干   E. 我愿意与他人合作

4. 自我概念的核心是

    A. 真实自我   B. 期望自我   C. 表现自我

    D. 理想自我   E. 暴露自我

5. 自我概念紊乱的表现**不包括**

    A. 情绪低落   B. 生活懒散   C. 不愿照镜子

    D. 睡眠障碍   E. 渴望与他人讨论伤残问题

A3/A4 型题

(6~7 题共用题干)

患儿,女性,7 岁。因急性淋巴细胞白血病给予化疗,虽然病情得到了控制,但化疗导致脱发较为严重。

6. 为了解该患儿对自己已经改变的身体外形和特征的理解与认识,最适宜的评估方法为

    A. 会谈法   B. 观察法   C. 心理测验法

    D. 投射法   E. 评定量表法

7. 自我概念组成中,最不稳定的部分是

    A. 体像   B. 社会认同   C. 自我认同   D. 自我期望   E. 自尊

(8~9 题共用题干)

患者,男性,50 岁,企业中层干部。在一次意外车祸中,腿部受伤严重被截肢。术后患者情绪非常低落、自卑,不愿意接受单位同事和朋友的探望,有时会无故发脾气,与家人交谈时称"这样子还不如死了好"。食欲及睡眠较差,应答迟钝,言语缓慢。

8. 患者最可能存在的问题是

    A. 焦虑   B. 抑郁   C. 易激惹

    D. 睡眠障碍   E. 自我概念紊乱

9. 导致患者出现上述问题的依据**不包括**

    A. 企业中层干部   B. 情绪低落,自卑,无故发脾气

    C. 不愿意接受单位同事和朋友的探望   D. 食欲下降和睡眠障碍

    E. 腿部受伤严重被截肢

【名词解释】

1. 自我概念　　　　　　　2. 表现自我

【简答题】

1. 为了解个体的自我认同和自尊,会谈中宜提出哪些问题进行询问?

2. 列举自我概念的影响因素。

六、精神信仰

(一) 基础知识

精神信仰是人的一种高级的意识状态和终极的价值观念,贯穿于生命的始终。它是与人生相联系的根本价值准则,反映的是一种指引人们作出人生选择的稳定的精神力量。

精神信仰所关注的是生命的意义和目的,决定着个体对健康与疾病、生存与死亡的态度,是影响健康的重要因素。

(二) 精神困扰

精神困扰是个体感到其信仰系统或自身在其中的位置受到威胁时的一种内心体验。

1. 精神困扰产生的情境　生活中涉及个体健康的任何重大变化或危机均有可能导致个体精神信仰的瓦解,产生精神困扰。

2. 精神困扰的表现

(1) 语言行为:个体有精神困扰的语言表达;或表达无望、无价值感甚至想死的念头。

(2) 非语言行为:表现为哭泣、叹息或退缩行为;出现注意力下降、焦虑等表现,或者请求护士或其他人给予精神协助。

(三) 精神信仰的评估

1. 访谈法　通过询问"您认为生活的意义和目的是什么?""对您来说,什么最重要?""是什么支持着您不断努力向前?""在面对困难时,给您力量和希望的源泉是什么?"等问题进行评估。此外,还应注意询问在医疗照顾过程中,受检者有无因精神信仰需要特别注意的事项,如对饮食、环境的特殊要求等。

2. 观察法　通过观察获取与个体精神信仰相关的线索。

3. 评定量表测评法　较常用的评定量表包括精神信仰经验指数、精神健康调查、日常精神体验量表、精神超越指数等,不同的工具或概念框架决定了评估的准确程度。

(张　薇)

自　测　题

【选择题】

A1/A2 型题

1. 下列可能给健康带来消极影响的精神信仰是

   A. 反思冥想　　　　　　　B. 不及时就医　　　　　　C. 禁烟酒

   D. 饮食限制　　　　　　　E. 提倡素食

2. 当患者面对临终问题时,最可能成为个体应对资源的是

   A. 社会地位　　　　　　　B. 经济状况　　　　　　　C. 精神信仰

   D. 取得的成就　　　　　　E. 家庭和睦

3. 日常精神体验量表(DSES)用于评估个体的

   A. 认知功能　　　　　　　B. 精神信仰　　　　　　　C. 情绪与情感状态

   D. 健康行为　　　　　　　E. 精神应激

【名词解释】

精神困扰

【简答题】

患者出现精神困扰时,可能会有哪些方面的表现?

第三节 社 会 评 估

学 习 目 标

知识目标:

1. 复述角色、家庭及家庭结构、家庭生活周期、家庭功能、文化、文化休克、环境的定义及分类与特征。

2. 描述患者角色特征及患者角色适应不良的类型与表现。

3. 叙述患者角色适应不良的影响因素。

4. 解释家庭危机与家庭资源。

5. 说明与健康相关的文化要素的基本内容。

6. 描述文化休克的分期及表现,引起文化休克的原因和影响。

7. 解释环境组成及环境对健康的影响。

能力目标:

1. 准确运用适宜的评估方法,评估护理对象的角色、家庭、文化和环境。

2. 根据所收集的资料,全面准确地提出相关的护理诊断。

素质目标:

1. 具有尊重和爱护护理对象,保护其隐私的职业精神。

2. 具有严谨求实、善于观察和乐于探究的科学精神。

理论学习指导

一、角色

(一) 基础知识

1. 角色 角色是指个人在特定的社会环境中相应的社会身份和社会地位,并按照一定的社会期望,运用一定权力来履行相应社会职责的行为。

2. 角色的分类

(1) 根据角色存在的型态:分为理想角色、领悟角色、实践角色。

(2) 根据角色的获得方式:分为先赋角色、成就角色。

(3) 根据角色扮演者受角色规范制约的程度:分为规定性角色、开放性角色。

3. 角色的形成 角色的形成经历了角色认知和角色表现两个阶段。角色认知是个体通过自己有意识地观察,或者学校、家庭和社会教育等途径,逐渐认识某一角色行为模式的过程。角色表现是个体为达到自己所理解的角色要求而采取行动的过程。

(二) 角色适应不良

角色适应不良是由来自社会的外在压力引起的主观情绪反应,可给个体带来生理和心理的不良反应。例如生理反应有头痛、头晕、乏力、睡眠障碍、心率及心律异常等。心理反应有紧张、焦虑、易激惹、自责、抑郁或绝望等不良情绪。

角色适应不良的常见类型有:

1. 角色冲突 指角色期望与角色表现间差距太大,使个体难以适应而发生的心理冲突与行为矛盾。引起角色冲突的原因有:①个体需同时承担两个或两个以上在时间或精力上相互冲突的角色;②对同一角色有不同的角色期望标准。

2. 角色模糊　指个体对角色期望不明确,不知道承担这个角色应该如何行动而造成的不适应反应。引起角色模糊的原因有角色期望太复杂、角色改变太快、主要角色与互补角色间沟通不良等。

3. 角色匹配不当　指个体的自我概念、自我价值观或自我能力与其角色期望不匹配。

4. 角色负荷过重和角色负荷不足　角色负荷过重是指个体角色行为难以达到过高的角色期望。角色负荷不足则是对个体的角色期望过低,不能完全发挥其能力。

（三）患者角色

1. 患者角色的特征

（1）脱离或减轻日常生活中的其他角色,减轻或免除相应的责任和义务。

（2）患者对于其陷入疾病状态没有责任,有权利接受帮助。

（3）患者有寻求治疗和恢复健康的义务,有享受健康服务、知情同意、寻求健康保健信息和要求保密的权利。

（4）患者有配合医疗和护理的义务。

2. 患者角色适应不良

（1）患者角色冲突:个体在适应患者角色过程中与其常态下的各种角色发生的心理冲突和行为矛盾。

（2）患者角色缺如:个体患病后未能进入患者角色,对患者角色不接纳和否认,以致不能很好地配合治疗和护理。

（3）患者角色强化:个体已恢复健康,需从患者角色向常态角色转变时,仍沉溺于患者角色,对自我能力怀疑,对常态下承担的角色感到恐惧。

（4）患者角色消退:某些原因迫使一个已适应了患者角色的个体必须立即转入常态角色,在承担相应的义务与责任时,使已具有的患者角色行为退化,甚至消失。

（5）患者角色行为异常:患者角色可能因对所患疾病认识不足,或因病痛的折磨而感到悲观失望,而出现较严重的抑郁、恐惧,甚至产生轻生念头和自杀行为。

3. 患者角色适应不良的影响因素

（1）年龄:年轻人对患者角色相对淡漠,而老年人则容易发生患者角色强化。

（2）性别:女性患者比男性患者更容易发生患者角色冲突、患者角色消退等角色适应不良。

（3）经济状况:经济状况差的患者容易出现患者角色缺如或患者角色消退。

（4）家庭、社会支持系统:家庭、社会支持系统强的患者一般能较快地适应患者角色。

（5）其他:包括环境、人际关系和病室气氛等。良好、融洽的护患关系是患者角色适应的有利因素。

（四）角色与角色适应的评估

1. 访谈法　访谈的重点是确认个体在家庭、工作和社会生活中所承担的角色、对角色的感知与满意情况,以及有无角色适应不良。通过访谈可确认角色数量与任务、角色感知、角色满意度以及个体有无角色紧张。

2. 观察法　主要观察内容为有无角色适应不良的心理和生理反应等,如有无头疼、紧张、焦虑等。

（施齐芳）

自　测　题

【选择题】

A1/A2 型题

1. 导致角色冲突的原因为
    A. 角色期望与角色表现之间差距太大　　　　B. 个体对角色的期望不明确
    C. 角色期望过高　　　　D. 角色期望与自我能力不匹配
    E. 角色变化太快

2. 年轻人易发生的患者角色适应不良的类型是
    A. 患者角色冲突　　　　B. 患者角色缺如　　　　C. 患者角色强化
    D. 患者角色消退　　　　E. 患者角色行为异常

3. 关于患者角色的说法,**错误**的是
    A. 患者可以从其日常的社会角色中解脱出来
    B. 患者应具有使自己痊愈的愿望
    C. 患者应该积极寻求医生诊治
    D. 患者应配合医务人员工作
    E. 患者对自己陷入疾病状态负有责任

4. 一位在监护室抢救成功的心肌梗死患者,当病情好转需转入普通病房时,患者表现紧张不安,强调自己病情还不稳定,不愿意搬出监护室,这种现象称为
    A. 患者角色冲突　　　　B. 患者角色缺如　　　　C. 患者角色强化
    D. 患者角色消退　　　　E. 患者角色行为异常

A3/A4 型题

(5~6 题共用题干)

患者,男性,40 岁,出租车司机,为拉更多的生意,经常白天晚上连续开车。近日常感心前区刺痛,未引起重视,今日在开车途中出现胸闷、心前区疼痛,全身出冷汗,急诊入院。

5. 入院诊断为"不稳定型心绞痛",在监护室进行 24 小时心电监护,病情稍稳定,患者要求出院。该患者出现的这种表现为
    A. 患者角色缺如　　　　B. 患者角色冲突　　　　C. 患者角色消退
    D. 患者角色强化　　　　E. 患者角色异常

6. 使该患者出现上述表现的影响因素可能是
    A. 年龄　　　　　　　　B. 性别　　　　　　　　C. 经济状况
    D. 家庭、社会支持　　　E. 人际关系

【名词解释】

1. 角色　　　　　　　　2. 角色适应不良　　　　3. 患者角色冲突

【简答题】

1. 患者,男性,50 岁,某公司总经理,事业有成,但常向下属抱怨"我因为工作而没有照顾好自己年迈的父母",并为此深感沮丧。请问该案例有无角色适应不良的情况? 若有,最可能的类型是什么? 分析其产生的原因。

2. 列举患者角色适应不良的类型及其影响因素。

二、家庭

(一) 基础知识

1. **家庭**　　家庭是基于一定的婚姻关系、血缘或收养关系组合起来的社会生活基本单位,是一种特殊的心理认可群体。

2. **家庭的特征**　　家庭一般具有以下特征:①家庭应包括两个或两个以上的成员;②婚姻是家庭的基础和依据;③组成家庭的成员应共同生活,有较密切的经济情感交往。

3. **家庭结构**　　包括家庭人口结构、权利结构、角色结构、沟通过程和价值观。

(1) 家庭人口结构:指家的人口组成。按规模和人口特征可分为核心家庭、主干家庭、单亲家庭、重组家庭、无子女家庭、同居家庭和老年家庭七类。

(2) 家庭权力结构:指家庭中夫妻间或父母与子女间在影响力、控制力和支配权方面的相互关系。家庭权利结构的一般类型有传统权威型、工具权威型、分享权威型及感情权威型。

(3) 家庭角色结构:指家庭对每个占有特定位置的家庭成员所期待的行为和规定的家庭权利与义务。

良好的家庭角色结构应具有的特征:①每个家庭成员都能认同和适应自己的角色范围;②家庭成员对某一角色的期望一致,并符合社会规范;③角色期待能满足家庭成员的心理需要,符合自我发展的规律;④家庭角色有一定的弹性,能适应角色的变化。

（4）家庭沟通过程：家庭内部沟通良好是家庭和睦和家庭功能正常的保证。

1）家庭内部沟通过程良好的特征为：①家庭成员间能进行广泛的情感交流；②互相尊重对方的感受和信念；③能坦诚地讨论个人和社会问题；④极少有不宜沟通的领域；⑤家庭根据个体的成长发育水平和需求分配权利。

2）家庭内部沟通过程障碍的特征为：①家庭成员自卑；②家庭成员以自我为中心，不能理解他人的需求；③家庭成员在交流时采用间接和掩饰的方式；④家庭内信息的传递是不直接的、含糊的、有矛盾或防御性的。

（5）家庭价值观：指家庭成员判断是非的标准以及对特定事物的价值所持的信念与态度。

4. 家庭生活周期　家庭生活周期指从家庭的产生、发展到解体的整个过程。根据 Duvall 模式，家庭生活周期可分为新婚、有婴幼儿、有学龄前儿童、有学龄儿童、有青少年、有孩子离家创业、空巢期和老年期 8 个阶段，每个阶段都有其特定的任务，需要家庭成员协同完成，否则将在家庭成员中产生相应的健康问题。

5. 家庭功能　主要包括生物功能、经济功能、文化功能、教育功能及心理功能。家庭功能的健全与否与个体的身心健康密切相关，为家庭评估中最重要的部分。

6. 家庭危机　指当家庭压力超过家庭资源，导致家庭功能失衡的状态。家庭压力主要来自：①家庭经济收入减少，如失业、破产；②家庭成员关系的改变与终结，如离婚、分居、丧偶；③家庭成员角色改变，如初为人父（母）、退休、患病等；④家庭成员的行为违背家庭期望或损害家庭荣誉，如酗酒、赌博、犯罪等；⑤家庭成员生病、残障或无能等。

家庭为了维持其基本功能、应对压力事件或危机状态所必需的物质和精神上的支持，称作家庭资源，分为家庭内部资源和家庭外部资源。家庭内部资源包括经济支持、精神与情感支持、信息支持和结构支持。家庭的外部资源有社会资源、文化资源、医疗资源等。

（二）家庭的评估

家庭评估的常用方法为访谈、观察和评定量表。

1. 访谈法　重点询问个体的家庭类型与人口结构、生活周期与家庭结构。

2. 观察法　主要观察家庭沟通过程，父母的角色行为及有无家庭虐待。

3. 评定量表法　可采用评定量表对个体家庭功能状况及其从家庭中可获得的支持情况进行测评。常用的评定量表有 Procidano 与 Heller 的家庭支持量表和 Smilkstein 的家庭功能量表。

（施齐芳）

自　测　题

【选择题】

A1/A2 型题

1. 家庭角色结构的主要影响因素是
   A. 家庭人口结构　　　　　　B. 家庭沟通类型　　　　　　C. 家庭权力结构
   D. 家庭危机　　　　　　　　E. 家庭生活周期

2. 家庭评估中最重要的是
   A. 家庭功能的评估　　　　　B. 家庭类型的评估　　　　　C. 家庭生活周期的评估
   D. 家庭结构的评估　　　　　E. 家庭人口的评估

3. 决定家庭成员的就医、遵医行为和生活方式形成等的是
   A. 家庭结构　　　　　　　　B. 家庭功能　　　　　　　　C. 家庭生活周期
   D. 家庭价值观　　　　　　　E. 家庭照顾

A3/A4 型题

（4~5 题共用题干）

患者，男性，40 岁。因工作经常在外就餐，一次在与朋友聚会时，饮半斤白酒后发生呕血，朋友立即将其

送急诊,并告知其妻子。护士在入院评估时,得知患者平时喜好饮酒,2 年前诊断为酒精性肝硬化。患者的妻子经常因其饮酒而与其发生争吵。这次患者急诊住院,妻子来医院后就数落患者,并生气离开,之后未再探望患者。患者认为妻子不关心自己,情绪低落,终日不语。

4. 根据患者的表现,最可能发生的是
   A. 家庭沟通过程障碍　　　　B. 家庭角色紊乱　　　　C. 家庭人口结构障碍
   D. 家庭危机　　　　　　　　E. 家庭价值观障碍
5. 对该患者进一步评估的重点是
   A. 家庭价值观　　　　　　　B. 家庭生活周期　　　　C. 家庭资源
   D. 家庭角色结构　　　　　　E. 家庭功能

【名词解释】
1. 家庭　　　　　　　　2. 家庭结构　　　　　　　3. 家庭危机

【简答题】
1. 阐述家庭功能评估的重要性以及如何进行家庭功能评估。
2. 列举家庭评估的方法及其适用范围。

三、文化

(一) 基础知识

文化是人类社会实践的产物,广义的文化是人类创造出来的所有物质和精神财富的总和,狭义的文化指意识形态所创造的精神财富。

1. 文化的特征　文化具有获得性、民族性、继承性和累积性、共享性、整合性及双重性等 6 个主要特征。

2. 与健康密切相关的文化要素　文化包含知识、信仰、艺术、道德、法律、风俗、社会关系、社会组织、价值观等多种基本要素,其中价值观、信念与信仰、习俗等核心要素与健康密切相关。

(1)价值观:价值观是社会或群体中的人们在长期社会化过程中通过后天学习逐步形成和共有的对于区分事物的好与坏、对与错、符合或违背人的愿望、可行与不可行的观点、看法与准则。

(2)信念与信仰:信念是个体认为可以确信的看法,是个体在自身经历中积累起来的认识原则。信仰则是人们对某种事物、思想或主义的极度尊崇与信服,并将其作为自己的精神寄托和行为准则。

(3)习俗:习俗是一个群体或民族在生产、居住、饮食、沟通、婚姻与家庭、医药、丧葬、节日、庆典、礼仪等物质文化生活上的共同喜好、习尚和禁忌,世代相沿,并在一定程度上体现各民族的生活方式、历史传统和心理感情。与健康相关的习俗主要有饮食、沟通、传统医药、居住、婚姻与家庭等。

(二) 文化休克

文化休克是指生活在某一种文化环境中的人初次进入到另一种不熟悉的文化环境,因失去自己熟悉的所有社会交流符号与手段所产生的思想混乱与心理上的精神紧张综合征,就是人们生活在陌生文化环境中所产生的迷惑与失落的经历。

1. 文化休克的原因　引起文化休克的主要原因有沟通障碍、日常生活习惯的改变、异域文化所致孤独与无助、适应新习俗的困惑、不同文化价值观的冲突等。

2. 文化休克的分期　当个体离开熟悉的环境进入陌生的文化环境时,多经历以下 4 期的变化历程:

(1) 兴奋期:指人们初到一个新的环境,被新环境中的人文景观和意识形态所吸引,对一切事物都会感到新奇。此期的主要表现是兴奋,情绪亢奋和高涨。

(2) 意识期:此期个体的好奇或兴奋的感觉被失望、失落、烦恼和焦虑代替,是文化休克综合征中表现最重,也是最难度过的一期。

(3) 转变期:此时个体在经历了一段时间的迷惑和沮丧后,能用一种比较客观的、平和的眼光来看待周围的环境,开始学习、适应新环境的文化模式,原来心理上混乱、沮丧、孤独感和失落感渐渐减少。

(4) 适应期:此期随着文化冲突问题的解决,个人已完全接受新环境中的文化模式,建立起符合新文化环境要求的行为、习惯、价值观念、审美意识等。

3. 影响文化休克的因素

(1) 个人的健康状况:身心健康的人在应对文化冲突过程中,其应对能力强于身心衰弱的个体。

(2) 年龄:儿童对生活方式改变适应较快,应对文化休克的困难较少,异常表现亦较轻。反之,年龄越大,原有的文化模式越根深蒂固,学习和适应新的文化模式的困难越大。

(3) 既往应对生活改变的经历:一个既往生活变化较多,并对各种变化适应良好者,在应对文化休克时较生活上缺乏变化者的困难要少,文化休克的症状亦较轻。

(4) 应对类型:对外界变化作出一般性反应和易适应的个体,与对外界变化容易作出特殊反应的个体比较,应对文化休克的能力要强,异常表现亦较轻。

(三) 文化的评估

1. 访谈法　通过与患者交谈,评估其价值观、健康信念与信仰、习俗等。

2. 观察法　可以通过观察日常进食情况评估个体的饮食习俗;观察个体与他人交流时的表情、眼神、手势、坐姿等评估其非语言沟通文化;观察个体在医院期间的表现评估其有无文化休克。

(施齐芳)

自　测　题

【选择题】

A1/A2 型题

1. 可通过外部行为观察,最易描述的文化要素是
    A. 习俗   B. 信念与信仰   C. 知识
    D. 价值观   E. 社会关系

2. 体现各民族生活方式、历史传统和心理感情的是
    A. 价值观   B. 信念   C. 习俗   D. 种族背景   E. 社会组织

3. 因生活在陌生文化环境中所产生的迷惘与失落的经历,称为
    A. 角色消退   B. 角色冲突   C. 精神困扰
    D. 文化休克   E. 沟通障碍

4. 下列影响文化休克的因素中,**错误**的是
    A. 个人健康状况   B. 年龄   C. 生活经历
    D. 应对类型   E. 性别

A3/A4 型题

(5~6 题共用题干)

患者,男性,74 岁,因患心脏病由儿子陪同自偏远山区来到某大城市医院就诊,经检查诊断为"扩张型心肌病" 收治入院。入院后由于沟通障碍,日常作息时间、饮食习俗改变以及对治疗结果的担心,寝食难安。

5. 作为该病室护士,您认为该患者最可能发生了
    A. 分离焦虑   B. 文化休克   C. 患者角色冲突
    D. 语言障碍   E. 睡眠障碍

6. 对该患者进一步评估的重点是
    A. 饮食习俗   B. 健康信念   C. 价值观
    D. 家庭关系   E. 知识缺乏

【名词解释】

1. 文化   2. 文化休克

【简答题】

1. 解释价值观与健康的关系,从而说明评估个体的价值观在健康评估中的重要性。

2. 就文化而言,住院患者住院期间可能会发生什么问题? 如何评估?

四、环境

(一) 基础知识

环境是人类生存或生活的空间,狭义的环境是指环绕个体的区域;广义的环境是指人类赖以生存、发展的社会条件与物质条件的总和。根据性质不同,环境可分为自然环境和社会环境。

1. 自然环境　是一切存在于机体外环境的物理因素的总和,包括空气、水、声音、光线、温度、湿度、通风、气味、室内装饰布局以及各种与安全有关的因素。自然环境可分为原生环境(如空气、水和土壤等)和次生环境(如耕地、种植园、鱼塘、人工湖、牧场、工业区、城市和集镇等)。

2. 社会环境　指人类生存及活动范围内的社会物质与精神条件的总和。包括社会政治制度、社会经济因素、社会文化系统、生活方式、社会关系与社会支持、医疗卫生服务体系等。

(二) 环境对健康的影响

1. 物理环境对健康的影响　物理环境中包括多种危险因素。

(1) 生物因素:如细菌、病毒、寄生虫等病原体及生物毒素等。

(2) 物理因素:如噪声、振动、电离辐射、电磁辐射等均会危害人体的健康。

(3) 化学因素:水和空气污染,生产毒物、粉尘和农药,以及交通工具排放的尾气等。

(4) 气候与地理因素:空气的湿度、温度、气流和气压的变化都会对人的健康造成影响。

2. 社会环境对健康的影响

(1) 社会政治制度:社会制度决定一个国家的卫生保障措施,以及政府是否将公民的健康放在重要位置,是否积极采取措施以促进公众健康。

(2) 社会经济因素:经济状况低下者不仅为吃饱穿暖而终日劳累奔波,患病时也得不到及时的治疗。

(3) 社会文化系统:良好的教育有助于人们认识疾病、获取健康保健信息、自觉改变不良生活方式和习惯,提高卫生服务的有效利用。

(4) 生活方式:对个体的健康状态有重要的影响。如不良的饮食习惯、吸烟、酗酒或药物依赖,体育锻炼和体力活动过少、生活工作紧张、娱乐活动安排不当、家庭结构异常等,都可能导致机体内部失调而致病。

(5) 社会关系与社会支持:社会关系网络的健全程度及家庭社会支持程度与人们的身心调节与适应能力、自我概念、生活质量以及对治疗和护理的依从性等密切相关。

(6) 医疗卫生服务体系:当医疗卫生服务系统中存在不利于促进健康的因素时,可危害人群健康。

(7) 其他:社会环境易受环境空间大小的影响。此外,生活节奏加快,人们长期处于紧张状态,易导致情绪暴躁、烦闷、酗酒、药物成瘾等社会心理问题,并引发高血压及溃疡病等病症。

(三) 环境的评估

1. 访谈法　通过访谈了解是否存在影响个体健康的物理环境和社会环境因素。重点询问居住环境有无污染,劳动保护如何,社会是否安定,医疗保健制度及网络是否合理等影响健康因素。

2. 实地考察　实地考察社会大环境有无工业排放的废气污染空气,排放的废渣、废水浸入水源危害农田,造成农作物的污染;有无农民盲目施用农药、化肥和违禁的化学添加剂,导致食品中农药残留物超标等危害健康的因素等。同时通过实地考察可以了解个体所处工作、家庭或医院环境是否存在健康危险因素,以补充访谈的不足。

(施齐芳)

自　测　题

【选择题】

A1/A2 型题

1. 社会环境因素中对健康影响最大的是

　　A. 政治制度　　　　　　B. 经济状况　　　　　　C. 教育文化

　　D. 社会支持　　　　　　E. 生活方式

2. 评估个体工作环境中有无影响健康危险因素的最好方法是
　　A. 会谈　　　　　　　　　B. 量表测评　　　　　　　　C. 实地考察
　　D. 体格检查　　　　　　　E. 实验室检查

A3/A4 型题

(3~4 题共用题干)

患者,男性,65 岁,因失眠、恶心、头痛来社区医院就诊。患者有高血压病史 10 余年。自述 1 周前其邻居开始进行房屋装修,2 天前患者感燥热,出现失眠、食欲缺乏,伴恶心、头痛等症状,血压波动在(150~160)/(95~110)mmHg,遂来医院就诊。

3. 该患者出现以上症状最可能的原因是
　　A. 噪声的影响　　　　　　B. 高血压病情加重　　　　　C. 室内通风不佳
　　D. 室内温度过高　　　　　E. 室内采光不佳

4. 最适合评估该患者的方法是
　　A. 会谈　　　　　　　　　B. 实地考察　　　　　　　　C. 体格检查
　　D. 实验室检查　　　　　　E. 量表测评

【名词解释】

1. 环境　　　　　　　　　　2. 物理环境　　　　　　　　3. 社会环境

【简答题】

1. 简述环境与健康的关系。
2. 如何对影响个体健康的环境因素进行评估?

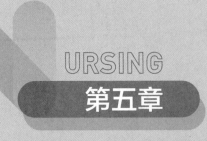

第五章

实验室检查

第一节 概 述

学 习 目 标

知识目标：

1. 描述实验室检查标本采集与处理的原则及注意事项。
2. 说出影响实验室检查结果的因素。
3. 解释常用实验室检查结果的临床意义。

能力目标：

1. 能够根据要求熟练准确地完成各项实验室检查标本的采集、保存和送检。
2. 能够根据实验室检查结果所提供的线索准确提出可能的护理诊断/问题。

素质目标：

1. 具有尊重和爱护护理对象，保护其隐私的职业精神。
2. 具有严谨求实、善于观察和乐于探究的科学精神。

理论学习指导

一、实验室检查在健康评估中的作用

实验室检查的主要内容包括临床血液学检查、体液和排泄物检查、临床生物化学检查、临床免疫学检查、临床病原学检查等，在协助疾病诊断、推测疾病预后、制订治疗和护理措施、观察病情与疗效等方面具有重要的作用。

实验室检查与临床护理有着十分密切的关系，护理学专业的学生在学习本课程过程中应重点关注和掌握：①标本采集方法、实验室检查结果主要影响因素及避免干扰的措施，需要时指导受检者做好标本采集的配合；②检查项目参考区间及临床意义。

二、影响实验室检查结果的主要因素

标本采集前、采集中和采集后存在着诸多影响实验室检查结果的非疾病因素，应严格按操作规程进行操作，避免非疾病因素对实验室检查结果的影响。主要影响实验室检查结果的因素与控制见表5-1至表5-3。

表 5-1　标本采集前影响实验室检查结果的因素与控制

影响因素	对检查结果的影响与控制
饮食	饮食对检查结果的影响主要取决于饮食成分和进食时间。例如非素食者尿酸、尿素和氨血清水平较素食者高;餐后血糖和甘油三酯可明显增高;进餐所致血液乳糜等可影响血常规检查、凝血功能检查及血脂检查等结果;食用富含血红蛋白的动物血、肝脏等食物可导致化学法粪便隐血试验呈假阳性;食用富含维生素 C 的蔬菜水果后可导致尿糖测定结果降低甚至假阴性等
情绪	检查前紧张、恐惧或焦虑等情绪可使血液内多种成分发生变化影响检查结果,尤其是肾上腺素、血气分析等项目。护士在标本采集前应向受检者做必要解释、安慰和指导,使其情绪处于比较平静的状态
运动	运动增加骨骼肌代谢,可使血液中丙酮酸和乳酸含量增加,即使是轻微运动也可使血液中乳酸含量增加 2 倍,剧烈运动时甚至可增加 10 倍以上。此外,运动还可增加细胞膜通透性,从而使血液中源于骨骼肌的酶增加。运动可使血胆固醇和甘油三酯持续降低数日。葡萄糖耐量、血浆蛋白质、纤溶活性等也与运动有关。因此,采集血液标本前 24h,受检者不宜剧烈运动,采血前宜静息至少 5min
体位	卧位或站立位等不同体位下采集的标本可影响某些检验的结果。建议受检者在接受血清白蛋白、酶、甘油三酯、胆固醇、钙和铁等易受体位影响的检查项目标本采集前,不要长久站立
药物	激素、解热镇痛药、抗肿瘤药和抗生素等多种药物都可影响检查结果。通常采集标本前 1d 起尽可能避免使用任何药物。如果受检者正在应用某种可能影响检查结果药物时,应及时告知医生,停药或推迟给药等,直至完成检查。不能停用的药物应在检查申请单上注明,为检验结果解读提供参考
检查申请单填写质量	检查申请单,要求完整和正确填写,包括受检者姓名、性别、年龄、门诊就诊号/住院号、病区病床号、医生姓名、申请日期、标本采集时间、标本类型、检查项目、临床诊断和用药情况等

表 5-2　标本采集中影响实验室检查结果的因素与控制

影响因素	对检查结果的影响与控制
标本采集错误	标本采集时未仔细核对受检者姓名等相关信息,误采了他人的标本,从而导致检验结果与受检者不符的情况,可能引起严重后果。因此,采集标本时必须认真核对受检者相关信息,如姓名、年龄、性别、住院号、病区病床号和临床诊断等资料,在合适的标本采集容器上做好条形码或手工标记
止血带使用不当	采集静脉血标本过程中结扎止血带可引起血液成分的变化,结扎时间越长变化越大。应尽量缩短止血带捆扎的时间,一般要求控制在 1min 以内,最好针头进入静脉的同时立即松开止血带
血标本溶血	多种因素可导致静脉血液标本在采集与送检的过程中发生溶血而影响检验结果,如红细胞计数、血细胞比容降低,细胞内钾、乳酸脱氢酶、转氨酶等漏出引起假性升高等。要确保采血用的注射器、试管和静脉穿刺处皮肤干燥,静脉穿刺后采血过程中血流顺畅,注射器与穿刺针头连接紧密以及血标本注入含添加剂的试管后轻摇混匀等以防止发生标本溶血
标本污染	以输液时采血所致的标本污染最常见。应避免采集正在输液受检者的血液标本,尤其是用于葡萄糖或电解质测定。尿液、粪便标本采集过程中要避免经血、分泌物、前列腺液、消毒剂等的污染

表 5-3　标本采集后影响实验室检查结果的因素与控制

影响因素	对检查结果的影响与控制
唯一标识原则	采集后的标本具有唯一标识,采用条形码系统能很好保证标本的唯一性,也可以通过编号、标本容器上手工标注受检者姓名等方式保证标本的唯一性
生物安全原则	使用可反复消毒的专用容器运送标本,特殊标本应采用特殊标识字样(如剧毒、烈性传染病等)的容器密封运送
及时运送原则	标本离体后会迅速发生变化,要求及时运送标本至实验室,同时避免阳光直接照射、剧烈震荡等

三、标本的采集与处理

(一)血液标本的采集与处理

血液标本的类型、采集部位、采集时间和真空采血管的种类及其主要用途等,见表 5-4 至表 5-7。

表5-4 血液标本的类型及主要用途

血液标本类型	主要用途
全血	血常规、糖化血红蛋白、某些激素检查等
血清	大多数临床生化和免疫学检查
血浆	凝血功能及部分临床生化检查

表5-5 血液标本的采集部位及主要用途

采集部位	主要用途
毛细血管	因静脉采血困难而需血量又较少的检查项目以及部分床旁检查项目
静脉	最常用,适用于多数血液检查项目
动脉	动脉血气分析

表5-6 血液标本的采集时间及主要用途

采集时间	主要用途
空腹采血(空腹8~12h)	大多数生化、免疫学检查
定时采血	口服葡萄糖耐量试验、血药浓度监测和激素测定等
随时或急诊采血	体内代谢较稳定或受体内干扰较少的检查项目

表5-7 真空采血管内所含添加剂及其主要用途

采血管帽颜色	添加剂	主要用途
红色(玻璃管)	无促凝剂(血凝活化剂)	生化/免疫学检查
红色(塑料管)	促凝剂	生化/免疫学检查
金黄色	促凝剂/分离胶(惰性分离胶)	生化/免疫学检查
绿色	肝素锂/肝素钠	生化/免疫学检查
浅绿色	肝素锂/分离胶	生化/免疫学检查
紫色	EDTA盐	血常规
蓝色	枸橼酸钠:血液为1:9	凝血功能检查
黑色	枸橼酸钠:血液为1:4	红细胞沉降率测定
灰色	葡萄糖酵解抑制剂/抗凝剂(草酸钾、氟化钠)	葡萄糖、乳酸测定

(二) 尿液标本的采集与处理

尿液标本的类型与主要用途以及采集的一般要求,分别见表5-8和表5-9。

表5-8 尿液标本的类型与主要用途

标本类型	主要用途
晨尿	常规筛检、细胞学检查、早孕检查
随机尿	常规筛检等
计时尿(3h尿、12h尿、24h尿)	细胞学检查、化学物质定量检查
餐后尿	检查病理性尿蛋白、尿糖和尿胆原
中段尿	常规筛检、细胞学检查、微生物培养
导管尿	常规筛检、微生物培养

表 5-9　尿液标本采集的一般要求

项目	一般要求
标本容器	清洁、干燥、不渗漏、不与尿液发生反应的惰性环保材料;细菌培养需无菌容器
避免污染	受检者先洗手并清洁外生殖器、尿道口及周围皮肤;女性受检者避免阴道分泌物和经血污染;男性受检者避免精液和前列腺液混入;避免化学物质(消毒剂等)和粪便等混入
及时送检	若不能及时检查,可将尿液置于4℃冷藏保存6~8h或加入适当防腐剂

(三) 粪便标本的采集与处理

粪便标本采集的一般要求见表5-10。

表 5-10　粪便标本采集的一般要求

项目	一般要求
标本容器	一次性无吸收性、无渗漏、有盖、洁净容器;细菌培养需无菌容器
常规标本	新鲜标本,选择含有异常成分如黏液或脓血等的粪便;外观无异常的粪便应从表面、深处多处取材
寄生虫检查	标本阿米巴滋养体检查标本送检中需保温;肠道寄生虫有周期性排卵现象,一般要求连续送检3d,以提高阳性检出率
避免污染	不得混有尿液、消毒剂及污水等
化学法隐血试验	试验前3d禁食肉类、动物血和某些蔬菜等,并禁服铁剂及维生素C等可干扰试验的药物

(朱光泽)

自 测 题

【选择题】

A1/A2 型题

1. 下列检查项目中,需要定时采血的是

　A. ALT　　　　　　　　　　B. HBsAg　　　　　　　　　C. TP

　D. 血常规　　　　　　　　　E. 口服葡萄糖耐量试验

2. 凝血因子检查要求血液与枸橼酸盐的比例是

　A. 1∶1　　　　　　　　　　B. 4∶1　　　　　　　　　　C. 9∶1

　D. 10∶1　　　　　　　　　 E. 20∶1

3. 一位护士在给患者采集静脉血液标本时,由于采血不顺利,第一针和第二针都没有抽出血液,第三针才抽出血液,导致标本溶血。这份标本可引起检查数值降低的项目是

　A. [K⁺]　　　　　　　　　　B. ALT　　　　　　　　　　C. CK

　D. LDH　　　　　　　　　　E. RBC 计数

4. 下列关于尿液常规检查标本采集与送检的叙述,**错误**的是

　A. 留于清洁和干燥的容器　　　　　　B. 避免阴道分泌物污染

　C. 送检中避免阳光直接照射　　　　　D. 送检中避免剧烈震荡

　E. 不能及时送检可冷冻保存

5. 下列关于粪便标本采集与送检的叙述,**错误**的是

　A. 留于无吸水性和有盖的容器　　　　B. 留取含有异常成分的粪便

　C. 不得混入尿液和污水　　　　　　　D. 粪便常规检查标本24小时内送检

　E. 寄生虫检查一般连续送检3天

A3/A4 型题

(6~7 题共用题干)

患者,女性,64 岁,因体检发现血糖升高而就诊。为明确诊断,患者于上午 8∶00 空腹抽血,然后口服 75g 葡萄糖水,分别于 10∶00、11∶00 抽血,进行血糖测定。

6. 用于该患者抽血的真空采血管管帽颜色应该是

    A. 紫色　　　　　　　　　B. 蓝色　　　　　　　　　C. 绿色

    D. 灰色　　　　　　　　　E. 黄色

7. 该真空采血管内所含的试剂最可能的是

    A. 促凝剂　　　　　　　　B. 肝素　　　　　　　　　C. EDTA

    D. 枸橼酸钠　　　　　　　E. 氟化钠

【名词解释】

1. 血清　　　　　　　　　　　2. 血浆

【简答题】

1. 作为护理学专业的学生,学习实验室检查应重点掌握的内容是什么?

2. 在临床护理实践中,如何避免非疾病因素对实验室检查结果的影响?

第二节　血 液 检 查

学 习 目 标

知识目标:

1. 复述血液常规检查参考值。

2. 说出血液常规检查、骨髓检查、出血性及血栓性疾病检查主要指标。

3. 阐述常见血液系统疾病血液检查结果的临床意义。

能力目标:

1. 能够解释血液检查、骨髓检查的异常结果。

2. 能够结合疾病史,根据血液检查及骨髓检查结果分析可能的护理诊断/问题。

素质目标:

1. 具有尊重和爱护护理对象,保护其隐私的职业精神。

2. 具有严谨求实、肯于钻研和乐于探究的科学精神。

理论学习指导

一、血液常规检查

血液常规检查主要是对红细胞、白细胞及血小板等外周血液细胞成分的数量和质量进行检查,主要指标包括:红细胞计数、血红蛋白浓度、血细胞比容、红细胞平均值、网织红细胞计数、红细胞沉降率、白细胞总数及分类计数、血小板计数等,是多种疾病诊断、治疗监测和预后评估的常规检查项目。

(一) 红细胞检查

1. 红细胞计数及血红蛋白浓度测定

(1) 红细胞及血红蛋白增多:可分为相对性增多和绝对性增多,绝对性增多又包括原发性增多和继发性增多。

(2) 红细胞及血红蛋白减少:即贫血,按病因可分为生理性和病理性贫血;按严重程度可分为轻度、中度、重度和极度贫血。

2. 血细胞比容测定 是指血细胞在血液中所占容积的比值,增高见于血液相对浓缩及真性红细胞增多症,降低见于各种类型贫血。

3. 红细胞平均值测定 包括平均红细胞容积、平均红细胞血红蛋白量、平均红细胞血红蛋白浓度,可据此对贫血进行细胞形态学分类。

4. 网织红细胞计数 网织红细胞(reticulocyte)指晚幼红细胞到成熟红细胞之间的尚未完全成熟的红细胞,由于胞质内残存核糖体(内含有 mRNA)等嗜碱性物质,新亚甲蓝染色后呈现浅蓝色或深蓝色的网织状细胞而得名。外周血网织红细胞数量增多提示骨髓红细胞系增生活跃,减少提示骨髓造血功能减低。

5. 红细胞沉降率测定 指红细胞在一定条件下沉降的速率,简称血沉。血沉测定结合病史和临床表现等对急性感染类型、风湿性疾病活动与否、良恶性肿瘤等疾病的诊断与鉴别诊断有一定的意义;此外,高球蛋白血症患者,动脉粥样硬化、糖尿病等患者血中胆固醇增高,血沉亦可增快。

(二) 白细胞检查

白细胞总数高于参考值,即成人 $>9.5 \times 10^9/L$,称白细胞增多;白细胞总数低于参考值,即成人 $<3.5 \times 10^9/L$,称白细胞减少。白细胞总数的增多或减少主要受中性粒细胞数量的影响,淋巴细胞数量上的较大改变也会引起白细胞总数的变化,之外的其他白细胞一般不会引起白细胞总数大的变化。白细胞总数改变的临床意义详见白细胞分类计数中临床意义的有关内容。外周血白细胞包括中性粒细胞、嗜酸性粒细胞、嗜碱性粒细胞、淋巴细胞和单核细胞。

1. 中性粒细胞 正常成人外周血液中数量最多,占白细胞总数的 40%~75%。

(1) 中性粒细胞增多:包括生理性和病理性增多。病理性增多主要见于急性感染、严重组织损伤或大量血细胞破坏、急性大出血、急性中毒及恶性肿瘤等。

(2) 中性粒细胞减少:主要见于感染、血液系统疾病、理化因素损伤、脾功能亢进及自身免疫性疾病等。

(3) 中性粒细胞核象变化:中性粒细胞在严重化脓性感染、败血症、恶性肿瘤、中毒、大面积烧伤等病理情况下,可出现核左移或核右移,并出现中毒性改变如大小不等、细胞内出现中毒颗粒、空泡变性、杜勒小体及核变性等。

2. 嗜酸性粒细胞 增多主要见于过敏性疾病、寄生虫感染、血液病、皮肤病及某些恶性肿瘤等;减少主要见于伤寒、副伤寒、手术后严重组织损伤、应用肾上腺皮质激素或促肾上腺皮质激素后。

3. 嗜碱性粒细胞 增多主要见于过敏性疾病、慢性髓细胞白血病、骨髓纤维化、嗜碱性粒细胞白血病、恶性肿瘤特别是转移癌等。

4. 淋巴细胞

(1) 淋巴细胞增多:主要见于某些感染性疾病、组织移植后排斥反应、淋巴细胞白血病、淋巴瘤等。再生障碍性贫血时白细胞总数减少,淋巴细胞数相对增多。

(2) 淋巴细胞减少:主要见于接触放射线、应用糖皮质激素或促肾上腺皮质激素和免疫缺陷性疾病等。急性化脓性细菌感染时,由于中性粒细胞显著增多可致淋巴细胞相对减少。

5. 单核细胞 生理性增多见于出生后 2 周的婴儿,其单核细胞可达 15% 或更多,正常儿童也比成年人稍多。病理性增多主要见于感染性疾病(如亚急性感染性心内膜炎、疟疾、黑热病、结核及急性感染的恢复期)、血液系统疾病等。

(三) 血小板计数

血小板在血栓形成与止血过程中发挥着重要作用。血小板减少主要见于血小板生成障碍、破坏或消耗亢进和分布异常等。血小板增多主要见于慢性髓细胞白血病、真性红细胞增多症、原发性血小板增多症等,急性或慢性炎症时也可出现血小板反应性增多。

二、骨髓检查

骨髓是人体出生后的主要造血器官,骨髓检查对来源于血液和造血组织的原发性血液病及非血液病所致的继发性血液学改变的诊断、治疗监测等具有重要意义。主要检查内容包括骨髓细胞形态学检查、化学染色、免疫表型分析、遗传学分析及分子生物学检查。

1. **正常骨髓象** 骨髓有核细胞增生活跃;粒红细胞比例(2~4)：1,平均3：1;各系细胞比例及形态正常;无异常细胞和寄生虫。

2. **贫血骨髓细胞形态学检查**

(1) 缺铁性贫血:骨髓增生明显活跃,粒红比值减低。红系增生,常大于30%,各阶段幼稚红细胞均见增多,以中幼红和晚幼红细胞为主;成熟红细胞体积小,中央淡染区扩大。粒系细胞相对减少,铁幼粒红细胞常小于15%,甚至为"0",但各阶段细胞比例及形态、染色大致正常。巨核细胞系无明显变化,血小板形态一般正常。

(2) 巨幼细胞贫血:骨髓增生明显活跃,粒红比值减低。红系细胞增生,常大于40%,以早、中幼红细胞为主,出现各阶段巨幼红细胞;成熟红细胞胞体大,中央淡染区消失。粒系细胞相对减低,可见巨晚幼和巨杆状核粒细胞及分叶核细胞分叶过多现象。巨核细胞系数量正常,但可见巨型变或分叶状核,血小板生成障碍。

(3) 再生障碍性贫血:急性型多部位骨髓穿刺涂片均显示红、粒、巨核三系细胞增生低下或极度低下,有核细胞明显减少,特别是巨核细胞减少,非造血细胞增多。慢性型者,可见骨髓增生现象,但巨核细胞仍减少。

3. **白血病骨髓检查的意义** 白血病是造血系统的一种恶性肿瘤,按病程和细胞分化程度可分为急性白血病和慢性白血病。1976年由法国(French,F)、美国(American,A)和英国(British,B)的血液学专家组成FAB协作组对白血病进行分型,将急性白血病分为急性髓系白血病和急性淋巴细胞白血病两大类及若干亚型,对于白血病的诊断、分型指导治疗、评估预后等均具有非常重要的价值。骨髓细胞形态学检查是分型的主要标准和依据。

三、出血性及血栓性疾病的实验室检查

生理状态下,机体通过完善的止凝血机制与抗凝血机制的动态平衡,使血液在血管内始终处于流动状态,当发生出血时又能及时止血。病理情况下血液可从血管内溢出发生出血,或者血液在血管内凝固形成血栓。血栓与止血的实验室检查对血栓性和出血性疾病的诊断、鉴别诊断和治疗监测有着重要意义。

常用的血栓与止血筛查试验有出血时间(BT)、凝血酶原时间(PT)、活化部分凝血活酶时间(APTT)、凝血酶时间(TT)、纤维蛋白原(FIB)、纤维蛋白(原)降解产物(FDP)、D-二聚体(D-dimer)等。

弥散性血管内凝血的实验室检查指标主要有:①PLT计数,血小板常$<100\times10^9$/L或呈进行性减低;②PT测定,PT缩短或延长超过3秒以上(肝病延长5秒以上);③APTT测定,APTT延长超过对照10秒以上或呈进行性延长;④FIB测定,FIB<1.5g/L或呈进行性降低有病理意义;⑤FDP和D-二聚体测定,DIC时FDP>20mg/L(肝病时>60mg/L),D-二聚体>0.5mg/L,或FDP和D-二聚体呈进行性增高。

(林蓓蕾)

自 测 题

【选择题】

A1/A2型题

1. 外周血红细胞绝对增多,见于
   - A. 严重呕吐
   - B. 大面积烧伤
   - C. 大量出汗
   - D. 尿崩症
   - E. 真性红细胞增多症

2. 成人外周血出现大量有核红细胞,常见于
   - A. 缺铁性贫血
   - B. 巨幼细胞贫血
   - C. 再生障碍性贫血
   - D. 溶血性贫血
   - E. 慢性炎症所致贫血

3. 可引起血沉减慢的疾病是
   - A. 急性心肌梗死
   - B. 恶性肿瘤
   - C. 风湿热活动期
   - D. 多发性骨髓瘤
   - E. 真性红细胞增多症

4. 关于外周血中性粒细胞生理性变化的叙述,正确的是
   A. 早晨较高　　　　　　　　B. 妊娠时增高　　　　　　　C. 初生儿较低
   D. 情绪激动时降低　　　　　E. 进餐后降低

5. 常引起外周血中性粒细胞减少的疾病是
   A. 伤寒　　　　　　　　　　B. 急性大出血　　　　　　　C. 急性化脓性感染
   D. 严重组织损伤　　　　　　E. 糖尿病酮症酸中毒

6. 外周血小板减少,常见于
   A. 急性感染　　　　　　　　B. 急性溶血　　　　　　　　C. 再生障碍性贫血
   D. 缺铁性贫血　　　　　　　E. 脾切除

7. 下列**不符合**正常骨髓象表现的是
   A. 增生活跃　　　　　　　　B. 粒红比值 3∶1　　　　　　C. 粒系占有核细胞的 50%
   D. 红系占有核细胞的 20%　 E. 单核细胞占有核细胞的 10%

8. 按细胞形态学分类,再生障碍性贫血属于
   A. 单纯小细胞性贫血　　　　B. 小细胞低色素性贫血　　　C. 大细胞性贫血
   D. 大细胞低色素性贫血　　　E. 正常细胞性贫血

9. 患儿,男性,10 岁,因腹痛就诊,疑似蛔虫感染,血常规检查有辅助诊断价值的结果是
   A. 中性粒细胞增多　　　　　B. 淋巴细胞增多　　　　　　C. 单核细胞增多
   D. 嗜酸性粒细胞增多　　　　E. 嗜碱性粒细胞增多

10. 患者,男性,40 岁,突发高热 39℃,伴寒战、胸痛,咳少量铁锈色痰,胸片显示肺大叶实变,该患者血常规检查最可能出现增多的细胞是
   A. 淋巴细胞　　　　　　　　B. 单核细胞　　　　　　　　C. 中性粒细胞
   D. 嗜酸性粒细胞　　　　　　E. 嗜碱性粒细胞

11. 患者,男性,15 岁,发热、咽充血,颈部淋巴结肿大,初步诊断为传染性单核细胞增多症。血常规检查结果最可能的是
   A. 淋巴细胞明显升高　　　　B. 淋巴细胞明显降低　　　　C. 单核细胞明显升高
   D. 嗜酸性粒细胞明显升高　　E. 嗜碱性粒细胞明显升高

12. 患者,女性,25 岁,贫血貌,月经出血量较多,临床考虑为慢性失血引起的缺铁性贫血。下列各项实验室检查结果中与缺铁性贫血**不符**的是
   A. Hb 75g/L　　　　　　　　B. MCV 125fl　　　　　　　C. MCH 25pg
   D. MCHC 310g/L　　　　　　E. RDW 20%

13. 患者,女性,34 岁,心脏瓣膜置换术后服用华法林抗凝治疗,其首选的实验室监测指标是
   A. PT(INR)　　　　　　　　B. APTT　　　　　　　　　C. TT
   D. FDP　　　　　　　　　　E. D-二聚体

A3/A4 型题

(14~15 题共用题干)

患者,女性,38 岁,孕 39 周顺产一男婴,产后宫缩乏力,阴道流血不止,产后 2 小时出血量达 200ml,血压下降至 45/30mmHg,考虑为产后出血并发 DIC。

14. 为明确 DIC 的诊断需进行相关的实验室检查,护士在采集静脉血时所使用的真空采血管的管帽颜色应该是
   A. 蓝色　　　　B. 黑色　　　　C. 红色　　　　D. 灰色　　　　E. 紫色

15. 下列有关实验室检查的结果中**不符合**DIC 特点的是
   A. PT 延长　　　　　　　　 B. APTT 延长　　　　　　　C. PLT 减少
   D. FDP 降低　　　　　　　　E. D-二聚体升高

（16~17题共用题干）

患者,男性,30岁,因"持续高热、寒战2天"而就诊。

16. 根据医嘱患者进行血液常规检查,护士采集静脉血应使用采血管的管帽颜色是
    A. 蓝色　　　　　　　　　B. 黑色　　　　　　　　　C. 红色
    D. 灰色　　　　　　　　　E. 紫色

17. 该患者被诊断为化脓性细菌感染,支持该诊断的中性粒细胞检查结果如下,但应**除外**
    A. Auer小体　　　　　　　B. 大小不等　　　　　　　C. 中毒颗粒
    D. 空泡变性　　　　　　　E. 核变性

【名词解释】

1. 贫血　　　　　2. 核左移　　　　　3. 核右移　　　　　4. 粒红比值

【简答题】

1. 简述外周血中性粒细胞病理性增多的原因。

2. 列举外周血小板减少的临床意义。

3. 简述红细胞沉降率测定的临床意义。

第三节　其他体液或排泄物检查

学 习 目 标

知识目标:

1. 说出尿液一般性状检查、化学检查、显微镜检查的参考区间及临床意义。

2. 描述正常粪便的量、颜色、性质、气味。

3. 解释异常粪便的量、颜色、性质、气味改变的表现及临床意义。

4. 说出粪便隐血试验、显微镜检查的参考区间及临床意义。

5. 解释痰液量、颜色、性质、气味改变的表现及临床意义。

6. 说出痰液显微镜检查的参考区间及临床意义。

7. 描述脑脊液压力测定、一般性状检查、脑脊液化学检查、显微镜检查参考区间及临床意义。

8. 复述浆膜腔积液的分类及常见原因。

9. 描述浆膜腔积液一般性状检查、化学和免疫学检查、显微镜检查的临床意义。

能力目标:

1. 能够正确采集体液或排泄物标本。

2. 能够准确识别体液或排泄物检查结果的异常。

3. 能够结合疾病史,根据检查结果分析护理对象可能的护理诊断/问题。

素质目标:

1. 具有尊重和爱护护理对象,保护其隐私的职业精神。

2. 具有严谨求实、善于观察和乐于探究的科学精神。

理论学习指导

一、尿液检查

（一）一般性状检查

1. 尿量

（1）参考区间:正常成人24小时尿量为1 000~2 000ml。

（2）临床意义

1）多尿：成人 24 小时尿量大于 2 500ml。病理性多尿见于：①肾脏疾病,如急性肾衰竭多尿期、慢性肾炎后期等；②内分泌疾病,如尿崩症、原发性醛固酮增多症等；③代谢性疾病,如糖尿病。

2）少尿或无尿：成人 24 小时尿量少于 400ml 或每小时少于 17ml,称为少尿。成人 24 小时尿量少于 100ml,称为无尿。常见原因有：①肾前性,见于休克、严重脱水、心力衰竭等；②肾性,见于急性肾小球肾炎、慢性肾炎急性发作、急性肾衰竭少尿期以及肾移植急性排斥反应等；③肾后性,见于尿路结石、肿瘤压迫等所致尿路梗阻。

2. 尿液外观

（1）参考区间：淡黄色,透明清晰。

（2）临床意义

1）无色：见于尿量增多,如尿崩症、糖尿病,或饮水、静脉输液量过多。

2）红色：最常见于血尿,每升尿液中含血量超过 1ml 时,外观可呈现红色,称为肉眼血尿。常见于泌尿系统炎症、结石、肿瘤、结核、外伤等,也可见于血液系统疾病。

3）茶色或酱油色：为血红蛋白尿,见于阵发性睡眠性血红蛋白尿、血型不合的输血反应等。

4）深黄色：若尿液的泡沫也呈黄色,震荡后不易消失,为胆红素尿,于空气中久置后胆红素被氧化为胆绿素,尿液呈棕绿色,见于胆汁淤积性黄疸或肝细胞性黄疸。服用呋喃唑酮、利福平、维生素 B_2 等也可使尿液呈黄色,但尿液的泡沫不黄。

5）乳白色：①脓尿和菌尿,见于泌尿系统感染如肾盂肾炎、膀胱炎等；②脂肪尿,见于脂肪挤压损伤、骨折及肾病综合征等；③乳糜尿,见于丝虫病、肿瘤、腹部创伤等所致的淋巴结受阻。

3. 尿液气味

（1）参考区间：尿液受食物、饮料等影响,久置后因尿素分解有氨臭味。

（2）临床意义：新排出的尿液即有氨臭味提示有膀胱炎或慢性尿潴留；烂苹果味提示糖尿病酮症酸中毒；蒜臭味提示有机磷中毒；鼠臭味提示苯丙酮尿症。

4. 尿比重

（1）参考区间：成人晨尿比重在 1.015~1.025 之间。

（2）临床意义

1）增高：见于血容量不足导致的肾前性少尿、急性肾小球肾炎、肾病综合征等。尿量多而比重高见于糖尿病。

2）降低：见于大量饮水、慢性肾衰竭、尿崩症等。尿比重固定于 1.010 ± 0.003,提示肾脏浓缩稀释功能丧失。

（二）化学检查

1. 尿酸碱度

（1）参考区间：晨尿 pH 值为 5.5~6.5,随机尿在 4.6~8.0 之间。

（2）临床意义

1）增高：见于碱中毒、膀胱炎、肾小管性酸中毒、应用噻嗪类利尿剂及服用碳酸氢钠等碱性药物。另外,尿液放置过久呈碱性。

2）降低：见于酸中毒、高热、糖尿病、低钾血症、痛风、服用大量维生素 C 等酸性药物、进食肉类等。

2. 尿蛋白质

（1）参考区间：定性为阴性,定量 <80mg/24h。

（2）临床意义：24 小时尿蛋白质排出量超过 150mg,蛋白质定性检查呈阳性,称为蛋白尿。

1）生理性蛋白尿：①功能性蛋白尿,指因剧烈运动(或劳累)、发热、低温、精神紧张、交感神经兴奋等所致的暂时性蛋白尿。多见于青少年,尿蛋白定性不超过(+),定量不超过 500mg/24h。②体位性蛋白尿,特点为卧床时尿蛋白定性为阴性,起床活动后为阳性,多见于瘦高体型的青少年。

2）病理性蛋白尿：①肾前性蛋白尿,多为溢出性蛋白尿,见于本周蛋白尿、血红蛋白尿等；②肾性蛋白尿,见于肾小球性蛋白尿、肾小管性蛋白尿、混合性蛋白尿;③肾后性蛋白尿,见于泌尿道炎症、出血,或有阴道分泌物、精液混入尿液,一般无肾脏本身的损害。

3. 尿糖

(1) 参考区间:阴性。

(2) 临床意义:当血糖浓度超过肾糖阈(一般为 8.88mmol/L)或血糖虽未升高但肾糖阈降低时,尿中出现大量的葡萄糖,尿糖定性试验阳性称为糖尿。

1) 血糖增高性糖尿:见于内分泌疾病,如糖尿病、库欣综合征、甲状腺功能亢进症、肢端肥大症和嗜铬细胞瘤等。

2) 血糖正常性糖尿:血糖正常,但由于肾小管病变导致葡萄糖重吸收能力降低而出现的糖尿,又称为肾性糖尿。常见于慢性肾炎、肾病综合征、间质性肾炎、家族性糖尿病等。

3) 非葡萄糖性糖尿:包括哺乳期妇女的乳糖尿、肝功能不全者的果糖尿和/或半乳糖尿,以及大量进食水果后的果糖尿、戊糖尿等。

4) 假性糖尿:尿液中含有维生素 C、尿酸等还原性物质或某些药物,如异烟肼、水杨酸、阿司匹林等,可使尿糖定性检查呈假阳性。

4. 尿酮体

(1) 参考区间:阴性。

(2) 临床意义:尿酮体阳性主要见于:①糖尿病酮症酸中毒;②非糖尿病性酮症,如感染性疾病(肺炎、伤寒、败血症、结核等),严重呕吐、剧烈运动、腹泻、禁食、全身麻醉后等患者。

5. 尿胆红素

(1) 参考区间:阴性。

(2) 临床意义:尿胆红素增高见于:①肝内、外胆管阻塞,如胆石症、胰头癌、胆管肿瘤及门脉周围炎症等;②肝细胞损害,如病毒性肝炎、酒精性肝炎、药物或中毒性肝炎;③先天性高胆红素血症。

6. 尿胆原

(1) 参考区间:阴性或弱阳性。

(2) 临床意义:尿胆原增多见于病毒性肝炎、药物或中毒性肝损伤、溶血性贫血、巨幼细胞性贫血等;尿胆原减少见于胆道梗阻,新生儿及长期服用广谱抗生素。

(三) 显微镜检查

1. 红细胞

(1) 参考区间:玻片法 0~3 个/HPF。

(2) 临床意义:离心尿液红细胞超过 3 个/HPF,而外观无血尿称为镜下血尿。根据尿液红细胞的形态可分为:①均一性红细胞,见于肾小球以外部位的泌尿系统出血,如尿路结石、损伤、出血性膀胱炎、血友病、剧烈活动等;②非均一性红细胞,见于肾小球肾炎、肾盂肾炎、肾结核、肾病综合征,多伴有蛋白尿和管型。

2. 白细胞和脓细胞

(1) 参考区间:玻片法 0~5 个/HPF。

(2) 临床意义:离心尿液白细胞超过 5 个/HPF,称为镜下脓尿。白细胞数量增多见于肾盂肾炎、膀胱炎、肾移植排斥反应等。

3. 上皮细胞

(1) 参考区间:尿中可见少量鳞状上皮细胞和移行上皮细胞,极少见肾小管上皮细胞。

(2) 临床意义:①肾小管上皮细胞数量增多,提示肾小管病变,见于急性肾小球肾炎、急进性肾炎、肾小管坏死;②移行上皮细胞数量增多,提示泌尿系统相应部位病变,如膀胱炎、肾盂肾炎等;③鳞状上皮细胞数量增多,主要见于尿道炎,并伴有白细胞或脓细胞数量增多。

4. 管型

(1) 参考区间:透明管型 0~1 个/LPF。

(2) 临床意义:①透明管型,肾实质性病变时,尿中可见增多;②细胞管型,包括红细胞管型、白细胞管型、肾小管上皮细胞管型和混合管型,与尿中出现的各种细胞临床意义基本一致,但管型为肾实质损害的最可靠的诊断依据之一;③颗粒管型,见于肾实质性病变伴有肾单位淤滞;④脂肪管型,见于肾小管损伤、肾小管上皮细胞脂肪变性;⑤蜡样管型,多提示肾单位长期阻塞、肾小管有严重病变、预后差;⑥肾衰管型,见于急性肾衰竭多尿期,若出现于慢性肾衰竭提示预后不良。

5. 结晶

(1) 参考区间:偶见磷酸盐、草酸钙、尿酸等结晶。

(2) 临床意义:病理性结晶主要有:①胆红素结晶,见于胆汁淤积性黄疸和肝细胞性黄疸;②胱氨酸结晶,见于肾结石、膀胱结石;③酪氨酸和亮氨酸结晶,见于急性重型肝炎、急性磷中毒等;④胆固醇结晶,见于肾盂肾炎、膀胱炎、肾淀粉样变性或脂肪变性;⑤磺胺及其他药物结晶,见于大量服用磺胺药物、解热镇痛药及使用造影剂等。

二、粪便检查

(一) 一般性状检查

1. 量　成人每天一般排便 1 次,100~300g,粪便量随着食物种类、食量及消化器官的功能状态而异。

2. 颜色与性状

(1) 参考区间:正常成人粪便为黄褐色、成形软便,有少量黏液。

(2) 临床意义

1) 黏液便:小肠炎症时增多的黏液均匀地混于粪便中;大肠病变时黏液不易与粪便混合;直肠炎症时黏液附着于粪便表面。单纯性黏液无色透明;细菌性痢疾、阿米巴痢疾时分泌的脓性黏液便呈黄白色不透明状。

2) 黑便及柏油样便:见于上消化道出血量(参见第二章第二节中的"呕血与黑便")。

3) 鲜血便:见于直肠息肉、直肠癌、肛裂及痔疮等。痔疮时常在排便后有鲜血滴落,其他疾病鲜血附着于粪便表面(参见第二章第二节中的"便血")。

4) 脓性及脓血便:当肠道下段有病变,如痢疾、溃疡性结肠炎、结肠或直肠癌等,常表现为脓性及脓血便。阿米巴痢疾以血为主,血中带脓,呈暗红色稀果酱样;细菌性痢疾则以黏液及脓为主,脓中带血。

5) 白陶土样便:粪便呈黄白色陶土样,见于各种原因引起的胆管阻塞。

6) 米泔样便:粪便呈白色淘米水样,内含有黏液片块,量大、稀水样,见于重症霍乱、副霍乱。

7) 稀糊状或水样便:小儿肠炎时粪便呈绿色稀糊状;假膜性肠炎时常排出大量稀汁样便,并含有膜状物;艾滋病患者伴发肠道隐孢子虫感染时,可排出大量稀水样便;副溶血性弧菌食物中毒,可排出洗肉水样便;出血性坏死型肠炎排出红豆汤样便。

8) 细条样便:提示直肠狭窄,多见于直肠癌。

9) 乳凝块:乳儿粪便中见有黄白色乳凝块,亦可见蛋花汤样便,常见于婴儿消化不良、婴儿腹泻。

3. 气味

(1) 参考区间:正常有臭味,食肉者粪便有强烈臭味,食蔬菜者臭味较轻。

(2) 临床意义:恶臭味见于慢性肠炎、胰腺疾病、结肠或直肠癌溃烂等;血腥臭味见于阿米巴痢疾;酸臭味见于消化不良。

4. 寄生虫体

(1) 参考区间:正常粪便不含寄生虫体。

(2) 临床意义:肉眼可分辨的寄生虫虫体主要有蛔虫、蛲虫、绦虫节片等。钩虫虫体常需将粪便冲洗过筛后才能看到。服驱虫剂后应检查粪便中有无虫体排除以判断驱虫效果。

(二) 粪便隐血试验

采用化学方法或免疫学方法检查粪便微量出血的试验称为粪便隐血试验。

1. 参考区间　阴性。

2. 临床意义 对早期发现结肠癌、胃癌等消化道恶性肿瘤有重要价值。隐血试验阳性还可见于急性胃黏膜病变、肠结核、Crohn 病、溃疡性结肠炎、钩虫病及流行性出血热等。

(三) 显微镜检查

粪便显微镜检查是诊断肠道病原体感染最直接和最可靠的方法,可明确诊断相应的寄生虫病或寄生虫感染,对消化道肿瘤的诊断也具有重要价值。

1. 参考区间 正常人粪便中无红细胞、吞噬细胞、肠黏膜上皮细胞和肿瘤细胞,白细胞无或偶见;无寄生虫卵和原虫;偶见淀粉颗粒和脂肪颗粒,肌肉纤维、植物细胞、植物纤维等少见。

2. 临床意义

(1) 细胞:①红细胞,常见于肠道下段病变,如痢疾、溃疡性结肠炎、结肠和直肠癌等。阿米巴痢疾时红细胞多于白细胞;细菌性痢疾时红细胞少于白细胞。②白细胞,肠道炎症时粪便中白细胞增多。中性粒细胞增多见于细菌性痢疾、溃疡性结肠炎;嗜酸性粒细胞增多见于过敏性肠炎、肠道寄生虫。③吞噬细胞,见于细菌性痢疾、溃疡性结肠炎等。④上皮细胞,见于结肠炎、假膜性肠炎。⑤肿瘤细胞,见于大肠癌,以直肠部位多见,常为鳞状细胞癌或腺癌。

(2) 食物残渣:各种原因所致的消化功能不良、肠蠕动增快时,粪便中食物残渣增多。易见到淀粉颗粒,脂肪小滴、肌肉纤维、植物细胞及植物纤维等增多。

(3) 微生物与寄生虫:①寄生虫卵有蛔虫卵、钩虫卵、鞭虫卵、姜片虫卵、蛲虫卵、血吸虫卵和华支睾吸虫卵等。粪便中查到寄生虫卵是诊断肠道寄生虫感染最可靠、最直接的依据。②肠道寄生原虫,主要有阿米巴滋养体及其包囊等。

三、痰液检查

(一) 标本采集与处理

1. 采集方法 ①自然咳痰法:最常用的方法。采集标本前嘱患者刷牙、清水漱口数次后,用力咳出气管深部或肺部的痰液,采集于干燥洁净容器内,要避免混杂唾液或鼻咽分泌物。②雾化蒸汽吸入法:对无痰或痰少患者,给予化痰药物,应用超声雾化吸入法,使痰液稀释,易于咳出。③一次性吸痰管法:用于昏迷患者或婴幼儿。④经气管穿刺吸取法和经支气管镜抽取法采集标本:适用于厌氧菌培养。

2. 采集合适的痰液标本 ①一般性状检查:通常以清晨第一口痰液标本最适宜;检查 24 小时痰液量或观察分层情况时,容器内可加入少量苯酚防腐;②细胞学检查:以上午 9:00—10:00 采集深咳的痰液最好;③病原生物学检查:详见本章第六节"临床微生物学检查"。

3. 选择适宜的容器 根据痰液标本检查项目不同,使用专用容器采集。

4. 及时送检 标本留取后要及时送检。若不能及时送检,可暂时冷藏保存,但不能超过 24 小时。

(二) 一般性状检查

1. 量

(1) 参考区间:正常人无痰或仅咳少量泡沫或黏液样痰。

(2) 临床意义:当呼吸道有病变时,痰液量增加,可为 50~100ml/24h。急性呼吸系统感染较慢性炎症的痰液量少,病毒感染较细菌感染痰液量少。痰液量增多常见于支气管扩张、肺脓肿、肺水肿、肺空洞性改变和慢性支气管炎,有时甚至超过 100ml/24h。

2. 颜色

(1) 参考区间:无色。

(2) 临床意义:①黄色或黄绿色痰,常见于肺炎、慢性支气管炎、支气管扩张、肺脓肿、肺结核;②红色、棕红色痰,常见于肺癌、肺结核、支气管扩张;③铁锈色痰,常见于急性肺水肿、大叶性肺炎、肺梗死;④粉红色泡沫样痰,见于急性左心衰;⑤烂桃样灰黄色痰,常见于肺吸虫病;⑥棕褐色痰,常见于阿米巴肺脓肿、肺吸虫病;⑦灰色、灰黑色痰,常见于矿工、锅炉工、长期吸烟者;⑧无色大量痰,常见于肺泡细胞癌。

3. 性状 ①黏液性痰:黏稠外观呈灰白色,见于支气管炎、支气管哮喘和早期肺炎等。②浆液性痰:稀薄而有泡沫,是肺水肿的特征,若痰液中略带淡红色,见于肺淤血。③脓性痰:将痰液静置,分为三层,上层为泡沫和黏液,中层为浆液,下层为脓细胞及坏死组织。见于支气管扩张、肺脓肿及脓胸向肺组织破溃等。④血性痰:痰液中带鲜红血丝、血性泡沫样痰、黑色血痰。见于肺结核、支气管扩张、肺水肿、肺癌、肺梗死、出血性疾病等。

4. 气味　①血腥气味:见于各种原因所致的呼吸道出血,如肺癌、肺结核等;②粪臭味:见于膈下脓肿与肺相通时、肠梗阻、腹膜炎等;③特殊臭味:见于肺脓肿、晚期肺癌、化脓性支气管炎或支气管扩张等;④大蒜味:见于砷中毒、有机磷杀虫剂中毒等。

(三) 显微镜检查

(1) 参考区间:少量中性粒细胞和上皮细胞。

(2) 临床意义:①红细胞。见于支气管扩张、肺癌、肺结核。②白细胞。中性粒细胞增多见于呼吸道化脓性感染;嗜酸性粒细胞增多见于支气管哮喘、过敏性支气管炎、肺吸虫病。淋巴细胞增多见于肺结核。③上皮细胞。一般上皮细胞无临床意义,大量增多见于呼吸系统炎症。④肺泡巨噬细胞。见于肺炎、肺淤血、肺梗死、肺出血。⑤硫磺样颗粒。肉眼可见的黄色小颗粒,将颗粒放在载玻片上压平,镜下检查中心部位可见菌丝放射状呈菊花形。主要见于放线菌病。

四、脑脊液检查

(一) 标本采集与处理

1. 标本采集　由临床医师通过腰椎穿刺术获得脑脊液标本,特殊情况下可采用小脑延髓池或脑室穿刺术。

穿刺成功后首先测定脑脊液压力。待测定压力后,根据检查目的,分别采集脑脊液于 3 个无菌试管中,每个试管 1~2ml。第 1 管用于病原生物学检查;第 2 管用于化学和免疫学检查;第 3 管用于一般性状和细胞学检查。如疑有恶性肿瘤,则再采集 1 管进行脱落细胞学检查。标本采集后应在检查申请单上注明标本采集的日期和时间。

2. 标本处理　标本采集后立即送检,一般不能超过 1 小时,放置时间过久,下列因素可能引起脑脊液发生改变从而影响检查结果:①细胞破坏或沉淀,与纤维蛋白凝集成块,导致细胞分布不均,计数结果不准确;②细胞离体后迅速变形,影响分类计数;③葡萄糖迅速分解,造成糖含量降低;④细菌溶解,影响细菌的检出率。采集的脑脊液应尽量避免凝固和混入血液。

(二) 压力测定

1. 参考区间　卧位:成年人 80~180mmH$_2$O,儿童 40~100mmH$_2$O。

2. 临床意义

(1) 脑脊液压力增高:脑脊液压力大于 200mmH$_2$O,称颅内压增高。常见于:①化脓性脑膜炎、结核性脑膜炎等颅内炎症性病变;②脑肿瘤、脑出血、脑水肿等颅内非炎症性病变;③其他,如高血压、静脉注射低渗溶液、咳嗽、哭泣等。

(2) 脑脊液压力降低:主要见于各种原因所致的脑脊液循环受阻、流失过多或分泌减少等情况。

(三) 一般性状检查

1. 参考区间　无色透明液体,放置 24 小时不形成薄膜,无凝块和沉淀。

2. 临床意义

(1) 颜色:红色多见于蛛网膜下腔出血;黄色见于脑及蛛网膜下腔陈旧性出血、蛛网膜下腔梗阻、重症黄疸;乳白色见于各种化脓性脑膜炎;微绿色见于铜绿假单胞菌、肺炎链球菌、甲型链球菌感染所致脑膜炎;褐色或黑色见于脑膜黑色素瘤等。

(2) 透明度:结核性脑膜炎呈毛玻璃样浑浊;化脓性脑膜炎明显浑浊;病毒性脑膜炎、流行性乙型脑炎或神经梅毒者可清晰或微浑。

(3) 凝固性:结核性脑膜炎静置 12~24 小时后可在液面形成纤细的网状薄膜;急性化脓性脑膜炎静置 1~2 小时后即可出现凝块或沉淀;蛛网膜下腔阻塞呈黄色胶冻状。

（四）化学检查

1. 蛋白质测定

（1）参考区间：定性为阴性或弱阳性；定量为 0.2~0.4g/L（腰池）。

（2）临床意义：脑脊液蛋白质含量增高可见于：①中枢神经系统炎症，如化脓性脑膜炎时，明显增加；结核性脑膜炎时，中度增加；病毒性脑膜炎时，仅轻度增加。②脑或蛛网膜下腔出血可轻度增加。③椎管内梗阻，如脊髓肿瘤、蛛网膜下腔粘连、神经根病变引起脑脊液循环梗阻时，显著增加。

2. 葡萄糖测定

（1）参考区间：2.5~4.4g/L（腰池）。

（2）临床意义：化脓性脑膜炎、结核性脑膜炎、真菌性脑膜炎、颅内肿瘤时减少，以化脓性脑膜炎最显著，可缺如。病毒性脑膜炎多正常。

3. 氯化物测定

（1）参考区间：120~130mmol/L（腰池）。

（2）临床意义：细菌性脑膜炎时氯化物减少，尤以结核性脑膜炎时降低明显；病毒性脑膜炎、脑脓肿等无显著变化。

（五）显微镜检查

1. 细胞计数

（1）参考区间：无 RBC，仅有少量 WBC。成人为 $(0~8) \times 10^6$/L；儿童为 $(0~15) \times 10^6$/L。有核细胞多为淋巴细胞及单核细胞（7：3），偶见内皮细胞。

（2）临床意义

1）中枢神经系统感染：①化脓性脑膜炎，脑脊液细胞数量明显增高，主要为中性粒细胞；②结核性脑膜炎，发病初期以中性粒细胞为主，但很快下降，后期淋巴细胞增多；③病毒性脑炎、脑膜炎以及新型隐球菌性脑膜炎，脑脊液数量轻、中度增加，以淋巴细胞为主；④寄生虫性脑病时，可见嗜酸性粒细胞增多。

2）脑或蛛网膜下腔出血：可见大量红细胞。

3）中枢神经系统肿瘤：细胞数正常或稍高，以淋巴细胞为主。脑脊液中找到白血病细胞是白血病脑膜转移的重要证据。

4）寄生虫性脑病：可见嗜酸性粒细胞增多。

2. 细胞学检查

（1）参考区间：正常脑脊液中无肿瘤细胞。

（2）临床意义：脑肿瘤细胞检测阳性，以转移性肿瘤阳性率高。

五、浆膜腔积液检查

（一）浆膜腔积液的分类与发生机制

人体浆膜腔包括胸腔、腹腔和心包腔。正常情况下，浆膜腔有少量液体起润滑作用，以减少脏器间的摩擦。当浆膜腔发生炎症、恶性肿瘤浸润，或发生低蛋白血症、循环障碍等病变时，浆膜腔内液体生成增多并积聚而形成浆膜腔积液。按积液的性质分为渗出液和漏出液两大类。

渗出液为炎性积液，常为单侧性。细菌感染是产生渗出液的主要原因，也可见于外伤、恶性肿瘤及血液、胆汁、胰液、胃液等刺激等。

漏出液为非炎性积液，常为双侧性。常见于晚期肝硬化、肾病综合征、重度营养不良、充血性心力衰竭、丝虫病或肿瘤压迫淋巴管等。主要是由于血管流体静压增高、血浆胶体渗透压降低、淋巴回流受阻、水钠潴留等原因所致。

（二）浆膜腔积液标本的采集

由医生进行浆膜腔穿刺术采集。穿刺成功后采集中段液体于无菌容器内，留取 4 管，每管 1~2ml，第 1 管做细菌学检查，第 2 管做化学和免疫学检查，第 3 管做细胞学检查，第 4 管不加抗凝剂以观察有无凝集现象。细胞学检查可用 EDTA-K$_2$ 抗凝，化学和免疫学检查宜用肝素抗凝。为提高检查的阳性率，最好在抗生素应用前进行检查。采集标本后应在 30 分钟内送检,否则应将标本置于 4℃冰箱内保存。

（三）临床意义

1. 一般性状检查

（1）颜色:漏出液多为淡黄色。渗出液的颜色随病因而变化,如恶性肿瘤、结核性胸膜炎或腹膜炎、出血性疾病和内脏损伤等时呈红色血性;铜绿假单胞菌感染呈绿色;化脓性感染时多呈白色脓样;淋巴管阻塞时常呈乳白色。

（2）透明度:漏出液常为清晰透明液体。渗出液常浑浊,以化脓性细菌感染最浑浊,可有凝块及絮状物产生;结核分枝杆菌感染可呈微浑、云雾状;乳糜液因含有大量脂肪也呈浑浊外观。

（3）比重:漏出液低于 1.015;渗出液高于 1.018。

（4）凝固性:漏出液一般不易凝固;渗出液静置后较易凝结。

2. 化学检查

（1）黏蛋白定性试验:漏出液为阴性;渗出液常为阳性。

（2）蛋白定量测定:漏出液蛋白总量常 <25g/L;而渗出液的蛋白总量常 >30g/L。

（3）葡萄糖测定:漏出液的葡萄糖含量与血糖近似,渗出液葡萄糖含量减少,尤以化脓性细菌感染时最低,结核性积液次之。

（4）酶学检查

1）乳酸脱氢酶(LDH):LDH 测定有助于漏出液与渗出液的鉴别诊断。漏出液 LDH 活性与正常血清相似;渗出液 LDH 活性明显增高。

2）腺苷脱氨酶（ADA）:结核性积液时 ADA 明显增高。

3）淀粉酶:腹腔积液中淀粉酶活性明显增高见于急性胰腺炎、胰腺癌等;胸腔积液中淀粉酶明显增高见于食管穿孔、肺癌、胰腺外伤合并胸腔积液。

3. 显微镜检查

（1）细胞计数:漏出液细胞较少,常 <100×10⁶/L;渗出液常 >500×10⁶/L,化脓性积液可达 1 000×10⁶/L以上。

（2）细胞分类:漏出液以淋巴细胞和间皮细胞为主;渗出液中各种细胞增多的临床意义不同。①中性粒细胞为主,常见于化脓性积液或结核性积液的早期。②淋巴细胞为主,常见于慢性炎症,如结核、梅毒和癌性积液等。③嗜酸性粒细胞为主,常见于变态反应和寄生虫感染引起的积液。④其他,如炎症时,大量中性粒细胞出现的同时,常伴有组织细胞出现;浆膜受刺激或受损时,间皮细胞可增多;狼疮性浆膜炎时,偶可找到狼疮细胞。

（3）脱落细胞学检查恶性肿瘤细胞是诊断原发性或继发性肿瘤的重要依据。

（纪代红）

自 测 题

【选择题】

A1/A2 型题

1. 用于筛查尿路感染的试验是

A. 尿蛋白质测定 B. 尿胆原测定 C. 尿隐血试验

D. 尿糖测定 E. 尿亚硝酸盐测定

2. 某妇科患者留取尿液做检查,没有清洗外阴,且将阴道分泌物混入尿液中,导致尿蛋白检查结果阳性,这种蛋白尿属于

A. 肾前性蛋白尿 B. 肾小球性蛋白尿 C. 肾小管性蛋白尿

D. 混合性蛋白尿 E. 假性蛋白尿

3. 下列疾病中,可引起多尿的是
   A. 休克   B. 心力衰竭   C. 尿路梗阻
   D. 糖尿病   E. 严重脱水

4. 下列疾病中,常导致尿液 pH 值升高的是
   A. 糖尿病   B. 痛风   C. 低钾血症
   D. 发热   E. 呼吸性碱中毒

5. 乳糜尿多见于
   A. 结核   B. 结石   C. 丝虫病
   D. 膀胱炎   E. 膀胱癌

6. 脓血便常见于
   A. 急性肠炎   B. 细菌性痢疾   C. 胃溃疡
   D. 直肠息肉   E. 霍乱

7. 上消化道大量出血时,可出现
   A. 脓血便   B. 柏油样便   C. 白陶土样便
   D. 米泔样便   E. 鲜血便

8. 患者晨起排便时发现粪便呈黑色,最可能的原因是
   A. 霍乱   B. 直肠息肉   C. 胆道梗阻
   D. 细菌性痢疾   E. 服用铁剂

9. 粪便检查能确诊的疾病是
   A. 胃出血   B. 胃癌   C. 急性肠炎
   D. 肾疾病   E. 肠道寄生虫感染

10. 患者,女性,45 岁,因皮肤黄染、弥漫性上腹疼痛而就诊。尿液为暗褐色,粪便为灰白色,最可能的原因为
    A. 尿胆原增多   B. 尿胆红素减少   C. 粪胆原减少
    D. 血清总胆红素降低   E. 血清直接胆红素降低

11. 某患者,疑似中枢神经系统疾病,穿刺抽取脑脊液时最初几滴为血性,随后逐渐转清,最可能的原因是
    A. 脑新鲜出血   B. 脑陈旧性出血   C. 蛛网膜下腔出血
    D. 蛛网膜下腔梗阻   E. 穿刺损伤出血

12. 陈旧性蛛网膜下腔出血时,脑脊液常呈
    A. 无色   B. 白色   C. 红色
    D. 黄色   E. 绿色

13. 脑脊液中葡萄糖明显减低,见于
    A. 病毒性脑膜炎   B. 结核性脑膜炎   C. 神经梅毒
    D. 化脓性脑膜炎   E. 流行性乙型脑炎

14. 脑脊液中蛋白质显著增多,见于
    A. 结核性脑膜炎   B. 化脓性脑膜炎   C. 流行性乙型脑炎
    D. 病毒性脑膜炎   E. 脑出血

15. 下列与漏出液产生无关的病因是
    A. 细菌感染   B. 晚期肝硬化   C. 充血性心力衰竭
    D. 肾病综合征   E. 重度营养不良

16. 渗出液的蛋白质含量常大于
    A. 30g/L   B. 20g/L   C. 10g/L   D. 5g/L   E. 1g/L

【名词解释】

1. 少尿　　　　　　　2. 管型　　　　　　　3. 蛋白尿　　　　　　4. 酮体

【简答题】

1. 简述粪便检查的目的,并列举细菌性痢疾患者粪便检查所见。

2. 描述正常脑脊液的颜色、透明度、凝固性。列举化脓性脑膜炎脑脊液检查的特点。

3. 比较漏出液与渗出液实验室检查的特点。

第四节　临床生物化学检查

学 习 目 标

知识目标:

1. 描述临床生物化学检查常用项目标本采集的要求及注意事项。

2. 说出血清脂质与脂蛋白检查的常用项目及其参考区间。

3. 说出心肌损伤常用的实验室检查项目及其变化特点。

4. 说出肝脏疾病常用检查项目的参考区间及其临床意义。

5. 说出空腹血糖测定、口服葡萄糖耐量试验、糖化血红蛋白测定的参考区间及临床意义。

6. 说出水、电解质与酸碱平衡紊乱常用实验室检查项目的临床意义。

7. 描述微量元素检查的临床意义。

8. 说出肾小球滤过功能与肾小管功能常用检查项目的参考区间及其临床意义。

能力目标:

1. 能结合检查项目不同要求,进行正确的标本采集。

2. 能够结合疾病史,根据检查结果分析护理对象可能的护理诊断/问题。

素质目标:

1. 具有尊重和爱护护理对象,保护其隐私的职业精神。

2. 具有严谨求实、善于观察和乐于探究的科学精神。

理论学习指导

一、血清脂质与脂蛋白检查

(一) 标本采集要求

标本采集要求:①素食或低脂饮食 3 天;②采血前 24 小时内禁酒,避免剧烈运动;③红色、黄色或绿色管帽真空采血管采集空腹静脉血;④采血过程中止血带结扎时间不可过长,防止标本溶血。

(二) 血清脂质测定

血清脂质测定包括血清总胆固醇(TC)测定与血清甘油三酯(TG)测定。其参考区间包括理想范围、边缘升高与升高 3 类。升高主要见于冠状动脉粥样硬化、高脂血症、甲状腺功能减退、糖尿病、肾病综合征、类脂性肾病、胆总管阻塞等。降低见于严重肝疾病、甲状腺功能亢进症、严重营养不良、肾上腺皮质功能减退症等。

(三) 血清脂蛋白测定

1. 血清高密度脂蛋白胆固醇(HDL-C)测定　一般以测定 HDL-C 的含量来估计 HDL 水平,判断发生冠心病的危险性。HDL-C 水平低的个体患冠心病的危险性增加;HDL-C 水平高者,患冠心病的可能性小。

2. 血清低密度脂蛋白胆固醇(LDL-C)测定　测定 LDL 中胆固醇量以表示 LDL 水平。LDL 水平增高与冠心病发病成正相关,因此可用于判断发生冠心病的危险性。此外,甲状腺功能减退症、肾病综合征、胆汁淤积性黄疸、肥胖症、糖尿病、慢性肾衰竭等患者 LDL-C 可增高;甲状腺功能亢进症和肝硬化等患者 LDL-C 可降低。

3. 血清脂蛋白(a)［Lp(a)］测定　Lp(a)浓度明显升高是冠心病的一个独立危险因素,其浓度随年龄的增加而增加。Lp(a)浓度升高还可见 1 型糖尿病、肾脏疾病、炎症、手术或创伤后以及血液透析后等。

(四)血清载脂蛋白测定

1. 血清载脂蛋白 AI 测定　与 HDL 一样可以预测和评价冠心病的危险性。

2. 血清载脂蛋白 B(ApoB)测定　ApoB100 是 LDL 含量最高的蛋白质,实验室通常测定 ApoB100。ApoB 增高与动脉粥样硬化、冠心病的发病率成正相关,也是冠心病的危险因素,可用于评价冠心病的危险性和降脂治疗的效果;糖尿病、甲状腺功能减退、肾病综合征和肾衰竭等也可见 ApoB 增高。ApoB 减低见于无 β 脂蛋白血症、低 β 脂蛋白血症、恶性肿瘤、甲状腺功能亢进症和营养不良等。

二、心肌损伤实验室检查

(一)心肌酶学检查

1. 肌酸激酶(CK)及其同工酶测定　正常血清中绝大部分为 CK-MM,有极少量的 CK-MB,CK-BB 含量甚微。

(1)血清 CK 总酶增高见于:①急性心肌梗死(AMI),发生 AMI 时,CK 活性在 3~8 小时升高,24 小时达高峰,3~4 天后恢复至正常水平,是 AMI 早期诊断的较敏感指标;②挫伤、手术、癫痫发作等肌肉损伤,多发性肌炎、横纹肌溶解症等肌肉疾病,CK 可有不同程度升高;③急性脑外伤、脑恶性肿瘤者 CK 也可增高。此外,临床上还可根据血清 CK 总酶的变化判断 AMI 溶栓治疗后的效果,如峰时间提前,在发病 4 小时内 CK 即达峰值,提示冠状动脉再通的能力为 40%~60%。

(2)血清 CK-MB 增高见于:①AMI,AMI 时 CK-MB 升高早于 CK 总酶,AMI 发生 2~8 小时后 CK-MB 开始升高,血清 CK-MB 大幅度升高提示梗死面积大,预后差;若 CK-MB 保持高水平,表明心肌坏死仍在继续。②正常时 CK-MB/CK 常 <6%,若比值 >6% 多为心肌损伤引起。

2. 乳酸脱氢酶(LDH)及其同工酶测定　血清 LDH 总酶活性测定主要用于 AMI 的辅助诊断。血清 LD 同工酶测定的意义:①通常在 AMI 发生后 6 小时,LD_1 开始升高,总 LD 活性升高略为滞后;②当 AMI 患者的 LD_1/LD_2 倒置且伴有 LD_5 增高时,提示患者心衰并伴有肝脏淤血或肝衰竭;③LD_1 活性大于 LD_2 也可出现在心肌炎、巨幼细胞贫血和溶血性贫血患者;④在肝实质病变,如病毒性肝炎、肝硬化或原发性肝癌时,可出现 $LD_5>LD_4$ 的情况;⑤骨骼肌疾病时 $LD_5>LD_4$,各型肌萎缩早期 LD_5 升高,晚期可出现 LD_1 和 LD_2 升高;⑥肺部疾患可有 LD_3 升高,白血病时常有 LD_3 和 LD_4 的升高。

(二)心肌蛋白检查

1. 肌钙蛋白 T(cTnT)和肌钙蛋白 I(cTnI)测定　cTnI 与 cTnT 具有组织特异性。AMI 时 cTnI 和 cTnT 明显升高,AMI 发病后 3~8 小时开始升高,且具有较宽的诊断窗口期,其中 cTnT 为 5~14 天,cTnI 为 4~10 天。不稳定型心绞痛受检者血清 cTnI 和 cTnT 也可升高,提示小范围心肌梗死的可能。cTnI 和 cTnT 也用于溶栓疗效的判断,溶栓治疗后 90 分钟 cTn 明显升高,提示再灌注成功。其他微小心肌损伤如钝性心肌外伤、心肌挫伤、甲状腺功能减退受检者的心肌损伤、药物的心肌毒性、严重脓毒血症和脓毒血症导致的左心衰竭时 cTn 也可升高。

2. 肌红蛋白(Mb)测定　正常人血清中含量甚微,当心肌或骨骼肌受损时,血清 Mb 显著增高,常被用作急性心肌梗死的早期诊断指标。Mb 分子量小,在 AMI 发病后 1~3 小时血中浓度迅速上升,4~12 小时达峰值,18~30 小时内可完全恢复到正常水平;若胸痛发作后 6~12 小时不升高,有助于排除 AMI 的诊断,所以血清 Mb 是早期诊断 AMI 的标志物。骨骼肌损伤、肾功能不全时 Mb 也可升高。Mb 也是溶栓治疗中判断有无再灌注的较敏感而准确的指标。

三、肝脏疾病实验室检查

(一)血清酶学检查

1. 血清转氨酶测定　用于肝脏疾病检查的转氨酶主要有丙氨酸转氨酶(ALT)和天冬氨酸转氨酶(AST)。

急性病毒性肝炎 ALT 与 AST 均显著增高,以 ALT 更显著,ALT/AST>1;急性重型肝炎可出现"酶胆红素分离"现象,提示肝细胞严重坏死,预后不良。慢性病毒性肝炎血清转氨酶轻度增高或正常,ALT/AST>1。药物性肝炎、脂肪肝和肝癌等非病毒性肝病转氨酶轻度增高或正常,ALT/AST<1。肝硬化转氨酶浓度取决于肝细胞坏死和肝纤维化的程度,持久而显著升高提示肝内有活动性病变。肝内、外胆汁淤积转氨酶可轻度增高或正常。急性心肌梗死发病后 6~12 小时,AST 开始增高 24~48 小时达高峰,3~5 天后可恢复正常,若 AST 下降后又再次增高,提示梗死范围扩大或出现新的梗死。

2. 血清碱性磷酸酶(ALP)测定　ALP 增高见于肝内、外胆管梗阻性疾病及骨骼疾病等。

3. 血清 γ-谷氨酰转移酶(GGT)测定　GGT 增高主要见于胆道梗阻性疾病、病毒性肝炎、肝硬化、酒精性或药物性肝炎等。

(二) 血清蛋白质测定

1. 血清总蛋白、清蛋白测定　总蛋白降低见于血液稀释、营养不良、慢性消耗性疾病及蛋白丢失过多。总蛋白增高见于血液浓缩或蛋白合成增加。清蛋白/球蛋白(A/G)比值降低或倒置伴总蛋白降低,见于严重肝功能损害;A/G 比值降低或倒置伴总蛋白升高见于 M 蛋白血症。

2. 血清蛋白电泳

(1) 肝炎:急性肝炎早期或病变较轻时,电泳结果多无异常。随病情加重和时间延长,清蛋白、α 球蛋白及 β 球蛋白减少,γ 球蛋白增高。γ 球蛋白增高的程度与肝炎的严重程度成正比。

(2) 肝硬化:清蛋白中度或高度减少,α₁ 球蛋白、α₂ 球蛋白和 β 球蛋白也有降低倾向,γ 球蛋白明显增加,并可出现 β-γ 桥,即电泳图谱上从 β 区到 γ 区带连成一片难以分开。

(3) 肝癌:α₁ 球蛋白、α₂ 球蛋白明显增高,有时可见在清蛋白和 α₁ 球蛋白区带之间出现一条甲胎蛋白区带,该区带具有诊断意义。

(4) 肝外疾病:①肾病综合征者,由于尿中排出大量清蛋白而使血清中清蛋白水平明显下降,α₂ 球蛋白及 β 球蛋白升高;②多发性骨髓瘤、巨球蛋白血症、良性单克隆免疫球蛋白增生症者,血清蛋白电泳图谱 β 至 γ 区带处出现一特殊单克隆区带,称为 M 蛋白;③系统性红斑狼疮、风湿性关节炎等,可有不同程度的清蛋白下降及 γ-蛋白升高。

3. 血清前清蛋白测定　临床意义基本同血清清蛋白测定,但前清蛋白的敏感性更高。

4. 胆红素代谢检查　血清总胆红素(STB)检查为非结合胆红素(UCB)和结合胆红素(CB)的总和。隐性黄疸或亚临床黄疸 STB 为 17.1~34.2μmol/L;轻度黄疸 STB 为 34.2~171μmol/L;中度黄疸 STB 为 171~342μmol/L;重度黄疸 STB>342μmol/L。溶血性黄疸多为轻度黄疸,肝细胞性黄疸多为轻、中度黄疸,不完全梗阻性黄疸常为中度黄疸,完全梗阻性黄疸多为重度黄疸。溶血性黄疸以 UCB 增高为主,CB/STB<0.2;梗阻性黄疸以 CB 增高为主,CB/STB>0.5;肝细胞性黄疸 CB 与 UCB 均增加,CB/STB 比值介于 0.2~0.5 之间。

5. 血清总胆汁酸测定　增高主要见于肝脏疾病、胆道梗阻性疾病等。

6. 肝纤维化指标的测定

(1) 单胺氧化酶(MAO)测定:反映肝纤维化的程度,重症肝硬化及肝硬化伴肝癌时,MAO 活性明显增高。

(2) Ⅳ型胶原检测:Ⅳ型胶原是目前临床上主要用于观察肝硬化的指标。

四、肾脏疾病实验室检查

(一) 肾小球滤过功能检查

1. 内生肌酐清除率

(1) 标本采集:低蛋白饮食 3 日(蛋白质 <40g/d),禁肉类,避免剧烈运动。第 4 日晨 8 时排尽余尿,收集并记录此后 24 小时尿量,加入甲苯 3~5ml 防腐,同日任何时间采抗凝血 2~3ml,与 24 小时尿液同时送检。

(2) 临床意义

1) 判断肾小球滤过功能损害的敏感指标:当肾小球滤过率(GFR)降低到正常值的 50% 时,肌酐清除率(Ccr)值可低至 50ml/min,但血肌酐、尿素氮测定仍可在正常范围,所以 Ccr 是较早反映 GFR 的灵敏指标。

2）评估肾小球滤过功能损害程度：慢性肾衰竭受检者 Ccr 51~70ml/min 为轻度肾功能损害；Ccr 50~31ml/min 为中度肾功能损害；Ccr<30ml/min 为重度肾功能损害；Ccr<20ml/min 为肾衰竭；Ccr<10ml/min 为终末期肾衰竭。

3）指导临床治疗和用药：当 Ccr<40ml/min 时，应限制患者蛋白质摄入；Ccr<30ml/min 时，使用噻嗪类利尿剂常无效；Ccr<10ml/min 时，可作为血液透析治疗的指征，此时呋塞米等利尿药物对患者的疗效明显减低。此外，应根据 Ccr 减低的程度调节用药剂量和用药间隔。

2. 血清肌酐测定　血清肌酐升高可见于各种原因所致肾小球滤过功能减退，但由于肾小球滤过率降至正常的 50% 以下时血肌酐浓度才明显升高，所以不能反映肾早期损害的程度。

3. 血清尿素测定　尿素增高是反映器质性肾功能损害的中、晚期指标，一般与病情的严重性一致。蛋白质分解或摄入过多如上消化道出血、甲状腺功能亢进症、大面积烧伤、高热、应用大剂量糖皮质激素以及摄入大量蛋白性食物等血清尿素增高。与血肌酐综合应用，可鉴别肾性与非肾性肾衰竭。

（二）肾小管功能检查

1. 尿浓缩稀释试验　夜尿 >750ml 或昼/夜尿量比值降低，尿比重值及变化率正常，为肾浓缩功能减退的早期改变，见于间质性肾炎、慢性肾小球肾炎、高血压肾病和痛风性肾病早期损害肾小管。若同时出现夜尿量增多及尿比重无一次 >1.018，或昼夜尿比重差值 <0.009，提示上述疾病所致肾浓缩-稀释功能严重受损；若尿比重固定在 1.010~1.012，表明肾浓缩-稀释功能完全丧失。尿量超过 4L/24h，尿比重均低于 1.006，见于尿崩症。

2. 尿渗透压（Uosm）测定　Uosm 及 Uosm/Posm（血浆渗透压）的比值减低，提示肾浓缩功能受损。Uosm/Posm 的比值等于或接近 1，称为等渗尿，提示肾浓缩功能接近完全丧失，见于慢性肾小球肾炎、多囊肾及慢性肾盂肾炎晚期。Uosm<200m0sm/kgH$_2$O，或 Uosm/Posm 的比值 <1，称为低渗尿，提示肾浓缩功能丧失而稀释功能仍存在，见于尿崩症。

（朱光泽）

五、葡萄糖及其代谢物实验室检查

（一）空腹血糖测定

1. 空腹血糖增高　空腹血糖增高而又未达到糖尿病诊断标准时，称为空腹血糖过高；空腹血糖增高超过 7.0mmol/L 时称为高血糖症。根据空腹血糖水平将高血糖症分为 3 度。①轻度增高：血糖 7.0~8.4mmol/L；②中度增高：血糖 8.4~10.1mmol/L；③重度增高：血糖 >10.1mmol/L。当血糖水平超过肾糖阈值（8.89mmol/L）时则出现尿糖阳性。

（1）生理性增高：见于高糖饮食、剧烈运动或情绪激动等。

（2）病理性增高见于：①各型糖尿病；②内分泌疾病，如甲状腺功能亢进症、巨人症、肢端肥大症、皮质醇增多症、嗜铬细胞瘤和胰高血糖素瘤等；③应激，如颅内压增高、颅脑损伤、中枢神经系统感染、心肌梗死、大面积烧伤、急性脑血管病等；④药物影响，如噻嗪类利尿剂、口服避孕药、肾上腺糖皮质激素等；⑤肝脏或胰腺疾病，如严重肝病、坏死性胰腺炎、胰腺癌等；⑥其他，如高热、呕吐、腹泻、脱水、麻醉和缺氧等。

2. 空腹血糖降低　空腹血糖低于 3.9mmol/L 为空腹血糖减低。《中国 2 型糖尿病防治指南（2020 年版）》对低血糖进行了分级：1 级低血糖为血糖 <3.9mmol/L 且 ≥3.0mmol/L；2 级低血糖为血糖 <3.0mmol/L；3 级低血糖为没有特定血糖界限，伴有意识和/或躯体改变的严重事件，需要他人帮助的低血糖。

（1）生理性减低：见于饥饿、长期剧烈运动和妊娠期。

（2）病理性减低见于：①胰岛素过多，如岛素用量过大、口服降糖药、胰岛 β 细胞增生或肿瘤等；②对抗胰岛素的激素分泌不足，如肾上腺皮质激素、生长激素缺乏；③肝糖原储存缺乏，如急性重型肝炎、急性肝炎、肝癌、肝淤血等；④急性酒精中毒；⑤先天性糖原代谢酶缺乏，如 I 型、Ⅲ型糖原累积病等；⑥消耗性疾病，如严重营养不良、恶病质等；⑦非降糖药物影响，如磺胺药、水杨酸、吲哚美辛等；⑧特发性低血糖。

（二）口服葡萄糖耐量试验

1. 标本采集　试验前 3 天每日碳水化合物不少于 200g，停服影响试验的药物。受试前晚餐后禁食或禁食 10~16 小时。试验日于清晨采集空腹血糖标本后，将葡萄糖 75g 溶于 300ml 水中，5 分钟内饮完。于口服葡萄糖后 30 分钟、1 小时、2 小时、3 小时各采集静脉血标本 1 次，采血的同时采集尿标本，分别测定血糖和尿糖。

2. 临床意义　主要用于诊断症状不明显或血糖升高不明显的疑似糖尿病。有以下情况之一者，即可诊断为糖尿病：①有糖尿病症状，空腹血糖 >7.0mmol/L；②OGTT 血糖峰值 >11.1mmol/L，2 小时血糖 >11.1mmol/L；③有糖尿病症状，随机血糖 >11.1mmol/L，且伴有尿糖阳性者。OGTT 也用于诊断糖耐量减低、鉴别功能性与肝源性低血糖等。

（三）糖化血红蛋白测定

糖化血红蛋白作为糖尿病诊断和长期监控的指标，可以反映检测前 2~3 个月左右血糖的平均水平，是监测糖尿病患者血糖控制情况的指标之一。《中国 2 型糖尿病防治指南（2020 年版）》已经把标准化检测方法测定的 HbA1c≥6.5% 作为糖尿病的补充诊断标准。

（四）糖化清蛋白测定

糖化清蛋白反映的是糖尿病患者测定前 2~3 周血糖的平均水平，是监测糖尿病患者血糖控制的指标之一，尤其适合糖尿病患者住院期间治疗效果的评价。

（五）血清胰岛素测定和胰岛素释放试验

1. 鉴别糖尿病类型　1 型糖尿病，空腹胰岛素明显减低，服糖后仍很低；2 型糖尿病，空腹胰岛素水平可正常、稍高或稍低，服糖后胰岛素呈延迟性释放反应。

2. 高胰岛素血症或胰岛 β 细胞瘤　空腹血糖减低，糖耐量曲线低平，胰岛素 C 肽释放曲线相对较高。

3. 胰岛素增高见于肥胖、肝衰竭、肾衰竭、肢端肥大症、巨人症等；胰岛素减低见于腺垂体功能低下、肾上腺功能不全或饥饿状态等。

（六）血清 C 肽测定

空腹 C 肽水平降低见于糖尿病；C 肽释放试验可更好地评价胰岛 β 细胞的分泌和贮备功能。

（王柏山）

六、胰腺疾病实验室检查

（一）血清淀粉酶与尿淀粉酶测定

急性胰腺炎是淀粉酶（AMY）增高最常见的原因，血清 AMY 在发病后 2~12 小时活性开始升高，12~72 小时达峰值，3~4 天后恢复正常；尿 AMY 在发病后 12~24 小时开始升高，多数患者在 3~10 天后恢复到正常，因此在急性胰腺炎后期测定更有价值。慢性胰腺炎急性发作、胰腺囊肿、胰腺管阻塞、胰腺癌及非胰腺疾病（如腮腺炎时）AMY 亦可增高。AMY 活性减低主要常见于慢性胰腺炎、胰腺癌等。

（二）血清脂肪酶检测

血清脂肪酶（LPS）活性增高常见于胰腺疾病，特别是急性胰腺炎。急性胰腺炎发病后 4~8 小时开始升高，24 小时达到峰值，可持续 10~15 天，其增高可与 AMY 平行，但有时增高的时间更早，持续的时间更长，增高的程度更明显。由于 LPS 组织来源较少，其特异性较 AMY 更高。消化性溃疡穿孔、肠梗阻、急性胆囊炎等 LPS 也可增高。胰腺癌或胰腺结石致胰腺导管阻塞时 LPS 活性可减低。

（王柏山）

七、水、电解质与酸碱平衡紊乱实验室检查

（一）血清电解质检查

各种血清电解质测定的参考区间和临床意义见表 5-11。

表 5-11　各种血清电解质测定的参考区间和临床意义

血清电解质测定	参考区间	增高	减低
血钾测定	3.5~5.3mmol/L	① 摄入过多:输入大量库存血液,补钾过多过快等 ② 钾排泄障碍:急性肾衰竭少尿期、长期大量使用潴钾利尿剂等 ③ 细胞内钾移出:重度溶血、挤压综合征等	① 摄入不足:长期无钾饮食等 ② 丢失过度:严重呕吐或腹泻 ③ 细胞外钾进入细胞内:代谢性碱中毒、甲状腺功能亢进等
血钠测定	137~147mmol/L	① 摄入过多:进食过量钠盐且伴有肾功能障碍、透析液比例失调等 ② 体内水分摄入过少或丢失过多:渗透性利尿、出汗过多等 ③ 肾上腺皮质功能亢进:库欣病等 ④ 脑性高钠血症:脑外伤、脑血管意外等	① 摄取不足:长期低盐饮食、饥饿等 ② 胃肠道失钠:幽门梗阻、呕吐等 ③ 肾失钠:反复使用利尿剂、慢性肾衰竭等 ④ 皮肤性失钠:大面积烧伤、大量出汗等 ⑤ 大量引流浆膜腔积液
血氯测定	99~110mmol/L	① 摄入过多:同血钠测定 ② 排泄减少:急性肾小球肾炎等 ③ 脱水:腹泻、出汗等 ④ 换气过度:呼吸性碱中毒 ⑤ 肾上腺皮质功能亢进	① 摄入不足:饥饿、营养不良等 ② 丢失过多:严重呕吐、腹泻等 ③ 氯向组织内转移过多:急性肾炎、肾小管疾病等 ④ 水摄入过多:尿崩症等
血钙测定	2.11~2.52mmol/L	① 摄入过多:静脉用钙过量等 ② 钙吸收作用增强:维生素 A 或维生素 D 摄入过多 ③ 溶骨作用增强:原发性甲状旁腺功能亢进等 ④ 肾脏功能损害:急性肾衰竭等	① 摄入不足:长期低钙饮食等 ② 钙吸收作用减弱:佝偻病等 ③ 成骨作用增强:甲状旁腺功能减退等 ④ 肾脏疾病:急、慢性肾衰竭等
血磷测定	成人 0.85~1.51mmol/L;儿童 1.29~1.94mmol/L	① 内分泌疾病:甲状旁腺功能减退症等 ② 肾排泄受阻:慢性肾衰竭等 ③ 维生素 D 过多 ④ 其他:肢端肥大症、多发性骨髓瘤等	① 摄入不足:佝偻病、维生素 D 缺乏等 ② 丢失过多:呕吐、血液透析等 ③ 磷转入细胞内:静脉注射葡萄糖或胰岛素等 ④ 其他:酒精中毒、甲状旁腺功能亢进症等
血镁测定	0.75~1.02mmol/L	① 肾功能不全少尿期 ② 甲状旁腺功能减退症 ③ Addison 病 ④ 多发性骨髓瘤 ⑤ 镁制剂用量过多	① 摄入不足:禁食、呕吐、慢性腹泻 ② 尿排出过多:肾功能不全、服用利尿剂 ③ 其他:甲状旁腺功能亢进、原发性醛固酮增多症等

（二）血气分析

1. 血液 pH 值测定　血液 pH 值是判断酸碱失衡中机体代偿程度的重要指标。pH 值 <7.35 为失代偿性酸中毒,pH 值 >7.45 为失代偿性碱中毒,pH 值在正常范围时,可为正常或代偿性酸碱失衡。

2. 血浆二氧化碳总量(T-CO$_2$)　T-CO$_2$ 升高见于二氧化碳潴留或代谢性碱中毒;T-CO$_2$ 降低见于通气过度。

3. 碳酸氢盐(HCO$_3^-$)　实际碳酸氢盐(AB)＝标准碳酸氢盐(SB),为酸碱平衡;AB=SB<22mmol/L,为代谢性酸中毒失代偿;AB=SB>27mmol/L,为代谢性碱中毒失代偿;AB>SB,为呼吸性酸中毒,提示二氧化碳潴留,通气不足;AB<SB,为呼吸性碱中毒,提示二氧化碳排出过多,通气过度。

4. 缓冲碱(BB)　BB 降低提示代谢性酸中毒或呼吸性碱中毒;BB 升高提示代谢性碱中毒或呼吸性酸

中毒。

5. 剩余碱（BE）　BE>+3mmol/L，为代谢性碱中毒；BE<−3mmol/L，为代谢性酸中毒。

6. 动脉二氧化碳分压（$PaCO_2$）　$PaCO_2$ 用于判断有否呼吸性酸、碱失衡及其代偿反应。

7. 动脉血氧分压（PaO_2）　PaO_2 测定的主要临床意义是判断机体有无缺氧及其程度。PaO_2<70~80mmHg，提示轻度缺氧；PaO_2 在 60~70mmHg，提示中度缺氧；PaO_2<60mmHg，提示重度缺氧，为呼吸衰竭的表现；PaO_2<30mmHg，生命难以维持。

8. 动脉氧饱和度（SaO_2）　SaO_2 与 PaO_2 测定的意义相同，是反映机体有无缺氧的指标。不同的是前者受血液血红蛋白量的影响，如贫血、红细胞增多或血红蛋白变性等，后者不受影响。

（王柏山）

八、内分泌激素实验室检查

（一）甲状腺激素检查

1. 血清游离 T_4（FT_4）和游离 T_3（FT_3）测定　①FT_4 增高见于甲状腺功能亢进症，其对诊断甲状腺功能亢进症的灵敏度较高；FT_4 降低见于甲状腺功能减退症。②FT_3 增高见于甲状腺功能亢进症，为诊断甲状腺功能紊乱灵敏可靠的指标；FT_3 减低见于低 T_3 综合征、慢性淋巴细胞性甲状腺炎晚期等。与 TSH 同时测定，价值更大。

2. 反三碘甲状腺原氨酸测定（rT_3）

（1）rT_3 增高：①甲状腺功能亢进；②非甲状腺疾病，如急性心肌梗死、肝硬化、尿毒症、糖尿病、脑血管病、心力衰竭等；③药物影响，如普萘洛尔、地塞米松、丙硫嘧啶等可致 rT_3 增高。当甲状腺功能减退应用甲状腺激素替代治疗时，rT_3、T_3 正常说明用药量合适；若 rT_3、T_3 增高，而 T_4 正常或偏高，提示使用药量过大。

（2）rT_3 减低：①甲状腺功能减退；②慢性淋巴细胞性甲状腺炎；③药物影响，如应用抗甲状腺药物治疗时，rT_3 减低较 T_3 缓慢，当 rT_3、T_4 低于参考值时，提示用药过量。

（二）肾上腺激素检查

1. 血清皮质醇和尿液游离皮质醇测定　血清皮质醇和 24 小时尿液游离皮质醇增高见于 Cushing 病、双侧肾上腺皮质肿瘤、垂体肿瘤、长期应激状态或长期服用糖皮质激素；降低见于 Addison 病、腺垂体功能减退等。

2. 24 小时尿液 17-羟皮质类固醇（17-OHCS）和 17-酮类固醇（17-KS）测定　皮质功能亢进如 Cushing 病、肾上腺皮质肿瘤、甲状腺功能亢进症、肥胖等，尿液 17-OHCS 和尿液 17-KS 增高；睾丸间质细胞瘤时，17-KS 增高。皮质功能减退如 Addison 病、腺垂体功能减退、肾上腺切除术后、甲状腺功能减退等，尿液 17-OHCS 和尿液 17-KS 减低；睾丸功能减退时，17-KS 减低。

3. 血浆和尿液醛固酮（ADL）测定　ALD 增高常见于肾上腺皮质肿瘤或增生引起的原发性醛固酮增多症，也可见于有效血容量减少、肾血流量减少所致的继发性醛固酮增多症，如心力衰竭、肾病综合征、肝硬化腹水、高血压及长期低钠饮食等。长期服用避孕药等也可使 ALD 增高。ALD 减低见于肾上腺皮质功能减退症、垂体功能减退、高钠饮食、妊娠高血压综合征、原发性单一性醛固酮减少症等。应用普萘洛尔、利血平、甲基多巴、甘草等也可使 ALD 减低。

4. 血肾上腺素和去甲肾上腺素测定　血液和尿液 E 和 NE 均增高见于嗜铬细胞瘤。

5. 尿液香草扁桃酸测定　尿 VMA 增高主要见于嗜铬细胞瘤发作期、交感神经母细胞瘤、交感神经细胞瘤及肾上腺髓质增生等。

（三）性激素检查

1. 孕酮测定　孕酮增高主要见于葡萄胎、妊娠高血压综合征、原发性高血压、卵巢肿瘤多胎妊娠、先天性肾上腺皮质增生等。孕酮减低主要见于黄体功能不全、多囊卵巢综合征、胎儿发育迟缓、死胎、原发性或继发性闭经、无排卵性子宫功能型出血等。

2. 雌二醇（E_2）测定　E_2 增高常见于女性性早熟、男性女性化、卵巢肿瘤以及性腺母细胞瘤、垂体瘤等，也可见于肝硬化、妊娠期。男性随年龄增长，E_2 水平也逐渐增高。E_2 减低常见于各种原因所致的原发性性腺功能减退,如卵巢发育不全,也可见于下丘脑和垂体病变所致的继发性性腺功能减退等。卵巢切除、青春期延迟、原发性或继发性闭经、绝经、口服避孕药等也可使 E_2 减低。

3. 睾酮测定　睾酮增高主要见于睾丸间质细胞瘤、男性性早熟、先天性肾上腺皮质增生症、肾上腺皮质功能亢进症、多囊卵巢综合征等,也可见于女性肥胖症、中晚期妊娠及应用雄激素等。睾酮减低主要见于 Klinefelter 综合征、睾丸不发育症、Kallmann 综合征、男性 Turner 综合征等,也可见于睾丸炎症、肿瘤、外伤、放射性损伤等。

4. 人类绒毛膜促性腺激素(hCG)测定　用于妊娠早期诊断,于月经期过后 2~3 天即可测出。hCG 升高还可见于生殖细胞、卵巢、膀胱、胰腺、胃、肺和肝脏等肿瘤患者。hCG 含量降低提示流产、宫外孕或死胎。

（四）下丘脑-垂体激素检查

1. 血清促甲状腺激素(TSH)测定　因甲状腺病变所致的原发性甲状腺功能亢进症,T_4 和 T_3 增高,TSH 降低;因下丘脑或垂体病变所致的继发性甲状腺功能亢进症,T_4 和 T_3 增高,TSH 同时增高。原发性甲状腺功能减退,T_4 和 T_3 降低,TSH 增高;继发性甲状腺功能减退,T_4 和 T_3 降低,TSH 也降低。长期服用含碘药物、居住在缺碘地区或 Addison 病,血清 TSH 增高。

2. 促肾上腺皮质激素(ACTH)测定　午夜血浆 ACTH 增高见于下丘脑、垂体性皮质醇增多症;早晨血浆 ACTH 降低见于下丘脑、垂体性皮质醇减退症、原发性皮质醇增多症。两者均存在昼夜节律消失的情况。

3. 生长激素(GH)测定　GH 增高最常见于垂体肿瘤所致的巨人症或肢端肥大症,外科手术、灼伤、低血糖症、糖尿病、肾功能不全等 GH 也可增高。GH 减低主要见于垂体性侏儒症、垂体功能减退症、遗传性 GH 缺乏症、继发性 GH 缺乏症等。高血糖、皮质醇增多症、应用肾上腺糖皮质激素也可使 GH 减低。

4. 催乳素(PRL)测定　孕妇血液中 PRL 的水平随孕期升高,可 >400μg/L;哺乳期血液中 PRL 也升高。非妊娠及哺乳期女性,血浆 PRL>300μg/L 时,可诊断为催乳素瘤;PRL 介于 100~300μg/L 时,应进行催乳素瘤与功能性高催乳素血症的鉴别。

（王柏山）

九、微量元素检查

（一）必需微量元素测定

微量元素通常指浓度低于体重 0.01% 的无机物。

1. 铁测定　铁测定的参考区间和临床意义见表 5-12。

表 5-12　铁测定的参考区间和临床意义

铁测定	参考区间	增高	减低
血清铁测定	男性:10.6~36.7μmol/L 女性:7.8~32.2μmol/L	再生障碍性贫血、铅中毒、血管内溶血、白血病、含铁血黄素沉着症、急性病毒性肝炎等	缺铁性贫血、感染或炎症、真性红细胞增多症等
血清总铁结合力测定	男性:50.0~77.0μmol/L 女性:54.0~77.0μmol/L	缺铁性贫血、妊娠后期、急性肝炎、肝细胞坏死等	肝硬化、血色病、肾病、脓毒血症、遗传性转铁蛋白缺乏症、肿瘤等
血清转铁蛋白饱和度测定	33%~55%	血色病、摄入过量铁、珠蛋白生成障碍性贫血等	缺铁性贫血、慢性感染等
血清铁蛋白测定	男性:15~200μg/L 女性:12~150μg/L	血色病、依赖输血的贫血患者、炎症、肝坏死、慢性肝病等	缺铁性贫血、妊娠等

2. 锌测定　血清锌增高主要见于急性锌中毒;血清锌降低常见于慢性活动性肝炎、酒精性肝硬化、原发性肝癌等肝脏病变,胃肠道吸收障碍、某些慢性消耗性疾病、急性或慢性感染,以及手术、外伤、心肌梗死等急性创伤。

3. 铜测定　血清铜增高见于感染性疾病、多种恶性肿瘤、肝硬化、甲状腺功能亢进症、妊娠后期及摄入维生素和口服避孕药;血清铜降低见于摄入过量铁或锌引起竞争性吸收不良、肝豆状核变性或 Menkes 综合征等。

4. 碘测定　血清碘增高见于高碘性甲状腺肿;血清碘降低见于地方性甲状腺肿。

(二) 有害微量元素测定

有害微量元素的定义是相对的,对人类健康有害的微量元素铅、汞、镉、铝等主要来源于食物和饮水。环境污染和职业接触是有害微量元素体内蓄积增加的主要原因。

有害微量元素测定主要用于职业接触后的检测。血清铅的最高允许值为 $600\mu g/L$,铅过量可产生多种症状如腹痛、厌食、运动失调等。汞中毒见于汞蒸气中毒,在脑中蓄积,产生兴奋性增加、行为障碍、记忆力丧失等神经症状。镉经肠道吸收后,在肝、肾组织中蓄积,首先是肾损害,血镉的最高允许值为 $10\mu g/L$,单次致死量为 300mg。血清铝的浓度高于正常 20 倍后,可出现临床症状如语言失调、癫痫、进行性痴呆。

(王柏山)

自　测　题

【选择题】

A1/A2 型题

1. 血清总胆固醇增高,见于
   - A. 冠状动脉粥样硬化
   - B. 肝硬化
   - C. 甲状腺功能亢进症
   - D. 严重营养不良
   - E. 急性肾小球肾炎

2. 低密度脂蛋白中含量最高的载脂蛋白是
   - A. apoA1
   - B. apoA2
   - C. apoA4
   - D. apoB48
   - E. apoB100

3. 对动脉粥样硬化的形成有抵抗作用的脂蛋白是
   - A. 高密度脂蛋白
   - B. 低密度脂蛋白
   - C. 极低密度脂蛋白
   - D. 脂蛋白(a)
   - E. 中密度脂蛋白

4. 临床实践中,诊断急性心肌梗死**不采用**的检查项目是
   - A. CK 总酶活性
   - B. CK-MB 的质量
   - C. LDH 同工酶分析
   - D. cTnT/cTnI
   - E. LDH 测定

5. 常用作排除 AMI 诊断的检测项目是
   - A. CK-MB 酶活性
   - B. CK-MB 的质量
   - C. cTnT/cTnI
   - D. Mb
   - E. LDH

6. 可用于微小心肌损伤诊断的检测项目是
   - A. 乳酸脱氢酶
   - B. 肌红蛋白
   - C. 肌钙蛋白 T
   - D. 肌酸激酶同工酶 MB
   - E. 丙氨酸转氨酶

7. 诊断急性心肌梗死特异性最高的检测项目是
   - A. 乳酸脱氢酶
   - B. 肌红蛋白
   - C. 肌钙蛋白 T
   - D. 肌酸激酶同工酶 MB
   - E. 丙氨酸转氨酶

8. 可用于心力衰竭分级的检测项目是
   - A. 乳酸脱氢酶
   - B. 脑钠尿肽
   - C. 肌钙蛋白 T
   - D. 肌酸激酶同工酶 MB
   - E. 肌红蛋白

9. 血清清蛋白与球蛋白比值倒置多见于
   - A. 慢性感染
   - B. 严重营养不良
   - C. 严重肾功能损害
   - D. 严重肝功能损害
   - E. 急性心肌梗死

10. "胆酶分离"现象提示为
    - A. 肝硬化
    - B. 慢性肝炎
    - C. 急性重型肝炎
    - D. 胆道梗阻性疾病
    - E. 急性心肌梗死

11. 下列表现符合溶血性黄疸实验室检查特点的是
    A. 以非结合胆红素增高为主　　　　　　　B. 以结合胆红素增高为主
    C. 结合胆红素和非结合胆红素都明显增高　　D. 结合胆红素和非结合胆红素增高均不明显
    E. 以白蛋白增高为主

12. 反映肝损害最敏感的酶学检测项目是
    A. ALT　　　　　B. AST　　　　　C. ALP　　　　　D. GGT　　　　　E. LDH

13. 反映胆道阻塞敏感性和特异性最好的检测项目是
    A. ALT　　　　　　　　B. ALP　　　　　　　　C. AST
    D. MAO　　　　　　　　E. CK

14. 单胺氧化酶(MAO)增高,见于
    A. 肝内胆道阻塞　　　　B. 肝炎　　　　　　　　C. 肝纤维化
    D. 肝癌　　　　　　　　E. 肝囊肿

15. 属于肾小管功能检查的是
    A. 尿渗透压测定　　　　B. 内生肌酐清除率测定　　C. 血尿素测定
    D. 血肌酐测定　　　　　E. 尿 pH 值测定

16. 属于肾小球滤过功能检查的是
    A. 尿比重测定　　　　　B. 血肌酐测定　　　　　C. 尿浓缩稀释试验
    D. 尿渗透压测定　　　　E. 尿 pH 值测定

17. 患者,男性,65 岁,内生肌酐清除率为 65ml/min,该结果提示其肾小球滤过功能为
    A. 正常　　　　　　　　B. 轻度损害　　　　　　C. 中度损害
    D. 重度损害　　　　　　E. 极重度损害

18. 血肌酐明显增高提示肾小球滤过功能已下降至正常的
    A. 65% 以下　　　　　　B. 60% 以下　　　　　　C. 55% 以下
    D. 50% 以下　　　　　　E. 45% 以下

19. 下列疾病中,表现为低渗尿的是
    A. 尿崩症　　　　　　　B. 尿毒症　　　　　　　C. 糖尿病
    D. 慢性肾盂肾炎晚期　　E. 肾囊肿

20. 必须采用抗凝全血标本进行测定的项目是
    A. 血糖　　　　　　　　B. 糖化血红蛋白　　　　C. 糖化清蛋白
    D. 胰岛素　　　　　　　E. 餐后血糖

21. 代谢性酸中毒时机体的代偿反应为
    A. HCO_3^- 升高　　　　B. PaO_2 升高　　　　　C. $PaCO_2$ 升高
    D. $PaCO_2$ 下降　　　　E. PaO_2 降低

22. Graves 病是自身免疫性甲状腺疾病,符合该病实验室检查结果的是
    A. TSH 增高　　　　　　B. 游离 T_3、T_4 增高　　C. 游离 T_3、T_4 降低
    D. TBG 增高　　　　　　E. ALP 升高

A3/A4 型题

(23~24 题共用题干)

患者,男,24 岁。与朋友聚餐至半夜 12 时左右,回家后自觉上腹部不适,伴恶心,夜间呕吐两次,呕吐物为胃内容物,今晨 7 时开始左上腹部呈刀割样疼痛并自觉发热而来诊,疑似急性胰腺炎。

23. 该患者应选择的实验室检查项目是
    A. MAO、pH　　　　　　B. ALP、GGT　　　　　C. ALT、AST
    D. AFU、5′-NT　　　　　E. AMY、LPS

24. 急性胰腺炎时血清浓度最早出现变化的是
    A. LPS
    B. ALP
    C. ALT
    D. AFU
    E. AMY

（25~27 题共用题干）

患者，女性，46 岁，8 天前开始出现厌食、恶心，2 天前见尿液呈浓茶色而来就诊。实验室检查：ALT 1 523U/L，AST 958U/L，TBIL 76μmol/L，ALP 521U/L，A/G 比值 1.5：1。

25. 该患者最可能的病因是
    A. 急性肝炎
    B. 慢性肝炎
    C. 肝硬化
    D. 急性胃炎
    E. 流行性感冒

26. 患者尿液呈浓茶色，其最可能的原因是
    A. 尿白细胞升高
    B. 尿红细胞升高
    C. 结合胆红素升高
    D. 非结合胆红素升高
    E. 泌尿系炎症

27. 为进一步了解肝细胞损伤程度及预后，应选择检查的项目是
    A. ACP
    B. IgG
    C. 总蛋白
    D. 线粒体 AST
    E. GGT

（28~30 题共用题干）

患者，男性，49 岁，5 小时前曾大量饮酒，1 小时前出现上腹剧烈疼痛，弯腰时疼痛可减轻，体温 36.6℃，疑为急性胰腺炎。

28. 急性胰腺炎首选的检测项目是
    A. 血淀粉酶测定
    B. 尿淀粉酶测定
    C. 血 LDH 测定
    D. AST 测定
    E. GGT 测定

29. 治疗后期更有诊断价值的检测项目是
    A. 血淀粉酶测定
    B. 尿淀粉酶测定
    C. ALP 测定
    D. AST 测定
    E. GGT 测定

30. 下列疾病中，可引起血淀粉酶升高的是
    A. 腮腺炎
    B. 胃炎
    C. 心肌炎
    D. 肾炎
    E. 急性肝炎

【名词解释】
1. 高密度脂蛋白　　2. 肌红蛋白　　3. B 型钠尿肽　　4. 尿渗透压
5. 血气分析　　6. 缓冲碱　　7. 阴离子间隙　　8. 血清总铁结合力

【简答题】
1. 如何做好血脂测定标本的采集？
2. 简述血清脂质检测指标的参考区间及其临床意义。
3. 比较 3 种类型黄疸的实验室检查特点。
4. 简述肝血清学检测项目的临床意义。
5. 如何做好内生肌酐清除率检查前患者的准备？如何指导其正确采集检验标本？
6. 如何做好昼夜尿比重试验检查前患者的准备？如何指导其正确采集检验标本？
7. 如何做好口服葡萄糖耐量试验的标本采集？
8. 淀粉酶与脂肪酶测定在急、慢性胰腺炎诊断中的特点有哪些？
9. 如何选择用于动脉血气分析穿刺的血管？
10. 列举代谢性酸中毒时血气分析常用指标的变化。
11. 甲状腺功能亢进时，实验室检测指标有何变化？

第五节　临床常用免疫学检查

学习目标

知识目标：

1. 说出常见感染性疾病免疫学检查的主要检查指标。
2. 复述自身免疫性疾病常用的自身抗体种类及其临床意义。
3. 复述常用的肿瘤标记物种类及其临床意义。

能力目标：

1. 能结合不同检查项目的要求，进行正确的标本采集。
2. 应用甲型、乙型及丙型肝炎病毒标志物检查结果辅助护理诊断。

素质目标：

1. 具有尊重和爱护护理对象，保护其隐私的职业精神。
2. 具有严谨求实、善于观察和乐于探究的科学精神。

理论学习指导

一、免疫球蛋白测定

免疫球蛋白是一组具有抗体活性的球蛋白，由浆细胞合成与分泌，可分为 IgG、IgA、IgM、IgD 和 IgE 五类。

（一）IgG、IgA、IgM、IgD 测定

1. 高免疫球蛋白血症　多细胞株蛋白血症可见于慢性感染、肝病、自身免疫病、恶性肿瘤等；单细胞株蛋白血症主要见于浆细胞恶性病变。不同类型免疫球蛋白增高的临床意义不同，如 IgG 增高见于各种感染性疾病和自身免疫性疾病等；IgA 增高主要见于黏膜炎症和皮肤病变等；IgM 增高多见于毒血症和感染性疾病的早期。

2. 低免疫球蛋白血症　先天性低 Ig 血症主要见于体液免疫缺陷和联合免疫缺陷病。一种是 Ig 全缺，另一种是缺一种或两种，其中以 IgA 缺乏多见，患者呼吸道易反复感染；缺乏 IgG 者易患化脓性感染；缺乏 IgM 者易患革兰氏阴性菌败血症。获得性低 Ig 血症可能与严重胃肠道疾病、肾病综合征、恶性肿瘤骨转移、重症传染病等疾病有关。

（二）IgE 测定

IgE 是介导I型变态反应的主要抗体。检测血清总 IgE 水平是针对各种变应原 IgE 的总和，作为过敏反应性疾病的初筛试验。IgE 增高主要见于过敏性支气管炎、异位性皮炎、过敏性鼻炎、荨麻疹、IgE 型骨髓瘤、寄生虫感染、系统性红斑狼疮、类风湿关节炎等疾病。特异性 IgE 检测是针对某一种变应原的IgE 测定，有助于寻找和确定变应原。IgE 降低主要见于先天性或获得性免疫缺陷综合征、恶性肿瘤、长期使用免疫抑制剂等。

二、血清补体测定

1. 总补体溶血活性测定　总补体溶血活性反映的主要是补体 9 种成分的综合水平，一般以 50% 的溶血率（CH_{50}）作为判别点。

（1）CH_{50} 活性增高：常见于各种急性反应，如急性炎症、急性组织损伤。

（2）CH_{50} 活性降低：可由先天性和后天因素引起，先天性补体缺乏症较少见，由补体基因缺损或突变引起，主要导致补体成分或调节成分缺陷；后天因素主要由消耗过多、合成减少等因素引起，见于急性肾小球肾炎、系统性红斑狼疮、大面积烧伤、冷球蛋白血症、严重感染、肝硬化等。

2. 血清补体 C3 测定　血清补体 C3 是补体各种成分中含量最高的一种，在补体经典激活途径与旁路激

活途径中均发挥重要作用。

（1）C3 增高：C3 作为一种急性时相反应蛋白，在急性炎症或传染性疾病早期如风湿热急性期、心肌炎、心肌梗死、关节炎等增高。

（2）C3 降低：见于补体合成能力降低、补体消耗或丢失过多、补体合成原料不足及先天性补体缺乏。

3. 血清补体 C4 测定　补体 C4 是补体经典激活途径的一个重要组分。与 C3 相似，C4 降低还见于多发性骨髓瘤、IgA 肾病、遗传性血管性水肿、遗传性 C4 缺乏等。

三、感染性疾病免疫学检查

（一）甲型肝炎病毒标志物检测

甲型肝炎病毒主要通过粪-口途径传播，在肝细胞内进行复制，通过胆汁从粪便排出。HAV 感染后，机体在急性期和恢复早期出现抗-HAV IgM 抗体，恢复后期出现抗-HAV IgG 抗体，可维持终身，对 HAV 的再感染有免疫防御能力。

抗-HAV IgM 阳性是甲型肝炎病毒急性感染早期诊断的主要标志物，可作为临床确诊依据；抗-HAV IgG 阳性表示曾感染过 HAV，主要用于甲型肝炎的流行病学调查。

（二）乙型肝炎病毒标志物检测

乙型肝炎病毒主要通过血液途径传播，也可由性接触或母婴垂直传播，一般机体感染 HBV 后产生相应的 3 种不同的抗原抗体系统，即 HBsAg 与抗-HBs、HBeAg 与抗-HBe、HBcAg 与抗-HBc。

1. HBsAg 与抗-HBs　HBsAg 本身不具有传染性，阳性常作为传染性的标志之一。抗-HBs 为针对 HBsAg 产生的中和抗体，阳性见于既往曾感染 HBV、接种乙肝疫苗后或被动性获得抗-HBs 抗体。

2. HBeAg 与抗-HBe　HBeAg 是病毒复制、传染性强的标志，HBeAg 持续阳性的乙型肝炎易转变为慢性肝炎。抗-HBe 出现于急性感染的恢复期，提示病毒复制减少，传染性减低。

3. HBcAg 与抗-HBc　HBcAg 主要存在于受感染的肝细胞核内，因检测困难一般不作为常规检测指标。抗-HBc 为反映肝细胞受 HBV 侵害的指标，主要包括 IgM 和 IgG 型。抗-HBc IgM 是感染 HBV 后血液中最早出现的特异性抗体，急性期滴度高，是诊断急性乙型肝炎和判断病毒复制、传染性强的重要指标。抗-HBc IgG 高滴度表明患者正在感染，低滴度表示既往感染过 HBV，在体内持续时间长，具有流行病学意义。

4. HBV-DNA　HBV-DNA 阳性是急性乙肝病毒感染的可靠诊断指标，还用于乙肝抗病毒药物治疗效果评价、献血员筛检、监测血液制品的传染性和乙肝疫苗的安全性等。

（三）丙型肝炎病毒标志物检测

丙型肝炎病毒主要通过血液传播，是引起输血后肝炎的病原体之一。主要的实验室检查指标有抗-HCV IgM、抗-HCV IgG 和 HCV-RNA 测定。

1. 抗-HCV　抗-HCV 阳性是诊断 HCV 感染的重要依据。抗-HCV IgM 阳性见于急性 HCV 感染，为诊断丙型肝炎的早期敏感指标。抗-HCV IgG 阳性表明体内有 HCV 感染，但不能作为早期诊断指标，阴性不能完全排除 HCV 感染。

2. HCV-RNA　阳性提示 HCV 复制活跃，传染性强。连续观察 HCV-RNA 的动态变化，对判断病情、监测药物治疗效果及血液制品的安全性有重要意义。

（四）人获得性免疫缺陷病毒感染检查

人类免疫缺陷病毒也称为艾滋病病毒，主要通过性接触、血液和母婴垂直传播。HIV 感染的实验室检查主要包括抗-HIV 抗体检测、病毒培养、核酸检测和抗原检测，其中抗-HIV 抗体检测为最常规使用的方法。HIV 抗体血清学检查分为初筛试验和确认试验，初筛试验敏感性很高，初筛阳性的标本再用特异性强的方法进行确认。最常用的初筛试验是酶联免疫吸附试验（ELISA），确认试验常用免疫印迹试验（WB）。初筛试验第 1 次阳性必须用不同试剂做第 2 次试验，以免出现假阳性。免疫印迹试验阳性可确诊 HIV 感染。

（五）梅毒血清学检查

感染梅毒螺旋体后机体主要产生 IgM、IgG 两种特异性抗梅毒螺旋体抗体，IgM 抗体持续时间短，IgG 抗体可终身存在。非特异性抗体又称反应素，是由螺旋体破坏的组织细胞所释放的类脂样物质以及螺旋体自身的类脂和脂蛋白刺激机体产生的 IgM、IgG 抗体,这种抗体可在非梅毒螺旋体感染的多种急、慢性疾病患者的血液中检出。临床上用于诊断梅毒的血清学试验有非特异性(快速血浆反应素试验,RPR)和特异性(梅毒螺旋体抗体试验)两类方法,分别用于筛查和确诊。

(六) TORCH 血清学检查

"TORCH"一词是由多种引起宫内感染的微生物英文词的第一个字母组成,T 是弓形虫;O 是其他微生物,包括乙肝病毒、柯萨奇病毒、梅毒螺旋体等;R 是风疹病毒;C 是巨细胞病毒;H 是单纯疱疹病毒。IgM 抗体阳性提示有近期感染,IgG 抗体阳性表示既往感染。

四、自身免疫性疾病实验室检查

自身免疫性疾病是指由于某些原因造成免疫系统对自身成分的免疫耐受减低或破坏,致使自身抗体和/或致敏淋巴细胞损伤自身器官组织而引起的疾病,表现为相应组织器官的功能障碍。自身抗体是诊断自身免疫性疾病的重要指标。

1. 类风湿因子(RF)检测　RF 是变性 IgG 刺激机体产生的一种自身抗体,主要为 IgM 型,也可见 IgG、IgA、IgD 和 IgE 型。RF 主要存在于类风湿关节炎患者的血清及关节腔液中。约 90% 类风湿关节炎患者 RF 阳性,其中尤以病变广泛、病情严重、病程长、活动期及有关节外病变者的阳性率高,滴度高。动态观察 RF 可评价病变的活动性及药物治疗的效果。其他结缔组织疾病如系统性红斑狼疮(SLE)的阳性率约 60%,硬皮病、多发性肌炎等也可检出 RF,但滴度较低。此外,正常人尤其是老年人阳性率也可达 5%~10%。

2. 抗环瓜氨酸肽抗体(抗 CCP)测定　抗 CCP 对类风湿关节炎(RA)的早期诊断具有相当高的特异性和敏感性,是 RA 早期诊断的特异性指标,而且抗 CCP 抗体阳性者更易发生关节损害。

3. 抗核抗体检测　包括抗核抗体检测(ANA)、抗脱氧核糖核酸抗体检测和抗可提取性核抗原抗体检测。

(1) 抗核抗体:对很多自身免疫性疾病有诊断价值,抗核抗体阳性(高滴度)标志了自身免疫性疾病的可能性,抗核抗体的检测对风湿性疾病的诊断和鉴别具有重要意义。

(2) 抗脱氧核糖核酸抗体:分为抗天然 DNA 抗体或称抗双链 DNA(dsDNA)抗体、抗变性 DNA 抗体或称抗单链 DNA(ssDNA)抗体。抗 dsDNA 抗体对 SLE 有较高的特异性,70%~90% 的活动期 SLE 患者该抗体阳性。抗 ssDNA 抗体可见于多种疾病,特异性较差。

(3) 抗可提取性核抗原抗体:包括抗 Sm 抗体、抗 SS-A 抗体和抗 SS-B 抗体、抗 Scl-70 抗体和抗 Jo-1 抗体。抗 Sm 抗体阳性对 SLE 诊断有高度的特异性,属于 SLE 血清标志性抗体之一,但阳性率较低,若与抗 dsDNA 抗体同时检测,可提高 SLE 的诊断率。抗 SS-A 抗体阳性主要见于干燥综合征,也可见于其他自身免疫性疾病如 SLE。13% 的 SLE 及 30% 的干燥综合征患者有抗 SS-B 抗体。抗 Scl-70 抗体阳性见于 25%~75% 的进行性系统性硬化症(播散性)患者。抗 Jo-1 抗体阳性主要见于多发性肌炎或皮肌炎患者。

4. 抗组织细胞抗体检测

(1) 抗线粒体抗体(AMA)测定:阳性主要见于肝脏疾病,如原发性胆汁性肝硬化。

(2) 抗中性粒细胞胞质抗体(ANCA)测定:阳性见于韦格纳肉芽肿、显微镜下多血管炎、变应性肉芽肿性血管炎,统称为 ANCA 相关性血管炎。

(3) 抗甲状腺球蛋白抗体(TGAb)测定:升高多见于甲状腺功能亢进、桥本甲状腺炎等。

(4) 抗甲状腺过氧化物酶抗体(TPOAb)测定:升高多见于甲状腺功能亢进、桥本甲状腺炎及甲状腺肿瘤、单纯性甲状腺肿、亚急性甲状腺炎等。

五、肿瘤标志物检测

肿瘤标志物是指存在于肿瘤细胞内或肿瘤细胞表达及脱落的物质,或者是宿主对体内肿瘤反应而产生的物质,可存在于细胞胞质、细胞核中或细胞表面,也可见于血液、组织或体液中。

1. 血清甲胎蛋白(AFP)测定　AFP 存在于胎儿血清中,出生后 AFP 的合成很快受到抑制,6 个月至 1 岁时,血中 AFP 逐渐降至正常成人水平。当肝细胞或生殖腺胚胎组织发生恶性病变时,血中 AFP 含量明显增高。

（1）AFP 是诊断原发性肝细胞癌较为敏感和特异的肿瘤标志物，AFP>300ng/ml 有诊断意义。

（2）AFP 是肝癌治疗效果和预后判断的敏感指标，AFP 在一定程度上反映肿瘤的大小，其动态变化与病情有一定的关系。

（3）其他：睾丸癌、卵巢癌、畸胎瘤、胃癌、胰腺癌等 AFP 也可升高；病毒性肝炎及肝硬化患者血 AFP 轻度升高；妊娠 3 个月后体内 AFP 开始升高，分娩后 3 周恢复正常。

2. 血清癌胚抗原（CEA）测定　CEA 是一种多糖蛋白复合物，正常情况下，CEA 由胎儿胃肠道上皮组织、胰和肝细胞合成。妊娠前 6 个月内 CEA 含量增高，出生后血中含量极低。细胞发生恶性变时，肿瘤细胞合成 CEA 异常，血清 CEA 浓度增高。

（1）CEA 是一种广谱肿瘤标志物，用于消化系统恶性肿瘤的诊断。结肠癌、直肠癌、肺癌、胃癌、乳腺癌、胰腺癌、卵巢癌及子宫癌等 CEA 增高。

（2）用于指导肿瘤的治疗及随访：对肿瘤患者血液或其他体液中 CEA 浓度进行连续观察，能为病情判断、预后及疗效观察提供重要的依据。

（3）其他疾病，如肝硬化、肺气肿、直肠息肉、肠胃炎症等 CEA 可轻度升高。

3. 血清糖类抗原 125（CA125）测定　CA125 是上皮性卵巢癌和子宫内膜癌的首选标志物，用于卵巢癌的早期诊断、疗效观察、预后判断、复发及转移的监测。其他疾病如乳腺癌、胰腺癌、胃癌、肺癌、结肠癌、直肠癌、子宫内膜异位症、盆腔炎、卵巢囊肿、肝炎、肝硬化等 CA125 也可升高。

4. 血清糖类抗原 15-3（CA15-3）测定　CA15-3 是乳腺癌最重要的标志物，30%~50% 乳腺癌患者的 CA15-3 明显升高，其含量的变化与治疗效果相关。肺癌、胃肠癌、子宫内膜癌、卵巢癌、宫颈癌等患者血清 CA15-3 也升高，少数良性乳腺疾病、肝硬化患者也可轻度升高，应予以鉴别。

5. 血清糖类抗原 19-9（CA19-9）测定　CA19-9 主要用于胰腺癌的鉴别诊断和病情监测。胃癌、结直肠癌、胆囊癌、胆管癌、肝癌患者 CA19-9 也可升高。

6. 血清前列腺特异性抗原（PSA）测定　PSA 可作为前列腺癌筛查的标志物，也可作为监测前列腺癌病情变化和疗效的重要指标。前列腺增生、前列腺炎、肾脏和泌尿生殖系统疾病时 PSA 也可轻度升高，f-PSA/t-PSA 比值 <0.15 为前列腺癌的可能性大；比值 >0.25 提示可能为良性病变。

7. 神经元特异性烯醇化酶（NSE）　小细胞肺癌患者 NSE 水平明显高于肺腺癌、肺鳞癌、大细胞肺癌等非小细胞肺癌，可用于鉴别诊断。还可用于监测小细胞肺癌放射治疗、化学治疗后的效果，治疗有效时 NSE 浓度逐渐降低至正常水平，复发时血清 NSE 升高。

（王柏山）

自　测　题

【选择题】

A1/A2 型题

1. 其增高主要见于黏膜炎症和皮肤病变的免疫球蛋白是

    A. IgG　　　　　　　　　　　B. IgA　　　　　　　　　　　C. IgM

    D. IgD　　　　　　　　　　　E. IgE

2. 血清 AFP 明显升高，见于

    A. 原发性肝细胞癌　　　　　B. 慢性肝炎　　　　　　　　C. 肝硬化

    D. 肝内胆管阻塞　　　　　　E. 继发性肝癌

【名词解释】

1. 免疫球蛋白　　　　　　　2. 自身免疫性疾病　　　　　　3. 肿瘤标志物

【简答题】

1. 简述 HBsAg、HBeAg 和抗-HBc 3 个指标阳性，以及 HBsAg、抗-HBe 和抗-HBc 3 个指标阳性的临床意义。

2. 简述 HIV 感染的血清学检查指标及其临床应用。

3. 检测肿瘤标志物有什么临床价值?

第六节　临床微生物学检查

学 习 目 标

知识目标:

1. 描述微生物学检查标本采集与处理的基本原则。

2. 描述血培养、呼吸道标本采集与处理方法。

3. 说出微生物学检查的方法及应用。

能力目标:

1. 能根据检查项目要求,正确采集微生物学标本。

2. 能够结合疾病史,根据检查结果分析护理对象可能的护理诊断/问题。

素质目标:

1. 具有尊重和爱护护理对象,保护其隐私的职业精神。

2. 具有严谨求实、善于观察和乐于探究的科学精神。

理论学习指导

一、标本采集与处理

1. 基本原则

(1) 采集时间一般应在发病早期,应用抗微生物药物之前。对已用抗微生物药物而不能终止的患者,应在血药浓度最低时或下次用药前采集。

(2) 必须使用密闭、灭菌的容器盛装培养标本,且容器不能使用消毒剂消毒灭菌。

(3) 采集微生物学检测标本时,必须考虑所选标本的种类和采集部位。若选择部位不当,再好的采集方法,也会因无法采集到有效的病原体而失去临床价值。

(4) 所有标本的采集和运送应在无菌操作及防止污染的原则下进行。

(5) 标本采集完毕,应尽快送检。若标本不能及时送检,应采取适宜的方式储存后送检,如淋病奈瑟球菌、肺炎链球菌、嗜血杆菌培养的标本需在保温的情况下送检。

(6) 送检申请单上必须提供临床诊断、标本类型、采集部位、检查目的等相关临床资料,以便实验室及时采取相应措施,并有助于检查结果的解释。急症或危重症患者应特殊说明。

(7) 所有标本都应按有潜在病原菌予以处理,在采集、包装和送检过程中必须注意生物安全,防止污染传播和自身感染。对具有高度危险性的标本,如 HIV 感染者标本等,要有明显标识。

2. 血培养标本采集与处理

(1) 采血时间:一般在发热初期、寒战时或发热高峰到来前 0.5~1 小时采集血培养标本,对已应用抗菌药物治疗者,应在下次用药前采集。

(2) 采血部位:通常为肘部静脉。疑似细菌性心内膜炎时,以肱动脉或股动脉为宜;疑似细菌性骨髓炎或伤寒患者,则在髂后上棘穿刺抽取骨髓液作培养。

(3) 皮肤消毒:严格遵守无菌操作,消毒范围以穿刺点为中心,直径大于 5cm。

(4) 采血量及培养瓶的选择:成人每次采血 20~30ml,有氧瓶和无氧瓶各注入 10~15ml;新生儿、婴儿及儿童 1~5ml。骨髓标本可抽取 1~2ml 注入血培养瓶。分离结核分枝杆菌和真菌培养需特殊培养瓶;厌氧菌培养要严格避免将空气注入培养瓶内。

3. 尿培养标本采集与处理

(1) 无菌操作:避免操作过程中污染留取的尿液标本而导致检查结果错误。

(2) 标本的采集方法:多采取中段尿进行培养。为避免被外尿道寄居的正常菌群污染,应做好外阴部的清洁。①女性受检者:可用肥皂水或碘伏清洗外阴后再收集中段尿;②男性受检者:清洗阴茎头后留取中段尿标本;③排尿困难者:可导尿后留取,一般插入导管后先弃掉 15ml 尿液后再留取,但应避免多次导尿所致尿路感染;④对于厌氧菌的培养,采用膀胱穿刺法收集,置于无菌厌氧瓶中送检。

(3) 标本的留取:留取 10~20ml 尿液于灭菌容器内。

(4) 及时送检:尿液是细菌生长的良好培养基,室温下放置过久,可使污染细菌大量繁殖生长,导致错误的结果。尿液中不要加入防腐剂。

4. 粪便培养标本采集与处理 粪便培养标本的采集与处理,详见本章第一节"概述"中的"标本采集与处理"。

5. 呼吸道标本采集与处理 鼻咽拭子、鼻咽洗液、痰液、通过气管收集的标本均可作为呼吸道标本。

(1) 鼻咽拭子、鼻咽洗液:可供鼻病毒、呼吸道合胞病毒、肺炎衣原体、溶血性链球菌等的病原学检查。

(2) 痰液:先用清水漱口或用牙刷清洁口腔,然后用力咳出呼吸道深部的痰。若受检者咳痰困难,可短时间抬高床脚,并吸入温热低张盐水雾化液,刺激下呼吸道,使痰液易于排出。为提高抗酸杆菌检查的阳性率,可采集 12~24 小时的痰液进行浓集。

(3) 气管穿刺吸取法:适用于厌氧菌培养。

(4) 支气管肺泡灌洗液:利用支气管镜将生理盐水灌入支气管和肺泡,再回收可获得支气管肺泡灌洗液。

痰标本中鳞状上皮细胞 <10 个/低倍镜视野、白细胞 >25 个/低倍镜视野为合格标本。

二、微生物学检查方法及临床应用

1. 直接显微镜检查

(1) 涂片不染色显微镜检查:通常用于观察细菌形态、动力及运动状况。有鞭毛的细菌运动活泼,无鞭毛的细菌呈不规则布朗运动。弧菌、螺旋体、弯曲杆菌等细菌形态和运动方式特征鲜明,具有临床意义。

(2) 涂片染色显微镜检查:在光学显微镜下可清楚地观察细菌的形态、染色性及特殊结构,并可根据染色反应性对细菌加以分类鉴定。

(3) 荧光显微镜检查和免疫电镜检查:荧光显微镜检查用于标本经荧光染色后直接检出某些病原微生物,如结核分枝杆菌、麻风分枝杆菌和白喉棒状杆菌等。电镜检查对某些病毒感染具有确诊的价值,如婴幼儿急性胃肠炎腹泻粪便电镜下查见车轮状的双层衣壳病毒颗粒即可诊断为轮状病毒引起的胃肠炎。

2. 病原体的分离培养和鉴定 根据可疑病原体生长培养特性,选择合适的培养基,做好接种前的标本处理,根据菌落性状、细菌的形态、染色性,细菌生化反应和血清学实验结果等,对分离菌作出鉴定。

3. 病原体特异性抗原检测 用已知抗体检测受检者血清及其他体液标本中的病原体抗原,适用于多种感染性疾病的早期快速诊断。

4. 病原体核酸检测 临床常用的核酸检测技术主要有聚合酶链反应、核酸探针杂交技术、实时荧光定量 PCR 技术。病原体核酸检测适用于目前尚不能分离培养或难分离培养的微生物,尤其在病毒学研究和诊断方面得到越来越广泛的应用。如 HIV、HBV、HCV、HPV 等病毒载量的测定,在判断病毒是否是活动性感染、抗病毒治疗的监测等方面具有一定的临床意义。

此外,病原体核酸检测也适用于检测核酸变异的病原微生物。病毒是变异率比较高的微生物,病毒变异不仅对病毒感染性疾病的治疗、预后构成不利,同时还影响病毒感染的正确诊断。需要注意的是,由于核酸检测具有很高的敏感性,检测体系中极微量的待测核酸的污染均可产生假阳性结果;而不适当的标本处理,DNA 多聚酶抑制剂等均可导致假阴性结果。因此,必须制定严格的工作程序防止污染发生,并设立阴性对照。随着分子生物学技术的不断发展,检测试剂盒的标准化使操作更简便易行。

5. 血清学检查 血清学检查是目前应用最广泛的感染性疾病检测方法,是用已知病原体的抗原检测受检者血清中的相应抗体,是疾病流行病学调查的一种方法。一般需要在病程早期和晚期分别留取 2~3 份标本,若抗体效价增长 4 倍以上,或者特异性 IgM 抗体阳性,才具有现症感染的诊断意义。常用的血清学检查详见本章第五节"临床常用免疫学检查"的相关内容。

6. 抗菌药物敏感性试验和细菌耐药性检测

(1)抗菌药物敏感性试验:抗菌药物敏感性试验简称药敏试验,是指在体外测定抗菌药物抑制或杀灭细菌的能力。药敏试验结果的表示方法包括:①敏感,是指使用常规推荐剂量的抗菌药物进行治疗时,该抗菌药在受检者感染部位通常能达到的浓度可以抑制该感染菌的生长;②耐药,是指使用常规推荐剂量的抗菌药物进行治疗时,该抗菌药在受检者感染部位通常能达到的浓度不能抑制该感染菌的生长;③中介,抗菌药对感染菌的最低抑菌浓度接近该药在血液和组织中的浓度,感染菌的临床应答可能低于敏感菌。

(2)细菌耐药性检测:细菌耐药性检测包括细菌耐药表型的检测和耐药基因型的检测,细菌耐药表型的检测可借助于药敏试验的结果,耐药基因型的检测则是检测耐药基因(如 *mecA* 基因)是否存在,以及耐药相关基因(如结核分枝杆菌的利福平作用靶点基因)是否存在耐药突变来实现。细菌耐药性检测可以更早地检测出病原体的耐药性。

(纪代红)

临床见习指导

【临床见习前准备】

见习前 1~2 天,带教老师联系好临床检验实验室或医院检验科,并选好相应病例的检查结果,包括血液系统、泌尿系统、呼吸系统、消化系统及循环系统的常见疾病。

【临床见习方法】

学生分组,每组由 1 名教师带领,参观校内临床检验实验室;再由老师带领到医院检验科室;最后,组织学生在医院会议室总结讨论不同实验室检查标本采集方法、注意事项及常见系统代表性疾病检查结果的临床意义等。

【临床见习内容】

1. 参观校内临床检验室,了解全自动血细胞分析仪、尿干化学分析仪的使用方法及工作原理;观察粪便常规检查、各种血清酶学检查、细菌培养和检测试剂盒等基本使用方法及原理。

2. 参观医院检验科不同的检测室,如血液检测室、体液及分泌物检测室、生物化学检测室、微生物实验室、免疫学实验室、病理室、血库等,了解不同检测室的布局、环境及仪器等。

3. 参观各检验室不同指标的自动化检测流水线,了解各项检测仪器的使用方法、注意事项及工作原理等,如常用生物化学检查自动化仪器的使用原理(如离子选择电极仪器、半自动或自动化分析仪、DNA 扩增仪等),细菌室常用仪器(如生物安全柜、超净工作台、温箱、冰箱、干烤箱、高压灭菌器)的使用方法和注意事项等。

4. 临床常用检测项目标本如血液、尿液、粪便、痰液及其他体液或分泌物、微生物学标本采集、接种,检测前的制片、涂片、染色、离心等处理方法(如血片制作、粪便直接涂片法、饱和盐水漂浮法、离心沉淀法等)的观察。

5. 生物化学检查中常用试剂的配制的观察,如酸碱基准液、电泳缓冲液、浓缩液的稀释等;生物化学检验中比色分析的基本原理,常检项目的测定原理、注意事项、正常值及临床意义。

6. 血细胞计数的显微镜计数法、血片制作、染色、白细胞分类计数、网织红细胞计数等操作过程;体液蛋白质、葡萄糖、血清磷酸肌酸酶、LDH 同工酶测定、血清高密度脂蛋白、血清低密度脂蛋白测定;免疫学检测常用检测技术如酶联免疫吸附实验、化学发光免疫分析技术、免疫荧光技术、免疫印迹技术及凝集反应等操作观察。

7. 细菌的一般培养法、培养基制作及培养结果的观察。

8. 常见内科系统疾病实验室检查结果的阅读与分析 包括血液系统、泌尿系统、消化系统、呼吸系统、循环系统、内分泌系统、感染性疾病等常见疾病的实验室检查项目、结果解释及临床意义。

9. 常见外科系统疾病实验室检查结果的阅读与分析 包括体液代谢和酸碱失调、颈部疾病、胰腺疾病、周围血管疾病等患者的实验室检查项目、结果解释及临床意义。

（林蓓蕾）

自 测 题

【选择题】

A3/A4 型题

（1~2 题共用题干）

患者，男性，34 岁，因持续高热，怀疑菌血症收治入院。

1. 患者需做血液培养。关于抽血进行血液培养的叙述，**错误**的是

　A. 发热高峰到来前 0.5~1 小时采集血培养标本

　B. 严格无菌操作

　C. 24 小时采血 3 次可提高阳性率

　D. 每次采血 2~3ml

　E. 厌氧菌培养避免将空气注入厌氧菌培养瓶内

2. 该患者血液培养出金黄色葡萄球菌，需要进行药物敏感试验。关于药敏试验目的的叙述，**错误**的是

　A. 为临床选用有效治疗药物提供信息

　B. 了解本地区致病菌的耐药现状，为临床经验用药提供依据

　C. 分析医院感染流行株的药敏谱

　D. 对新研发的抗菌药物进行药敏分析，评价其抗菌药效

　E. 体外抗菌药物敏感性试验结果与体内药物治疗效果完全一致

【名词解释】

1. 抗菌药物敏感性试验　　　　2. 耐药

【简答题】

1. 列举微生物检查标本采集与处理的基本原则。

2. 以无菌体液为例说明进行微生物检查标本采集与处理的注意事项。

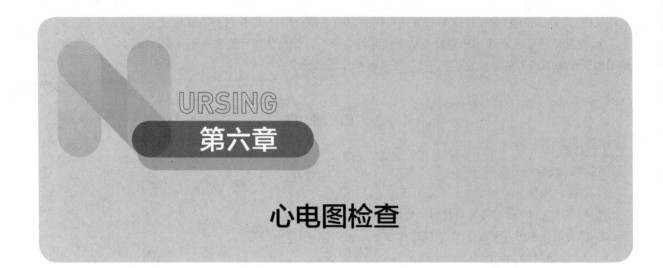

心电图检查

第一节 心电图基本知识

学习目标

知识目标：

1. 解释心电图产生的原理。

2. 复述心电图导联体系及各导联的连接方法。

能力目标：

能正确进行导联连接。

素质目标：

1. 具有尊重和爱护护理对象，保护其隐私的职业精神。

2. 具有严谨求实、善于观察和乐于探究的科学精神。

理论学习指导

一、心电图产生原理

（一）单个心肌细胞的电激动过程

单个心肌细胞的电激动过程分为极化、除极和复极3个阶段。静息状态时，细胞膜呈极化状态，若在心肌细胞的两端连接导线至电流计，可描记出一条水平的等电位线。心肌细胞除极时，已除极部位与邻近未除极部位之间形成一对电偶，电偶的电源（正电荷）在前，电穴（负电荷）在后，电流自电源流向电穴，除极的方向就是电荷移动的方向。此时，如探查电极面对除极方向，可描记出向上的波形；如探查电极背对除极方向，可描记出向下的波形；如探查电极置于细胞的中部，可描记出先正后负的双向波形。心肌细胞复极时，电流的方向是从已复极的部位流向未复极的部位，但复极过程中沿复极方向总是电穴在前，电源在后，故描记的复极波方向与除极波相反。

（二）心脏的除极与复极

正常人心室除极时，从心内膜开始，向心外膜推进，复极则相反，两者的电源均在心外膜侧。因此，正常人的心电图中记录到的复极波方向常与除极波的主波方向一致。

二、心电图导联体系

(一) 心电图导联与导联轴的概念

在人体体表相隔一定距离的任意两点放置正、负电极,并通过导联线与心电图机连接形成电路,即可描记到心电波形,这种连接和记录的方法称为心电图导联。目前在临床上最常用的心电图导联有肢体导联和胸导联。在导联的正负极间做一假想的连线,就形成了该导联的导联轴,方向由负极指向正极。

(二) 肢体导联

1. 肢体导联的组成 包括标准导联 I、II、III 和加压肢体导联 aVR、aVL、aVF。

2. 肢体导联与额面六轴系统 I、II、III 导联的导联轴所形成的等边三角形即 Einthoven 三角,其中心点相当于中心电端,aVR、aVL、aVF 的导联轴分别是自中心电端指向 3 个顶点的 3 条线。每个导联轴从中心点被分成正负两半。将 I、II、III 导联的导联轴平行移动,使之与 aVR、aVL、aVF 的导联轴一并通过 Einthoven 的中心点,便构成了额面六轴系统。额面六轴系统主要用于判断肢体导联的心电图波形以及测定额面心电轴。

(三) 胸导联

1. 胸导联的组成 胸导联反映检测部位的电位变化。常用胸导联包括 $V_1 \sim V_6$ 导联,又称心前区导联。

2. 胸导联轴 胸导联的导联轴均从中心电端指向探查电极,其在人体水平面上的投影构成了胸导联的导联轴系统,主要用于判断胸导联的心电图波形以及心电轴的钟向转位。

三、心电向量与心电图

(一) 心电向量

心肌细胞在除极或复极过程中可产生电偶,其电位幅度既有一定方向又有一定大小,称为心电向量。

(二) 瞬间综合心电向量

心脏除极时产生的方向大小各不相同的心电向量可以按照一定的规则合成为瞬间综合心电向量。

(三) 立体心电向量环

将每一心动周期中循序出现的瞬间综合心电向量的顶端连接起来所构成的环状轨道,即为立体心电向量环。心脏在除极和复极的过程中,共形成了 P、QRS 和 T 向量环。

(四) 心电向量图与心电图的关系

心电图是立体心电向量环经两次投影形成的。立体心电向量环在人体的额面、横面和侧面的投影,为第一次投影,形成心电向量图。平面心电向量环在额面六轴系统和胸导联轴上的第二次投影,分别形成了肢体导联心电图和胸导联心电图。

四、心电图各波段的形成与命名

(一) 心电图各波段的形成

正常心脏的电激动起源于窦房结,兴奋心房的同时,激动沿结间束传导至房室结,然后循希氏束→左、右束支→浦肯野纤维顺序传导,最后兴奋心室,从而引起一系列电位变化,形成心电图上的相应波段。

(二) 心电图各波段的命名

心电图各波段的命名见表 6-1。

表 6-1 心电图各波段的命名及对应心电位的变化

波段名	部位或形态	对应心电位变化
P 波	最早出现的振幅较小的波	心房除极过程的电位变化
PR 段	自 P 波终点至 QRS 波群起点间的线段	心房复极过程及房室结、希氏束、束支的电活动
PR 间期	自 P 波起点至 QRS 波群起点间的线段,包括 P 波和 PR 段	自心房开始除极至心室开始除极的时间
QRS 波群	为振幅最大的波,因探查电极所在位置的不同呈多种形态	心室除极过程的电位变化
J 点	QRS 波与 ST 段的交点	

续表

波段名	部位或形态	对应心电位变化
ST 段	自 QRS 波群终点至 T 波起点间的线段	心室缓慢复极过程的电位变化
T 波	ST 段后一个圆钝而较大的波	心室快速复极过程的电位变化
QT 间期	自 QRS 波群起点至 T 波终点的水平距离	心室开始除极至心室复极完毕全过程的时间
u 波	T 波之后出现的振幅很小的波	心室后继电位

（陆敏敏）

自 测 题

【选择题】

A1/A2 型题

1. 关于心肌细胞除极过程的叙述,正确的是

   A. 除极过程即从内正外负的状态转为内负外正的状态

   B. 已除极部位膜外带正电荷

   C. 面向除极方向描记出向上的波形

   D. 电极置于细胞中部,描记出先负后正的波形

   E. 除极过程中电穴在前

2. 关于心电向量的叙述,正确的是

   A. 心电向量只有大小,没有方向

   B. 心脏在电激动过程中只产生一个心电向量

   C. 心电向量的强度与心肌细胞数量成正比

   D. 心电向量的强度与心肌厚度成反比

   E. 心电向量的强度与探查电极位置和心肌细胞之间的距离成正比

3. I导联正极的探查电极应置于

   A. 左上肢   B. 右上肢   C. 左下肢

   D. 右下肢   E. 中心电端

4. aVR 导联的负极为

   A. 左上肢   B. 右上肢   C. 左下肢

   D. 右下肢   E. 中心电端

5. V_1 导联正极的放置位置为

   A. 中心电端   B. 胸骨右缘第 2 肋间   C. 胸骨右缘第 4 肋间

   D. 胸骨左缘第 2 肋间   E. 胸骨左缘第 4 肋间

6. 正常心电激动起源于

   A. 窦房结   B. 结间束   C. 房室结

   D. 希氏束   E. 束支

7. 反映心房除极过程电位变化的是

   A. P 波   B. PR 段   C. PR 间期

   D. QRS 波群   E. QT 间期

8. ST 段反映的是

   A. 心房除极过程的电位变化   B. 心室除极过程的电位变化

   C. 心房复极过程的电位变化   D. 心室快速复极过程的电位变化

   E. 心室缓慢复极过程的电位变化

9. 反映心室快速复极过程电位变化的是

    A. P 波   B. PR 段   C. PR 间期

    D. QRS 波群   E. T 波

10. J 点常用于

    A. P 波时间点的测量   B. QRS 时间的测量   C. ST 段偏移的测量

    D. T 波振幅的测量   E. U 波振幅的测量

11. 反映心室除极与复极过程总时间的是

    A. PR 段   B. PR 间期   C. QT 间期

    D. ST 段   E. QRS 波群

A3/A4 型题

(12~15 题共用题干)

患者,男性,55 岁,因反复胸闷,去医院做心电图。

12. 护士在为该患者连接各导联时,V_5 导联的放置位置应为

    A. 胸骨右缘第 4 肋间   B. 胸骨左缘第 4 肋间   C. 左锁骨中线平第 5 肋间

    D. 左腋前线与 V_4 同一水平   E. 左腋中线与 V_4 同一水平

13. 在解读该患者的心电图时,Ⅱ导联 QRS 波群 R 波前的负向波,称为

    A. Q 波   B. Q′ 波   C. R′ 波

    D. S 波   E. S′ 波

14. 在解读该患者心电图时,V_1 导联 QRS 波群只有负向波,称为

    A. Q 波   B. R 波   C. S 波

    D. QS 波   E. RS 波

15. 医生怀疑该患者为右心室梗死,通常需要加做的导联为

    A. V_7 B. V_8 C. V_{1R}

    D. V_{2R} E. V_{3R}

【名词解释】

1. 心电图导联   2. 瞬间综合心电向量

【简答题】

1. 对疑有后壁心肌梗死的患者,为明确梗死部位,应加做哪些导联的心电图? 这些导联的具体放置位置是哪里?

2. 心室除极过程中产生的心电向量环的名称是什么? 其运行轨迹如何?

第二节 正常心电图

学 习 目 标

知识目标:

1. 描述正常心电图各波段的特点及其正常值。

2. 说出心电轴的概念。

能力目标:

1. 能够辨别心电图的正常波形。

2. 能够对心电轴进行测量。

素质目标：

1. 具有尊重和爱护理对象，保护其隐私的职业精神。

2. 具有严谨求实、善于观察和乐于探究的科学精神。

理论学习指导

一、心电图测量

心电图纸的常规走纸速度为 25mm/s，每小横格代表 0.04 秒。当定标电压为 1mV=1cm 时，每小纵格代表电压 0.1mV。

（一）心率的测量

测量心率时，首先应判断受检者的心律是否规整。若心律规整，测量一个 RR（或 PP）间期的秒数，然后被 60 除即可得出心率。若心律不规整，则需测定 5 个以上连续的 RR 间期（或 PP 间期）算出平均值，然后按照以上方法计算心率。

（二）各波段振幅的测量

P 波振幅测量的参考水平应以 P 波起始前的水平线为准。测量 QRS 波群、J 点、ST 段、T 波和 u 波振幅，统一采用 QRS 起始部水平线作为参考水平。测量正向波的振幅，应自参考水平线的上缘垂直测量至波的顶端，测量负向波应自参考水平线的下缘垂直测量至波的底端。

（三）各波段时间的测量

测量各波时间应选择比较清晰的导联，自波形起点的内缘测至波形终点的内缘。12 导联同步心电图仪描记的心电图，测量 P 波和 QRS 波时间，应分别从最早的 P 波起点测量至最晚的 P 波终点以及从最早的 QRS 波起点测量至最晚的 QRS 波终点；PR 间期应从最早的 P 波测量至最早的 QRS 波起点；QT 间期应是最早的 QRS 波起点至最晚的 T 波终点的间距。

（四）心电轴的测量

1. 概念　平均 QRS 心电轴在额面上的投影。一般采用平均心电轴与Ⅰ导联正侧段之间的角度来表示平均心电轴的偏移方向。正常心电轴的范围为 $-30° \sim +90°$ 之间。

2. 测量方法　常用的心电轴测量方法有目测法、作图法和查表法。

（1）目测法：根据Ⅰ、Ⅲ导联 QRS 波群的主波方向估计心电轴是否偏移。若Ⅰ、Ⅲ导联的 QRS 波群主波均为正向波，提示电轴不偏；若Ⅰ导联出现较深的负向波，Ⅲ导联主波为正向波，提示电轴右偏；若Ⅰ导联主波为正向波，Ⅲ导联出现较深的负向波，则提示电轴左偏。

（2）作图法：分别测算Ⅰ和Ⅲ导联 QRS 波群振幅的代数和，然后在Ⅰ、Ⅲ导联轴上分别通过这两个数值点画垂直线，求得两垂直线的交叉点。电偶中心 0 点与该交叉点相连即为心电轴。

（3）查表法：分别测算Ⅰ和Ⅲ导联 QRS 波群振幅的代数和，然后直接查表求得心电轴。

3. 临床意义　左心室肥厚、左前分支阻滞等可以使心电轴左偏；右心室肥厚、左后分支阻滞等可使心电轴右偏。

（五）钟向转位

自心尖部朝心底部方向观察，心脏可循其本身长轴发生顺钟向或逆钟向转位，通过胸导联中左右心室过渡区波形（R/S ≈ 1 的波形）出现的位置来判断。正常时，过渡区波形出现于 V_3 或 V_4 导联。顺钟向转位时，过渡区波形出现在 V_5、V_6 导联上。逆钟向转位时，过渡区波形出现在 V_1、V_2 导联上。

二、正常心电图波形特点与正常值

（一）P 波

1. 位置　任何导联的 P 波一定出现在 QRS 波群之前。

2. 形态　大部分导联 P 波呈钝圆形，可有轻度切迹或双峰。窦性 P 波在Ⅰ、Ⅱ、aVF、$V_4 \sim V_6$ 导联直立；aVR 导联倒置，其他导联可双向、倒置或低平。

3. 时间　正常人 P 波时间一般应小于 0.12 秒。

4. 振幅　在肢体导联一般小于 0.25mV,在胸导联一般小于 0.2mV。

（二）PR 间期

成人 PR 间期一般为 0.12~0.20 秒,老年人及心动过缓者,可略延长,但一般不超过 0.22 秒,幼儿及心动过速者,PR 间期相应缩短。

（三）QRS 波群

1. 形态

(1) 肢体导联:一般Ⅰ、Ⅱ、aVF 导联的 QRS 波群主波向上,aVR 导联的波群主波向下。

(2) 胸导联:自 V_1 至 V_5 导联应有 R 波逐渐增高与 S 波逐渐变浅的移行规律,V_5 的 R 波一般高于 V_6 的 R 波。

2. 时间　正常成人 QRS 时间多数在 0.06~0.10 秒,一般不超过 0.11 秒。

3. R 峰时间　正常成人 R 峰时间在 V_1、V_2 导联一般不超过 0.04 秒,在 V_5、V_6 导联一般不超过 0.05 秒。

4. 振幅

(1) 肢体导联:R 波在 I 导联不超过 1.5mV,aVL 导联不超过 1.2mV,aVF 导联不超过 2.0mV,aVR 导联不超过 0.5mV,$R_I+R_{III}\leqslant2.5$mV。

(2) 胸导联:V_1 导联的 R 波一般不应超过 1.0mV,$R_{V1}+S_{V5}\leqslant1.2$mV,$V_5$、$V_6$ 导联的 R 波不超过 2.5mV,$R_{V5}+S_{V1}\leqslant4.0$mV（男性）或 3.5mV（女性）。

6 个肢体导联的 QRS 波群其正向波与负向波绝对值相加一般不应都低于 0.5mV,6 个胸导联的 QRS 波群正向波与负向波绝对值相加不低于 0.8mV,否则称为低电压。

5. Q 波　除Ⅲ和 aVR 导联外,正常 Q 波时间一般不超过 0.03 秒,振幅不超过同导联 R 波的 1/4。正常人 V_1、V_2 导联不应有 Q 波,偶可呈 QS 型。

（四）ST 段

正常的 ST 段大多为一等电位线,有时也可有轻微的偏移,但在任一导联,ST 段下移不超过 0.05mV;ST 段上移在 V_1、V_2 导联不超过 0.3mV,V_3 导联不超过 0.5mV,V_4~V_6 导联不超过 0.1mV。

（五）T 波

1. 形态　正常 T 波形态圆钝,双支不对称。T 波方向在Ⅰ、Ⅱ、V_4~V_6 导联直立,aVR 导联倒置,Ⅲ、aVL、aVF、V_1~V_3 导联可直立、双向或倒置。

2. 振幅　在以 R 波为主的导联中,T 波不应低于同导联 R 波的 1/10。

（六）QT 间期

QT 间期的长短与心率有直接的关系。心率越快,QT 间期越短,反之 QT 间期越长。当心率在正常范围时,QT 间期在 0.32~0.44 秒之间。

（七）u 波

在胸导联较易见到,以 V_2、V_3 导联较为明显,与 T 波方向一致。u 波明显增高常见于低血钾,u 波倒置可见于高血压和冠心病。

三、小儿心电图特点

小儿心电图特点有心率较快、P 波时间稍短而电压较高、胸导联电压振幅较高、婴幼儿常呈右心室占优势的 QRS 图形特征、T 波变异性较大。

四、老年人心电图特点

老年人心电图的特点有 P 波振幅减低、PR 间期轻度延长、QRS 波群时限延长、QT 间期延长、T 波振幅减低,这些改变均为老年人组织学、代谢改变和心脏电激动经传导系统传导速度减慢所致,临床意义不大。

实验室技能训练指导

【训练重点】

1. 各波段振幅的测量。

2. 各波段时间的测量。

3. 心率的测量。

4. 心电轴的测量。

5. 钟向转位的判断。

【技能训练难点】

1. 心率的测量。

2. 心电轴的测量。

3. 钟向转位的判断。

【物品准备】

正常心电图、心电图报告单、双脚规、心电轴表。

【技能训练方法】

1. 练习前学生通过复习课堂教学内容做好相关内容的预习。

2. 由教师明确正常心电图阅读的步骤,指出各测量的要点与难点。

3. 教师讲解后每 2 名学生为一小组,按顺序和要求进行正常心电图的阅读。教师巡回查看,随时纠正学生在测量过程中出现的各种错误。

4. 教师核对学生对正常心电图的测量结果,并判断其结果的正确性或分析错误的原因。

【技能训练指南】

项目	方法	自我评价		
		熟练掌握	基本掌握	尚未掌握
1. 检查心电图记录质量	确认定准电压和走纸速度,检查各导联是否均已正确描记并准确标记,判断有无伪差	☐	☐	☐
2. 判断主导心律	寻找并分析 P 波的形态及出现的规律,确定是窦性心律还是异位心律	☐	☐	☐
3. 计算心率	确定心律是否规则。若规则,测量 PP 间期和/或 RR 间期,按公式:60/PP 间期或 RR 间期(s)计算心房率和/或心室率	☐	☐	☐
4. 判断心电轴	目测法:根据Ⅰ、Ⅲ导联 QRS 波群的主波方向判断心电轴是否偏移 查表法:分别测算Ⅰ和Ⅲ导联 QRS 波群振幅的代数和,然后直接查表求心电轴	☐	☐	☐
5. 判断有无钟向转位	分析过渡波形(R/S≈1)在胸导联出现的位置,判断有无钟向转位及其类型	☐	☐	☐
6. 测量各波段时间	测量 PR 间期:选择 P 波宽大且有 Q 波的导联,测量 P 波起始部内缘至 QRS 波群起始部的水平距离 测量 QRS 波群时间:选择最宽的 QRS 波群,测量 Q 波起始部内缘至 S 波终末部内缘的水平距离 测量 QT 间期:选择最长的 QT 间期,测量 Q 波起始部内缘至 T 波终末部内缘的水平距离	☐	☐	☐
7. 分析各波	分析:①P 波的形态、方向、振幅和时间有无异常;②各导联 QRS 波群形态、时间、振幅,有无异常 Q 波及其出现的导联;③ST 段有无移位,移位的程度、形态及出现的导联;④T 波的形态、方向、振幅及其与 QRS 波群的关系;⑤U 波的方向与振幅	☐	☐	☐
8. 作出诊断	结合病史、临床表现及其他检查资料,填写心电图报告,作出心电图诊断	☐	☐	☐

(李 静)

自 测 题

【选择题】

A1/A2 型题

1. 若定标电压取 1mV=20mm,心电图记录纸上纵向 1 小格(1mm)代表的电压值为

   A. 0.01mV B. 0.05mV C. 0.1mV

   D. 0.5mV E. 1.0mV

2. 在心电图记录纸上,PR 间期的测量应为

   A. 从 P 波起始部内缘到 P 波终末部内缘的水平距离

   B. 从 P 波起始部外缘到 P 波终末部外缘的水平距离

   C. 从 P 波起始部内缘到 P 波终末部外缘的水平距离

   D. 从 P 波起始部外缘到 P 波终末部内缘的水平距离

   E. 从 P 波起始部内缘到 QRS 波群起始部的水平距离

3. 在心电图记录纸上,测量 ST 段移位的参考水平线为

   A. P 波起始部 B. PR 段 C. PR 间期

   D. QRS 波群起始部 E. J 点

4. 在心电图记录纸上,测量 R 波的振幅应为

   A. 从 P 波起始部的下缘垂直测量至 R 波顶点

   B. 从 P 波起始部的上缘垂直测量至 R 波顶点

   C. 从 QRS 波群起始部的上缘垂直测量至 R 波顶点

   D. 从 QRS 波群起始部的下缘垂直测量至 R 波顶点

   E. 从 ST 段始部的下缘垂直测量至 R 波顶点

5. 某患者心电图检测结果为 RR 间期相等,测量为 0.6 秒,该患者的心率是

   A. 70 次/min B. 80 次/min C. 90 次/min

   D. 100 次/min E. 120 次/min

6. 某患者的心电图测量结果为 I 导联 QRS 波形为 Rs,III 导联 QRS 波形为 rS,提示该患者的电轴

   A. 不偏 B. 右偏 C. 极度右偏

   D. 左偏 E. 电轴不确定

7. 在心电图上,当 R/S≈1 的图形出现在 V_5、V_6 导联,常见于

   A. 右心房肥大 B. 左心房肥大 C. 右心室肥大

   D. 左心室肥大 E. 双心房肥大

8. 正常胸导联的 P 波振幅应小于

   A. 0.15mV B. 0.20mV C. 0.25mV

   D. 0.30mV E. 0.35mV

9. 在任一导联中(aVR 除外),ST 段压低均不应超过

   A. 0.01mV B. 0.05mV C. 0.10mV

   D. 0.15mV E. 0.20mV

10. 正常心电图以 R 波为主的导联中,T 波的振幅

    A. 不低于同导联 R 波的 1/2 B. 不低于同导联 R 波的 1/4 C. 不低于同导联 R 波的 1/8

    D. 不低于同导联 R 波的 1/10 E. 不低于同导联 R 波的 1/20

11. 正常人 V_5 导联的 R 峰时间为

    A. 不超过 0.03 秒 B. 不超过 0.05 秒 C. 不超过 0.08 秒

    D. 不超过 0.10 秒 E. 不超过 0.12 秒

A3/A4 型题

(12~14 题共用题干)

患者,男性,45 岁,参加单位体检行心电图检查。

12. 护士测量心电图 R 峰时间,正确的测量方法为

    A. 经 P 波起始部和 R 波顶点的两条垂直线之间的水平距离

    B. 经 QRS 波群起始部和 R 波顶点的两条垂直线之间的水平距离

    C. 经 S 波起始部和 R 波顶点的两条垂直线之间的水平距离

    D. 经 T 波起始部和 R 波顶点的两条垂直线之间的水平距离

    E. 经 U 波起始部和 R 波顶点的两条垂直线之间的水平距离

13. 该患者的心电图提示心律不规则,II导联连续 5 个 RR 间期分别为 0.66 秒、0.68 秒、0.70 秒、0.74 秒、0.78 秒,其心率应为

    A. 76 次/min   B. 80 次/min   C. 84 次/min

    D. 88 次/min   E. 92 次/min

14. 该患者的心电图 R/S≈1 的图形出现在 V_1 导联,提示

    A. 电轴右偏   B. 电轴左偏   C. 逆钟向转位

    D. 顺钟向转位   E. 无钟向转位

【名词解释】

1. 心电轴   2. 钟向转位

【简答题】

1. 设定下图(图 6-1)的走纸速度为 25mm/s,定标电压为 1mV=10mm,请正确测量该心电图各波段的振幅和时间。

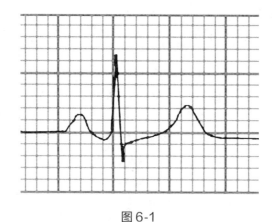

图 6-1

2. 若患者的心电图图形显示其心律不齐,如何计算该患者的心室率和心房率?

第三节　异常心电图

学 习 目 标

知识目标:

1. 描述常见异常心电图的特征(心房与心室肥大、心肌缺血、心肌梗死、常见心律失常、高钾血症、洋地黄效应与洋地黄中毒等)。

2. 解释心肌梗死心电图图形演变特征与分期。

3. 比较房性和室性期前收缩心电图的异同。

能力目标：

1. 能够结合病例对临床常见的异常心电图进行分析，作出相应的诊断。

2. 能够判断电解质紊乱、药物对心电图的影响。

素质目标：

1. 具有尊重和爱护护理对象，保护其隐私的职业精神。

2. 具有严谨求实、善于观察和乐于探究的科学精神。

理论学习指导

一、心房肥大

(一) 左心房肥大

1. 心电图特征 ①P 波时间≥0.12 秒，常呈双峰型，峰间距离≥0.04 秒；②V_1 导联 P 波常呈正负双向，$PtfV_1$ 绝对值 >0.04mm·s；③PR 段缩短。

2. 临床意义 见于风湿性心脏病（尤其是二尖瓣狭窄）、扩张型心肌病、高血压、慢性左心衰竭等。

(二) 右心房肥大

1. 心电图特征 ①P 波高尖，振幅≥0.25mV；②V_1 导联 P 波直立时，振幅≥0.15mV；双向时，其振幅的算术和≥0.20mV；③P 波时间正常。

2. 临床意义 见于各种原因引起的肺源性心脏病、房间隔缺损、肺动脉高压等。

(三) 双心房肥大

1. 心电图特征 ①P 波肢体导联振幅≥0.25mV，胸导联振幅≥0.20mV，时间≥0.12 秒，峰间距离≥0.04 秒；②V_1 导联 P 波高大双向。

2. 临床意义 多见于较严重的先天性心脏病。

（陆敏敏）

二、心室肥厚

(一) 左心室肥厚

1. 心电图特征 ①QRS 波群电压增高，R_I>1.5mV，R_{aVL}>1.2mV，R_{aVF}>2.0mV 或 R_I+S_{III}>2.5mV；R_{V5} 或 R_{V6}>2.5mV，或 $R_{V5}+S_{V1}$>4.0mV（男）或 3.5mV（女）。②心电轴左偏。③QRS 波群时间延长，但 <0.12 秒，V_5 室壁激动时间 >0.05 秒。④ST-T 改变。

2. 临床意义 多见于高血压性心脏病、冠心病、肥厚型心肌病、二尖瓣关闭不全、主动脉瓣狭窄或关闭不全、动脉导管未闭等。

(二) 右心室肥厚

1. 心电图特征 ①QRS 波群形态与振幅改变，V_1 导联 R/S≥1 ；V_5、V_6 导联 R/S≤1 ；R_{V1}>1.0mV；R_{aVR}>0.5mV。②心电轴右偏≥+90°（重症 >+110°）。③QRS 波群时限多正常，VAT_{V1}>0.03 秒。④ST-T 改变。

2. 临床意义 多见于慢性肺源性心脏病、二尖瓣狭窄、法洛四联症、原发性肺动脉高压、房间隔缺损、室间隔缺损、肺动脉瓣狭窄或关闭不全等。

(三) 双侧心室肥厚

双侧心室肥厚可以表现为大致正常心电图、单侧心室肥厚心电图或双侧心室肥厚心电图。

（陆敏敏）

三、心肌缺血与 ST-T 改变

心肌缺血时可使缺血区相关导联发生 ST-T 异常改变。

(一) 心肌缺血的心电图类型

1. 缺血型心电图改变 心电图上出现 T 波振幅与方向的变化。

(1) 心内膜下心肌缺血：出现与 QRS 主波方向一致的高尖直立的 T 波。

（2）心外膜下心肌缺血：面向缺血区的导联出现对称倒置较深的 T 波。

2. 损伤型心电图改变　心电图可出现缺血性 ST 段的改变，表现为 ST 段的压低及 ST 段抬高两种类型。

（1）心内膜下心肌损伤：心外膜面的导联出现 ST 段压低。

（2）心外膜下心肌损伤：心外膜面的导联出现 ST 段抬高。

（二）心肌缺血心电图图形的临床意义

典型的心肌缺血发作时，面向缺血部位的导联呈现缺血型 ST 段压低（水平型、下斜型下移≥0.01mV）和/或 T 波倒置。冠心病患者心电图上出现倒置深尖、双肢对称的 T 波（称之为冠状 T 波）。变异型心绞痛（冠状动脉痉挛为主要因素）表现为缺血部位导联出现暂时性 ST 段抬高并伴有高耸 T 波和对应导联出现 ST 段压低，若 ST 段持续抬高，提示将发生心肌梗死。

（李　静）

四、心肌梗死

（一）心肌梗死的基本心电图图形

1. "缺血型"改变　缺血发生于心内膜下肌层，面向缺血区的导联出现高耸而直立的 T 波；缺血发生于心外膜下肌层，面向缺血区的导联出现 T 波对称性倒置，呈"冠状 T 波"。

2. "损伤型"改变　面向损伤心肌的导联出现 ST 段抬高，逐渐抬高的 ST 段与 T 波融合，形成一条弓背向上的单向曲线。

3. "坏死型"改变　面向坏死区的导联出现异常 Q 波（时限≥0.04 秒、振幅≥1/4R）或呈 QS 波。

（二）心肌梗死的心电图演变及分期

1. 超急性期（亦称超急性损伤期）　急性心肌梗死发病数分钟后。心电图最重要的改变是 T 波直立高耸，之后迅速出现 ST 段呈上斜型或弓背向上型抬高，无异常 Q 波出现。

2. 急性期　开始于梗死后数小时或数日，可持续数周，心电图呈现动态演变过程：ST 段呈弓背向上抬高，抬高显著者可形成单向曲线，继而继续下降；出现异常 Q 波或 QS 波；T 波由直立开始倒置，并逐渐加深。

3. 亚急性期（近期）　出现于梗死后数周至数月。心电图表现为抬高的 ST 段恢复至基线，缺血性 T 波由倒置较深逐渐变浅，坏死型 Q 波持续存在。

4. 陈旧期（愈合期）　常出现在心肌梗死数月之后。心电图表现为 ST 段和 T 波恢复正常，T 波也可持续倒置、低平，残留坏死型 Q 波。

（三）心肌梗死的定位诊断及梗死相关血管的判断

心肌梗死的部位主要根据坏死性图形（异常 Q 波或 QS 波）出现的导联而作出判断，进而可大致确定与梗死相关的病变血管（表 6-2）。

表6-2　心电图导联与心室部位及冠状动脉供血区域的关系

导联	心室部位	供血的冠状动脉
II、III、aVF	下壁	右冠状动脉或左回旋支
I、aVL、V_5、V_6	侧壁	左前降支或左回旋支
$V_1 \sim V_3$	前间壁	左前降支
$V_3 \sim V_5$	前壁	左前降支
$V_1 \sim V_5$	广泛前壁	左前降支
$V_7 \sim V_9$	正后壁	左回旋支或右冠状动脉
V_{3R}、V_{4R}	右心室	右冠状动脉

（四）心肌梗死分类

心肌梗死分为 Q 波型和非 Q 波型心肌梗死；ST 段抬高型和非 ST 段抬高型心肌梗死。

（李　静）

五、心律失常

(一) 概述

正常人的心脏起搏点位于窦房结,并按正常传导系统顺序激动心房和心室。心脏激动的起源异常或/和传导异常,称为心律失常。心律失常产生原因包括:

1. 激动起源异常　分为窦性心律失常和异位心律两种情况。①窦性心律失常:窦房结起搏点本身激动的程序与规律异常;②异位心律:心脏激动全部或部分起源于窦房结以外的部位,可分为主动性和被动性两种。

2. 激动传导异常　分为传导阻滞和传导途径异常。①传导阻滞:包括传导延缓或传导中断;②传导途径异常:激动传导通过房室之间的附加异常旁路,使心肌某一部分提前激动。

目前,心律失常多按形成原因进行分类(图 6-2)。

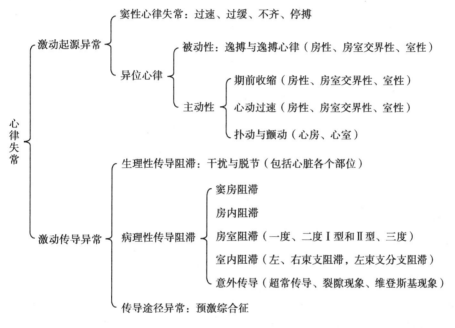

图 6-2　心律失常的分类

(二) 窦性心律与窦性心律失常

心脏的正常起搏点为窦房结,凡起源于窦房结的心律称为窦性心律。

1. 窦性心律的心电图特征　P 波规律出现,且在 I、II、aVF、V_4~V_6 导联直立,在 aVR 导联倒置。正常窦性心律时,PP 间期规则,同一导联上两个 PP 间期之差 <0.12 秒,PR 间期为 0.12~0.20 秒,静息心率的参考范围为 60~100 次/min。

2. 窦性心动过速　是窦房结自律性增高的一种窦性心律失常。

(1) 心电图特征:成人窦性心律的频率 >100 次/min,多在 100~150 次/min。P 波形态正常,PR 间期及 QT 间期可相应缩短。

(2) 临床意义:常见于运动、精神紧张、发热、低血压、心力衰竭、甲状腺功能亢进、贫血、失血、心肌炎和拟肾上腺素类药物作用等情况。

3. 窦性心动过缓　一般成人窦性心律的频率 <60 次/min,称为窦性心动过缓。

(1) 心电图特征:成人窦性心律的频率 <60 次/min。

(2) 临床意义:常见于老年人和运动员心率相对过缓等生理情况,也可见于窦房结功能障碍、颅内压增高、甲状腺功能低下和服用某些药物(如 β-受体拮抗剂)等情况。

4. 窦性心律不齐　是指窦性心律的起源未变,但节律不整。

(1) 心电图特征:同一导联两个 PP 间期之差 >0.12 秒。窦性心律不齐常与窦性心动过缓同时存在。

（2）临床意义：一类窦性心律不齐与呼吸周期有关，称呼吸性窦性心律不齐，表现为吸气时心率较快，呼气时变慢，呈周期性变化，屏气时消失，多见于青少年，一般无临床意义；另一类窦性心律不齐与呼吸无关，多见于老年人、有心脏疾病及脑血管病患者，偶可见于正常人。

5. **窦性停搏** 亦称窦性静止。在规律的窦性心律中，在一段时间内窦房结停止发放激动。

（1）心电图特征：在窦性心律中，规则的 PP 间期中突然出现 P 波脱落，形成长 PP 间距，且长 PP 间期与正常 PP 间期不成倍数关系。

（2）临床意义：可见于迷走神经张力增高、窦房结退行性病变、心肌梗死脑血管意外、高钾血症及药物毒性作用等。

6. **病态窦房结综合征**由 各种原因累及窦房结及其周围组织而产生一系列缓慢性心律失常，并引起头昏、黑蒙、晕厥等临床表现，称为病态窦房结综合征。

（1）心电图特征：①持续的窦性心动过缓（心率 <50 次/min），且不易用阿托品等药物纠正；②窦性停搏或窦房传导阻滞；③在显著窦性心动过缓基础上，常出现室上性快速心律失常（房性心动过速、心房扑动、心房颤动等），又称为慢-快综合征；④若病变同时累及房室交界区，可出现房室传导障碍，或发生窦性停搏时，长时间不出现交界性逸搏，此即称为双结病变。

（2）临床意义：多见于起搏传导系统退行性病变以及冠心病、心肌炎（尤其是病毒性心肌炎）、心肌病等。

（三）异位心律

1. **期前收缩** 期前收缩是指起源于窦房结以外的异位起搏点提前发出的激动，又称过早搏动，简称早搏。

（1）**室性期前收缩**

1）心电图特征：①提前出现的 QRS-T 波前无相关的 P 波；②QRS 波群宽大畸形，时限常 >0.12 秒，T 波方向多与主波方向相反；③多为完全代偿间歇。

2）临床意义：在器质性心脏病，如冠心病、急性心肌梗死、高血压、心肌炎、心肌病、风湿性心脏病及二尖瓣脱垂等患者中出现的期前收缩，多属于病理性。

（2）**房性期前收缩**

1）心电图特征：①提前出现的异位 P' 波，其形态与窦性 P 波不同；②P'R 间期 >0.12 秒；③大多为不完全代偿性间歇，即期前收缩前后两个窦性 P 波之间的间期小于正常窦性 PP 间期的 2 倍。

2）临床意义：多为功能性。疲劳、焦虑、吸烟、饮酒、咖啡均可诱发房性期前收缩。在各种器质性心脏病如冠心病、肺源性心脏病、心肌病等患者中，房性期前收缩的发生率明显增加，并常可引发其他快速性房性心律失常。

（3）**交界性期前收缩**

1）心电图特征：①提前出现的 QRS-T 波的形态与窦性下传者基本相同，其前无窦性 P 波；②出现逆行 P'波（P 波在 II、III、aVF 导联倒置，aVR 导联直立），可发生于 QRS 波群之前（P'R 间期 <0.12 秒）或 QRS 波群之后（RP' 间期 <0.20 秒），或者与 QRS 相重叠；③大多为完全性代偿间歇。

2）临床意义：偶发的交界性期前收缩多见于健康人，频发、连发的交界性期前收缩多发生于器质性心脏病，如冠心病、心肌炎、心肌病、风湿性心脏病等。

2. **异位性心动过速** 异位心动过速是指异位节律点兴奋性增高或折返激动引起的快速异位心律（期前收缩连续出现 3 次或 3 次以上）。

（1）**阵发性室上性心动过速**

1）心电图特征：①频率一般在 160~250 次/min，节律规则；②QRS 波群形态一般正常，伴有束支阻滞或室内差异性传导时，可呈宽 QRS 波群；③P' 波不易辨认；④常伴有继发性 ST-T 改变。

2）临床意义：多为无器质性心脏病，不同年龄与性别均可发生，也可见于风湿性心脏病、慢性肺源性心脏病、高血压性心脏病、冠心病、甲亢性心脏病等患者。此外，还可见于急性感染、缺氧、低钾血症、药物中毒（洋地黄、奎尼丁等）。

（2）室性心动过速

1）心电图特征：①频率多在 140~200 次/min，节律可稍不齐；②宽大畸形的 QRS 波群，时限常 >0.12 秒；③多无 P 波；④偶有 P 波下传，夺获心室，形成正常化的 QRS 波群，或部分夺获心室，形成室性融合波。

2）临床意义：常发生于各种器质性心脏病患者，最常见于冠心病。

（3）非阵发性心动过速

1）心电图特征：频率比逸搏心律快，比阵发性心动过速慢，交界性心律频率多为 70~130 次/min，室性心律频率多为 60~100 次/min。

2）临床意义：多发生于器质性心脏病。

（4）扭转型室性心动过速

1）心电图特征：发作时可见一系列增宽变形的 QRS 波群，以每 3~10 个心搏围绕基线不断扭转其主波的正负方向，每次发作持续数秒到数十秒而自行终止。

2）临床意义：常见于先天性长 QT 间期综合征；严重的房室传导阻滞，逸搏心律伴有巨大的 T 波；低钾、低镁伴有异常的 T 波及 u 波；某些药物（例如奎尼丁、胺碘酮等）所致。

3. 扑动与颤动　扑动与颤动是一种频率较心动过速更快的异位快速心律失常。异位激动可起源于心房或心室，所形成的节律分别称为心房扑动与颤动或心室扑动与颤动。

（1）心房扑动

1）心电图特征：①正常 P 波消失，代之以连续的锯齿状扑动波（F 波），多数在Ⅱ、Ⅲ、aVF 导联中清楚可见，频率多为 250~350 次/min，F 波间无等电位线，波幅大小一致，间隔规则；②房室传导按固定比例（2：1 或 4：1）下传，则心室律规则；③QRS 波群形态和时限正常，伴室内差异性传导时 QRS 波群增宽。

2）临床意义：多见于器质性心脏病，如风湿性心脏病、冠心病、高血压性心脏病、心肌病等。

（2）心房颤动

1）心电图特征：①正常 P 波消失，代之以大小不等、形状各异的颤动波（f 波），常以 V$_1$ 导联最明显，f 波频率为 350~600 次/min；②心室律绝对不规则，即 RR 间期绝对不等；③QRS 波群形态多正常，伴有室内差异性传导时 QRS 波群增宽，应注意与室性期前收缩进行鉴别。

2）临床意义：心房颤动大多发生在器质性心脏病基础上，常见于风湿性心脏病、冠心病、高血压性心脏病、甲状腺功能亢进、心肌病、慢性肺源性心脏病。

（3）心室扑动与颤动

1）心室扑动心电图特征：无正常 QRS-T 波，代之以连续快速而相对规则的大振幅波动，频率达 200~250 次/min。

2）心室颤动心电图特征：QRS-T 波完全消失，出现大小不等、极不匀齐的低小波，频率为 200~500 次/min。

3）临床意义：心室扑动和心室颤动均是极严重的致死性心律失常，常见于缺血性心脏病。

4. 逸搏与逸搏心律

（1）心电图特征：①房性逸搏与逸搏心律。长间歇后出现 P'-QRS-T 波群，符合房性期前收缩的特点，房性逸搏心率频率多为 50~60 次/min。②交界性逸搏与逸搏心律：长间歇后出现 P'-QRS-T 波群，符合交界性期前收缩的特点。交界性逸搏心律率一般为 40~60 次/min，慢而规则。③室性逸搏与逸搏心律。长间歇后出现 QRS-T 波群，符合室性期前收缩的特点。室性逸搏心律频率一般为 20~40 次/min。

（2）临床意义：交界性逸搏见于窦性停搏以及三度房室传导阻滞等，室性逸搏多见于双结病变或发生于束支水平的三度房室传导阻滞。

（四）传导阻滞

1. 房室传导阻滞　由于房室交界区不应期延长，激动经房室交界区下传时出现传导的延迟或阻断，是最常见的心脏传导阻滞。

（1）心电图特征

1）一度房室传导阻滞：①成人 PR 间期 >0.20 秒（老年人 >0.22 秒）；②对比两次检测结果，在心率没有明显改变时,PR 间期较前延长超过 0.04 秒。符合以上标准之一,即可诊断。

2) 二度房室传导阻滞:①二度I型房室传导阻滞,亦称莫氏I型(Morbiz I),表现为 P 波规律出现,PR 间期逐渐延长,直至 1 个 P 波后脱落 1 个 QRS 波群,漏搏后传导阻滞得到一定改善,PR 间期又趋缩短,之后又逐渐延长,如此周而复始地出现,又称文氏现象。②二度II型房室传导阻滞,亦称莫氏II型(Morbiz II),表现为能够下传的 PR 间期恒定不变(可正常也可延长),但部分 P 波后有 QRS 波群脱漏。房室传导比例可固定或不固定。

3) 三度房室传导阻滞:心电图表现为 P 波与 QRS 波群之间毫无关系(PR 间期不固定),心房率快于心室率。

(2) 临床意义:房室阻滞多数是由器质性心脏病,如冠心病、急性心肌梗死、心肌炎、心肌病、高血压、钙化性主动脉瓣狭窄、先天性心脏病等所致。

2. 室内传导阻滞　是指室上性的激动在心室内传导过程中发生异常,从而导致 QRS 波群时限延长及形态发生改变。

(1) 右束支阻滞

1) 心电图特征:完全性右束支阻滞的心电图表现为:①成人 QRS 波群时间≥0.12 秒。②V₁ 或 V₂ 导联 QRS 呈 rsR′型或 M 型,此为最具特征性的改变;I、V₅、V₆ 导联 S 波增宽而有切迹,其时限≥0.04 秒;aVR 导联呈 QR 型,其 R 波宽而有切迹。③V₁ 导联 R 峰时间 >0.05 秒。④V₁、V₂ 导联 ST 段轻度压低,T 波倒置;I、V₅、V₆ 导联 T 波方向与终末 S 波方向相反,仍为直立。不完全性右束支阻滞时,QRS 形态和完全性右束支阻滞相似,但 QRS 波群时间 <0.12 秒。

2) 临床意义:右束支阻滞可以发生在各种器质性心脏病如风湿性心脏病、高血压性心脏病、冠心病、先天性心脏病及心肌病等,也可见于正常人。

(2) 左束支阻滞

1) 心电图特征:完全性左束支阻滞的心电图表现为:①成人 QRS 波群时间≥0.12 秒;②V₁、V₂ 导联呈 rS 波或呈 QS 波;I、aVL、V₅、V₆ 导联 R 波增宽、顶峰粗钝或有切迹;③I、V₅、V₆ 导联 q 波一般消失;④V₅、V₆ 导联 R 峰时间 >0.06 秒;⑤ST-T 方向通常与 QRS 波群主波方向相反。如 QRS 波群时间 <0.12 秒,则为不完全性左束支阻滞。

2) 临床意义:大多为器质性心脏病所致,常见于冠心病、急性心肌梗死、充血性心力衰竭、高血压性心脏病、风湿性心脏病及梅毒性心脏病。此外,也可见于急性感染、药物中毒(奎尼丁、普鲁卡因胺)等。单纯性完全性左束支阻滞多与传导系统原发性退行性病变有关。

(3) 左前分支阻滞

1) 心电图特征:①QRS 波群心电轴左偏在 −45°~−90°。②II、III、aVF 导联 QRS 波群呈 rS 型;I、aVL 导联呈 qR 型。③aVL 导联 R 峰时间≥45 毫秒。④QRS 时间轻度延长,但 <0.12 秒。

2) 临床意义:左前分支阻滞较为常见,常见于冠心病,其他可见于心肌病、心肌炎、先天性心脏病、传导系统退行性变、高钾血症等,少数为无心血管疾病的单纯性左前分支阻滞,预后良好。

(4) 左后分支阻滞

1) 心电图特征:①QRS 波群心电轴右偏在 +90°~+180°;②I、aVL 导联 QRS 波群呈 rS 型;③III、aVF 呈 qR 型;④QRS 时间轻度延长,但 <0.12 秒。

2) 临床意义:单纯左后分支阻滞发生率很低,一旦出现,常提示弥漫性心肌损伤,病变严重。左后分支阻滞最常见于冠心病,其他可见于高血压性心脏病、心肌病等。

(五) 预激综合征

预激综合征是指在正常的传导途径之外,沿房室环周围还存在附加的房室传导束(旁路),使室上性激动抢先抵达心室并提前激动一部分心室肌引起的心律失常。

1. 预激综合征的类型及其心电图特征

(1) WPW 综合征:①PR 间期缩短 <0.12 秒;②QRS 波群增宽≥0.12 秒;③QRS 起始部有预激波(delta 波);④PJ 期间正常;⑤出现继发性 ST-T 改变。根据 V₁ 导联 delta 波极性及 QRS 主波方向可对旁路进行初步定位。如 V₁ 导联 delta 波正向且以 R 波为主,则一般为左侧旁路;如 V₁ 导联 delta 波负向或 QRS 主波以负向波为主,

则大多为右侧旁路。

(2) LGL 综合征:又称短 PR 综合征。心电图上表现为 PR 间期 <0.12 秒,但 QRS 起始部无预激波。

(3) Mahaim 型预激综合征:心电图上表现为 PR 间期正常或长于正常值,QRS 波群起始部可见预激波。Mahaim 型旁路可以引发宽 QRS 波心动过速并呈左束支阻滞图形。

2. 临床意义　预激综合征多见于健康人,其主要危害是常可引发房室折返性心动过速,WPW 综合征如合并心房颤动,还可引起快速的心室率,甚至发生心室颤动,属一种严重心律失常类型。

六、电解质紊乱和药物影响

(一) 电解质紊乱

1. 高钾血症　细胞外血钾浓度超过 >5.5mmol/L 时,QT 间期缩短和 T 波高尖,基底部变窄;血清钾 >6.5mmol/L 时,QRS 波群增宽,PR 及 QT 间期延长,R 波电压降低及 S 波加深,ST 段压低。当血清钾增高 >7mmol/L,QRS 波群进一步增宽,PR 及 QT 间期进一步延长;P 波增宽,振幅低,甚至消失。高钾血症的最后阶段,宽大的 QRS 波群甚至与 T 波融合呈正弦波。高钾血症可引起室性心动过速、心室扑动或颤动,甚至心脏停搏。

2. 低钾血症　典型改变为 ST 段压低,T 波低平或倒置以及 u 波增高(u 波 >0.1mV 或 u/T>1 或 T-u 融合、双峰),QT 间期一般正常或轻度延长,表现为 QT-u 间期延长。明显的低钾血症可使 QRS 波群时间延长,P 波振幅增高。低钾血症可引起房性心动过速、室性异位搏动和室性心动过速、室内传导阻滞、房室传导阻滞等各种心律失常。

3. 高钙血症　主要表现为 ST 段缩短或消失,QT 间期缩短。严重高血钙可发生窦性静止、窦房传导阻滞、室性期前收缩、阵发性室性心动过速等。

4. 低钙血症　表现为 ST 段明显延长,QT 间期延长、直立 T 波变窄、低平或倒置,很少发生心律失常。

(二) 药物影响

1. 洋地黄类药物　分为洋地黄效应心电图和地黄中毒或过量心电图。

(1) 洋地黄效应:心电图特征为 R 波为主的导联先出现 T 波呈低平、负正双向或倒置,同时伴有 ST 段下垂型压低,然后 ST 段与 T 波融合呈"鱼钩型",QT 间期缩短。

(2) 洋地黄中毒:心电图表现为各种心律失常,常见的有频发性(二联律或三联律)及多源性室性期前收缩,严重时可出现室性心动过速(特别是双向性心动过速),甚至心室颤动。

2. 奎尼丁

(1) 奎尼丁治疗剂量时的心电图表现:①QT 间期延长;②T 波低平或倒置;③u 波增高;④P 波稍宽可有切迹,PR 间期稍延长。

(2) 奎尼丁中毒时的心电图表现:①QT 间期明显延长;②QRS 时限明显延长;③各种程度的房室传导阻滞以及窦性心动过缓、窦性静止或窦房传导阻滞;④各种室性心律失常,严重时发生扭转型室性心动过速,甚至心室颤动引起晕厥和突然死亡。

(桂庆军)

实验室技能训练指导

【训练重点】

1. 常见异常心电图的阅图分析与诊断　包括心房与心室肥大(左、右心房;左、右心室);心肌缺血、心肌梗死(分期与定位);窦性心动过速、窦性心动过缓、病态窦房结综合征;期前收缩(房性、交界性和室性);异位性心动过速(室上性、室性);扑动与颤动(心房、心室);逸搏与逸搏心律(房性、交界性和室性);房室传导阻滞(一度、二度和三度);高钾血症、洋地黄作用与洋地黄中毒。

2. 心电图阅图步骤　检查心电图图形质量→确定主导心律→计算心率→判断心电轴和有无钟向转位→测量间期与时间→依次分析 P 波、QRS 波群、ST 段、T 波和 u 波的特点→得出结论。

【技能训练难点】

1. 辨别心肌梗死的心电图图形演变特征与分期。

2. 房性、交界性和室性期前收缩心电图的鉴别。

3. 室上性心动过速与室性心动过速心电图的鉴别。

4. 心房颤动与心房扑动心电图的鉴别。

5. 心室颤动与心室扑动心电图的鉴别。

6. 二度Ⅰ型房室传导阻滞与二度Ⅱ型房室传导阻滞心电图的鉴别。

【物品准备】

心电图图谱、测量分规。

【技能训练方法】

1. 练习前学生通过复习课堂教学内容等做好相关内容的预习。

2. 由教师针对典型心电图案例进行心电图阅图分析示教,强化心电图阅图分析的步骤、内容及相关知识点,指出临床上常见异常心电图识图的重点与难点内容。

3. 每2名学生为1组,每组随机发放心电图图谱若干份,按心电图阅图分析方法进行阅图,教师巡回指导,随时解答学生在阅图过程中出现的各种问题。

4. 阅图结束,各组学生上交心电图阅图报告,教师随机抽查上交的报告,针对其心电图阅图诊断结果进行讨论及指导讲评。

【技能训练指南】

项目	方法(分析心电图特点)	自我评价		
		熟练掌握	基本掌握	尚未掌握
一、房室肥大				
1. 左心房肥大	①P波增宽,P波时间≥0.12s,常呈双峰型,后峰大于前峰,峰间距离≥0.04s,以Ⅰ、Ⅱ、aVL导联及胸导联明显,又称"二尖瓣型P波";②V_1导联P波常呈正负双向,其负向部分明显加深加宽,P波终末电势($PtfV_1$)的绝对值>0.04mm·s	□	□	□
2. 右心房肥大	①P波高尖,振幅≥0.25mV,尤以Ⅱ、Ⅲ、aVF导联明显,又称"肺型P波";②V_1导联P波直立时,振幅≥0.15mV,如P波呈双向时,其振幅的算术和≥0.20mV;③P波时间正常,<0.12s	□	□	□
3. 左心室肥厚	(1) QRS波群电压增高。常用的左心室肥厚电压标准有:①肢体导联:R_I>1.5mV,R_{aVL}>1.2mV,R_{aVF}>2.0mV或R_I+S_{III}>2.5mV;②胸导联:R_{V5}或R_{V6}>2.5mV,或$R_{V5}+S_{V1}$>4.0mV(男)或3.5mV(女);③Cornell标准:$R_{aVL}+S_{V3}$>2.8mV(男性)或2.0mV(女)	□	□	□
	(2) 出现额面QRS心电轴左偏			
	(3) QRS波群时间延长至0.10~0.11s,但一般<0.12s。V_5、V_6导联的室壁激动时间>0.05s			
	(4) ST-T改变:在R波为主的导联(如V_5、V_6导联),ST段可呈下斜型压低达0.05mV以上,同时伴有T波低平、双向或倒置			
4. 右心室肥厚	(1) QRS波群形态与振幅改变:V_1导联呈R型或Rs型,即R/S≥1,重度右心室肥厚时V_1导联可呈qR型(除外心肌梗死);V_5、V_6导联S波较正常加深,即R/S≤1;R_{V1}>1.0mV或$R_{V1}+S_{V5}$>1.05mV(重症>1.2mV);aVR导联以R波为主,R/q或R/S≥1,R_{aVR}>0.5mV	□	□	□
	(2) 心电轴右偏≥+90°(重症>+110°)			
	(3) QRS波群时限多正常,VAT_{V1}>0.03s			
	(4) ST-T改变:右胸导联(V_1、V_2)ST段压低,伴T波倒置,为继发性ST-T改变			

续表

项目	方法（分析心电图特点）	自我评价		
		熟练掌握	基本掌握	尚未掌握
二、心肌缺血				
1. 缺血型心电图改变	①心内膜下心肌缺血：出现与 QRS 主波方向一致的高尖直立的 T 波；②心外膜下心肌缺血：可出现两支对称倒置较深的 T 波	☐	☐	☐
2. 损伤型心电图改变	①心内膜下心肌损伤时，面向心外膜面的导联出现 ST 段压低；②心外膜下心肌损伤时，ST 向量指向心外膜面导联，引起相应导联的 ST 段抬高	☐	☐	☐
三、心肌梗死				
1. 基本心电图图形	①"缺血型"改变：若缺血发生于心内膜下肌层，面向缺血区的导联出现高耸而直立的 T 波；若缺血发生于心外膜下肌层，面向缺血区的导联出现 T 波对称性倒置，呈"冠状 T 波"。②"损伤型"改变：主要表现为面向损伤心肌的导联出现 ST 段抬高，逐渐抬高的 ST 段与 T 波融合，形成一条弓背向上的单向曲线。③"坏死型"改变：主要面向坏死区的导联出现异常 Q 波（时限≥0.04s、振幅≥1/4R）或呈 QS 波	☐	☐	☐
2. 心电图演变及分期	(1) 超急性期：急性心肌梗死发病数分钟后。心电图上产生高大的 T 波，之后迅速出现 ST 段呈上斜型或弓背向上型抬高，与高耸直立 T 波相连。 (2) 急性期：此期开始于梗死后数小时或数日，可持续数周。ST 段呈弓背向上抬高，抬高显著者可形成单向曲线，继而继续下降；心肌坏死导致面向坏死区导联 R 波振幅降低或丢失，出现异常 Q 波或 QS 波；T 波由直立开始倒置，并逐渐加深。坏死型 Q 波、损伤型 ST 段和缺血型 T 波倒置在此期可同时存在 (3) 亚急性期（近期）：出现于梗死后数周至数月。心电图表现为抬高的 ST 段恢复至基线，缺血性 T 波由倒置较深逐渐变浅，坏死性 Q 波由深变浅并持续存在 (4) 陈旧期：常出现在心肌梗死数月之后。心电图表现为 ST 段和 T 波恢复正常，T 波也可持续倒置、低平，趋于恒定不变	☐	☐	☐
3. 心肌梗死的定位诊断	心电图导联与心室部位的关系	☐	☐	☐

导联	心室部位
Ⅱ、Ⅲ、aVF	下壁
Ⅰ、aVL、V_5、V_6	侧壁
V_1~V_3	前间壁
V_3~V_5	前壁
V_1~V_5	广泛前壁
V_7~V_9	正后壁
V_{3R}、V_{4R}	右心室

项目	方法（分析心电图特点）	自我评价		
		熟练掌握	基本掌握	尚未掌握
四、窦性心律失常				
1. 窦性心动过速	成人窦性心律的频率 >100 次/min，多在 100~150 次/min。P 波形态正常，PR 间期及 QT 间期可相应缩短	☐	☐	☐
2. 窦性心动过缓	传统上规定成人窦性心律的频率 <60 次/min。但有研究显示，约有 15% 健康人的静息心率低于 60 次/min，尤其是男性	☐	☐	☐
3. 病态窦房结综合征	①持续的窦性心动过缓（心率 <50 次/min），且不易用阿托品等药物纠正；②窦性停搏或窦房传导阻滞；③在显著窦性心动过缓基础上，常出现室上性快速心律失常（房性心动过速、心房扑动、心房颤动等），又称为慢-快综合征；④若病变同时累及房室交界区，可出现房室传导障碍，或发生窦性停搏时，长时间不出现交界性逸搏，此即称为双结病变	☐	☐	☐
五、期前收缩				
1. 房性期前收缩	①提前出现的 QRS-T 波前无相关的 P 波；②QRS 波群宽大畸形，时限常 >0.12s，T 波方向多与主波方向相反；③多为完全代偿间歇	☐	☐	☐
2. 交界性期前收缩	①提前出现的 QRS-T 波的形态与窦性下传者基本相同，其前无窦性 P 波；②出现逆行 P'波（P 波在Ⅱ、Ⅲ、aVF 导联倒置，aVR 导联直立），可发生于 QRS 波群之前（P'R 间期 <0.12s）或 QRS 波群之后（RP' 间期 <0.20s），或者与 QRS 相重叠；③大多为完全性代偿间歇	☐	☐	☐
3. 室性期前收缩	①提前出现的 QRS-T 波前无相关的 P 波；②QRS 波群宽大畸形，时限常 >0.12s，T 波方向多与主波方向相反；③多为完全代偿间歇	☐	☐	☐
六、异位性心动过速				
1. 室上性心动过速	①频率一般在 160~250 次/min，节律规则；②QRS 波群形态一般正常，伴有束支阻滞或室内差异性传导时，可呈宽 QRS 波群；③P'波不易辨认；④常伴有继发性 ST-T 改变	☐	☐	☐
2. 室性心动过速	①频率多在 140~200 次/min，节律可稍不齐；②宽大畸形的 QRS 波群，时限常 >0.12s；③多无 P 波，如能发现 P 波，则 P 波频率慢于 QRS 波群频率，PR 无固定关系（房室分离）；④偶有 P 波下传，夺获心室，形成正常化的 QRS 波群，或部分夺获心室，形成室性融合波，室性融合波的形态介于窦性与异位室性搏动之间	☐	☐	☐
七、扑动与颤动				
1. 心房扑动	①正常 P 波消失，代之以连续的锯齿状扑动波（F 波），多数在Ⅱ、Ⅲ、aVF 导联中清楚可见，频率多为 250~350 次/min，F 波间无等电位线，波幅大小一致，间隔规则。②房室传导按固定比例（2∶1 或 4∶1）下传，则心室律规则；若房室以不固定比例下传，则心室律可不规则。③QRS 波群形态和时限正常，伴室内差异性传导时 QRS 波群增宽	☐	☐	☐

项目	方法(分析心电图特点)	自我评价		
		熟练掌握	基本掌握	尚未掌握
2. 心房颤动	①正常 P 波消失,代之以大小不等、形状各异的颤动波(f 波),常以 V_1 导联最明显,f 波频率为 350~600 次/min;②心室律绝对不规则,即 RR 间期绝对不等;③QRS 波群形态多正常,伴有室内差异性传导时 QRS 波群增宽	□	□	□
3. 心室扑动	无正常 QRS-T 波,代之以连续快速而相对规则的大振幅波动,频率达 200~250 次/min	□	□	□
4. 心室颤动	心电图上 QRS-T 波完全消失,出现大小不等、极不匀齐的低小波,频率为 200~500 次/min	□	□	□
八、房室传导阻滞				
1. 一度房室传导阻滞	PR 间期延长,但无 QRS 波群脱落。①成人 PR 间期 >0.20s(老年人 >0.22s);②对比两次检测结果,在心率没有明显改变时,PR 间期较前延长超过 0.04s	□	□	□
2. 二度I型房室传导阻滞	P 波规律出现,PR 间期逐渐延长,直至 1 个 P 波后脱落 1 个 QRS 波群,漏搏后传导阻滞得到一定改善,PR 间期又趋缩短,之后又逐渐延长,如此周而复始地出现,又称文氏现象	□	□	□
3. 二度II型房室传导阻滞	PR 间期恒定不变(可正常也可延长),但部分 P 波后有 QRS 波群脱漏。房室传导比例为 2∶1、3∶1、3∶2、4∶3、5∶4 等,比例可固定或不固定	□	□	□
4. 三度房室传导阻滞	P 波与 QRS 波群之间毫无关系,(PR 间期不固定),心房率快于心室率。交界性逸搏心律可表现为 QRS 波群的形态正常,QRS 波群的频率一般在 40~60 次/min。室性逸搏心律可表现为 QRS 波群形态宽大畸形,频率一般为 20~40 次/min	□	□	□
九、电解质紊乱与药物影响				
1. 高钾血症	心电图随血钾浓度改变而改变,可表现为 QT 间期缩短和 T 波高尖,基底部变窄,QRS 波群增宽,PR 及 QT 间期延长,R 波电压降低及 S 波加深,ST 段压低。高钾血症的最后阶段,宽大的 QRS 波群甚至与 T 波融合呈正弦波。高钾血症可引起室性心动过速、心室扑动或颤动,甚至心脏停搏	□	□	□
2. 洋地黄作用	R 波为主的导联先出现 T 波呈低平、负正双向或倒置,同时伴有 ST 段下垂型压低,然后 ST 段与 T 波融合呈"鱼钩型",QT 间期缩短	□	□	□
3. 洋地黄中毒	出现各种心律失常:频发性(二联律或三联律)及多源性室性期前收缩,严重时可出现室性心动过速,甚至心室颤动。交界性心动过速伴房室脱节,房性心动过速伴不同比例的房室传导阻滞也是常见的洋地黄中毒表现。还可出现房室传导阻滞,当出现二度或三度房室传导阻滞时,则是洋地黄严重中毒表现	□	□	□

自 测 题

【选择题】

A1/A2 型题

1. 符合急性心内膜下心肌缺血的心电图表现为
    A. T 波直立高大,ST 段下移≥0.1mV
    B. T 波倒置,ST 段下移≥0.05mV
    C. T 波直立高大,ST 段抬高≥0.1mV
    D. T 波直立高大,ST 段抬高≥0.05mV
    E. 冠状 T 波,ST 段抬高≥0.05mV

2. 心肌梗死心电图改变中最具诊断价值的为
    A. 异常 Q 波的形成
    B. ST 段弓背向上抬高
    C. 高尖 T 波
    D. 冠状 T 波
    E. ST 段下移

3. 患者,男性,57 岁。突发心前区闷痛 1 小时。1 小时前因情绪激动突发心前区闷痛,向左臂内侧放射,含服硝酸甘油不缓解。既往高血压病史 20 年,吸烟史 30 年。入院行心电图检查结果如下图(图 6-3),该患者最可能的诊断为

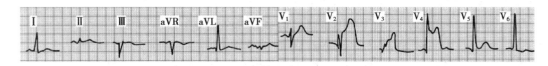

图 6-3

    A. 急性前壁心肌梗死
    B. 急性前侧壁心肌梗死
    C. 急性高侧壁心肌梗死
    D. 急性下壁心肌梗死
    E. 急性前间壁心肌梗死

4. 患者,女性,32 岁。间断阵发性头晕、心悸 3 年。20 分钟前突发心悸伴一过性意识丧失,心电图检查结果如下图(图 6-4),最可能的诊断为

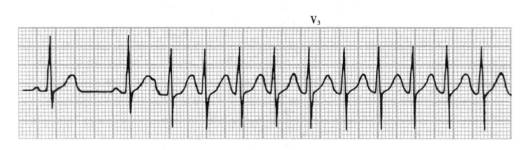

图 6-4

    A. 心房颤动
    B. 阵发性室上性心动过速
    C. 阵发性室性心动过速
    D. 窦性心动过速
    E. 心室扑动

5. 患者,男性,47 岁。阵发性胸闷、心悸 3 年,加重 1 小时。1 小时前突发心悸伴头晕,既往曾出现过一过性晕厥。心电图检查结果如下图(图 6-5),最可能的诊断为

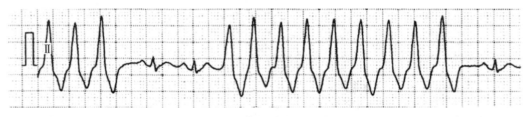

图 6-5

  A. 窦性心动过速　　　　　　B. 阵发性室上性心动过速　　　C. 阵发性室性心动过速

  D. 心房颤动　　　　　　　　E. 心室扑动

6. 患者,女性,32 岁。因恶心、尿少、水肿就诊。5 年前患慢性肾炎。血清钾浓度为 6.8mmo1/L,心电图检查中**不可能**出现的图形改变为

  A. PR 间期延长　　　　　　B. ST 段压低　　　　　　　　C. P 波振幅增高

  D. QRS 波群增宽　　　　　　E. QT 间期延长

7. 患者,男性,64 岁。因风湿性心脏病伴慢性心力衰竭,长期服用洋地黄类药物地高辛,1 天前出现恶心、呕吐,伴视物模糊。心电图检查提示洋地黄类药物中毒。下列各项,与患者病史相符的心电图改变是

  A. ST 段下垂型压低　　　　　　　　　B. T 波低平

  C. 频发室性期前收缩二联律　　　　　D. 双向 T 波呈初始部分倒置,终末部分直立

  E. T 波倒置

A3/A4 型题

(8~10 题共用题干)

  患者,男性,74 岁。阵发性胸骨后烧灼感 10 年,加重 2 周。近 2 周来胸骨后烧灼感发作频繁。15 分钟前因情绪激动出现剑突下剧烈疼痛,伴憋闷、大汗、恶心,未吐,症状持续不缓解,急诊入院。既往糖尿病病史 30 年,吸烟 30 年。查体:T 36.2℃,BP 90/55mmHg。急性病容,口唇无发绀,双肺呼吸音清,心率 50 次/min,律齐,$A_2>P_2$,腹软,无压痛。入院心电图检查如图(图 6-6)。

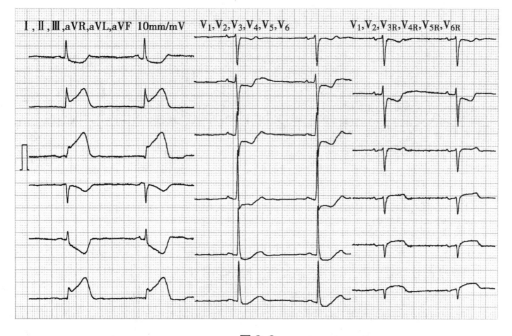

图 6-6

8. 该患者最可能的心电图诊断为:

  A. 急性高侧壁、右室心肌梗死　　　　　B. 急性前侧壁、正后壁心肌缺血

  C. 急性前间壁、正后壁心肌梗死　　　　D. 急性下壁、右室心肌梗死

  E. 急性下壁、右室心肌缺血

9. 下列各项,与该患者心电图相符的为:

  A. 窦性心律,心室率 45 次/min　　　　　B. 窦性心律,心室率 50 次/min

  C. 异位心律,心室率 40 次/min　　　　　D. 异位心律,心室率 45 次/min

  E. 异位心律,心室率 50 次/min

10. 根据患者心电图所示,可推测其病变的供血冠状动脉最可能为:
    A. 前降支   B. 右冠状动脉   C. 旋支
    D. 前降支对角支   E. 左冠状动脉

(11~12 题共用题干)

患者,男性,27 岁。间断心悸 3 年,加重 1 个月。自发病以来无晕厥。入院心电图检查结果见图(图 6-7)。

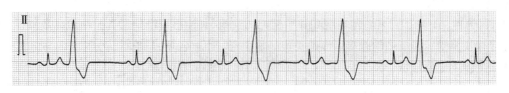

图 6-7

11. 该患者最可能的心电图诊断为:
    A. 交界性期前收缩   B. 室性期前收缩   C. 房性期前收缩
    D. 室性逸搏   E. 交界性逸搏

12. 该患者心电图的主导心律及异位起搏点的位置为:
    A. 窦性心律,心房   B. 窦性心律,房室交界区   C. 窦性心律,心室
    D. 异位心律,心房   E. 异位心律,心室

(13~14 题共用题干)

患者,男性,64 岁。冠心病伴晕厥,为安装心脏起搏器入院,心电图检查结果见图(图 6-8)。

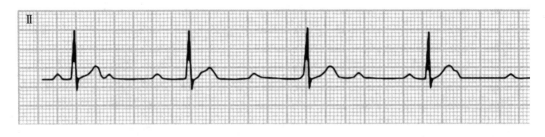

图 6-8

13. 该患者最可能的心电图诊断为:
    A. 一度房室传导阻滞   B. 二度I型房室传导阻滞   C. 二度II型房室传导阻滞
    D. 三度房室传导阻滞   E. 高度房室传导阻滞

14. 与该患者心电图相符合的心房率与心室率为:
    A. 心房率 120 次/min,心室率 40 次/min   B. 心房率 115 次/min,心室率 50 次/min
    C. 心房率 90 次/min,心室率 45 次/min   D. 心房率 75 次/min,心室率 55 次/min
    E. 心房率 60 次/min,心室率 60 次/min

【名词解释】

1. 冠状 T 波   2. 异常 Q 波   3. 心律失常

4. 期前收缩   5. 完全性代偿间歇   6. 期前收缩二联律

7. 期前收缩三联律   8. 多源性期前收缩   9. 室性期前收缩 R on T 现象

10. 预激综合征

【简答题】

1. 简述心肌梗死的基本图形特征及其临床意义。

2. 简述心肌梗死的图形演变及分期。

3. 比较房性、交界性、室性期前收缩心电图图形特征的异同。

4. 简述临床上具有潜在危险的室性期前收缩的表现形式及临床意义。

5. 比较心房扑动与心房颤动心电图图形特征的异同。

6. 比较二度I型、二度II型房室传导阻滞心电图图形特征的异同。

第四节　心电图描记、分析与临床应用

学 习 目 标

知识目标：

1. 解释心电图伪差产生原因及复述消除伪差的方法。

2. 复述心电图的临床应用范围。

能力目标：

1. 熟练进行常规心电图描记，避免伪差。

2. 能够对心电图进行基本的阅读与分析。

素质目标：

1. 具有尊重和爱护护理对象，保护其隐私的职业精神。

2. 具有严谨求实、善于观察和乐于探究的科学精神。

理论学习指导

（一）心电图描记质量控制

高质量的心电图要求基线稳定、波形清晰、无伪差。伪差是指除心脏电激动之外的因素引起的心电图改变。常见伪差及其心电图表现、原因和消除的方法见表6-3。

表6-3　常见伪差及其消除方法

类型	心电图表现	原因	消除方法
基线不稳	心电图基线呈波浪状上下起伏或突然升降	电极脱落、患者有肢体活动或胸部呼吸过度	嘱受检者平静呼吸，必要时屏气后描记心电图
交流电干扰	基线上出现规则而密集的小波，使基线变粗	电极板和皮肤接触不良、地线接触不良、人体周围有交流电影响等	按下抗交流电干扰键
肌颤波	一个或数个导联的心电图上出现不规则幅度不等的棘状波	受检者紧张、寒冷肌颤	嘱受检者平静、肌肉放松，调整室内温度，按下去肌颤滤波键

（二）心电图的分析步骤

检查心电图描记的质量→确定主导心律→计算心率→判断心电轴和有无钟向转位→测量间期与时间→依次分析P波、QRS波群、ST段、T波和u波的特点→得出结论。

（三）心电图的临床应用

心电图主要用于：①分析与鉴别各种心律失常；②判断有无急性心肌缺血和心肌梗死，明确心肌梗死的性质、部位和分期；③有助于心房、心室肥大的判断；④客观评价某些药物对心肌的影响程度及心律失常的治疗效果；⑤为其他疾病（如心包炎等）和电解质紊乱（如血钾和血钙的过低或过高等）的诊断提供依据；⑥心电图和心电监护还广泛用于手术麻醉、各种危重患者的病情监测、用药观察、航天或登山运动的心电监测等；⑦与心脏电生理检查同步描记，帮助判断电生理现象和辅助诊断。

实验室技能训练指导

【技能训练重点】

1. 设定心电图机。

2. 连接导联线。

3. 描记心电图。

4. 标记心电图。

【技能训练难点】

1. 心电图各导联的标记。

2. 各波段时间与振幅的测量。

【物品准备】

心电图机、电源线、导联线、心电图记录纸、盐水棉球或导电胶、污物盘、大毛巾。

【技能训练方法】

1. 示教前学生通过复习课堂教学内容或观看视频录像等做好相关内容的预习。

2. 由教师做示范性心电图描记,说明操作和阅图要点,时间与振幅的测量及各波段的正常值,分析正常心电图图形。

3. 教师示范性操作后,学生分组,每 2 名学生一组,按要求相互描记心电图,标记各导联,并测量和分析图形,作出结论。

4. 教师巡回查看,随时纠正学生在心电图描记过程中出现的各种错误,并核对学生标记导联、分析图形的正确性。

【技能训练指南】

项目	方法	自我评价		
		熟练掌握	基本掌握	尚未掌握
一、描记前准备				
1. 评估	检查者携心电图申请单至病房,核对并评估受检者	☐	☐	☐
2. 用物准备	心电图机、电源线、导联线、盐水棉球或导电胶、污物盘、大毛巾和心电图记录纸	☐	☐	☐
3. 检测心电图机	将心电图纸装入心电图机,连接心电图机电源线,打开电源并选择交流电,检查心电图机走纸情况和定标电压是否准确。关机,去除电源线	☐	☐	☐
4. 检查者准备	衣帽整齐、洗手	☐	☐	☐
5. 核对、自我介绍与解释	按心电图申请单核对受检者床号、姓名。向受检者做自我介绍,嘱受检者取下手表,并嘱其在记录过程中平静呼吸、四肢平放、肌肉放松、不要移动四肢及躯体。必要时,需屏气记录胸导联心电图	☐	☐	☐
6. 环境准备	关闭门窗、必要时置屏风	☐	☐	☐
二、描记心电图				
1. 设定心电图机	连接心电图机电源线,打开电源。根据机型,设置参数和打印格式,输入受检者基本信息,如住院号、姓名、性别、年龄等。设定走纸速度为 25mm/s,定标电压为 10mm/mV。必要时,按下抗交流干扰键和去肌颤滤波键	☐	☐	☐

续表

项目	方法	自我评价		
		熟练掌握	基本掌握	尚未掌握
2. 安置电极				
（1）肢体导联	暴露两手腕及两下肢内侧。分别在受检者左、右手腕屈侧腕关节上方约 3cm 处,左、右内踝上部约 7cm 处涂上生理盐水或导电胶,按电极标记将肢体导联电极 R(红色)置于右手腕,L(黄色)置于左手腕,LF(绿色)置于左下肢,RF(黑色)置于右下肢	□	□	□
（2）胸导联	解开受检者上衣。在受检者胸部 V$_1$~V$_6$ 部位分别涂上生理盐水后,将胸导联按 C$_1$~C$_6$ 对应置于 V$_1$~V$_6$ 相应的部位。V$_1$ 位于胸骨右缘第 4 肋间、V$_2$ 位于胸骨左缘第 4 肋间、V$_4$ 位于左锁骨中线平第 5 肋间、V$_3$ 位于 V$_2$ 与 V$_4$ 连线中点、V$_5$ 位于左腋前线与 V$_4$ 同一水平、V$_6$ 位于左腋中线与 V$_4$ 同一水平。然后,盖上大毛巾	□	□	□
3. 描记各导联心电图	观察心电图机显示屏的心电图波形,图形清晰、基线平稳,即可自动或手动采集心电图信号。如为自动模式,心电图机在采集完毕后自动停止并打印心电图。如为手动模式,在记录 3~5 个心室波后,按下停止按钮,切换导联依次描记其余导联的心电图。在操作过程中,应注意观察患者的反应。描记结束时,看表记录时间	□	□	□
三、描记结束				
1. 整理用物	关闭心电图机,拔下电源,移去大毛巾,去除、整理并归置导联线	□	□	□
2. 核对患者	再次核对患者	□	□	□
3. 完善信息	在心电图纸上完善信息,如受检者所在病区、床号、检查时间(年、月、日、小时,甚至分钟)、检查者姓名等	□	□	□
4. 标记各导联	正确标记各导联	□	□	□

(陆敏敏)

自　测　题

【选择题】

A1/A2 型题

1. 描记心电图前,患者应**避免**

    A. 饮水　　　　　　　　B. 讲话　　　　　　　　C. 吸烟

    D. 吃零食　　　　　　　E. 喝汽水

2. 分析过渡波形在胸导联出现的位置,是为了判断

    A. 是否窦性心律　　　　B. 有无钟向转位及其类型　　　C. 有无电轴偏移

    D. 有无心室肥大　　　　E. 有无心肌缺血

3. 在心电图描记过程中,嘱患者屏气主要用于

    A. 情绪紧张者　　　　　　　　　　　　B. 呼吸对心电图基线影响明显者

    C. 呼吸对心动周期影响明显者　　　　　D. 因寒冷抖动者

    E. 心率较快者

4. 在心电图描记过程中发现 V_5 导联心电图电压太高,正确的处理措施为

　　A. 继续描记　　　　　　　　　　　　　　B. 将所有导联的定标电压调至 1/2

　　C. 将所有导联的定标电压调至 2　　　　　　D. 将 V_5 导联的定标电压调至 1/2

　　E. 将 V_5 导联的定标电压调至 2

5. 在做心电图时,安置肢体导联电极,右上肢接的电极颜色为

　　A. 红色　　　　　　　　　B. 黄色　　　　　　　　　C. 绿色

　　D. 黑色　　　　　　　　　E. 紫色

6. 做心电图时,需嘱咐患者下列注意事项,**除外**

　　A. 保持平静呼吸　　　　　B. 四肢平放　　　　　　　C. 肌肉放松

　　D. 紧握拳头　　　　　　　E. 不要移动

7. 如左、右手肢体导联电极接错,心电图上可能出现的改变为

　　A. I导联 P 波倒置　　　　B. II导联 QRS 波呈 Rs　　　C. III导联 QRS 波呈 rS

　　D. aVR 导联 P 波倒置　　 E. aVR 导联 T 波倒置

A3/A4 型题

(8~9 题共用题干)

患者,男性,50 岁,参加单位体检做心电图检查。

8. 护士在描记单导联心电图时,发现患者有心律不规则,此时应

　　A. 不做处理　　　　　　　B. 延长II导联的描记　　　C. 变更走纸速度

　　D. 变更定标电压　　　　　E. 停止描记

9. 护士在描记单导联心电图时,V_5 和 V_6 导联的图形出现上下起伏,此时应嘱患者

　　A. 四肢平放　　　　　　　B. 屏住呼吸　　　　　　　C. 放松肢体

　　D. 不要移动　　　　　　　E. 深呼吸

【名词解释】

伪差

【简答题】

1. 分析导致下图(图 6-9)心电图图形改变的原因,如何解决?

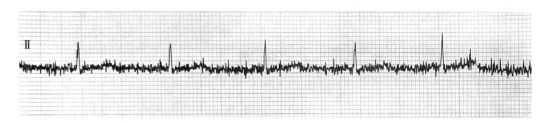

图 6-9

2. 分析导致下图(图 6-10)心电图图形改变的原因,如何解决?

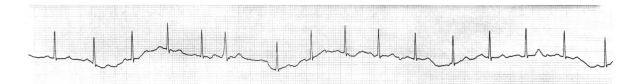

图 6-10

3. 在描记心电图过程中,V_1~V_5导联图形正常,但切换至V_6导联时,图形却呈一条直线。导致这一情况最常见的原因是什么? 如何解决?

第五节　其他常用心电图检查

学 习 目 标

知识目标:
1. 复述动态心电图的导联系统电极放置部位。
2. 列出心电图运动负荷试验的适应证与禁忌证。

能力目标:
1. 能够为患者进行动态心电图和心电图运动负荷试验检查。
2. 能够识别动态心电图和心电图运动负荷试验检查的结果。

素质目标:
1. 具有尊重和爱护护理对象,保护其隐私的职业精神。
2. 具有严谨求实、肯于钻研和乐于探究的科学精神。

理论学习指导

一、动态心电图

(一)导联系统

目前动态心电图多采用双极导联,电极一般均固定在躯体胸部。导联的选择应根据不同的检测目的而定,常用的导联及电极放置部位如下:

1. CM_1导联　正极置于胸骨右缘第4肋间(即V_1位置)或胸骨上,负极置于左锁骨下窝中1/3处。该导联可以清楚地显示P波,分析心律失常时常用此导联。

2. CM_2或CM_3导联　正极置于V_2或V_3的位置,负极置于右锁骨下窝中1/3处。怀疑受检者有变异性心绞痛(冠状动脉痉挛)时,宜联合选用CM_3和M_{aVF}导联。

3. CM_5导联　正极置于左腋前线、平第5肋间处(即V_5位置),负极置于右锁骨下窝中1/3处。

4. M_{aVF}导联　正极置于左腋前线肋缘,负极置于左锁骨下窝内1/3处。该导联主要用于检测左心室下壁的心肌缺血改变。

无关电极可置于胸部任何部位,一般置于右胸第5肋间腋前线或胸骨下段中部。

(二)临床应用范围

应用范围包括:①心悸、气促、头昏、晕厥、胸痛等症状的性质判断;②心律失常的定性和定量诊断;③心肌缺血的诊断和评价,尤其是发现无症状心肌缺血的重要手段;④心肌缺血及心律失常药物疗效的评价;⑤心脏病患者预后的评价;⑥选择安装起搏器的适应证,评定其功能并检测与其有关的心律失常;⑦医学科学研究和流行病学调查。

(三)注意事项

监测过程中做好日志,按时间记录其活动状态和有关症状;应结合病史、症状及其他临床资料综合分析以作出正确的诊断。

(四)分析报告

分析报告的主要内容包括:①监测期间的基本节律、24小时心搏总数、平均心率、最高与最低心率及发生的时间;②各种心律失常的类型、快速性和/或缓慢性心律失常、异常心搏总数、发生频率、持续时间、形态特征及心律失常与症状、日常活动和昼夜的关系;③监测导联ST段改变的形态、程度、持续时间和频度,ST

段异常改变与心率变化及症状的关系;④选择和打印有代表性的正常和异常的实时心电图片段;⑤对佩戴有起搏器受检者,报告中应包括起搏器功能的评价和分析。

二、心电图运动负荷试验

(一)运动试验的适应证、禁忌证与并发症

1. 适应证 ①对不典型胸痛或可疑冠心病患者进行鉴别诊断;②评估冠心病患者的心脏负荷能力;③评价冠心病的药物或介入手术治疗效果;④进行冠心病易患人群流行病学调查筛选试验。

2. 禁忌证 ①急性心肌梗死(2天内)或心肌梗死合并室壁瘤;②高危的不稳定型心绞痛;③未控制的有症状心力衰竭;④中、重度瓣膜病或先天性心脏病;⑤急性或严重慢性疾病;⑥未控制的、伴有症状或血流动力学障碍的心律失常;⑦急性心包炎或心肌炎;⑧急性肺栓塞;⑨严重主动脉瓣狭窄;⑩急性主动脉夹层;⑪严重高血压;⑫严重残疾不能运动者。

3. 并发症 主要有心肌梗死、急性肺水肿及恶性心律失常。

(二)运动负荷量的确定

运动负荷量分为极量与亚极量两档。极限运动量一般以统计受试者的最大心率为指标,最大心率的粗略计算法为:220-年龄数(次/min)。亚极量是指心率达到85%~90%最大心率的负荷量,临床上多采用亚极量运动负荷试验。

(三)常用的运动负荷试验

常用的心电图运动负荷试验有双倍二阶梯运动试验、踏车运动试验和平板运动试验,目前多用后两种运动试验。

(四)运动试验检查步骤

1. 检查前的准备

(1)受检者的准备:①受检者应在运动试验前2小时内禁食、禁烟、禁酒,穿适合运动的衣服;在运动试验前12小时内不要做特殊运动。②若运动试验的目的是明确诊断,应考虑停用某些药物(尤其是β受体拮抗剂)。

(2)检查者的准备:①评估受检者的健康状况;②做好解释说明,请受检者或家属签署知情同意书;③皮肤准备,包括备皮、用乙醇清洁皮肤。

2. 导联电极的放置。

3. 基线测量 运动前描记受检者卧位和立位12导联心电图并测量血压。

4. 运动试验与监测 运动中要注意询问受检者的情况,并密切观察其心电图及血压变化。遇到紧急情况,可按下紧急制动按钮,停止运动。

(五)终止运动试验的指征

1. 绝对指征 ①试验中运动负荷增加,但收缩压较基础血压水平下降超过10mmHg,并伴随其他心肌缺血的征象;②中、重度心绞痛;③增多的神经系统症状(例如共济失调、眩晕、近似晕厥状态);④低灌注表现(发绀或苍白);⑤由于技术上的困难无法监测心电图或收缩压;⑥受试者要求终止;⑦持续性室性心动过速;⑧在无诊断意义 Q 波的导联上出现 ST 段抬高(≥1.0mm)(非 V_1 或 aVR)。

2. 相对指征 ①试验中运动负荷增加,收缩压比原基础血压下降≥10mmHg,不伴有其他心肌缺血的征象;②ST 段或 QRS 波改变,例如 ST 段过度压低(水平型或下垂型 ST 段压低 >2mm)或显著的电轴偏移;③除持续性室性心动过速之外的心律失常,包括多源性室性期前收缩,室性期前收缩三联律,室上性心动过速,心脏阻滞或心动过缓;④劳累、气促、哮喘、下肢痉挛、跛行;⑤束支传导阻滞或心室内传导阻滞与室性心动过速无法鉴别;⑥胸痛加重;⑦高血压反应(建议 SBP>250mmHg 和/或 DBP>115mmHg)。

(六)运动试验结果的判断

阳性标准为:①运动中出现典型的心绞痛;②运动中出现 ST 段下斜型或水平型下移≥0.1mV,或原有 ST 段下降者,运动后在原有基础上再下降 0.1mV,并持续 2 分钟以上方逐渐恢复正常。在评价运动试

验结果时,运动试验引起心电图、血流动力学、症状和体征的改变,三者应结合在一起,解释运动试验的结果。

(李　静)

自　测　题

【选择题】

A1/A2 型题

1. 心电图运动负荷试验中极限运动量一般以统计所得各年龄组的最大心率为指标,关于最大心率(次/min)粗略计算法的描述,正确的是

  A. 180 – 年龄数　 B. 190 – 年龄数　 C. 200 – 年龄数

  D. 210 – 年龄数　 E. 220 – 年龄数

2. 临床多采用亚极限运动量心电图运动负荷试验,所谓亚极限运动量是指心率达到最大心率负荷量的

  A. 55%~60%　 B. 65%~70%　 C. 75%~80%

  D. 85%~90%　 E. 95%~100%

3. 关于国内外较为公认的心电图运动负荷试验阳性标准的描述,正确的是:

  A. 出现典型的心绞痛,ST 段上斜型≥0.05mV,持续时间大于 2 分钟

  B. 出现典型的心绞痛,ST 段下斜型下移≥0.1mV,持续时间大于 1 分钟

  C. 出现典型的心绞痛,ST 段水平型下移≥0.15mV,持续时间大于 0.5 分钟

  D. 不出现典型的心绞痛,ST 段上斜型或水平型下移≥0.05mV,持续时间大于 2 分钟

  E. 不出现典型的心绞痛,ST 段下斜型或水平型下移≥0.1mV,持续时间大于 2 分钟

A3/A4 型题

(4~7 题共用题干)

患者,男性,64 岁。阵发性心悸伴晕厥入院。查体:T 36.2℃,P 48 次/min,BP 150/90mmHg。口唇发绀,心率 48 次/min,律齐,心音低钝。腹软,无压痛,双下肢水肿。心电图检查提示窦性心律,窦性心动过缓。

4. 对该患者疾病诊断最有意义的检查项目是

  A. 常规心电图检查　 B. 动态心电图检查　 C. 心电图运动负荷试验

  D. 超声心动图检查　 E. 心脏 X 线检查

5. 根据患者病情,若行动态心电图检查应选择的导联是

  A. CM_2 导联　 B. CM_1 导联　 C. M_{aVF} 导联

  D. CM_5 导联　 E. CM_3 导联

6. 关于该患者动态心电图检查报告内容的描述,**不恰当**的是

  A. 24 小时基本节律、心搏总数、平均心率、最高和最低心率

  B. 心律失常类型与症状、日常活动及昼夜的关系

  C. 异常心搏总数、发生频度

  D. 异常心搏持续时间、形态特征

  E. 只选择和打印有代表性的异常心电图片段

7. 下列护士对该患者所做的有关动态心电图检查的指导,**错误**的是

  A. 受检者在佩戴记录器检测过程中应做好日志

  B. 按时间记录有关症状

  C. 不能填写者由医务人员代写

  D. 无症状者可不填写记录

  E. 按时间记录活动状态

【名词解释】

1. 极限运动量　　　　　　　　2. 亚极限运动量

【简答题】

1. 简述动态心电图常用导联及电极放置部位。

2. 动态心电图检查中如何根据不同检测目的选择导联？

3. 简述心电图运动负荷试验的禁忌证。

4. 心电图运动负荷试验中出现何种情况应及时终止试验？

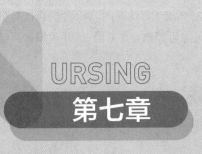

第七章

影像学检查

第一节　放射学检查

知识目标：

1. 阐述放射学检查前患者的准备及检查后的处理。

2. 描述放射学检查中各系统正常及基本病变的影像学表现。

能力目标：

1. 能结合护理对象的具体情况指导其做好放射学检查前的准备。

2. 能根据放射学检查结果分析护理对象可能存在的护理诊断/问题。

素质目标：

1. 具有尊重和爱护护理对象,保护其隐私的职业精神。

2. 具有严谨求实、善于观察和乐于探究的科学精神。

理论学习指导

一、放射学检查概述

(一) X 线成像

1. X 线的特性　穿透性、荧光效应、感光效应、电离效应。

2. 成像基本原理　基于 X 线的穿透性、荧光效应和感光效应以及人体组织结构之间有密度和厚度的差别,X 线能使人体组织结构在荧屏上或胶片上形成由黑到白的灰阶影像。

3. X 线图像特点　X 线图像是由从黑到白不同灰度的影像所组成,是灰阶图像。这些不同灰度的影像是以光学密度反映人体组织结构的解剖及病理状态,表现为低密度、等密度及高密度。

(二) 计算机体层成像(CT)

1. 成像基本原理　CT 是用 X 线束对人体层面进行扫描,取得信息,经计算机处理而获得的重建数字图像。螺旋 CT 由于其快速扫描能力,可在短时间内对身体的较长范围进行不间断的数据采集,大大缩短了检查时间,提高了 CT 的临床应用价值,正逐渐取代普通 CT 设备。

2. CT 图像特点　是由一定数目从黑到白不同灰度的像素按矩阵排列所构成的灰阶图像;CT 图像有比

X线平片更高的密度分辨力,可以更好地显示由软组织构成的器官,并在良好的解剖图像背景上显示出病变的影像;CT图像是断层图像,常用的是横断位或称轴位;螺旋CT获得的容积数据通过后处理技术,可重组冠状面、矢状面等任意方向的断层图像及3D图像;CT图像可以测定CT值,反映组织密度情况,单位为HU;CT图像具有窗宽、窗位技术,用于检查不同密度的组织。

（三）数字减影血管造影（DSA）

1. 成像基本原理 DSA是利用计算机处理数字影像信息,消除骨骼和软组织影像,使血管显影清晰的成像技术。DSA由于没有骨骼与软组织影的重叠,使血管及其病变显示更为清楚,已代替了一般的血管造影。

2. 数字减影方法 常用的是时间减影法。

（四）磁共振成像（MRI）

MRI是利用原子核在磁场内所产生的信号经重建成像的一种影像技术。

1. 成像基本原理 人体内无数的氢质子为医用MRI的靶原子核,这些氢质子在强大磁场中,其自旋轴按磁场磁力线的方向重新排列,在施加特定的射频脉冲的情况下,将发生一系列的物理学现象,并产生磁共振信号。磁共振信号有T_1、T_2和质子密度（Pd）等参数,并由这些参数构成MR的图像。主要依赖T_1参数重建的图像即为T_1加权像（T_1WI）,T_1WI有利于观察解剖结构;主要依赖T_2参数重建的图像称为T_2加权像（T_2WI）,T_2WI对显示病变组织较好;主要由组织内质子密度构成的图像称为质子密度加权像（PdWI）。T_1、T_2和质子密度作为MRI的成像参数是人体固有的。

2. MRI图像特点 为多参数灰阶图像,MRI采用不同的扫描序列和成像参数,可获得T_1WI、T_2WI和PdWI。MRI图像为多方位断层图像,可以直接获得人体横断位、冠状位、矢状位及任意斜位的断层图像。①流空效应,即流动的液体,如心血管内快速流动的血流,在成像过程中采集不到信号而呈无信号的黑影。②MRI对比增强效应,即顺磁性物质作为对比剂可缩短周围质子的弛豫时间。应用此效应可行对比增强检查。

二、放射学检查前的准备与处理

（一）X线常规检查的准备与处理

1. 普通检查前准备 向患者介绍检查常识,指导患者采取正确的检查姿势。

2. 特殊检查前准备 以乳腺钼靶软X线摄影应用最为广泛。告知患者检查时需脱掉上身衣物包括内衣,乳腺会因机器压迫板的压迫而感不适,并无大碍。

（二）X线造影检查的准备与处理

造影检查的患者除了要做好常规X线检查的准备外,还需要根据检查部位、对比剂及造影方法的不同做好相应的准备和处理。

1. 钡剂造影检查 常使用医用硫酸钡悬液和气体进行双重对比造影检查。

（1）食管造影检查:指导患者检查常识,包括配合透视及如何吞服医用硫酸钡悬液。疑有食管梗阻、贲门失弛缓症或胃底静脉曲张者需禁食禁饮。疑食管有非金属异物时,可于钡剂内加棉絮纤维,吞服钡剂后棉絮可悬挂于异物上,以便显示异物的位置。

（2）上消化道双重对比造影检查:指导患者口服产气粉使胃充气扩张,然后配合透视拍片要求吞咽医用硫酸钡悬液。检查注意事项:①检查前3天禁服不透X线的药物如钙、铁、铋剂等;②检查前1天进食少渣易消化的食物,晚饭后禁食、禁饮;③胃潴留患者检查前1天清除胃内容物;④需显示黏膜面的细微结构及微小病变时,肌内注射抗胆碱药物如654-2等以降低胃肠张力,但青光眼、前列腺增生患者禁用;⑤如需在较短时间内观察小肠,可口服甲氧氯普胺以增加胃肠道张力,促进蠕动;⑥上消化道出血者一般在出血停止和病情稳定数天后方可检查;⑦疑有胃肠穿孔、肠梗阻者及妊娠3个月内的孕妇禁止检查。

（3）结肠双重对比造影检查:于肠道清洁后,后经肛门注入适量气体,然后经直肠灌入医用硫酸钡悬液。检查注意事项:①检查前连续2日无渣饮食,遵医嘱口服缓泻剂如和爽（复方聚乙二醇）、甘露醇、硫酸镁等将肠内容物排空,忌用清洁剂;②检查前24小时内禁服所有影响肠道功能及X线显影的药物;③钡剂温度与体温基本一致;④排便失禁者可改用气囊导管,以免钡剂溢出。

2. 碘剂造影检查　碘剂主要为有机碘,分为离子型和非离子型,后者临床上较常使用。常用于血管造影、泌尿系造影及关节造影。

(1) 检查前准备

1) 评估与告知:造影检查前,询问患者有无造影检查的禁忌证,介绍检查的目的、方法、可能经历的痛苦和注意事项等。

2) 签署知情同意书:使用碘剂前,患者或其监护人应签署"碘对比剂使用患者知情同意书"。

3) 碘过敏试验:非离子型碘剂一般无须碘过敏试验。

4) 预防碘剂不良反应:尽量选用非离子型等渗性对比剂;糖尿病患者在碘剂使用前48小时停用双胍类药物;建议在碘剂使用前后给予充分补水,利于对比剂排出。

5) 应急抢救措施:检查室常规配备抢救用物,与急诊室或临床相关科室建立针对碘剂不良反应抢救的应急快速增援机制。

(2) 检查后处理

1) 留置观察:使用对比剂后,患者需留置观察至少30分钟,高危患者应留置观察更长时间,如症状严重则应在重症监护室观察治疗。

2) 碘剂副反应的分级与处理:根据碘剂过敏反应的程度将其分为轻度、中度和重度三级。轻度反应者表现为发热、恶心、皮肤瘙痒、皮疹等;中度反应者有寒战、高热、头疼、眩晕、胸闷、心悸、皮疹、呕吐等;重度反应者可出现胸闷、心悸、冷汗、面色苍白、意识丧失、血压下降等。轻度对比剂副反应可给予对症处理,寒战、高热、胸闷、心悸等中重度反应者立即给予对症处理,同时终止使碘剂,较严重的过敏反应者及时给予抗过敏、扩容和吸氧等抗休克处理。

3) 碘剂血管外渗的表现与处理:碘剂血管外渗可致局部皮肤红、肿、热、痛并形成红斑,肿胀范围可迅速扩大,出现皮肤水疱、溃疡和坏死,伴外渗远端肢体感觉改变,甚至发生骨-筋膜室综合征。注射碘剂过程中一旦外渗,应立即停止注射,于拔针前尽量回抽外渗的对比剂,局部予以冰敷,密切观察2~4小时,必要时请相关医师会诊。外渗局部皮肤采用地塞米松或利多卡因局部湿敷,或透明质酸酶局部注射。48小时内抬高患肢使其高于心脏平面。必要时进行患肢X线拍片监护渗出范围,住院观察24小时。

3. 冠状动脉造影检查　冠状动脉造影检查较复杂且有一定的痛苦和危险。因此,除造影检查的一般准备外,还应做好以下工作:

(1) 检查前准备:①向家属交代病情、检查目的及可能出现的问题,请家属签署"介入手术知情同意书";②手术前患者常规准备,如禁食禁水、生化检查、备皮等。

(2) 检查中监护:严密观察病情,保证液体通路通畅,及时用药,配合医生参加抢救工作。

(3) 检查结束后处理:①穿刺部位加压包扎6小时;穿刺侧肢体限制活动6~12小时。注意观察动脉搏动和远端皮肤颜色、温度及穿刺处有无渗血。一般于造影次日即可解除加压包扎并下地行走。②插管造影历时较长者,可给予抗生素预防感染。

(三) 计算机体层成像检查的准备与处理

1. 平扫检查　重点为患者准备。

(1) 检查前须将详细病情摘要等相关资料提供给CT医生以备参考。

(2) 检查前去除患者检查部位衣物上的金属物品或饰品。

(3) 胸腹部检查前,指导患者进行平静呼吸及屏气训练。

(4) 生命垂危的患者须在医护人员监护下进行检查。

(5) 不能配合的患儿可采用镇静措施如水合氯醛灌肠后进行检查。

(6) 妊娠女性、情绪不稳定或急性持续疼挛者不宜做本检查。

(7) 上腹部检查者检查前1周内不可做钡剂造影;检查前禁食禁水4~6小时;检查前30分钟口服1.5%~3%泛影葡胺溶液500~800ml,临检查前再口服200ml,使对比剂充盈胃、十二指肠及近端小肠。

(8) 盆腔检查者检查前晚口服缓泻剂;检查前嘱患者饮水,使膀胱充盈尿液以利检查。

2. 增强扫描检查　患者需要注射碘剂。因此,除做好平扫检查前患者的准备之外,还应注意做好碘剂检查的相应准备与处理。

(四) 磁共振成像检查的准备与处理

1. 检查前准备

(1) 检查前告知患者:磁共振检查时间较长,且患者所处环境幽暗、噪声较大;检查期间全身放松、平静呼吸、保持体位不动;注意听从医师的语言提示,配合检查。

(2) 检查禁忌:带有义齿、手表、钥匙、磁卡等各种金属物品;有磁性物植入如心脏起搏器、金属人工瓣膜、脑动脉瘤夹闭术、胰岛素泵或神经刺激器、宫内节育器等,患者不能进行检查,以免发生意外。

(3) 检查前请患者自备纯棉睡衣或换上磁共振室检查专用的衣服和拖鞋。

(4) 检查头、颈部的患者应在检查前 1 天洗头,勿搽头油、摩丝等护发品;眼部检查前勿化妆;腹部增强检查前 4 小时禁食、禁饮;胰胆管成像(MRCP)检查前禁饮 6 小时以上;盆腔检查膀胱须充盈中等量尿液。

(5) 幽闭症、高热、早期妊娠患者或散热功能障碍者不能进行检查;有意识障碍、昏迷、癫痫、精神症状等不能有效配合检查的患者,除非经相关专业临床医师同意,否则不能进行检查;不能配合的患儿须采取镇静措施,如水合氯醛灌肠等。

(6) 增强检查的患者除上述准备外,还应询问患者钆对比剂的过敏史;告知对比剂注射部位可出现短暂温热或疼痛,注射过程中也可能出现渗漏血管外现象;严重肾功能不全、肾移植及孕妇不建议使用钆对比剂,危重患者需由临床医师陪同;检查前签署"钆对比剂使用患者知情同意书"。

2. 检查后处理

(1) 注射药物过程中严密观察钆对比剂的不良反应。一般不良反应极少,不良反应表现的分级及处理同碘剂。

(2) 注射对比剂后嘱患者在候诊厅留观 30 分钟后再离开,同时告知患者,若离院后出现不适,请速到就近医院诊治。

(3) 磁共振检查室备好急救药品和物品,并做好相应不良反应的应急处理。

(4) 钆对比剂血管外渗的处理可参照"碘剂血管外渗的处理"。

三、呼吸系统的放射学检查

(一) 正常表现

1. X 线表现　正常胸部 X 线表现是胸腔内、外各种组织和器官重叠的综合影像,包括胸廓、肺野、肺门、肺纹理、肺叶和肺段、气管和支气管、纵隔、横膈、胸膜等。骨性结构为白影;含气肺组织为透亮黑影;胸壁软组织、纵隔、肺纹理等为白影,比骨骼密度低;气管、支气管为透明管状影,左右肺支气管在肺内逐级分支至不能分辨;横膈在正位胸片上有心膈角、肋膈角,侧位胸片上有前、后肋膈角;胸膜在反折处且 X 线与胸膜走行方向平行时,胸膜可以显示为线状致密影。

2. CT 表现　①纵隔窗:肺组织呈均一黑影,乳腺及胸壁脂肪等为略低密度影,胸壁肌肉呈中等密度,胸壁骨骼为高密度,纵隔居中呈软组织中等密度影;②肺窗:两肺野可见由中心向外围走行的肺血管分支,呈高密度影,由粗渐细,上下走行或斜行的血管则表现为圆形或椭圆形的断面影。肺叶或肺段支气管与相应的肺动脉分支血管伴行,支气管管径与伴行肺动脉管径相近。CT 图像上,叶间裂表现为透明带,借以区分不同肺叶,肺段间因无胸膜分隔而界限不能显示,可根据肺段支气管及血管的走行大致定位。

3. MRI 表现　正常胸部结构的 MRI 表现取决于不同组织的 MR 信号强度特点。肌肉、食管等软组织在 T_1WI 和 T_2WI 上均呈较低信号,显示为黑影或灰黑影。肌肉间可见线状的脂肪影及流空的血管影。骨皮质在 T_1WI 和 T_2WI 上均显示为低信号,松质骨因骨髓腔内脂肪衬托而显示为较高信号,肋软骨信号高于骨皮质信号,低于骨松质信号。胸膜呈较均匀的信号,T_1WI 信号强度低于脂肪,T_2WI 上信号强度与脂肪相似。肺、气管与主支气管内无信号呈黑影,血管内流空效应为黑影。

(二) 基本病变

1. 支气管阻塞性病变　主要包括肺气肿和肺不张。

(1) 肺气肿：X 线与 CT 表现相似，主要为病变部位的透明度增加、肺纹理稀疏。局限性肺气肿可有纵隔向健侧移位；弥漫性阻塞性肺气肿可表现为两肺野透明度增加、桶状胸和垂位心形等。

(2) 肺不张：X 线与 CT 表现相似，主要为阻塞支气管相对应部位的肺体积缩小、密度增高，纵隔及肺门可有不同程度地向患侧移位，邻近肺叶可出现代偿性肺气肿。MRI 上不张的肺叶或肺段在 T_1WI 上表现为较高信号，T_2WI 上为略高信号。

2. 肺实变　X 线表现为肺内边缘模糊的、密度稍高的云絮状阴影，其中心密度常较高。当实变扩展至肺门附近，实变区可见含气的支气管低密度影，称为"支气管气像"或"空气支气管征"。CT 上实变区在肺窗上表现为均匀的高密度影，边缘多不清楚，较大病变内可见"空气支气管征"。MRI 上实变通常在 T_1WI 为边缘不清的片状略高信号影，T_2WI 上为较高信号影。

3. 空洞与空腔

(1) 空洞：X 线表现为病变阴影中出现大小不一、形状不同的透亮区。空洞内如存留液体，可在液气交界处看到液平面。CT 能更清楚地显示空洞壁、内外缘及空洞周围的改变，洞壁为软组织密度影。MRI 上空洞壁为中等信号强度，洞内气体为无信号黑影。

(2) 空腔：为肺内生理性腔隙的病理性扩大。X 线表现为薄壁透亮区，壁厚多在 1mm 以下。CT 肺窗上空腔为薄壁低密度，边缘光整。

4. 结节与肿块　X 线表现为规则球形或不规则形高密度影，密度均匀或不均匀，边缘光滑锐利或模糊不清，或伴毛刺。CT 上表现与 X 线平片相似，但可更清楚显示病变的边缘、轮廓、密度、大小以及增强扫描强化特点。

5. 网状、细线状及条索影　X 线表现可以为较高密度、边缘锐利的条索状、细线状或网状阴影，也可以为肺纹理模糊、增粗。CT 上表现为与胸膜相连的粗线状影、网状影、胸膜下线、蜂窝状影等。

6. 钙化　X 线表现为密度很高、边缘锐利清楚、大小形状不同的阴影，可为斑点状、块状或球形，呈局限或弥散分布。CT 纵隔窗上钙化的密度明显高于软组织，CT 值可达 100HU 以上。MRI 上钙化多无信号呈黑影。

7. 胸膜病变　重点为胸腔积液及气胸的 X 线及 CT 表现。

(1) 胸腔积液：游离性胸腔积液 X 线表现为上缘呈反抛物线形状的均匀致密阴影；CT 上表现为后胸壁下弧形窄带状或新月形液体密度影，边缘光滑整齐。大量积液则几乎整个胸腔为液体占据，肺被压缩于肺门呈软组织密度影，纵隔向对侧移位。包裹性胸腔积液和叶间积液范围局限。

(2) 气胸：X 线与 CT 表现相似，主要为压缩肺组织与胸壁间出现含气透亮带，其间无肺纹理，其内侧可见脏层胸膜呈细线状软组织密度影，与胸壁平行。大量气胸时，肺组织被压缩靠近肺门呈软组织密度影，肋间隙增宽，横膈下降，纵隔向对侧移位。

(3) 液气胸：X 线立位胸片可见气液面。由于重力关系，CT 上液体位于背侧，气体位于腹侧，可见明确的气液平面及萎陷的肺边缘。

(三) 常见疾病的表现

1. 支气管扩张症　以 CT 检查为主，特别是高分辨力 CT（HRCT）是目前诊断支气管扩张最常用的影像方法。主要表现为支气管柱状扩张、管壁呈粗细不均匀的增宽或支气管呈葡萄串状扩张，常合并感染。

2. 肺炎

(1) 大叶性肺炎：充血期与实变期表现为与受累肺叶或肺段相一致的实变影，密度可不均，可见"空气支气管征"。消散期实变区密度逐渐减低，表现为大小不等、分布不规则的斑片状影。炎症最终可完全吸收，或只留少量条索影。

(2) 小叶性肺炎：沿支气管走行分布的斑片状影，边缘模糊不清，密度不均，并可融合呈较大的片状影，肺纹理增多、模糊。

(3) 病毒性肺炎：早期呈现多发小斑片影及间质改变，以肺外带明显。进展期表现为双肺多发磨玻璃影、浸润影，严重者可出现肺实变，可伴有空气支气管征及网格状或碎石路征象。

3. 肺脓肿　病灶较早时表现为肺内团状影，其后形成厚壁空洞，其内缘常较光整，底部常见液平。急性期洞壁周围常见模糊的炎性渗出影。

4. 肺结核

(1) 原发性肺结核：①原发综合征包括原发病灶(斑片状或大片状实变)、肺门或纵隔淋巴结肿大及两者之间的不规则索条影；②胸内淋巴结结核影像检查仅见肺门、纵隔淋巴结肿大。CT 较 X 线更易显示肺门及淋巴结肿大，可显示其形态、大小、边缘和密度等，增强扫描常呈环状强化。

(2) 血行播散型肺结核：急性型表现为双肺弥漫性的均匀分布、大小相同、密度均匀的粟粒样结节；亚急性、慢性血行播散型肺结核 X 线和 CT 表现为结节的分布、大小和密度都不均匀。

(3) 继发性肺结核：影像多种多样，可表现为局限性斑片影、大叶性干酪性肺炎、增殖性病变、结核球、结核性空洞及周围的"卫星灶"、硬结钙化或索条影等，多种征象可并存。

(4) 结核性胸膜炎：表现为游离性或局限性胸腔积液，或胸膜增厚、粘连、钙化。

5. 原发性支气管癌(肺癌) 胸部 CT 是诊断肺癌的首选影像学检查方法。

(1) 中央型肺癌：早期 X 线胸片常无异常表现，CT 可见支气管壁的不规则增厚、管腔狭窄或腔内结节等改变；中晚期 X 线胸片可见分叶状或不规则形的肺门肿块，常同时伴有阻塞性肺炎或肺不张，CT 可更清晰显示肿块，有无纵隔侵犯、肺内或淋巴结转移等。

(2) 周围型肺癌：X 线多表现为肺内结节或肿块，边缘可见分叶、细短毛刺及胸膜凹陷征，肿瘤坏死可形成厚壁偏心空洞。CT 更有利于发现早期肺癌病灶及肺癌病灶的边缘和内部变化，更清晰显示肺门及纵隔淋巴结肿大。CT 增强扫描肿瘤呈轻、中度均匀或不均匀强化，部分病变边缘呈不规则的环状强化。

(3) 弥漫型肺癌：表现为双肺广泛分布的细小结节影，或为大片肺炎样改变。病变进行性发展，有融合倾向。病变进展为整个肺叶的实变时，其内可见充气的支气管影，即"空气支气管征"，但其走行僵硬。

6. 肺转移性肿瘤 经血行肺内转移瘤表现为多发的棉球样或粟粒样结节，多位于双肺中下野外带。淋巴道转移表现为肺门和/或纵隔淋巴结肿大，及自肺门向外的索条影或网状结节影。

四、循环系统的放射学检查

(一) 正常表现

1. X 线表现

(1) 心脏大血管的正常投影：X 线上仅能显示各房室和大血管的轮廓，不能显示心内结构和分界。后前位见心脏有左、右两个缘。

(2) 心脏形态：后前位上正常心脏形态可分为横位心、斜位心、垂位心。

(3) 心脏大小：正常成人心胸比率≤0.50。

2. CT 表现

(1) 横轴位：是常用的标准体位。它可以清楚地显示心脏的结构，各房室间的解剖关系以及心脏房室的大小。心包呈 1~2mm 厚的弧线状软组织密度影，其内见低密度脂肪影。

(2) 短轴位：主要用于观察左室壁心肌，结合心脏收缩期和舒张期的图像对比还可动态了解心肌收缩运动和各室壁厚度。

(3) 长轴位：主要用于观察瓣膜，左室流出道及心尖部。

3. DSA 表现 分为右心造影和左心造影，为心脏大血管检查的最可靠的方法。正位观右心房呈椭圆形，右心室呈圆锥状，左心房呈横置椭圆形，左心室呈斜置椭圆形，可观察相应连通的静脉、动脉及各瓣口开放情况。

4. MRI 表现 横轴位、长轴位、短轴位上心房、心室和大血管解剖的 MRI 表现与 CT 表现相同。心肌呈中等信号强度，心内膜比心肌信号略高，呈一细线状影，瓣膜呈中等信号强度，比心肌信号略高，心包在 SE 序列上呈线样低信号，正常心包厚度不超过 4mm。

(二) 基本病变的表现

1. 心脏位置、形态和大小异常

(1) 位置异常：①心脏移位和异位，心脏移位多为胸肺疾患或畸形、先天发育异常所致，心脏异位指心脏位置先天异常;②房室相对位置异常,左右心房位置相反称心房反位,左右心室位置相反称心室转位;③房室连接关系异常。

(2) 形态和大小异常:①病理心型,常可分为二尖瓣型、主动脉型和普大型;②心脏增大包括心壁增厚和心腔扩大,或两者并存,心胸比率 0.5~0.55 为轻度增大,0.55~0.6 为中度增大,0.6 以上为重度增大。

(3) 内部结构异常,临床更常用心脏超声检查。

2. 心脏运动和血流异常 评价的方法有超声、心室造影、CT 或电子束 CT、MRI,其中超声是最常用的检查方法。

(1) 运动异常:包括运动增强、减弱、消失和矛盾运动等。

(2) 血流异常:包括血流速度、血流时相、血流性质和血流途径异常等。

3. 冠状动脉异常 包括冠状动脉管腔狭窄、闭塞或扩张以及先天性冠状动脉发育异常等。选择性冠状动脉造影是诊断冠状动脉异常最可靠的方法,多层 CT 可用于检测冠状动脉狭窄和冠状动脉血运重建的评估等。

4. 心包病变

(1) 心包积液:中等量以上积液时心影向两侧普遍扩大,状如烧瓶,重者呈球形,透视下心脏搏动减弱或消失。CT 上表现为心包腔增宽,腔内液体多呈水样密度。积液在 MRI SE 序列 T_1WI 上多为均匀低信号,T_2WI 多为高信号。

(2) 心包增厚:CT 及 MRI 上心包厚度超过 4mm。

(3) 心包钙化:X 线平片和 CT 上表现为线样或蛋壳样钙化,MRI 上为线条状无信号或低信号区。

(4) 心包肿块:CT 上可见心包区结节样突起,呈软组织密度,CT 值多不均匀。

5. 肺门及大血管异常 包括肺门异常、肺动脉异常、肺静脉高压等。

(三) 常见疾病的表现

1. 房间隔缺损 典型 X 线表现为心脏增大,呈"二尖瓣"型,肺门动脉扩张,肺血增多,主动脉结缩小或正常。CT 横轴位心房层面可见房间隔连续性中断,右房室增大,主肺动脉增宽;增强扫描可见左、右心房间有对比剂连通。MRI 常规序列成像可显示部分房间隔信号缺失;电影序列可见左向右分流的血流喷射;增强扫描后处理图像可显示左右房间的异常沟通;可准确显示肺动脉增粗、主肺动脉扩张、右房室增大等间接征象。

2. 肺动脉栓塞 肺动脉 CTA 常表现为肺动脉腔内偏心性或类圆形低密度影(充盈缺损),还可表现为附壁环形充盈缺损,管腔不同程度狭窄,相应引流区域肺组织肺纹理稀疏、斑片影和胸腔积液。心血管造影是诊断肺栓塞的可靠方法,其表现与肺动脉 CTA 类似。

3. 主动脉夹层 CT 平扫表现为管腔增宽变形、钙化内膜内移;CT 增强扫描可清晰显示主动脉双腔和撕裂的内膜片、内膜破口和再破口及主要分支血管受累情况等。MRI 可提供与 CT 相似的主动脉夹层的形态和功能信息。DSA 基本被 CT 或 MRI 所代替,通常是在主动脉夹层介入治疗的同时进行 DSA 检查。

五、消化系统的放射学检查

(一) 检查方法

1. X 线检查 包括透视、摄影和造影检查。前两者常结合用于急腹症的筛查诊断,后者是胃肠道疾病的重要检查方法。腹部平片,包括仰卧前后位和站立位,前者是基本摄影体位,后者有利于观察膈下游离气体和肠腔内有无异常气液平形成。造影检查主要用于胃肠道检查,常用气钡双重造影,如疑有胃肠穿孔时,禁用硫酸钡,可改用有机碘水溶液对比剂。常用的造影检查有食管造影、上胃肠道造影、小肠造影和结肠双重对比造影,前三者需口服造影剂,后者经肛门注入造影剂。

2. CT 检查 根据扫描部位和检查方法不同,检查前患者需要做不同的准备。根据扫描部位和范围不同,采用不同的 CT 扫描参数,观察图像时使用不同的窗宽、窗位技术。常规采用平扫、对比增强扫描,以多层螺旋 CT 多期扫描为佳。

3. DSA 主要用于肝脏占位性病变的鉴别诊断,包括肝动脉造影和门静脉造影,可观察病变供血情况。

4. MRI 检查　多用于实质性消化器官,最常采用平扫,必要时静脉注射对比剂 Gd—DTPA,行多方位的 T_1WI 增强扫描。对于胆道梗阻病例,可行 MR 胰胆管造影检查。

（二）正常表现

1. X 线表现

（1）X 线平片:①腹壁与盆壁肌肉组织呈中等密度,脂肪间隙及脂肪组织呈稍低密度,骨性支持结构呈高密度;②肝、脾、肾等实质脏器呈中等密度;③胃肠、胆囊、膀胱等空腔器官依据腔内容物不同而有不同的 X 线表现。

（2）造影检查:①食管:吞钡后食管呈外壁完整的管状影,黏膜皱襞为数条纤细纵行且平行的条纹状影,通过贲门与胃小弯的黏膜皱襞相连续。可见 4 个生理性狭窄的压迹。②胃:通常分为胃底、胃体、胃窦 3 个区域以及胃小弯、胃大弯、角切迹、贲门、幽门等。③十二指肠:全程呈 C 形,胰头被包绕其中,一般分为球部、降部、水平部和升部。④小肠:包括空肠、回肠,末端回肠在右髂窝处与盲肠相连接,称回盲部。⑤大肠:起于盲肠止于直肠,包括阑尾、盲肠、升结肠、横结肠、降结肠、乙状结肠和直肠。

2. CT 表现

（1）空腔器官:①食管:胸部 CT 横断面图像上呈圆形软组织影;②胃:扩张良好的胃壁均匀一致,柔软度佳,厚度不超过 5mm。增强 CT 胃壁可表现为三层结构,内层与外层为高密度,中间层为低密度;③十二指肠:十二指肠全段与周围结构的解剖关系能得到充分的显示,十二指肠的各部分也较清楚;④小肠:当小肠肠腔内有较多气、液体充盈时,肠壁可以较好地显示,但肠袢空虚或较多肠曲密聚时会影响 CT 观察肠壁。增强 CT 可清晰显示小肠肠腔外的结构,特别是小肠系膜、腹膜、网膜;⑤结肠:结肠腔、肠壁及肠外的结肠系膜均能显示良好。

（2）实质性器官:①肝脏:肝实质平扫表现为均匀一致的软组织密度,比脾脏密度高。增强 CT 多选择多期扫描;②胆系:平扫胆囊位于肝门下方、肝右叶内侧。横断面表现为圆形或椭圆形,直径 4~5cm,胆囊腔表现为均匀水样低密度,胆囊壁光滑锐利,厚度 2~3mm。增强扫描胆囊腔无强化,胆囊壁均匀强化。平扫肝内胆管不显示,肝外胆管尤其是胆总管通常显示,呈圆形或管状低密度区;③胰腺:平扫即可显示其轮廓、密度、形状和大小。正常胰腺实质密度均匀,CT 值为 40~50HU,略低于脾脏,增强后密度均匀增高。胰管位于胰腺实质内,可不显示或表现为细线状低密度影;④脾脏:平扫脾脏形态近似于新月形或内缘凹陷的半圆形,密度均匀,略低于肝脏密度。增强扫描,动脉期脾脏呈不均匀明显强化,静脉期和实质期脾脏的密度逐渐均匀。

3. MRI 表现　MRI 主要用于实质性器官。①肝脏:所显示的形态、边缘轮廓和大小与 CT 相同。肝实质信号均匀,在 T_1WI 上为中等信号,高于脾脏信号;在 T_2WI 上为低信号,明显低于脾脏。对比增强效果与 CT 相同。较大的肝动脉、门静脉、肝静脉及下腔静脉表现为无信号的管状结构,梯度回波快速成像或增强后血管表现为高信号;②胆系:胆囊和胆管的形状和大小与 CT 表现相同。胆囊内及胆管内 T_1WI 为低信号,T_2WI 为高信号。MRCP 胆囊呈长圆形或梨形,肝内外胆管呈树枝状,均为极高信号改变;③胰腺:在 T_1WI 和 T_2WI 上,均为均匀的较低信号改变,与肝信号相似;④脾脏:信号均匀,由于脾脏血窦较肝脏更为丰富,SE 序列 T_1WI 信号低于肝脏,T_2WI 信号高于肝脏,与肾脏相似。

（三）基本病变

1. 腹腔异常　主要有腹腔积气、腹水、腹腔肿块、腹腔异物等,可因其密度不同而有不同的影像学表现。

2. 空腔器官异常　可分为功能性改变和器质性改变。①功能性改变包括:张力增强或减弱;蠕动增强或减弱;运动力增强或减弱;分泌功能亢进。②器质性改变包括:黏膜皱襞改变,如黏膜皱襞破坏、增宽和迂曲、纠集或平坦;轮廓的改变,如龛影、憩室、充盈缺损及外压性改变等;管腔大小的改变;位置的改变。

3. 实质性器官异常　主要包括肝脏、胆囊与胆道、胰腺和脾脏的异常。可表现为脏器的大小、形态、数目、位置异常;脏器实质密度或信号异常;胆管与胰管扩张、狭窄或阻塞;血管异常等。

（四）常见疾病的表现

1. 肠梗阻　不同类型的肠梗阻有不同的影像学表现特点。单纯性小肠梗阻主要表现为梗阻近端肠曲胀气,肠内有高低不等的阶梯状气液面。CT 扫描对判定肠管缺血程度比 X 线平片有优势,尤其是增强扫描更有助于了解发病原因及受累肠管缺血情况。

2. 胃肠道穿孔　X线腹部平片可发现气腹；CT检查比X线平片更敏感地发现少量气腹和腹膜后积气，能清晰显示腹水。

3. 食管癌　X线造影表现：①食管黏膜皱襞消失、中断、破坏；②局限性食管管腔狭窄，管壁僵硬，钡剂通过受阻，其上段食管扩张；③肿瘤向食管腔内突出，造成形状不规则、大小不等的充盈缺损，是增生型癌的主要表现；④不规则的龛影，为典型溃疡型癌的表现；⑤受累食管局限性僵硬。CT更易于显示食管癌对周围结构侵袭。

4. 食管静脉曲张　X线造影检查是食管静脉曲张的首选检查方法。早期食管静脉曲张发生于食管下段，表现为黏膜皱襞稍宽或略为迂曲。进展期可见典型表现，为食管中下段的黏膜皱襞明显增宽、迂曲、呈蚯蚓状或串珠状充盈缺损，管壁边缘呈锯齿状。

5. 胃十二指肠溃疡　①胃溃疡：X线造影胃溃疡的直接征象是龛影，龛影底部平整或稍不平，龛影口部常有透明带。慢性溃疡周围可见黏膜皱襞均匀性纠集。②十二指肠溃疡：良性龛影是其直接征象，而恒久的球部变形是诊断球部溃疡的重要征象。

6. 胃癌　进展期胃癌X线造影常见表现：①胃腔内充盈缺损，形态不规整，多见于增生型；②胃腔狭窄、胃壁僵硬，主要是浸润型癌引起；③半月综合征，多见于溃疡型癌；④黏膜皱襞的破坏、消失或中断，皱襞异常粗大、僵直或结节状；⑤癌瘤区蠕动消失。早期胃癌是指癌瘤局限于黏膜或黏膜下层。X线双重对比造影检查可发现相应的异常表现，其诊断需要综合X线、胃镜、活检等各项检查才能诊断。CT比MRI更多在临床上用于胃癌分期，两种检查需要用对比剂将胃充分扩张。

六、泌尿系统的放射学检查

(一) 检查方法

1. X线检查　常规取仰卧前后位拍摄腹部平片，作为泌尿系结石的首选检查方法。尿路造影包括排泄性尿路造影和逆行尿路造影。①排泄性尿路造影：亦称为静脉肾盂造影(IVP)，静脉注入的含碘对比剂几乎全部由肾小球滤出并排入肾盏、肾盂，然后至输尿管、膀胱，因此，主要用于发现尿路形态改变的病变。该检查适用于肾功能无严重损害及无碘过敏者。②逆行尿路造影：用于检查尿路梗阻性病变，适用于肾功能不良、排泄性尿路造影显影不佳者。

2. CT检查　是泌尿系统影像学检查中最主要的、最常使用的方法，主要包括平扫、对比增强和肾动脉CTA、CT尿路造影(CTU)等。

3. DSA检查　多用于肾动脉病变的诊断与介入治疗。

4. MRI检查　采用呼吸门控和呼吸补偿以减少呼吸运动产生的伪影。以平扫为主，增强扫描的目的和价值与CT增强扫描相似。磁共振尿路造影(MRU)在临床上主要用于检查尿路梗阻性病变，成像原理同MR胰胆管造影。

(二) 正常表现

1. X线表现　①腹部平片：前后位腹部平片双肾呈豆状，略高于肾周围脂肪密度，呈"八"字状位于脊柱两侧，边缘光整，内缘中部稍内陷，为肾门所在，右肾略低。侧位双肾影与脊柱重叠；②尿路造影：排泄性尿路造影与逆行尿路造影的正常影像表现相似。排泄性尿路造影的肾、输尿管和膀胱表现随摄片时间而异。输尿管3个生理性狭窄区包括：与肾盂相连处、与髂总血管交叉处和膀胱入口处。

2. CT表现　①肾脏：平扫时，在轴位图像上肾脏呈边缘光整的圆形或椭圆形软组织密度影，不能分辨肾皮质与肾髓质。在肾中部层面可见肾门内凹，指向前内，肾动、静脉呈窄带状软组织密度，自肾门向腹主动脉和下腔静脉走行。肾实质围绕的肾窦呈脂肪密度，其内肾盏呈水样低密度。增强扫描，肾脏的强化表现因扫描时间而异。②输尿管：自肾盂向下追踪，可见腹段输尿管呈点状软组织密度影，位于腰大肌前方。盆段输尿管常难以显示。③膀胱：充盈的膀胱腔呈圆形、椭圆形或类方形的均匀水样低密度。膀胱壁呈厚度均一的薄壁软组织密度影，内、外缘均光整。④肾上腺：正常肾上腺呈软组织密度，类似肾脏密度。肾上腺的形态因人而异，右侧者常为斜线状、倒"V"形或倒"Y"形；左侧者多为倒"V"形、倒"Y"形或三角形。增强检查,肾上腺均一强化。

3. 选择性肾动脉造影 ①肾动脉期:肾动脉主干和分支显影,自主干至分支逐渐变细,走行自然,边缘光滑;②肾实质期:肾弥漫性显影,可清楚显示肾脏轮廓、大小、形态;③肾静脉期:肾静脉显影,但不很清晰。

4. MRI 表现 ①肾脏:肾皮质在平扫 T_1WI 上的信号强度略高于髓质,髓质在 T_2WI 上信号强度等于或略高于皮质。肾窦脂肪在 T_1WI 和 T_2WI 上分别呈高信号和中高信号,肾盂呈 T_1WI 低信号和 T_2WI 高信号,肾血管呈无信号或低信号。增强扫描肾脏影像表现类似 CT 增强检查。②输尿管:在轴位平扫 T_1WI 和 T_2WI 上,腹段输尿管在周围高信号或中高信号脂肪组织对比下,呈点状低信号。③膀胱:横断面上膀胱形态与 CT 类似,膀胱腔内尿液呈均匀 T_1WI 低信号和 T_2WI 高信号。膀胱壁厚度均匀一致,信号强度类似肌肉,T_1WI 和 T_2WI 上分别高于和低于腔内尿液信号。④肾上腺:正常肾上腺位置、形态、边缘和大小与 CT 相同,其信号强度依检查序列而异。

(三)基本病变

1. 肾脏 ①肾脏数目、大小、形态和位置的异常;②肾脏肿块,如各种类型的肾脏肿瘤、囊肿、脓肿和血肿等;③异常钙化影,X 线腹部平片和 CT 表现为不同形态的高密度灶,MRI 上为低信号;④肾盂、肾盏和输尿管异常;⑤肾血管异常。

2. 膀胱 ①膀胱大小、形态异常;②膀胱壁增厚;③膀胱内团块影,可为膀胱肿瘤、血块或结石。

3. 肾上腺 ①肾上腺增大或萎缩;②肾上腺肿块,绝大多数为肿瘤性病变。

(四)常见疾病的表现

1. 肾与输尿管结石 结石的成分不同,致 X 线检查时密度和形态也各异,约 90% 结石为阳性结石。①肾结石:X 线腹部平片或 CT 表现为位于肾区的圆形、卵圆形、桑葚状或鹿角状高密度影,密度可均匀一致,也可浓淡不均或分层。桑葚状、鹿角状和分层均为结石典型表现。侧位片上,肾结石与脊柱影重叠,借此与胆囊结石、淋巴结钙化等鉴别。②输尿管结石:多为小的肾结石下移所致,易停留在生理性狭窄处。结石在 X 线平片和 CT 平扫上均表现为输尿管走行区内米粒大小的致密影。

2. 肾囊肿与多囊肾 ①单纯性肾囊肿:X 线尿路造影显示局部肾盏肾盂受压;CT 和 MRI 检查,病变表现为肾实质内单发或多发类圆形呈均一水样密度和信号强度区,边缘光滑锐利,增强检查无强化;②成人型多囊肾:X 线尿路造影显示双侧肾盏肾盂普遍受压、拉长、变形和分离,呈"蜘蛛足"状改变;CT 和 MRI 检查均可发现双肾布满大小不等囊肿,其密度和信号特征均类似于单纯性囊肿,部分囊肿内可有出血表现。残存的正常肾实质较少甚至难以识别。同时,还能发现多囊肝的表现。

3. 肾细胞癌 CT 平扫表现为肾实质内肿块,较大者可突向肾外。肿块密度可较均匀或不均匀,内有不规则低密度区,少数可有点状或不规则形钙化。CT 增强扫描肿块动脉期有明显且不均一强化,强化程度类似肾皮质,肾实质期和肾盂期肿块强化程度减低,周围肾实质显著强化,因而呈相对低密度。肿瘤可发生肾外侵犯,肾静脉和下腔静脉内可见瘤栓,肾血管和/或腹主动脉周围淋巴结转移。MR 检查肿块在 T_1WI 上,信号强度常低于正常肾皮质;T_2WI 上常呈混杂信号,周边可有低信号带(代表假性包膜)。增强检查,各期表现如同 CT 增强所见。

4. 肾盂癌 X 线尿路造影、CT 和 MRI/MRU 均可显示肾盂肾盏内有固定不变的充盈缺损,形态不规则,肾盂和肾盏可有不同程度的扩张;增强检查,肿块有轻度强化。

5. 膀胱癌 X 线膀胱造影,乳头状癌常表现为单发或多发自膀胱壁突向腔内的结节状或菜花状充盈缺损,表面多凹凸不平;非乳头状癌时充盈缺损可不明显,仅显示局部膀胱壁僵硬。CT 和 MRI 易于发现膀胱癌向腔内生长所形成的肿块,也易于显示肿瘤侵犯肌层所造成的膀胱壁增厚,此外,还能发现膀胱癌对周围组织和邻近器官的侵犯以及盆腔淋巴结转移。

七、骨关节系统的放射学检查

(一)正常表现

1. X 线表现

(1)长骨:骨干周围的骨皮质为密度均匀的致密影,骨松质为致密的海绵状骨纹理结构,骨髓腔为无结构的半透明区;骨端的骨皮质多菲薄且光滑锐利,韧带附着处可不规则,其内可见海绵状的骨纹理。小儿长骨的骺软骨位于长骨末端,早期为软骨呈软组织密度影,出现骨化中心后为点状骨性致密影,且随年龄增大而增大,并与干骺端塑形;骨骺与干骺端之间可见横行半透明影(即骺线)。成年长骨外形与小儿长骨相似,骺软骨消失,仅包括骨干和两个骨端。

(2) 脊柱:椎体呈长方形,从上向下逐渐增大,周围为一层致密的骨皮质,内部为骨松质,椎体两侧有横突影,在横突内侧可见椎弓根环。棘突投影于椎体的中央偏下方,呈尖向上的类三角形的线状致密影。在椎体后方的椎管显示为纵行的半透明区。椎间盘的纤维软骨板、髓核及周围的纤维环呈宽度匀称的横行半透明影,称为椎间隙。

(3) 关节:骨性关节面表现为边缘光滑整齐的线样致密影;两个骨性关节面之间的透亮间隙即为关节间隙,包括关节软骨、潜在的关节腔及少量滑液的投影;关节囊、韧带、关节盘不能分辨。

2. CT 表现　　观察骨性结构用骨窗,观察软组织用软组织窗。

(1) 长骨:①小儿长骨:骨窗图像显示骨皮质为高密度线状或袋状影,骨髓腔为软组织密度(红髓)或脂肪密度影(黄髓);干骺端骨松质表现为高密度的骨小梁交错构成的细密网状影,密度低于骨皮质,网格间为低密度的骨髓组织;骺软骨和骺板为软组织密度影,骨化中心的结构和密度类似于干骺端。②成年骨:骨质密度、形态与小儿骨类似,无骺软骨和骺板等结构。

(2) 脊柱:骨窗横断面图像上,椎体显示为由薄层骨皮质包绕的海绵状松质骨结构。由椎体、椎弓根和椎弓板共同构成椎管骨环,硬膜囊居椎管中央,呈低密度影,与周围结构有较好的对比。在软组织窗椎间隙层面,椎间盘密度低于椎体,CT 值 50~110HU,表现为均匀的软组织密度影。

(3) 软组织:在软组织窗上,肌肉、肌腱、关节软骨和骺软骨在低密度的脂肪组织的衬托下表现为清晰的中等密度影。

(4) 关节:骨性关节面表现为高密度;关节间隙为低密度;关节软骨、儿童期未骨化的骺软骨及少量滑液不能分辨;儿童因骺软骨未完全骨化关节间隙较成人宽。关节囊表现为窄条状的软组织密度影,厚约 3mm;韧带表现为线条状或短带状软组织影。矢状或冠状位重建图像显示较为直观。

3. MRI 表现

(1) 长骨:骨皮质在 T_1WI 和 T_2WI 上均为极低信号;骨髓腔为中等信号影(红髓)或高信号影(黄髓),骨膜不能显示。

(2) 脊椎:在 T_1WI 和 T_2WI 上,脊椎各骨性结构的骨皮质呈极低信号,骨髓呈高或中等信号。椎间盘在 T_1WI 上信号较低且不能区分纤维环和髓核,在 T_2WI 上纤维环为低信号,髓核为高信号。位于椎体前、后缘的前纵韧带和后纵韧带在 T_1WI 和 T_2WI 上均为低信号,一般不能与骨皮质区分。

(3) 软组织:韧带、肌腱、纤维软骨和空气均呈低信号,肌肉和透明软骨呈中等偏低信号。

(4) 关节:骨性关节面在 T_1WI 和 T_2WI 上均为薄层清晰锐利的低信号影;在 SE 序列的 T_1WI 和 T_2WI 上关节软骨、骺软骨为弧形中等偏低的均匀信号影,在脂肪抑制 T_2WI 上可呈高信号。关节囊、韧带及关节盘在 MR 各序列上均为低信号。

(二) 基本病变

1. 骨骼

(1) 骨质疏松:X 线平片和 CT 表现为骨质密度减低,骨小梁变细、减少、稀疏,骨皮质出现分层和变薄现象,脊椎椎体可变扁甚至压缩呈楔状,椎间隙增宽呈梭形。MRI 上老年性骨质疏松表现为 T_1WI 和 T_2WI 信号增高,炎症、外伤等病变周围骨质疏松区表现为边界模糊的 T_1WI 低信号和 T_2WI 高信号。

(2) 骨质软化:X 线平片和 CT 表现为骨质密度减低,骨小梁和骨皮质边缘模糊,承重骨骼常常发生各种变形。

(3) 骨质破坏:X 线和 CT 表现为骨质局限性的密度减低,骨松质的早期破坏可形成斑片状的骨小梁缺损,骨皮质早期破坏呈筛孔状、虫蚀状。CT 易于区分骨松质和骨皮质的破坏,更易于发现小的骨皮质缺损。在 MRI 上,骨皮质破坏表现为低信号的骨质为不同信号强度的病理组织所取代,松质骨的破坏常表现为高信号的骨髓为较低信号或混杂信号影所取代。

(4) 骨质增生硬化:X线平片和CT表现为骨质密度增高,骨小梁增粗、增多、密集,骨皮质增厚、致密,伴或不伴有骨骼的增大。MRI上增生硬化的骨质在 T_1WI 和 T_2WI 上均为低信号,松质骨的信号也较正常为低。

(5) 骨膜异常:X线和CT仅见骨膜增生,表现为线样、层状或花环状致密影。已形成的骨膜新生骨可被破坏,形成骨膜三角(Codman 三角)。MRI可显示 X 线和CT所不能发现的早期骨膜异常,早期的骨膜水肿在 T_1WI 为中等信号,T_2WI 为高信号;而骨膜新生骨在各序列均为低信号。

(6) 骨内与软骨内钙化:X线平片和CT表现为颗粒状、小环状或半环状的无结构致密影。

(7) 骨质坏死:X线平片或CT表现为骨质局限性密度增高。

(8) 矿物质沉积:X线表现为多条平行于骺线的致密带,厚薄不一。

(9) 骨骼变形:骨骼变形多与骨骼大小改变并存,可累及一骨、多骨或全身骨骼。

2. 关节

(1) 关节肿胀:X线表现为关节周围软组织影增大、密度增高,大量关节积液可致关节间隙增宽。在 CT 和 MRI 上可见关节囊肿胀、增厚,关节内积液等。

(2) 关节破坏:未累及关节面骨质时,仅见到关节间隙变窄;累及关节面骨质时,则表现为骨破坏和缺损。关节骨破坏严重时引起关节半脱位和变形。

(3) 关节退行性变:X线平片和CT上早期表现为骨性关节面模糊、中断、消失,中晚期表现为关节间隙狭窄、软骨下骨质囊变和骨性关节面边缘骨赘形成,MRI上可见关节软骨的改变。

(4) 关节强直:骨性强直时,X线、CT和MRI上表现为关节间隙明显变窄或消失,并有骨小梁连接两侧骨端。纤维性强直时,X线和CT上可见关节间隙明显变窄,但无骨小梁贯穿,MRI上表现为关节骨端破坏,骨端间有高、低混杂的异常信号。

(5) 关节脱位:X线平片和CT多可清晰显示关节脱位,MRI则可以直观显示关节脱位及其合并损伤。

3. 软组织

(1) 软组织肿胀:密度略高于正常软组织,皮下脂肪层内可出现网状影,皮下组织与肌肉界限不清。CT 显示软组织肿胀优于 X 线,分辨血肿、水肿及脓肿 MRI 优于CT。水肿和脓肿 CT 低密度,T_1WI 低信号、T_2WI 高信号;出血和血肿在 CT 上为高密度影,T_1WI 和 T_2WI 上多为高信号。

(2) 软组织肿块:X线平片显示软组织肿块的大小、边界及密度明显不如CT,MRI除对钙化和骨质的显示不如 CT 外,对软组织肿块其他信息均优于CT。大多数肿瘤在 CT 上中等或稍低密度,T_1WI 低信号、T_2WI 相对高信号;脂肪成分在 CT 和 MRI 上易于识别,必要时可用测定 CT 值或脂肪抑制序列证实。

(3) 软组织钙化和骨化:X线平片表现为不同形状的钙质样高密度影,CT 显示软组织钙化和骨化的效果最佳,MRI 不如 CT。

(4) 软组织内积气:在 X 线平片与 CT 上,气体呈不同形状的极低密度影,CT 能准确显示软组织内少量的气体。在 MRI 各序列图像上气体均呈低信号影。

(三) 常见疾病的表现

1. 骨折　在 X 平片上和 CT 上基本表现为骨质连续性中断,严重骨折常致骨变形,嵌入性或压缩性骨折骨小梁紊乱,甚至局部骨密度增浓。CT 更常用于明确解剖结构比较复杂的部位是否有骨折及骨折碎片的数目和位置。MRI常用于发现骨挫伤以及骨折周围软组织、邻近脏器损伤情况。不同部位的骨折可有不同的特点。

2. 椎间盘突出　临床上多行 CT 或 MRI 检查。CT 上椎间盘密度高于硬膜囊,而低于椎体。根据椎间盘变形的程度由轻到重可分为椎间盘变性、膨出和突出。

(1) 椎间盘变性:MR T_2WI 上表现为间盘高信号消失,矢状位图像显示椎间盘变扁。

(2) 椎间盘膨出:椎间盘边缘均匀超出相邻椎体终板边缘,椎间盘后缘与相邻椎体终板后缘形态一致。

(3) 椎间盘突出:直接征象为椎体后缘局限性弧形突出的软组织影,其内可出现钙化。

3. 化脓性骨髓炎

(1) 急性化脓性骨髓炎:X线平片常在发病 2 周后,在干骺端骨松质内可见散在的不规则的骨质破坏区,边缘模糊,其内骨小梁模糊、消失,继之向骨干蔓延,可形成较大的破坏区及沿骨长轴的条形死骨,骨皮质可受累,邻近骨膜受到刺激可出现增生、骨化。CT 检查能很好地显示化脓性骨髓炎的软组织感染、骨膜下脓肿、骨髓内炎症、骨质破坏和死骨。MRI 在显示急性化脓性骨髓炎的髓腔侵犯和软组织感染的范围方面优于 CT。

(2) 慢性化脓性骨髓炎:表现为骨破坏周围明显的骨质增生硬化、骨膜增生增厚、骨干变形增粗,轮廓不整,髓腔变窄、闭塞,同时可见到骨破坏和死骨。

4. 脊椎结核　X 线平片表现为椎体或附件的骨质破坏,椎体塌陷或变扁,较早侵入椎间盘,椎间隙变窄,脊椎周围软组织中可形成寒性脓肿。CT 显示椎体及附件的骨质破坏、死骨和椎旁脓肿优于 X 线平片。CT 增强扫描破坏区及寒性脓肿边缘强化。MRI 上骨质破坏区和寒性脓肿为 T_1WI 低信号,T_2WI 为高信号内混有少许低信号影,增强扫描特点与 CT 类似。

5. 骨巨细胞瘤　长骨巨细胞瘤的典型表现为病变发生在骨端,直达关节面下,多为偏侧性、膨胀性骨破坏,破坏区与正常骨交界清楚无硬化,骨破坏区内为软组织密度影,在 MR T_1WI 上表现为低信号,T_2WI 上为高信号,部分破坏区可呈分房样改变。肿瘤内出血则在 T_1WI 和 T_2WI 均表现为高信号。

6. 骨肉瘤　肿瘤在 X 线平片、CT 和 MRI 上主要表现相似,为多种形态的骨破坏和瘤骨形成、不同形式的骨膜新生骨及其再破坏、软组织肿块、骨破坏区和软组织肿块中肿瘤骨形成等。肿瘤骨一般表现为云絮状、针状和斑块状致密影,是确诊骨肉瘤的重要依据。X 线表现大致可分为成骨型骨肉瘤、溶骨型骨肉瘤和混合型骨肉瘤,溶骨型骨肉瘤多可见到骨膜三角。CT 比 X 线平片更清楚地显示肿瘤内部的细节、软组织肿块及肿瘤范围。

八、神经系统的放射学检查

(一) 正常表现

1. X 线表现　可显示颅骨、骨性椎管等。

2. CT 表现

(1) 脑:灰质密度略高于白质,分界清楚。脑室系统包括双侧脑室、第三脑室和第四脑室,内含脑脊液,为均匀水样低密度。蛛网膜下腔包括脑沟、脑裂和脑池,充以脑脊液,呈均匀水样低密度。增强扫描,脑实质仅轻度强化,血管结构直接强化,垂体、松果体及硬脑膜明显强化。

(2) 脊髓:硬膜囊位于椎管中部,呈圆形或卵圆形,周围脂肪间隙呈低密度。脊髓呈中等密度,与硬膜囊之间为低密度的脑脊液。

3. MRI 表现

(1) 脑:在 T_1WI 上,白质信号稍高于灰质,T_2WI 上稍低于灰质。脑室、脑沟、脑裂、脑池等含脑脊液结构在 T_1WI 为低信号,T_2WI 为高信号,水抑制序列则为低信号。血管内流动的血液由于流空效应而在 T_1WI 和 T_2WI 上均呈低信号,但血流缓慢时可呈高信号。增强扫描,脑组织的强化与 CT 类似。

(2) 脊髓:在矢状面 T_1WI 上表现为带状中等信号,边缘光整,信号均匀,位于椎管中心,前后有低信号的蛛网膜下腔衬托;T_2WI 上脊髓呈中等程度信号,蛛网膜下腔为高信号。横断面上,脊髓、脊神经与周围椎管骨质和韧带的关系显示清楚。

(二) 基本病变

1. CT 检查

(1) 颅脑的基本病变有:①脑实质密度异常:可为高密度、等密度、低密度和混杂密度等。②病灶的强化:强化类型包括均一性强化、环状强化、不均匀强化、脑回状强化;强化程度可分为明显强化、中等强化、轻度强化及不强化。③脑水肿:主要表现为脑白质密度减低;脑回增宽、脑沟变窄;侧脑室周围条形、边缘光滑的低密度影。④占位效应:主要表现为中线结构移位;脑室及脑池移位、变形、闭塞;脑沟狭窄、闭塞。⑤脑萎缩:表现为脑沟宽度大于 5mm,脑池增宽,脑室扩大。⑥脑积水:交通性脑积水时,脑室系统普遍扩大,脑池增宽;梗阻性脑积水时,梗阻近侧脑室扩大,脑池无增宽。⑦颅骨改变:包括头颅先天变异、颅骨病变及颅内病变累及颅骨等。

（2）脊椎平扫 CT 对椎管内病变的显示优于 X 线,但弱于 MRI,其内病变多为软组织密度,与周围结构分界不佳。

2. 脑血管造影检查　　显示颅脑血管的受压移位、聚集或分离、牵直或扭曲。

3. MRI 检查　　主要有肿块、含液囊肿、水肿、出血及梗死等,信号特点取决于病变组织构成。

（三）常见疾病的表现

1. 脑梗死

（1）缺血性梗死:CT 平扫表现为低密度灶,部位和范围与闭塞血管供血区一致,灰白质同时受累,多呈扇形,可有轻度占位效应。

（2）出血性梗死:CT 平扫表现为在低密度梗死灶内出现不规则斑点状、片状高密度出血灶,占位效应较明显。

（3）腔隙性梗死:CT 平扫表现为斑片状或小圆形低密度灶,好发于基底节、丘脑、小脑和脑干。MRI 比 CT 发现病灶早、敏感性高。MR 扩散成像和灌注成像能更早检出脑梗死,MRA 能显示脑动脉较大分支的狭窄、闭塞。

2. 脑出血　　CT 上血肿急性期呈边界清楚的类圆形、肾形或不规则形均匀高密度影,周围可见脑组织受压所形成的低密度水肿带,邻近脑室受压变形移位,破入脑室则可见脑室内高密度影。吸收期开始于 3~7 天,可见血肿周围变模糊,低密度水肿带增宽,血肿缩小并密度减低。囊变期始于 2 个月以后,血肿吸收后遗留下大小不等的囊腔,其内为水样低密度,多伴有邻近脑组织萎缩改变。MRI 上脑内血肿的信号随血肿进展而变化。

3. 星形细胞瘤　　CT 上呈低密度;MRI 上 T_1WI 为稍低或混杂信号,T_2WI 为均匀或不均匀的高信号;肿瘤分级越高,恶性程度越高,肿块形态越不规则,边界越不清楚,占位效应和瘤周水肿越明显,增强扫描强化程度越明显。

4. 脑膜瘤　　CT 表现为等密度或高密度、MRI 为等或稍高信号,可见到斑点状钙化。肿瘤多以广基底与硬脑膜相连,边界清楚,瘤周脑组织多无或轻微水肿,可累及颅骨;增强扫描肿瘤为均一明显强化,可见邻近脑膜增厚并强化称为"脑膜尾征"。

5. 脑外伤

（1）脑挫裂伤:CT 上表现为单发或广泛性低密度区,其内可见斑点状高密度出血灶,伴有占位效应;MRI 上脑水肿表现为 T_1WI 等或稍低信号、T_2WI 为高信号。

（2）硬膜外血肿:CT 上表现为颅板下梭形或半圆形高密度灶,多位于骨折附近,不跨越颅缝。

（3）硬膜下出血:CT 上急性期表现为颅板下新月形或半月形高密度影,常伴有脑挫裂伤或脑内出血,占位效应明显;亚急性或慢性血肿表现为混杂密度影。

（4）蛛网膜下腔出血:CT 上表现为脑沟、脑池内高密度影,形成铸型;大脑纵裂出血多见,表现为中线区纵行窄带状高密度影。各部位血肿在 MRI 上形态改变与 CT 类似,信号变化与血肿期龄有关。

临床见习指导

【见习前准备】

实习前 2 天,带教教师至医院影像科协调好设备准备,并选择好相应的病例图像。

【见习方法】

学生分组,每组由 1 名教师带领,先参观放射科,再由带教教师应用 PACS 调取图像进行读阅及讲解,或在教室内观片灯前指导学生读片。

【见习内容】

1. 介绍 X 线、CT 检查、数字减影血管造影及 MRI 检查的仪器设备及技术。

2. 放射学检查前、后患者的准备与处理

（1）X 线常规检查的准备与处理

1）普通检查前准备：检查前应向患者说明检查目的、方法和注意事项，指导患者采取正确的检查姿势，充分暴露检查部位，正确着装。

2）特殊检查前准备：乳腺钼靶软 X 线摄影检查注意事项。

（2）X 线造影检查的准备与处理

1）钡剂造影检查。

2）碘剂造影检查。

3）冠状动脉造影检查。

（3）计算机体层成像检查的准备与处理

1）平扫检查：重点为患者准备。

2）增强扫描检查：患者需要注射碘剂。因此，除做好平扫检查前患者的准备之外，还应注意做好碘剂检查的相应准备与处理。

（4）磁共振成像检查的准备与处理。

3. 放射学检查方法在各系统检查中的应用介绍

（1）呼吸系统的放射学检查方法及表现。

（2）循环系统的放射学检查方法及表现。

（3）消化系统的放射学检查方法及表现。

（4）泌尿系统的放射学检查方法及表现。

（5）骨关节系统的放射学检查方法及表现。

（6）神经系统的放射学检查方法及表现。

（关丽明）

自 测 题

【选择题】

A1/A2 型题

1. 目前诊断支气管扩张最常用的影像学检查方法是

    A. 支气管造影   B. CT   C. HRCT

    D. MRI   E. DSA

2. 成人肺门动脉扩张的标准为右下肺动脉直径超过

    A. 1.0cm   B. 1.3cm   C. 1.5cm

    D. 1.7cm   E. 1.9cm

3. 患者，男性，60 岁，腹胀、便秘，排便困难渐进性加重 1 个月。体格检查：左下腹触及 4cm×5cm 大小肿块，质硬，活动稍差。结肠双重造影检查发现乙状结肠下段呈局限环形狭窄，肠壁僵硬，与正常肠管分界截然。该患者首先考虑的病因是

    A. 溃疡性结肠炎   B. 浸润型结肠癌   C. 溃疡性结肠癌

    D. 先天性巨结肠   E. 结肠腺瘤

4. 下列影像学表现中，**不符合**膀胱癌特点的是

    A. 膀胱壁弥漫性增厚   B. 向膀胱腔内突出的肿块

    C. 膀胱壁局部僵硬   D. 盆腔淋巴结转移

    E. X 线膀胱造影可见菜花状充盈缺损

5. **不属于**脊椎结核 X 线征象的是

    A. 椎旁脓肿形成   B. 脊柱后凸畸形   C. 脊柱呈"竹节状"外观

    D. 椎间隙变窄或消失   E. 椎体骨质破坏

A3/A4 型题

(6~7 题共用题干)

患者,男性,40 岁,突发下腹部绞痛 2 小时来诊。体格检查:患者躯体屈曲,腹肌紧张,右侧脊肋角有压痛及局部肌紧张。实验室检查:尿隐血(+)。

6. 该患者宜选用的放射学检查是

    A. 腹部平片　　　　　　　　B. CT 检查　　　　　　　　C. 腹膜后充气造影

    D. 逆行尿路造影　　　　　　E. MRI

7. X 线腹部平片发现右侧骶髂关节附近纵向条状高密度影,应考虑为

    A. 膀胱结石　　　　　　　　B. 输尿管结石　　　　　　　C. 肾结石

    D. 输尿管肿瘤　　　　　　　E. 膀胱肿瘤

【名词解释】

1. 流空效应　　2. CT 值　　3. 体素　　4. 空腔　　5. Colles 骨折

6. 肺野　　7. 肺纹理　　8. 心胸比率　　9. 支气管气像　　10. Kerley B 线

11. 龛影　　12. 充盈缺损　　13. Codman 三角

【简答题】

1. 如何根据放射学检查鉴别大叶性肺炎和小叶性肺炎?

2. 结肠双重对比造影检查前的准备有哪些?

3. 如何评估碘剂造影检查的不良反应? 如何处理?

4. MRI 检查的禁忌证有哪些?

5. 如何根据 X 线造影检查鉴别良性与恶性溃疡?

6. 什么是半月综合征?

7. 原发复合征 X 线典型的影像改变是什么?

8. 正常心形和病理心形有哪些?

9. 肝硬化 CT 平扫的表现有哪些?

10. 长骨骨巨细胞瘤的 X 线表现有哪些?

11. 急性脑出血的 CT 表现有哪些?

12. 单纯性肾囊肿的影像学表现有哪些?

第二节　超声检查

学 习 目 标

知识目标:

1. 说出超声的定义、物理特性及种类。

2. 解释超声检查的主要临床应用。

3. 描述超声检查方法的优缺点及成像原理。

能力目标:

1. 能根据患者的实际情况做好超声检查前的准备工作。

2. 能识别各系统正常及常见病的超声声像图表现。

3. 能运用超声声像图表现评估患者可能存在的健康与心理问题。

素质目标:

1. 具有尊重和爱护护理对象,保护其隐私的职业精神。

2. 具有严谨求实、善于观察和乐于探究的科学精神。

理论学习指导

一、概述

1. 超声波的定义 是指振动频率超过人耳听阈高限(20 000Hz)的机械波,超声检查所用的超声波多在2~14MHz。

2. 超声波的物理特性 ①束性或指向性;②反射、折射与散射;③吸收与衰减;④多普勒效应。

3. 超声检查的基本原理 超声换能器(探头)利用逆压电效应将电能转化为声能,向人体发射超声,穿透人体多层界面组织进行传播,在每一层界面上均可产生不同程度的反射和散射回波。这些回波含有超声波传播途径中所经过的不同组织的声学信息,被探头接收到后经过主机处理,在显示器上以不同的形式显示为波形或图像。

4. 超声检查种类 常用的超声检查设备包括:①A 型超声;②B 型超声;③M 型超声;④D 型超声。

二、超声检查前患者的准备

1. 腹部超声检查

(1) 常规肝、胆囊、胆道及胰腺检查:通常需空腹进行。必要时饮水 400~500ml,使胃充盈作为声窗,以使胃后方的胰腺及腹部血管等结构充分显示。胆囊检查需要评价胆囊收缩或了解胆管有无梗阻时,应备用脂肪餐。

(2) 胃的检查:需饮水及服胃造影剂,显示胃黏膜及胃腔。

2. 泌尿生殖系统超声检查

(1) 常规早孕、妇科、膀胱及前列腺等盆腔脏器检查:患者于检查前 2 小时饮水 400~500ml 以使膀胱适量充盈。

(2) 经阴道超声检查:被检者需为已婚患者,一般于非月经期检查。

3. 其他组织器官超声检查 心脏、大血管及外周血管、浅表器官及组织、颅脑检查一般不需特殊准备。经食管超声心动图检查时,检查前 8 小时禁饮禁食,检查后 2 小时禁饮,并嘱患者签署知情同意书。

4. 特殊检查

(1) 婴幼儿或对检查不合作者:可予水合氯醛灌肠,待安静入睡后再行检查。

(2) 介入性超声、术中超声等检查:需做好相应的检查前准备,并说明相关的并发症,嘱患者在知情同意书上签字。

三、超声检查在临床的应用

超声检查简单、方便、快捷、经济、无创,目前已广泛应用于临床各科,成为许多脏器、软组织及血管病变的首选影像学检查方法。

1. 肝脏的超声检查

(1) 脂肪肝声像图表现:肝脏轻或中度增大,边缘可变钝;肝内回声增强,即所谓"光亮肝",回声强度由表浅至深部逐渐衰减;肝内管状结构显示不清。

(2) 肝硬化声像图表现:①肝脏体积早期轻度增大晚期缩小;②肝包膜不平整,呈锯齿状或凹凸状;③实质回声增粗、增强,分布不均;④肝静脉内径常变细,走行迂曲;⑤门静脉可增宽(>13mm);⑥脾大、腹水、胆囊壁增厚等。

(3) 肝囊肿声像图表现:肝内出现单个或多个圆形或椭圆形无回声区,壁薄,边缘光滑整齐;囊肿两侧壁"回声失落"、后方回声增强。

(4) 肝血管瘤声像图表现:大多数情况下肝内出现圆形或椭圆形高回声筛网状灶,界清,边缘不整齐,生长速度较慢。

(5) 原发性肝癌声像图表现:①直接征象:肝内出现实质性肿块,可表现巨块型、结节型或弥漫型,形态不规则,多呈圆形或类圆形。肿瘤内部回声不均,以低回声与高回声混合者多见。②间接征象:包括门静脉内癌栓;肝包膜下肿瘤局部隆起的驼峰征;肝内管道受压;晚期出现腹腔积液、胸腔积液,肝门处、腹主动脉旁淋巴结肿大及转移征象。

2. 胆道系统超声检查

(1) 急性胆囊炎声像图表现:胆囊增大,形态饱满,胆囊壁可增厚,其间见弱回声带呈"双边影"。胆囊穿孔时,可显示胆囊的局部膨出或缺损以及胆囊周围的局限性积液。

(2) 慢性胆囊炎声像图表现:胆囊壁增厚且毛糙,厚度大于3mm,胆囊内胆汁透声差,常伴有点状增强光点飘动。

(3) 典型胆囊结石声像图表现:无回声胆囊内出现强光团,强光团后方伴声影,且随体位改变沿重力方向移动。

3. 胰腺超声检查

(1) 急性胰腺炎声像图表现:胰腺弥漫性均匀性增大或局限性增大,形态饱满,边界常不清楚。水肿型胰腺内部回声明显减低似无回声,出血坏死型胰腺内部回声多呈高回声,分布不均,常伴有胰腺周围积液。

(2) 胰腺癌声像图表现:胰腺多呈局限性肿大,肿瘤多数呈低回声,边界不清,当癌肿有坏死、出血时,可有无回声出现;肿瘤可压迫或浸润胰管、胆总管,可引起胆管或胰管扩张、迂曲;胰腺癌晚期常有肝、周围淋巴结转移及腹水。

4. 脾脏超声检查　脾破裂声像图表现:①真性脾破裂:脾被膜连续性中断;脾周围积液可见低回声区或无回声区;腹腔游离积液。②中央型破裂:脾实质内出现局限性低回声或无回声。③包膜下破裂:脾包膜下方见梭形或不规则形无回声区或低回声区。

5. 泌尿系统超声检查

(1) 肾积水声像图表现:①轻度肾积水表现为肾窦扩张,前后径超过1.5cm;②中度肾积水表现为肾窦内出现花瓣样或烟斗样无回声区;③重度肾积水表现为肾脏增大,形态失常,肾盂肾盏明显扩大,呈调色板样或巨大囊肿样。

(2) 肾和输尿管结石声像图表现:①肾结石表现为肾窦内见点状或团块状强回声,后方伴有声影;②输尿管结石表现为扩张的输尿管末端见强回声,后伴声影,患侧肾盂可出现不同程度的肾积水。

(3) 膀胱癌声像图表现:膀胱内出现乳头状或菜花状高回声,自膀胱壁凸向膀胱腔,肿瘤的基底部常较宽,表面不光滑,无移动性;彩色多普勒示肿瘤的基底部及内部有血流信号,多为动脉频谱,RI>0.6。

(4) 前列腺增生症声像图表现:前列腺体积增大,接近圆球形且向膀胱腔凸出;内腺增大,外腺受压变薄;前列腺增生常合并膀胱结石和肾积水;彩色多普勒显示内腺部位彩色血流信号增多。

6. 妇产科超声检查

(1) 正常早孕声像图:宫腔内可见圆形或椭圆形双环状结构,环内为无回声区,环周边宽4~6mm。厚度均匀,回声一致。

(2) 子宫肌瘤声像图表现:①子宫增大,形态失常;②子宫内肌瘤结节一般呈圆形低回声或等回声,内部回声呈多结节状或漩涡状杂乱回声,肌瘤与正常子宫肌层之间界限清晰;出现钙化时可见强回声,后方伴声影;黏膜下肌瘤或肌壁间肌瘤可推压宫腔,使宫腔内膜回声线移位或变形。

临床见习指导

【见习前准备】

见习前1周,带教教师到医院超声检查科进行组织协调好超声设备的准备、病例选择等。

【见习方法】

学生分组见习,每组由1名教师带领,先参观超声检查室,介绍不同超声检查设备、成像特点、适用范围、日常维护等,然后观看带教教师操作或同学间互相操作检查,最后调取常见疾病患者的超声检查资料指导学生读取和进行讲解。

【见习内容】

1. 超声诊断科室的规章制度和工作规律,养成良好的工作作风。

2. 超声检查前受检者的准备以及检查程序。

3. 超声诊断仪的一般操作及维护知识,熟悉超声检查操作的基本手法和技巧。

4. 超声检查报告单的书写方法和书写内容。

5. 正常脏器(如心脏、肝脏、胆囊、脾脏、肾脏、前列腺、膀胱、子宫等)的超声声像图表现。

6. 常见病、多发病(如脂肪肝、肝硬化、胆囊结石、原发性肝癌、肾结石、肾囊肿、子宫肌瘤等)的超声声像图表现。

(杨兴益)

自 测 题

【选择题】

A1/A2 型题

1. 患者,男性,62 岁,反复发作性上腹不适伴脂肪泻半年多,超声显示胰腺体积缩小,边缘不规则,实质回声增强,不均匀,主胰管串珠状扩张并呈断续状,内可见点状强回声,超声诊断考虑为

    A. 急性胰腺炎   B. 胰腺囊腺瘤   C. 胰腺结核

    D. 慢性胰腺炎   E. 胰腺癌

2. 以下有关肾超声测值的叙述,**错误**的是

    A. 正常成年男性肾超声测值平均长约为 10cm,宽约 5cm,厚 4cm

    B. 正常成人肾大小除年龄、性别外尚有一定个体差异

    C. 一般男性均值大于女性,左肾略大于右肾

    D. 肾上、下极的顶点间的距离为肾上下径

    E. 靠近肾门肾实质最内侧缘与外侧缘间的距离为肾厚径

3. 引起输尿管扩张的最常见原因是

    A. 输尿管肿瘤   B. 输尿管结核   C. 输尿管结石

    D. 腹膜后肿瘤   E. 输尿管畸形

4. 以下有关子宫肌瘤的描述,**错误**的是

    A. 由平滑肌细胞增生而成,其中含少量纤维结缔组织

    B. 周围具有真包膜,故与肌壁之间界限清楚,手术时易剥出

    C. 具有漩涡状或编织状结构,质地较韧

    D. 表面光滑,多呈球形,也可呈不规则形

    E. 可发生恶变

A3/A4 型题

(5~7 题共用题干)

患者,女性,39 岁,因"体检时超声发现肝脏肿物 1 天"来诊。无不适。体格检查:未见明显异常。肝脏超声声像图表现:肝外形正常,内部呈中等回声,肝左叶内可见一个直径 3cm 低回声肿物,边界清楚,内部回声均匀,CDFI 显示肿物周边及内部有稀疏血流信号,RI=0.67,肝内、外胆管不扩张。

5. 该超声声像图的描述不够全面,需补充检查的项目中,**不重要**的是

    A. 肝表面是否光滑,内部回声是否粗乱   B. 肿瘤周围有无回声晕

    C. 肿瘤有无侧壁"回声失落"   D. 后方回声是否增强

    E. 边缘回声是否增强

6. 若患者有肝病史,肝表面不光滑,实质回声粗乱,肿瘤周边有低回声晕。下列诊断描述中,最恰当的是

A. 局灶性结节性增生（FNH）　　　　　　　B. 提示血管瘤，建议超声造影

C. 提示肝腺瘤，建议超声造影　　　　　　　D. 提示肝细胞性肝癌，建议超声造影

E. 胆管细胞癌可能

7. 若患者无肝病史，肝表面光滑，实质回声均匀，肿瘤周边回声增强。下列诊断描述中，最恰当的是

A. 提示肝脓肿　　　　　　　　　　　　　　B. 局灶性结节性增生（FNH）

C. 提示血管瘤，建议超声造影　　　　　　　D. 肝细胞肝癌，建议超声造影

E. 胆管细胞癌可能

【名词解释】

1. 超声　　　　　　　　　　2. 声影　　　　　　　　　　3. 多普勒效应

【简答题】

1. 简述肝血管瘤的超声声像图特点。

2. 简述脾破裂的分型及各自的超声声像图特点。

3. 简述胆囊结石的超声声像图特点。

第三节　核医学检查

学习目标

知识目标：

1. 说出核医学显像的必备条件及特点。

2. 解释常用核医学检查的临床意义。

3. 阐述核医学检查原理及核辐射防护原则与方法。

能力目标：

1. 能根据护理对象的实际情况做好核医学检查前的准备工作及检查后处理。

2. 能识别各系统正常与异常核显像的图像分析。

3. 能运用核医学图像特征评估护理对象可能存在的护理诊断/问题。

素质目标：

1. 具有尊重和爱护护理对象，保护其隐私的职业精神。

2. 具有严谨求实、善于观察和乐于探究的科学精神。

理论学习指导

一、概述

1. **核医学显像的基本原理**　是利用放射性核素示踪原理，将放射性药物引入体内，选择性地聚集在特定的脏器、组织或病变部位，参与体内正常或异常的代谢过程，借助核医学显像设备，获得可反映脏器和病变组织的形态、位置、大小、功能和代谢等状况的核医学影像。

2. **核医学显像的必备条件**

(1) 核医学显像仪器：包括伽马相机、单光子发射型计算机断层仪（SPECT）和正电子发射型计算机断层仪（PET）等。

(2) 放射性药物：包括放射性核素（如 ^{99m}Tc 等）和被标记的非放射性化合物。

3. **核医学显像的特点**　①功能性显像；②进行定量分析；③具有较高特异性；④细胞和分子水平显像；⑤无创性检查。

4. **辐射的卫生防护原则**　①时间防护：尽量减少接触时间；②距离防护：尽量远离放射源；③屏蔽防护：

在放射源与人体之间放置屏障物。

5. 特殊人群的应用原则　由于儿童对辐射较为敏感,所以一般情况下,核医学检查不作为首选。小儿所用的放射性活度必须较成人为少。一般可根据年龄、体重或体表面积按成人剂量折算,按年龄组粗算用药量。对龄期妇女,原则上妊娠期不用放射性药物,未妊娠的育龄妇女需要进行放射性检查时,要遵守世界卫生组织提出的"十日法则"。哺乳期妇女应慎用核医学检查。

二、核医学检查前患者的准备

1. 常规准备　做好检查前心理咨询与辅导,向患者说明检查的目的及意义,消除患者对核素检查的畏惧心理。

2. 常用检查项目检查前准备

(1) 脑血流灌注显像:①器官封闭;②视听封闭;③保持体位不变和安静;④不能配合检查者适量使用镇静剂。

(2) 心肌灌注显像:①检查前 48 小时停服 β 受体拮抗剂及血管扩张药物;②检查当日空腹 4 小时以上;③^{99m}Tc-MIBI 显像时带脂餐(油煎鸡蛋、全脂奶粉、巧克力等),于注射显像剂后 30 分钟服用。

(3) 心肌灌注负荷试验:①运动负荷试验前 48 小时患者尽可能停用扩张血管药物及抑制心率药物;②检查当日空腹;③运动负荷过程中应全程心电图监测,达到极量、次级量心率或其他运动试验的终止指标时静脉注射显像剂,之后患者以同样或较低的运动量继续运动 2 分钟;④药物负荷试验前 48 小时内停用双嘧达莫及茶碱类药物;⑤药物负荷试验前需建立静脉通道,并配备氨茶碱类药物,以备出现严重不良反应时抢救用,全程监测、记录血压和心电图等指标。

(4) 甲状腺摄 ^{131}I 率测定:①停用含碘的食物和药物及影响甲状腺功能的药物 2~6 周;②检查当日空腹;③妊娠期禁用本试验。

(5) 呼吸系统显像:①检查前患者常规吸氧 10 分钟;②掌握注射 ^{99m}Tc-MAA 的操作注意事项;③采用平卧位注射。

(6) 肝胆动态显像:检查前禁食 4~12 小时,患者取仰卧位。

(7) 肝胶体显像:检查前 24 小时内不宜进行钡餐检查。

(8) 骨骼显像:①显像前 24 小时内不做消化道造影,排空小便;②注射骨显像剂后要求患者饮水 500~1 000ml,多次排尿,以避免发生放射性膀胱炎及对骨盆显像的影响;③排尿时注意不要污染衣裤及皮肤以免造成放射性伪影;④显像前去除患者戴有的金属物品、人造乳房等,以防止影响检查结果的判断。

(9) 肾动态显像和肾图检查:①检查前 2 天不进行静脉肾盂造影并尽可能停用利尿药物;②正常饮食,检查前 30 分钟饮水 300~500ml,检查前排尿;③患者采取仰卧位或坐位进行检查。

3. 检查后处理　患者与小儿及孕妇要求保持适当的距离。多饮水、多排尿,加速放射性药物自体内排出,有效减少对膀胱及周围器官的吸收剂量。适当使用缓泻剂可以增加进入或排泄至胃肠道的放射性药物或其代谢产物的排泄速率。

三、核医学检查在临床的应用

1. 内分泌系统

(1) 甲状腺摄 I 率测定:主要用于甲状腺功能亢进、甲状腺肿、甲状腺功能减低的辅助诊断;^{131}I 治疗甲状腺疾病的剂量计算;甲状腺炎的诊断等。

(2) 甲状腺显像:主要用于异位甲状腺的诊断;甲状腺结节的功能判断及良、恶性鉴别;功能性甲状腺癌及其转移灶的定位诊断;甲状腺功能亢进的诊断与治疗;甲状腺炎的辅助诊断等。

2. 心血管系统　心肌灌注显像:主要用于心肌缺血与梗死的诊断;协助冠心病介入病例的选择;溶栓治疗后疗效判断;心肌病的鉴别诊断。

3. 骨骼系统　骨显像主要用于原发性骨肿瘤的诊断;转移性骨肿瘤的早期诊断;股骨头缺血性坏死的早期诊断;骨创伤的诊断;移植骨术后的监测;代谢性骨病的诊断。

4. 泌尿系统

(1) 肾图:正常肾图包括 a、b、c 三段。a 段反映肾脏的血流灌注量;b 段主要与肾有效血浆容量、肾小球滤过率及肾功能有关;c 段主要与尿流量及尿路通畅程度有关。

(2) 肾动态显像:主要用于肾实质功能的评价;上尿路梗阻的诊断与鉴别诊断;肾血管性高血压的诊断;移植肾的监测。

临床见习指导

【见习前准备】

见习前 1 周,带教教师到医院核医学检查科进行组织协调好检查设备的准备、病例选择等。

【见习方法】

学生分组见习,每组由 1 名教师带领,先参观核医学检查室,介绍核医学成像特点、适用范围、日常维护等,然后观看带教教师操作,最后调取常见疾病患者的核医学检查资料指导学生读取和进行讲解。

【见习内容】

1. 核医学检查科室的规章制度和工作规律,养成良好的工作作风。

2. 核医学检查前受检者的准备以及检查程序。

3. 常用检查项目检查前患者的准备。

4. 核医学检查在常见病、多发病(内分泌系统、心血管系统、骨骼系统、泌尿系统)中的应用。

(杨兴益)

自 测 题

【选择题】

A1/A2 型题

1. 有关肾动态显像临床应用的叙述,**错误**的是

 A. 判定肾实质功能   B. 上尿路梗阻的诊断与鉴别诊断

 C. 鉴别单纯性与机械性尿路梗阻   D. 肾血管性高血压的诊断

 E. 移植肾的监测

A3/A4 型题

(2~3 题共用题干)

患者,女性,33 岁,怕热、多汗、乏力、多食易饥 3 个月。查体:心律齐,心率 120 次/min,双手颤抖,甲状腺Ⅱ度肿大。

2. 该患者最可能的疾病是

 A. 感染   B. 甲状腺功能亢进症   C. 神经症

 D. 心肌病   E. 风湿病

3. 为明确诊断,首选的检查是

 A. X 线胸片   B. 甲状腺显像   C. 血清甲状腺激素水平测定

 D. 心功能测定   E. 心肌显像

【名词解释】

1. 十日法则   2. 肾图   3. 热结节

【简答题】

1. 肾动态显像的主要临床应用有哪些方面?

2. ^{131}I 治疗甲状腺功能亢进症的原理及最主要的优点是什么?

3. 骨显像的主要临床应用有哪些?

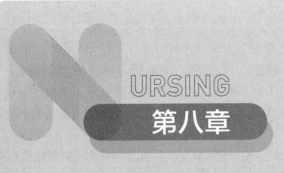

第八章

护理诊断的步骤与思维方法

学 习 目 标

知识目标：

1. 说明护理诊断的基本步骤及其主要内容和注意事项。

2. 解释诊断性思维的基本原则及其应用。

3. 复述常用诊断性思维方法的定义、特点及其相互之间的区别与联系。

能力目标：

1. 根据评估对象的健康资料，运用护理诊断的原则与基本步骤，全面准确地确定其现存或潜在的护理诊断/护理问题。

2. 能够合理运用各种科学思维方法，对主、客观资料进行深入分析和准确评判。

素质目标：

1. 具有尊重和爱护护理对象，保护其隐私的职业精神。

2. 具有严谨求实、善于思考和乐于探究的科学精神。

理论学习指导

一、护理诊断的基本原则

1. 及时性原则　及早作出护理诊断。

2. 准确性原则　正确的护理诊断是护士护理行为的依据。

3. 个性化原则　护理诊断应重视护理对象的个体差异。

4. 整体性原则　护理诊断应围绕人的生理、心理和社会系统全方面。

5. 动态性原则　护士应随着病情的演变不断修正自己的认识和判断。

二、护理诊断的步骤及其注意事项

（一）收集资料

1. 资料收集的范围　包括身体、心理和社会等方面；根据资料的性质，可分为主观资料和客观资料；资料收集的对象可以是护理对象本人、知情者、医护人员等。

2. 资料收集的质量　重点是如何保证所收集资料的全面性、真实性和准确性。一方面要求护理人员有认真负责的态度和丰富的专业知识作指导；另一方面则应熟练掌握不同资料收集的方法和技巧，并在实践中不断摸索和总结经验。

（二）整理资料

1. 注意核实资料的真实性和准确性

（1）导致主观资料不真实、不准确的可能原因包括：①护理对象的理解力或语言表达能力差；②护理对象有意夸大或隐瞒；③代述者不能真实体验病者的痛苦和感受，或不完全了解病情；④护士的主观臆断。

（2）导致客观资料不真实、不准确的可能原因包括：①护士的认识不足，未能进行全面、认真和细致的检查；②检查方法不正确、不熟练；③医学知识及临床经验不足；④由于各种原因不能对护理对象进行满意的检查；⑤实验室及其他检查结果不真实或错误。

2. 检查资料的完整性　①初次收集资料时，因受时间及患者健康状况的限制，很难做到使资料完整无缺。注意共性方面的问题多，注意个性方面的问题少。②在整理问诊、体格检查及相关辅助检查检查结果时，注意参阅患者以往的病案资料，如门诊病历、转院病历、转科病历等。③对资料进行分类和综合：目前国内常用的分类与综合的形式主要有生理-心理-社会模式、戈登的 11 个功能性健康型态模式和马斯洛的需要层次模式。

（三）分析资料

1. 识别正常和异常　包括：①将所收集的资料与正常参考值进行比较，作出正常与异常的判断；②确定各资料之间的相互联系，保留有意义的资料，去除无关资料。

2. 形成诊断假设，初步确定可能的护理诊断及其相关因素　包括：①根据所找到的有意义的资料及其相互关系，作出可能的合理解释，形成假设；②经过进一步的分析和推理，提出可能的护理诊断及其相关因素；③继续寻找其他可能支持或否定的资料和线索。

3. 注意事项　①要尽可能将有关信息综合起来考虑，不能根据单一的资料和线索就轻易得出结论；②对照假设诊断的诊断依据，尤其是主要诊断依据进行资料的分析和推理；③如证据不充分，则需要进一步收集资料，予以确定或排除；④尽可能给出更多的可能的诊断假设，进行鉴别。

（四）确立、验证与修订护理诊断

1. 确立护理诊断　①经过反复分析、综合、推理、判断，对所提出的可能的护理诊断进行评价和筛选，最后对照相应的护理诊断依据作出恰当的护理诊断；②在护理诊断的评价和筛选过程中，一定要注意各诊断之间的相互关系，以能够真实、准确、恰当地反映护理对象的护理需求，有助于护理计划的制订为原则，并非提出的护理诊断越多越好。

2. 验证和修订护理诊断　①确立护理诊断的过程并非一次性就能完成的；②护理诊断是否正确，还需要在临床实践中进一步验证和评价，护理人员需要通过动态评估患者病情，对护理诊断作出必要的修订和调整，以维持护理诊断的有效性。

（五）护理诊断排序

根据护理诊断的重要性和紧迫性，需要对患者存在的多个护理诊断和合作性问题排列主次顺序。一般按优先诊断、次优诊断和其他诊断的顺序排列。

注意事项：①护理诊断的先后顺序并不是固定不变的，是随着疾病的进展、病情及患者反应的变化而发生变化；②危险性护理诊断和潜在并发症，虽然目前尚未发生，但并不意味着不重要；③在遵循护理基本原则的前提下，对护理对象主观感觉最为迫切的问题可以考虑优先解决。

三、护理诊断的常用思维方法

（一）比较与类比思维

1. 比较　是确定事物异同关系的思维过程和方法，是思维操作的基础。

2. 类比　是指根据两个对象在某些属性上相同或相似，从而推出它们在其他属性上也相同或相似的思维过程和方法。

3. 类比与比较的关系　类比与比较既相互联系，又相互区别。类比以比较为基础，但其全面性不如比较。类比是相似物的相似性比较，属于异中求同；比较则既可异中求同，也可同中求异。

4. 在护理诊断过程中的应用　①通过比较可以对资料进行分类处理并发现不同资料之间的相互联系；识别正常和异常表现。②通过类比可有助于分析和解释正常或异常表现的可能原因，预测可能潜在的健康问题以及核实资料的真实性和澄清资料。

（二）分析与综合思维

1. 分析　是将事物的整体分解为各个部分,然后分别加以研究的思维过程和方法。

2. 综合　是将事物的各个部分根据其内在的联系统一为一个整体而加以考察的思维过程和方法。

3. 分析与综合的关系　两者相互依存,互为前提,并相互转化。分析—综合—再分析—再综合,如此循环往复,可使认识不断深化,从而全面深刻地揭示事物的本质和规律。

4. 在护理诊断过程中的应用　对资料的分类、解释以及确立和修订护理诊断的整个过程都贯穿了分析—综合—再分析—再综合的思维过程和方法。

（三）归纳与演绎思维

1. 归纳　是从若干个别性事实概括出一般性结论的思维过程和方法。

2. 演绎　是从一般性知识过渡到特殊知识的思维过程和方法。

3. 归纳与演绎的关系　两者是相互联系、相互依存的整体,在科学认识的经验层次和理论层次上是相互补充的。归纳中贯穿着演绎的成分,演绎依赖归纳的结果作前提。

4. 在护理诊断过程中的应用　①确定和修订护理诊断;②预测患者潜在的健康问题。

（四）评判性思维

1. 评判性思维　是以存疑的态度对相信什么或者做什么作出合理决定的思维能力。

2. 评判性思维的原则　①敢于怀疑,保持开放的头脑;②保持对证据的渴求,并能谨慎地从证据中得出结论;③注意对研究证据的选择性解释,不要过分简化,亦不要过分泛化。

3. 评判性思维能力的培养　①要具有评判性思维的意识;②要树立深思熟虑的态度,尤其是理智的怀疑和反思态度;③要能够正确运用各种科学思维方法;④要在实践中不断地练习和应用。

4. 在护理诊断过程中的应用　评判性思维贯穿于护理诊断的全过程,从对健康资料的核实,到诊断依据的确定,再到护理行为的实施及效果评价。

（李　萍）

自　测　题

【选择题】

A1/A2 型题

1. 护理诊断的基础是

　　A. 收集资料　　　　　　　　B. 分析综合资料　　　　　　C. 形成假设

　　D. 验证护理诊断　　　　　　E. 修订护理诊断

2. 关于护理诊断的描述,正确的是

　　A. 用于确定一个具体的疾病　　　　　　　　B. 用于确定一个具体的病理状态

　　C. 用于判断个体对健康问题的反应　　　　　D. 侧重于对疾病的本质作出判断

　　E. 只针对现存的问题作出临床判断

3. 下面**属于**整理资料过程中需要注意的问题,**除外**

　　A. 检查资料的完整性　　　　B. 核实资料的准确性　　　　C. 核查资料的真实性

　　D. 寻找有诊断意义的资料　　E. 对资料进行分类和综合

4. 下列各项属于主观资料的是

　　A. 胸闷　　　　　　　　　　B. 心尖搏动向左下移位　　　C. 胸片示右肺上叶浸润性阴影

　　D. Hb 125g/L　　　　　　　E. 体温 38.5℃

5. 下列各项属于客观资料的是

　　A. 食欲不佳　　　　　　　　B. 双下肢压凹性水肿　　　　C. 每于受凉后出现

　　D. 禁食后疼痛可缓解　　　　E. 胸闷

6. 下列各项既是主观资料又是客观资料的是

    A. 呼吸困难   B. 触觉语颤增强   C. 心界扩大呈梨形心

    D. 深反射亢进   E. 双下肢压凹性水肿

7. 因长期卧床皮肤受压导致的"有皮肤完整性受损的危险"属于

    A. 现存的护理诊断   B. 潜在性护理诊断   C. 健康促进护理诊断

    D. 合作性问题   E. 综合征

8. 因医嘱或因无法避免的活动受限可能导致的"有失用综合征的危险"属于

    A. 现存的护理诊断   B. 潜在性护理诊断   C. 健康促进护理诊断

    D. 合作性问题   E. 综合征

9. 属于比较思维作用的是

    A. 提出新问题和获得新发现的有效方法   B. 对定律和理论的发现与形成具有重要意义

    C. 有助于对事物进行分类考察   D. 有助于扩展人们的认识领域

    E. 有助于预测潜在的健康问题及其反应

A3/A4 型题

(10~11 题共用题干)

患者,男性,50 岁,3 天前出现乏力、恶心、食欲缺乏。体格检查:T 38.6℃,巩膜轻度黄染,肝肋下 2cm,质软,ALT 870U/L,总胆红素 60μmol/L,考虑该患者为病毒性肝炎。

10. 该患者体温高于正常范围,可以作为护理诊断"体温过高"的诊断依据。这里用到的诊断思维方法是

    A. 演绎   B. 比较   C. 评判性思维

    D. 推理   E. 类比

11. 根据患者资料中"3 天前出现乏力、恶心、食欲缺乏",结合"营养失调 低于机体需要量"的诊断依据,推测该患者存在"营养失调 低于机体需要量"的危险。这里用到的诊断思维方法是

    A. 演绎   B. 归纳   C. 分析

    D. 比较   E. 综合

【名词解释】

1. 护理诊断   2. 评判性思维

【简答题】

如何培养和提高评判性思维能力?

【案例分析题】

病例简介:患者,女性,42 岁,7 年前开始每于过劳或登楼梯时即有心慌、气短,休息后即可减轻。曾在某医院诊断为"风湿性心脏病",未曾住院治疗。4 天前因大扫除劳累过度及受凉又出现心慌、气短、不能平卧、下肢水肿。

患者表示自诊断有心脏病这么多年了,一直没管它,也没怎么样。不知这次为什么会突然加重了。自己还年轻,家里人也都很依赖她,希望能尽快治愈出院。

体格检查:体温 36.7℃,脉搏 102 次/min,呼吸 30 次/min,血压 83/64mmHg,二尖瓣面容,半卧位,轻度发绀,颈静脉怒张,呼吸节律规整,双肺底可闻及细湿啰音,心尖搏动不明显,未触及震颤,心界向两侧扩大,心率 102 次/min,律齐,心尖部可闻及Ⅲ级收缩期吹风样杂音及舒张期雷鸣样杂音,腹软,肝肋下 3cm,有压痛,移动性浊音(-),双下肢压凹性水肿。

1. 根据护理诊断的步骤对该案例的健康资料进行分析。

2. 简述资料分析过程中运用的诊断思维方法。

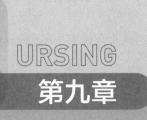

URSING 第九章

护理病历书写

学 习 目 标

知识目标：

1. 复述护理病历和电子病历的概念。

2. 说明护理病历书写的目的与意义。

3. 解释护理病历书写的基本原则与要求。

4. 描述入院护理病历、护理记录和住院健康教育的书写要点。

能力目标：

能结合患者的实际情况,准确、规范地书写护理病历。

素质目标：

1. 具有尊重和爱护护理对象,保护其隐私的职业精神。

2. 具有严谨求实、善于观察和乐于探究的科学精神。

理论学习指导

一、护理病历书写的目的与意义

1. 培养临床思维。

2. 指导临床护理实践。

3. 评价临床护理质量。

4. 提供护理教学与研究资料。

5. 提供法律依据。

二、护理病历书写的基本原则与基本要求

1. 基本原则　护理病历书写应当客观、真实、准确、及时、规范。

2. 基本要求　内容应客观、真实;描述应准确、精炼;记录应及时、规范;项目填写完整;字迹清晰、工整;责任与权限明确。

三、护理病历的主要组成及其记录内容与书写要求

我国目前护理病历的书写主要限于住院患者,包括入院护理病历、护理计划、护理记录和健康教育等。护理记录是具有法律效力的护理文件。

1. 入院护理病历　是护士对新入院患者首次进行的、全面且系统的健康评估的内容记录。

(1) 记录对象:所有新入院患者。

（2）记录内容：一般资料、健康史、体格检查、辅助检查和初步护理诊断/问题。

（3）书写要求：应由责任护士或值班护士在患者入院后 24 小时内完成；填写要求无漏项，使病历参阅者对患者的健康状况有明确认识。

2. 护理计划　是护士对护理诊断/问题所制订的护理目标、护理措施及实施效果等的书面记录。

（1）记录对象：病重（危）患者。

（2）记录内容：护理诊断/合作性问题、预期目标（护理目标）、护理措施、效果评价等。

（3）书写要求：护理诊断应有相关因素和诊断依据；护理目标应切实可行；护理措施应有针对性、可行性、安全性、配合性和科学性；效果评价应及时。

3. 护理记录　是指护士遵医嘱和病情对患者住院期间护理过程的客观记录，主要包括一般患者护理记录和病重（危）患者护理记录。

（1）记录对象：所有住院患者，重点是病重、病危患者及病情发生变化、需要监护的患者。

（2）记录内容：根据情况，记录患者的生命体征、病情变化（主要健康问题）、特殊检查和治疗、护理措施和效果等。

（3）书写要求：记录应当体现专科护理特点，记录内容要真实、全面而又应重点突出；记录时间应当具体到分钟；根据患者情况决定记录频次，病情变化随时记录；因抢救急危患者未能及时书写护理记录，护士应当在抢救结束后 6 小时内据实补记。

4. 健康教育　是对到医院接受医疗保健服务的患者及其家属所实施的有目的、有计划、有系统的健康教育活动的护理记录。

（1）记录对象：所有住院患者和/或家属。

（2）记录内容：入院教育、住院教育（包括术前和术后教育）及出院教育。

（3）书写要求：入院教育由在班护士在本班内完成；应就教育时间、教育内容、教育对象、教育方法和实施效果进行记录，并请患者或家属签名，当班护士签全名。

四、电子病历

电子病历是指医务人员在医疗活动过程中，使用医疗机构信息系统生成的文字、符号、图表、图形、数字、影像等数字化信息，并能实现存储、管理、传输和重现的医疗记录，是病历的一种记录形式。

电子病历包含纸质病历的所有信息，具有与纸质病历同等的效力。使用文字处理软件编辑、打印的病历文档不能称为电子病历。

1. 电子病历的书写与存储

（1）电子病历录入应当遵循客观、真实、准确、及时、完整、规范的原则。

（2）电子病历系统应当为操作人员提供专有的身份标识和识别手段，并设置相应权限和时限，保证历次操作印痕，标记操作时间和操作人员信息可查询、可追溯。

（3）电子病历归档后原则上不得修改，特殊情况下确需修改的，经医疗机构医务部门批准后进行修改并保留修改痕迹。

2. 电子病历的优势与不足

（1）电子病历的优势：准确性、完整性高，资料传送速度快，共享性好，可存储容量大，使用方便。

（2）电子病历的不足：需要计算机软硬件投资和人员培训，存在数据安全隐患。

临床见习指导

【见习前准备】

1. 学生复习前述相关内容。

2. 用物准备，包括听诊器、叩诊锤、棉签、软尺、手电筒、压舌板和记录纸（或者空白的入院患者护理评估单）。

3. 见习前 1~2 天，带教教师至医院科室选择好示教病例，所选病例以患有常见病、多发病（如糖尿病、冠心病、慢性阻塞性肺疾病）的轻症患者为宜。

4. 环境准备 1~2 间会议室,进行病例报告和讨论。

【见习方法】

1. 学生分组,建议每组控制在 5 人以内,以保证见习效果。

2. 每组学生进入科室后,由教师向学生介绍并演示护理电子病历系统的主要框架结构及其内容。

3. 每组学生由教师带入病室介绍给事先选定的患者。一名学生负责主持病史采集,再由另一名学生实施全身体格检查,边检查边报告结果,其他学生记录,也可插话补充。

4. 各小组学生在征求带教老师许可后,参阅该患者的临床病历资料,包括病历首页、实验室及其他辅助检查的结果、医嘱单、病程记录等。

5. 教师可在学生问诊查体结束后,组织学生对该病例进行讨论,如归纳主诉、整理病史、按照护理诊断的步骤,结合护理诊断思维,作出初步护理诊断。

6. 各组学生于见习后 1 周内上交一份独立完成的入院患者护理评估记录,由教师批阅评分,并组织学生进行病历分析、讨论和讲评。

【见习内容】

1. 通过问诊及阅读患者门诊或其他病史资料采集主观资料,通过体格检查及参阅患者实验室及其他检查结果采集客观资料。

2. 见习医院的护理电子病历系统,熟悉病历主要组成及其书写内容。

3. 通过团队协作,练习护理诊断的步骤和诊断思维。

4. 各专科常见病、多发病的护理病历。

(朱大乔)

自 测 题

【选择题】

A1/A2 型题

1. 下列关于护理病历的说法,正确的是

　　A. 计算机编辑和打印的护理病历属于电子病历

　　B. 护理病历的记录内容不能与医疗病历重复

　　C. 上级护士不得修改下级护士书写的记录

　　D. 护理病历的书写者对记录内容负有法律责任

　　E. 日期采用年/月/日,时间采用 24 小时制记录

2. 下列有关护理病历书写的基本要求,**错误**的是

　　A. 均可采用表格式进行书写　　　　　　　　B. 采用 24 小时制记录

　　C. 记录者对记录内容负有法律责任　　　　　D. 不得对记录内容进行修改或粘贴

　　E. 可以采用通用的外文缩写

3. 下述有关护理记录书写频次的描述,正确的是

　　A. 新入院患者当天要有记录　　　　　　　　B. 病情稳定的患者每天至少记录 1 次

　　C. 急诊入院患者至少连续记录 3 天　　　　　D. 术后患者至少连续记录 3 天

　　E. 患者输液当天每班应有记录

4. 有关健康计划单的书写要求,正确的说法是

　　A. 入院教育的时间在患者入院 24 小时内完成即可

　　B. 健康教育计划单需责任护士、患者或家属签名

　　C. 每位住院患者至少有 2 次健康教育记录

　　D. 健康教育计划单是有法律效力的护理文书

　　E. 健康教育的内容应翔实、重要、全面、重复

A3/A4 型题

(5~6 题共用题干)

患者,女性,32 岁,寒战、高热 2 天,体温反复,急诊以"肺炎"收治入院。

5. 护士在书写该患者的首次护理记录时,**不需要**记录患者的

    A. 主诉和医疗诊断   B. 主要症状与体征

    C. 个人史和既往史   D. 重要辅助检查结果

    E. 主要护理诊断及护理措施

6. 为该患者书写护理记录,**不妥当**的做法是

    A. 应在本班次内完成首次护理记录   B. 入院当天每班要有护理记录

    C. 对该患者应至少连续记录 2 天   D. 患者若出现体温波动应随时记录

    E. 护理记录由当班护士签名即可

【名词解释】

1. 护理病历   2. 护理记录   3. 电子病历

【简答题】

1. 请对见习或实习医院现用的入院患者护理评估单(表)进行思考:该评估单(表)的记录内容是依据哪个模式(理论)进行设计的?

2. 请举例说明对病重(危)患者进行护理记录的内容和频次有何要求?

3. 患者,男性,75 岁,小学文化。因"上腹部胀痛 6 年加重 2 天,伴反酸、嗳气",门诊以"胃溃疡"收治入院。入院后拟行胃镜检查。对该病例进行健康教育的主要内容有哪些? 有何注意事项?

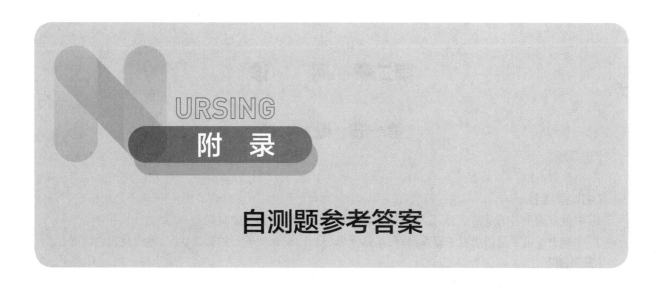

附 录

自测题参考答案

第一章 绪 论

【名词解释】

1. 健康评估 从临床护理的角度,健康评估可以定义为系统地收集和分析护理对象的健康资料,以明确其健康状况、所存在的健康问题及其可能的原因,确定其护理需求,从而作出护理诊断的过程。

2. 症状 是指护理对象对自身机体功能异常和病理变化的主观感受,如发热、疼痛、呼吸困难等。

3. 体征 是指通过体格检查所发现的异常征象,如心脏杂音、腹部包块等。

【简答题】

1. 通过绪论的学习,请阐明你对健康评估在护理实践中重要性的理解。

护士只有掌握了健康评估的理论和技能,善于观察与分析,才能及时发现患者的病情变化,为患者赢得救治的时间。因此,护士有理由将在护理实践中通过评估确认患者对健康问题的反应,以及在此基础上作出护理诊断的行为视为护理专业自主的、独特的、有别于医疗诊断的职责和临床护理工作的有机组成部分。作为护理专业的学生,必须通过理论和实践学习的途径,努力掌握评估的知识与技能,并使这些知识与技能成为今后护理实践的重要工具。

2. 基于你对本课程的主要内容及学习要求的理解,如何学好该课程?

健康评估是一门实践性很强的课程,很多课堂讲授的理论知识必须通过实践才能转化为技能用于临床护理实践。因此在学习过程中应注重理论与实践相结合,并使之贯穿于整个学习过程之中。护理服务的对象是人,好的护士不仅要业务精良,还要有很高的专业素质,这些专业素质的养成应始于学生时期。因此,寓专业素质养成于课程学习之中是本课程学习必须注意的第二个问题。无论是技能训练、实践教学,还是临床见习,都要力求做到言行举止得体,举手投足间充分体现对评估对象的尊重与关爱,以期在学习健康评估学科理论、知识和技能的同时,养成良好的护士素质。

第二章　问　诊

第一节　概　述

【选择题】

1. B;　2. E;　3. D;　4. D

【名词解释】

1. 主诉　为患者感觉最主要、最明显的症状或体征及其性质和持续时间。

2. 家族史　主要是指患者的直系亲属,包括父母、兄弟、姐妹及子女的健康状况、患病及死亡情况。

【简答题】

1. 阐述以功能性健康型态组织问诊内容的意义。

该型态从独特的专业角度,将健康评估所涉及的人的身体功能、生理健康、心理健康和社会健康等方面的具体内容进行了分类和界定,具有很强的实用性和可操作性,也便于根据所收集的资料寻找对应的护理诊断。同时,由于其具有鲜明的护理特征,有助于培养学生基于护理的以人为中心的整体评估理念,增强学生的专业意识。

2. 护士问诊与医生问诊有哪些不同之处?

医生问诊的目的主要是了解疾病发生、发展及其变化的过程,以便对疾病的本质作出判断,确立疾病诊断。护士问诊的目的是通过获取护理对象对其健康状况的主观描述,包括对现存的或潜在的健康问题在生理、心理、社会、精神等方面的反应,为确立护理诊断/护理问题提供依据。尽管两者在问诊的技巧和方法方面是相通的,但由于问诊的目的不同,因此问诊的内容及侧重点也存在着较大的区别。例如,同样是对现病史的询问,医生的问诊目的是寻找疾病诊断的有关线索,侧重点在于病情进展的过程、措施的有效性等。而护士对现病史的问诊还特别关注从中所反映的护理对象的健康管理信念与健康行为。

第二节　常见症状问诊

一、发热

【选择题】

1. A;　2. E;　3. D;　4. D;　5. B;　6. B;　7. C

【名词解释】

1. 高热　指体温增高达 39.1~41℃。

2. 弛张热　体温常高达 39℃以上,24 小时内波动范围超过 2℃,最低时也在正常水平以上。

【简答题】

1. 比较间歇热与回归热的异同。

两者的相同之处为体温骤升、骤降及高热期与无热期交替。不同之处在于间歇热的高热期持续时间相对较短,一般为数小时,无热期持续 1 天至数天;而回归热的高热期与无热期均持续数天。

2. 患者持续 40~41℃ 高热 5 天,指出该患者的热型以及评估时应特别注意的问题。

该患者体温持续在 40~41℃ 达 5 天,24 小时波动范围未超过 1℃,符合稽留热型的特点,因此为稽留热型。

评估时应特别注意:①询问患者饮水情况;②观察有无意识障碍、胃肠道症状。

二、疼痛

【选择题】

1. B;　2. C;　3. A;　4. D;　5. D;　6. B;　7. A;　8. D

【名词解释】

内脏痛　与支配内脏的自主神经受到刺激有关,定位模糊,多为钝痛,累及躯体感觉神经时,可出现牵涉痛。

【简答题】

1. 列举偏头痛的特点。

偏头痛主要因血管和中枢神经系统功能紊乱及遗传因素所致。表现为搏动性头痛,疼痛呈发作性,多为单侧;程度多为中至重度;可伴恶心、呕吐;光、声或活动可加重头痛,安静休息可缓解。

2. 患者对剧烈疼痛的反应有哪些方面? 具体表现如何?

疼痛给患者带来一系列生理、心理和社会层面的改变,对其工作、生活造成一定的影响。疼痛可引起血压升高、血糖升高、心率加快、血液黏滞度增加、水钠潴留等一系列生理改变,进而可加重原发病情;也可导致自主神经功能紊乱,出现失眠、多梦、食欲缺乏、恶心、呕吐、消化功能障碍等。急性疼痛可引起烦躁不安等情绪;慢性疼痛者可出现抑郁、焦虑甚至躯体化障碍等情绪和心理问题。使用药物镇痛可出现药物副作用及不良反应甚至产生依赖性。

三、水肿

【选择题】

1. A;　 2. A;　 3. E;　 4. C;　 5. E

【名词解释】

1. 水肿　是指组织间隙过量积液而引起的组织肿胀。

2. 隐性水肿　是指组织间隙内液体积聚量较少,体格检查时不易发现的水肿。

【简答题】

1. 评估严重水肿卧床不起的患者时,应特别注意什么问题? 为什么?

评估严重水肿卧床不起的患者时,应以水肿对患者的影响为重点。水肿可致水肿区域组织细胞营养不良,对感染的抵抗力下降,易发生皮肤溃疡和继发感染,一旦破溃后伤口不易修复。此外,卧床不起本身也是导致皮肤完整性受损的高危因素。因此,对严重水肿卧床不起的患者进行评估时,应特别注意其有无皮肤溃破和继发感染等情况。

2. 大量胸腔积液或大量腹腔积液对患者可产生哪些影响? 说明其发生机制。

大量胸腔积液可压迫肺组织,使呼吸面积减少,影响换气功能;大量腹腔积液可使横膈抬高,限制呼吸运动;两者均可导致呼吸困难,使患者的活动和运动功能受限。

四、呼吸困难

【选择题】

1. A;　 2. B;　 3. A;　 4. B;　 5. A;　 6. B;　 7. C

【名词解释】

1. 呼吸困难　指患者主观感到空气不足、呼吸费力,客观上表现为呼吸用力,重者可出现鼻翼扇动、张口呼吸、端坐呼吸、发绀、辅助呼吸肌参与呼吸运动,可伴有呼吸频率、深度与节律的改变。

2. 三凹征　指严重上呼吸道阻塞患者,因呼吸肌极度用力,胸腔负压增大,吸气时胸骨上窝、锁骨上窝和肋间隙出现明显凹陷的现象。

3. 心源性哮喘　严重的左心衰竭患者,除可见呼吸困难、端坐呼吸、面色发绀、大汗、咳粉红色泡沫痰外,其肺部听诊可闻及哮鸣音,称为"心源性哮喘"。

【简答题】

1. 比较呼气性呼吸困难与吸气性呼吸困难临床表现的异同。

无论何种类型的呼吸困难,患者均可有空气不足、呼吸费力的感觉,客观上表现为呼吸用力。两者的不同在于吸气性呼吸困难者主要表现为吸气费力,吸气时间延长,重者可出现"三凹征";呼气性呼吸困难者主要表现为呼气费力、缓慢、呼气时间明显延长,常伴哮鸣音。

2. 判断呼吸困难严重程度的主要依据是什么? 简述不同程度呼吸困难患者的临床表现特点。

临床上通常以患者完成日常生活活动的能力来判断呼吸困难的严重程度。

（1）轻度呼吸困难：可在平地行走，登高或上楼时感气急，于中度或重度体力活动后出现呼吸困难。

（2）中度呼吸困难：平地慢步行走时中途需休息，轻体力活动时出现呼吸困难，完成日常生活活动需他人帮助。

（2）重度呼吸困难：洗脸、穿衣甚至休息时也感到呼吸困难，日常生活活动完全依赖他人帮助。

五、咳嗽与咳痰

【选择题】

1. D； 2. A； 3. D； 4. E

【名词解释】

1. 咳嗽 咳嗽是指呼吸道受到刺激后引发的紧跟在短暂吸气后的一种保护性的防御动作。

2. 咳痰 借助咳嗽将呼吸道内过多的分泌物排出体外的动作称为咳痰。

【简答题】

1. 简述支气管扩张患者咳嗽、咳痰的特点。

支气管扩张患者通常为湿性咳嗽，于清晨或夜间体位变动时明显。脓痰，量大，每日可达100ml以上，静置后可出现分层现象，其中上层为泡沫，中层为浆液或混浊黏液，底层为坏死组织，有恶臭味。

2. 简述咳嗽、咳痰对患者的影响。

长期剧烈、频繁的咳嗽可致呼吸肌疲劳，使患者不敢有效咳嗽和咳痰，并可致头痛、失眠，或因食欲减退、机体能量消耗增加导致明显消瘦。剧烈咳嗽可因呼吸道黏膜上皮受损产生咯血，或因脏层胸膜破裂而发生自发性气胸，也可使腹腔压力增加而致使近期胸腹部手术缝合口裂开。骨质疏松者可因剧烈咳嗽导致肋骨骨折。不能有效咳痰者，痰液潴留致使呼吸道的微生物繁殖增长，可诱发或加重肺部感染，同时痰液可阻塞支气管，使肺通气与换气功能受损。长期慢性反复咳嗽、咳痰则可影响患者正常的工作和生活，引起焦虑或抑郁的情绪。

六、咯血

【选择题】

1. B； 2. E； 3. C

【名词解释】

咯血 是指喉及喉部以下呼吸道任何部位出血并经口腔排出的现象。

【简答题】

1. 简述咯血对患者的影响。

咯血对患者的影响包括窒息、肺不张、肺部感染、失血性休克以及焦虑或恐惧等情绪反应。

2. 如何鉴别咯血与呕血？

咯血与呕血的鉴别归纳如下：

咯血与呕血的鉴别

项目	咯血	呕血
病因	肺结核、肺癌、支气管扩张症、肺炎、肺脓肿、心脏病等	消化性溃疡、肝硬化、急性糜烂出血性胃炎、胃癌等
出血前症状	咽部痒感、胸闷、咳嗽等	上腹部不适、恶心、呕吐等
出血方式	咯出	呕出，可呈喷射性
血色	鲜红色	棕色或暗红色，偶鲜红色
血中混有物	痰液、泡沫	食物残渣、胃液
酸碱反应	碱性	酸性
黑便	除非咽下血液，否则没有	有，呕血停止后仍持续数日
出血后痰的性状	常有血痰数日	无痰

七、发绀

【选择题】

1. C；　2. E；　3. D；　4. B；　5. A

【名词解释】

1. 发绀　是指血液中脱氧血红蛋白增多或血中含有异常血红蛋白衍生物,使皮肤、黏膜呈青紫色的现象。

2. 中心性发绀　由于心、肺疾病导致动脉血氧饱和度降低引起的发绀。

【简答题】

1. 为确认患者有无发绀,应重点观察哪些部位? 为什么?

为确认患者有无发绀,应重点观察的部位包括舌、口唇、鼻尖、耳垂、面颊部和甲床等处。因为上述部位均为皮肤较薄、色素较少且毛细血管丰富的末梢部位,发绀的表现较其他部位明显。

2. 试比较中心性发绀与周围性发绀临床表现特点的异同。

中心性发绀与周围性发绀均可出现皮肤黏膜青紫,但中心性发绀为全身性发绀,除四肢与颜面外,亦见于黏膜(包括舌及口腔黏膜)与躯干的皮肤,发绀部位的皮肤温暖,常伴有杵状指(趾)及红细胞增多。周围性发绀则为肢体末梢与下垂部位发绀,如肢端、耳垂与鼻尖,发绀部位的皮肤温度低,按摩或加温后发绀可消失。

八、心悸

【选择题】

1. A；　2. B

【名词解释】

心悸　是一种自觉心脏搏动的不适感或心慌感。

【简答题】

严重心律失常所致心悸患者评估时应特别注意什么? 为什么?

因少数严重心律失常所致心悸患者可发生猝死,所以评估中应特别注意有无血压下降、大汗、意识障碍、脉搏细数不能触及等表现。一旦发生,及时与医师联系,以使患者得到及早的救治。

九、恶心与呕吐

【选择题】

1. B；　2. A；　3. A；　4. C

【名词解释】

1. 呕吐　指胃或部分小肠内容物经食管、口腔排出体外的现象。

2. 反射性呕吐　指来自内脏末梢神经的冲动,经自主神经传入纤维刺激呕吐中枢引起的呕吐。

【简答题】

1. 不同水平消化道梗阻所致的呕吐有何不同?

幽门梗阻所致的呕吐常于数餐后或夜间发生,呕吐物多为隔夜宿食,有酸腐味;低位小肠梗阻者呕吐物常有粪臭味;高位肠梗阻的呕吐频繁、量多;梗阻平面在十二指肠乳头以下者呕吐物中常含多量胆汁。

2. 一位 1 岁患儿发生剧烈呕吐,为了解呕吐对患儿的影响,需注意评估哪些内容?

该患儿重点评估的内容包括:①患儿的体位、面色、有无呛咳及呼吸道通畅情况;②呕吐的频度、呕吐量、出入液量以及有无眼眶下陷、皮肤干燥无弹性、尿量减少等脱水表现;③是否影响进食,有无体重下降。

十、吞咽困难

【选择题】

1. C；　2. B；　3. D；　4. E

【名词解释】

1. 吞咽困难　是指食物从口腔至胃、贲门运送过程中受阻而产生咽部、胸骨后或食管部位的梗阻停滞感。

2. 机械性吞咽困难　是指吞咽食物的管腔发生狭窄引起的吞咽困难,常见于食管异物、口咽及食管本身病变或甲状腺、纵隔等腔外病变。

【简答题】

1. 简述吞咽困难对患者的影响。

因患者进食困难,若不及时补充,可发生水、电解质及酸碱代谢紊乱、营养不良和焦虑、抑郁等情绪反应。

2. 比较口咽性吞咽困难与食管性吞咽困难的临床表现特点。

口咽性吞咽困难,又称为高位性吞咽困难,指食物由口腔进入食管的过程受阻,阻滞于口腔及咽喉部,患者多在开始吞咽时即感到咽下困难。食管性吞咽困难,又称为低位性吞咽困难,吞咽时食物阻滞于食管的某一段,症状较轻,或仅有一种阻挡感,见于食管良性肿瘤,若发展迅速呈进行性加重,常见于食管癌。吞咽困难的发生部位与病变累及的部位有关。

十一、呕血与黑便

【选择题】

1. B；　2. C；　　3. A；　　4. E

【名词解释】

1. 呕血　为上消化道疾病(指屈氏韧带以上的消化器官,包括食管、胃、十二指肠、肝、胆、胰疾病)或全身性疾病所致的上消化道出血,血液经口腔呕出。

2. 柏油样便　指上消化道出血时,部分血液经肠道排出,因血红蛋白在肠道内与硫化物结合成硫化亚铁,色黑且附有黏液而发亮,类似柏油而称之。

【简答题】

1. 简述上消化道出血时影响粪便颜色与性状的决定因素。

上消化道出血时,黑便的颜色与性状主要取决于出血量和肠蠕动速度。出血量大或肠蠕动快时,血液在肠道内停留时间短,形成紫红色稀便;出血量小或肠蠕动较慢时,血液在肠道内停留时间长,则形成较稠厚的黑便。

2. 临床上估计呕血与黑便患者出血量的依据有哪些? 为什么? 哪些情况提示出血量较大或出血加重?

临床多根据患者的全身反应估计出血量,因为呕血与黑便常混有呕吐物与粪便,难以估计失血量。提示出血量较大的情况包括:①由卧位变为坐位或立位时出现头晕、黑矇、心悸、口渴、冷汗提示血容量不足,出血量较大;②若排便次数增加、量增多、颜色变红,粪质变稀提示出血加重。

十二、便血

【选择题】

1. A；　2. D；　　3. B；　　4. D

【名词解释】

隐血便　指少量出血未导致粪便颜色改变,需经隐血试验才能确定者。

【简答题】

1. 如何估计便血患者的出血量?

可根据便血的量进行粗略的估计,但常因粪便量的影响而难以对出血量进行准确估计,一般需要结合患者的全身反应进行估计,如有无头晕、心悸、气短、心率加快、血压下降等血容量不足的表现。

2. 简述便血对患者的影响。

便血对患者的影响主要有:①失血性贫血,主要见于长期慢性便血或短时间内大量便血;②周围循环衰竭,见于短时间内大量便血,临床较少见;③情绪反应,可因病因不明或治疗效果不佳等出现焦虑甚至恐惧的情绪。

十三、腹泻

【选择题】

1. B；　2. A；　3. C；　4. D；　5. A；　6. D

【名词解释】

1. **腹泻**　指排便次数较平时增加,且粪质稀薄、容量及水分增加,可含有未消化的食物、黏液、脓血及脱落的肠黏膜等异常成分。

2. **渗出性腹泻**　指因肠道炎症、溃疡或肿瘤浸润致病变处的血管、淋巴管和黏膜受到损害,血管通透性增加,使蛋白质、血液渗出及黏液分泌增加而引起的腹泻。

【简答题】

1. 就腹泻对患者的影响而言,急性腹泻与慢性腹泻患者的问诊要点是否相同? 为什么?

由于急性腹泻起病急,腹泻次数多,易发生水、电解质和酸碱代谢紊乱,加之频繁的腹泻可引起肛周皮肤糜烂破损。因此,评估急性腹泻对患者的影响时,应以有无脱水、低钾血症、低钠血症、代谢性酸中毒以及肛周皮肤的完整性为重点。慢性腹泻虽然病程长,腹泻次数不多,但长期腹泻可引起营养不良。因此,评估慢性腹泻对患者的影响时,应以有无消瘦、水肿等营养不良的情况为重点。

2. 比较小肠疾病与结肠疾病所致的渗出性腹泻在临床表现与伴随症状方面的异同。

小肠疾病与结肠疾病所致的渗出性腹泻临床表现的相同点在于两者的粪便中均可见脓血或黏液,且多伴有腹痛与发热。两者的不同点在于小肠疾病所致腹泻者腹痛位于脐周,排便后多无明显缓解。结肠疾病所致腹泻者腹痛多位于下腹部,排便后常可缓解,病变累及直肠时可有里急后重。

十四、便秘

【选择题】

1. E；　2. C；　3. C；　4. A

【名词解释】

便秘　指排便次数减少,一般每周少于 3 次(每 2~3 天或更长时间排便 1 次),粪质干硬,常伴有排便困难感。

【简答题】

1. 日常饮食与便秘有什么关系?

要促使粪便从肠道内排出体外,需要有足够引起正常肠蠕动的肠内容物,即需要有足够的饮食量,且食物中含有适量的纤维和水分。若日常饮食中食量或液体摄入不足,以及食物中缺乏适量的纤维素则可以导致便秘的发生。

2. 列举便秘对患者的影响。

便秘对患者的影响包括:①粪便过于坚硬,排便时可引起肛门疼痛甚至肛裂,或因用力排便致直肠、肛门过度充血,久之易引发痔。②慢性长期便秘者因肠道毒素吸收可引起头昏、食欲缺乏、口苦、乏力等全身症状。③可出现排便紧张或焦虑以及与此相关的滥用泻药甚至泻药依赖。④原有冠心病者因用力排便加重心肌缺血,可诱发心绞痛或心肌梗死,甚至发生猝死;原有高血压患者也可因用力排便使血压升高诱发脑出血。

十五、黄疸

【选择题】

1. D；　2. B；　3. C；　4. D

【名词解释】

黄疸　指由于胆色素代谢障碍,血清中胆红素浓度增高,引起巩膜、皮肤及黏膜黄染的症状和体征。

【简答题】

比较溶血性黄疸、肝细胞性黄疸和胆汁淤积性黄疸临床表现的异同。

(1) 皮肤黏膜黄染:皮肤黏膜黄染是溶血性黄疸、肝细胞性黄疸和胆汁淤积性黄疸共有的临床表现,但不同病因所致皮肤黏膜黄染在颜色及是否伴有瘙痒等方面却各具特征,溶血性黄疸为浅柠檬黄色,不伴瘙痒;肝细胞性黄疸为浅黄至深金黄色,可有瘙痒;胆汁淤积性黄疸为暗黄色至黄绿色,伴瘙痒。

(2) 尿色:3 种不同类型的黄疸均有尿色改变,但尿色各异,急性溶血性黄疸者尿呈酱油色;肝细胞性黄疸与胆汁淤积性黄疸者尿色均加深,以后者为重,呈浓茶样。

(3) 粪色:3 种不同类型黄疸均有粪色的改变,但粪色的改变也不尽相同,溶血性黄疸表现为粪色加深;肝细胞性黄疸与胆汁淤积性黄疸粪色均变浅,以后者为重,完全梗阻粪可呈陶土色。

(4) 血清胆红素:3 种黄疸血清总胆红素均增高,但溶血性黄疸以非结合胆红素增高为主,胆汁淤积性黄疸以结合胆红素增高为主,肝细胞性黄疸两者均增高。

十六、血尿

【选择题】

1. B; 　　2. D

【名词解释】

1. 肉眼血尿　是指尿液呈洗肉水色或血色,肉眼即可见,提示每升尿含血量超过1ml。

2. 镜下血尿　是指尿液颜色正常,需经显微镜检查方能确定的血尿。

【简答题】

如何应用尿三杯试验判断血尿的出血部位?

嘱患者一次排尿,将前、中、后三段尿液分别排入 3 个清洁的玻璃杯中。如第一杯即前段尿中含有血液(初血尿),提示血液来自尿道;如第三杯即后段尿中含有血液(终末血尿),提示血液来自膀胱颈部和三角区或后尿道、前列腺和精囊;三杯尿中均有血液(全程血尿),提示病变在膀胱以上,来自肾脏或输尿管出血。

十七、尿潴留

【选择题】

1. C; 　　2. E

【名词解释】

1. 尿潴留　指膀胱排空不完全或者停止排尿。

2. 完全性尿潴留　尿液完全不能排出的尿潴留称为完全性尿潴留。

【简答题】

1. 比较急性尿潴留与慢性尿潴留临床表现的异同。

两者均有尿潴留的表现。急性尿潴留表现为突然发生、短时间内的膀胱充盈,尿液不能排出,患者下腹部胀痛难忍,辗转不安,十分痛苦。有时部分尿液从尿道溢出,但下腹部疼痛仍不能减轻。慢性尿潴留则表现为起病缓慢,可无明显症状,常有少量排尿,一般无下腹腹痛。当有大量残余尿时,可出现少量持续排尿,称为假性尿失禁。

2. 列举尿潴留对患者的影响。

急性尿潴留患者因尿液无法排出可致下腹疼痛、烦躁和辗转不安,异常痛苦。由于贮积的尿液有利于细菌的生长繁殖,易发生尿路感染。长期尿潴留引起膀胱过度膨胀,压力增高,可发生输尿管反流,双侧输尿管及肾积水,最终导致肾功能受损。此外,留置尿管是临床处理尿潴留常用的方法,但由此可给患者带来疼痛不适,以及增加尿路感染的机会。

十八、尿失禁

【选择题】

1. E; 　　2. A; 　　3. D

【名词解释】

1. 真性尿失禁　各种原因使尿液无法在膀胱内积存而自动流出形成的尿失禁,称为真性尿失禁。

2. 假性尿失禁　尿液从过度充盈的膀胱中溢出形成的尿失禁,称为假性尿失禁。

【简答题】

1. 比较压力性尿失禁与溢出性尿失禁临床表现的异同。

两者均表现为有少量尿液不自主地由尿道口溢出。不同之处在于压力性尿失禁仅在咳嗽、打喷嚏、大笑、跑跳、举重物等腹压骤然增高时出现,量少;溢出性尿失禁常持续滴漏,因而漏出的总量较大,常伴有尿潴留的表现如膀胱充盈、排尿后膀胱残余尿量增加等。

2. 如何评估尿失禁的严重程度?

可采用国际尿失禁咨询委员会尿失禁问卷(ICI-Q-LF)对尿失禁的严重程度进行评估。该问卷根据尿失禁发生的频度将尿失禁分为0~5级。0级者从来不漏尿;1级者每周大约漏尿1次或经常不到1次;2级者每周漏尿2次或3次;3级者每日大约漏尿1次;4级者每日漏尿数次;5级者持续漏尿。

十九、眩晕

【选择题】

1. D;　　2. A;　　3. A

【名词解释】

1. 眩晕　是患者感到自身或周围环境物体旋转或摇动的一种主观感觉障碍。

2. 周围性眩晕　也称为耳性眩晕,是指内耳前庭至前庭神经颅外段之间的病变所引起的眩晕。

【简答题】

1. 比较中枢性眩晕与周围性眩晕临床表现的异同。

两者均有眩晕的临床表现,但周围性眩晕一般持续时间短,常表现为剧烈旋转,头位或体位改变可使眩晕加重,可出现眼球震颤及平衡障碍,还可出现恶心、呕吐等自主神经症状,常伴耳鸣、听觉障碍,而无脑功能损害。中枢性眩晕程度相对较轻,持续时间长,为旋转性或向一侧运动感,闭目后症状可减轻,与头位或体位改变无关。也可出现眼球震颤及平衡障碍,常伴脑功能损害,如眼外肌麻痹、面瘫、舌瘫、延髓性麻痹、肢体瘫痪、颅内压增高等,但自主神经症状常不明显,且无听觉障碍。

2. 简述眩晕对患者的影响。

眩晕对患者的可能影响包括:①有受伤的危险。可因眩晕突然发生而致视物不清和/或身体不能保持平衡,发生跌倒等意外情况。②营养摄入不足。持续发作时,可因恶心、呕吐等伴随症状引起营养不良、多种维生素缺乏、体重下降等。③不良情绪反应。患者可因病因不明、病情迁延不愈以及随时可能面临的急性发作等出现焦虑、抑郁等情绪。

二十、晕厥

【选择题】

1. A;　　2. B

【名词解释】

晕厥　指一过性广泛性脑供血不足所致短暂的意识丧失状态。

【简答题】

因血管舒缩障碍所致晕厥的常见病因有哪些?其晕厥的临床表现有哪些特点?

血管舒缩障碍所致晕厥主要是由于各种刺激通过迷走神经反射引起短暂的血管床扩张、回心血量减少、搏出量降低、血压下降,进而导致脑供血不足而发生,如单纯性晕厥、直立性低血压、颈动脉窦综合征、排尿性晕厥、咳嗽性晕厥及疼痛性晕厥等。其临床表现的主要特点为发作前常有明确的诱因,如直立性低血压主要发生于由卧位或蹲位突然站起时;颈动脉窦综合征可有用手压迫颈动脉窦、突然转头、衣领过紧等诱因;咳嗽性晕厥则发生于剧烈咳嗽后;排尿性晕厥发生于排尿中或排尿结束时等。

二十一、抽搐与惊厥

【选择题】

1. A;　　2. C;　　3. D

【名词解释】

惊厥　骨骼肌肌群非自主的强直性或阵挛性抽搐,一般为全身性、对称性,伴有或不伴有意识丧失。

【简答题】

1. 简述低钙血症所致抽搐的临床表现特点。

低钙血症所致抽搐为局限性抽搐,其临床表现特点为发作时腕及手掌指关节屈曲,指间关节伸直,拇指内收,呈"助产士手";踝关节伸直,足趾跖屈,足呈弓状,似"芭蕾舞足"。

2. 患儿,6 个月,持续高热,护士在对其进行评估时应特别注意什么问题? 为什么?

因小儿高热易发生惊厥,特别是持续高热者。因此,护士在评估持续高热的患儿时,应特别注意有无惊厥发作,一旦发生,及时与医生联系,以及早得到处理。

二十二、意识障碍

【选择题】

1. C;　　2. A;　　3. E

【名词解释】

1. 意识障碍　指个体对周围环境及自身状态的识别和觉察能力发生障碍的一种精神状态。

2. 谵妄　一种以兴奋性增高为主的高级神经中枢急性功能失调状态。表现为意识模糊、定向力丧失、注意涣散、言语增多、思维不连贯,常有错觉和幻觉。

【简答题】

1. 比较嗜睡与昏睡临床表现的异同。

嗜睡与昏睡均为病理性睡眠,患者处于持续睡眠状态,在一定刺激下可以被唤醒,当刺激停止后很快又入睡。嗜睡与昏睡临床表现的不同主要是唤醒所需要的刺激强度以及醒后的反应,嗜睡者可被唤醒,醒后能正确回答问题和作出各种反应;昏睡者一般的外界刺激不能使其觉醒,给予较强烈的刺激时可有短时间的意识清醒,觉醒后可简短回答提问,常答非所问。

2. 比较不同程度昏迷临床表现的异同。

不同程度昏迷的临床表现的异同小结并归纳如下:

不同程度昏迷的临床表现

项目	轻度昏迷	中度昏迷	深度昏迷
对疼痛刺激的反应	有	对强烈的疼痛刺激有反应	无,全身肌肉松弛
生理反射	存在	减弱	消失
生命征	无异常	轻度异常	明显异常
排便/排尿	可无异常	不同程度功能障碍	失禁

二十三、焦虑

【选择题】

1. B;　　2. B;　　3. B;　　4. C

【名词解释】

1. 焦虑　是一种源于内心的紧张、压力感,常表现为内心不安、心烦意乱,有莫名的恐惧感和对未来的不良预感。

2. 期待性焦虑　指面临即将发生但又尚未确定的重大事件时的焦虑。

【简答题】

简述中度焦虑的临床表现特点。

能专心于某些事情,做事非常认真、有效率,但是对其他事情则无法面面俱到,甚至会选择性拒绝。一旦对其提出过多要求,则会发生冲突,易激惹。有时可能没有注意到周围情况及变化,在适应和分析方面存在一定困难。

二十四、抑郁

【选择题】

1. E；　2. B；　3. B

【名词解释】

抑郁　是一种以心境低落为主的不愉快的情绪体验。

【简答题】

1. 列举抑郁常见的病因。

(1) 负性生活事件：如意外灾害、亲友亡故、久病不愈、婚姻不幸、经济损失、退休等均可导致孤独、无助无望或内疚感而产生抑郁。

(2) 某些躯体疾病或药物：躯体疾病如脑卒中、甲状腺疾病等，应用利血平、甲基多巴、避孕药、激素类、抗肿瘤药及抗结核药等均可能引发抑郁。

(3) 其他疾病：精神疾病史、酗酒、药物滥用等。

2. 对抑郁患者进行问诊时应注意采用哪些技巧？

(1) 尊重患者，取得患者的信任。

(2) 降低语速，适当停顿。

(3) 不强行追问。

(4) 必要时向家人等其他知情者了解更多的信息。

二十五、物质滥用

【选择题】

1. B；　2. C；　3. A；　4. C

【名词解释】

1. 物质滥用　是指反复大量地使用与医疗目的无关且具有依赖性的一类有害物质，以改变自己的精神状态。

2. 酒精滥用　指在长期强化嗜酒后产生连续而强制性觅酒行为，且不能中止饮酒的心理与生理状态。

【简答题】

1. 简述阿片类物质滥用患者戒断综合征的典型临床表现。

典型的戒断症状包括渴求药物、焦虑、心境恶劣、打哈欠、出汗、起"鸡皮疙瘩"、流泪、流涕、恶心或呕吐、腹泻、痛性痉挛、肌肉疼痛、发热和失眠等。戒断症状强烈程度与阿片类物质的剂量、起效快慢、使用时间的长短、停药的速度等有关。

2. 简述酒精滥用对患者的主要危害。

酒精滥用的主要危害为中枢神经系统的损害，可出现记忆力减退、定向力障碍、幻觉、妄想、智力减退等认知功能障碍，严重者可发展为酒精性脑呆。长期大量饮酒还可致酒精性肝炎、肝硬化、营养不良、维生素 B_1 缺乏等。急性酒精中毒者，首先表现为欣快、话多、自制力减弱、易激惹、无事生非等亢奋状态，随之出现运动失调、构音不清而进入麻醉状态。

二十六、孤独感

【选择题】

1. B；　2. A

【名词解释】

孤独感　是一种因感到自身缺乏特定的依恋关系或广泛的社交网络而产生的不愉快的情感体验。

【简答题】

简述导致社交孤独的主要因素。

导致社交孤独的主要因素有：缺乏社交锻炼，自我贬低，内向、自卑、胆小敏感等性格或者患有慢性传染性疾病等。

第三章 体 格 检 查

第一节 概 述

【选择题】

1. C;   2. A;   3. B

【名词解释】

触诊　为护士通过手与被检查部位接触后的感觉,或观察患者的反应判断身体某部有无异常的检查方法。

【简答题】

患者排出的尿液中出现浓烈的氨味,最可能见于哪些情况? 解释气味形成的原因。

排出的尿液中出现浓烈的氨味最可能见于慢性膀胱炎或慢性尿潴留。尿液在膀胱内被细菌发酵是产生氨味的主要原因。

第二节 一 般 检 查

【选择题】

1. A;   2. C;   3. C;   4. E;   5. A;   6. B;   7. A

【名词解释】

1. 急性面容　表情痛苦、躁动不安、面色潮红,有时可有鼻翼扇动、口唇疱疹等。多见于急性发热性疾病,如大叶性肺炎、疟疾、流行性脑脊髓膜炎等患者。

2. 甲亢面容　表情惊愕,眼裂增大,眼球突出,兴奋不安。见于甲状腺功能亢进症患者。

3. 二尖瓣面容　面色晦暗,双颊紫红,口唇发绀。见于风湿性心脏病二尖瓣狭窄患者。

4. 贫血面容　面色苍白,唇舌色淡,表情疲惫。见于各种类型贫血患者。

5. 病危面容　又称 Hippocrates 面容。面部瘦削,面色铅灰或苍白,目光晦暗,表情淡漠,眼球内陷,鼻骨峭耸。见于大出血、严重休克、脱水、急性腹膜炎等患者。

6. 强迫体位　为减轻疾病的痛苦而被迫采取的某种特殊体位。

7. 强迫停立位　步行时心前区疼痛突然发作,被迫立刻站立,并以手按抚心前区,待稍缓解后,才离开原位继续行走。见于心绞痛。

8. 角弓反张位　因颈及脊背肌肉强直,致使患者头向后仰,胸腹前凸,背过伸,躯干呈弓形。见于破伤风、脑炎及小儿脑膜炎。

9. 醉酒步态　行走时躯干重心不稳,步态紊乱如醉酒状。见于小脑疾病、酒精或巴比妥中毒。

10. 共济失调步态　起步时一脚高抬,骤然垂落,双目下视,两脚间距很宽,摇晃不稳,闭目时不能保持平衡。见于脊髓疾病。

11. 斑疹　局部皮肤颜色发红,一般不凸出皮面也无凹陷。见于斑疹伤寒、丹毒、风湿性多形性红斑等。

12. 荨麻疹　为局部皮肤暂时性的水肿性隆起,大小不等,形态不一,苍白或淡红,伴有瘙痒,消退后不留痕迹。为速发性皮肤变态反应所致,常见于各种过敏反应。

13. 蜘蛛痣　是皮肤小动脉末端分支性扩张形成的血管痣,形似蜘蛛,大小不等,主要出现在面、颈、手背、上臂、前臂、前胸和肩部等上腔静脉分布的区域内。蜘蛛痣的特点为压迫痣中心,其辐射状小血管网消失,去除压力后又复出现。一般认为蜘蛛痣的发生与肝脏对雌激素的灭活作用减弱,体内雌激素水平升高有关,见于急性、慢性肝炎或肝硬化患者,偶可见于妊娠妇女及健康人。

14. 肝掌 慢性肝病患者大小鱼际处皮肤发红,加压后褪色,称为肝掌。

【简答题】

如何识别和区分不同皮疹的类型?

检查时主要根据皮疹的颜色、是否高出皮面以及形态与分布的情况进行区分。一般局部皮肤发红,不高出皮面的多为斑疹;鲜红色的圆形斑疹,直径 2~3mm,出现于胸腹部的多为玫瑰疹;较小的实质性皮肤隆起伴皮肤发红的多为丘疹;丘疹的周围有红色底盘的多为斑丘疹;局部皮肤呈暂时性水肿性隆起,大小不等,形态不一,苍白或淡红,伴瘙痒的多为荨麻疹。

第三节 头部检查

【选择题】

1. C; 2. B; 3. A; 4. C; 5. C; 6. D; 7. A; 8. C

【名词解释】

1. 方颅 前额左右突出,头颅平坦呈方形,见于小儿佝偻病、先天性梅毒、先天性成骨不全等。

2. 眼球震颤 是指双侧眼球发生一系列有规律的快速往返运动。自发的眼球震颤见于耳源性眩晕、小脑疾病和视力严重低下等。

【简答题】

1. 试述扁桃体肿大分度法。

扁桃体肿大分为 3 度:扁桃体肿大,不超过咽腭弓者为Ⅰ度;超过咽腭弓者为Ⅱ度;达到或超过咽后壁中线者为Ⅲ度。

2. 腮腺肿大见于什么病? 各有何特征?

腮腺肿大见于:①急性流行性腮腺炎。单侧腮腺迅速增大,进而累及对侧,触诊有压痛。②急性化脓性腮腺炎。多为单侧性,于导管口加压时可见脓性分泌物流出,多见于胃肠道手术后及口腔卫生不良者或抵抗力低下的重症患者。③腮腺肿瘤。以腮腺混合瘤多见,边界清楚,质韧呈结节状,可移动。恶性肿瘤质硬,有痛感,发展迅速,与周围组织粘连,可伴有面瘫。

第四节 颈部检查

【选择题】

1. C; 2. C; 3. E; 4. D

【名词解释】

颈静脉怒张 指患者取坐位或半坐位时颈静脉明显充盈的现象,提示静脉压增高,见于右心衰竭、缩窄性心包炎、心包积液或上腔静脉综合征等。

【简答题】

1. 简述甲状腺肿大的临床意义。

甲状腺肿大常见于甲状腺功能亢进症、单纯性甲状腺肿、甲状腺癌、慢性淋巴细胞性甲状腺炎和甲状旁腺腺瘤。

2. 简述气管移位的检查方法及其临床意义。

检查有无气管移位时,嘱患者取端正坐位或仰卧位,使颈部处于自然直立状态。将右手示指和环指分别置于患者左、右胸锁关节上,中指置于胸骨上窝,对准气管正中,或置于气管之上,观察中指距示指、环指是否相等。比较气管与两侧胸锁乳突肌间的空隙大小是否一致。若两侧距离或空隙不等,则为气管侧移位。

根据气管偏移方向可帮助判定病变的位置,大量胸腔积液、积气、纵隔肿瘤及单侧甲状腺肿大可将气管推向健侧;肺不张、肺纤维化、胸膜粘连则可将气管拉向患侧。

第五节　胸廓与肺脏检查

【选择题】

1. D；　2. C；　3. A；　4. A；　5. B；　6. C；　7. D；　8. A；　9. A；　10. C；

11. C；　12. B；　13. D；　14. B；　15. B；　16. E；　17. D；　18. A；　19. C；　20. A；

21. B；　22. C；　23. A；　24. A；　25. C；　26. C；　27. B；　28. E；　29. C；　30. B；

31. C；　32. C；　33. A；　34. E

【名词解释】

1. 佝偻病串珠　指沿胸骨两侧各肋软骨与肋骨交界处成串珠状的异常隆起。

2. Kussmaul 呼吸　又称为深大呼吸，表现为呼吸深大而节律规则。常见于严重的代谢性酸中毒，如糖尿病酮症酸中毒、尿毒症等。

3. 潮式呼吸　呼吸由浅慢逐渐变得深快，再由深快转为浅慢，随之出现一段呼吸暂停，周而复始，称为潮式呼吸。

4. 间停呼吸　经过一段规律呼吸后，突然出现时间长短不一的呼吸暂停，然后又开始规则呼吸，如此周而复始，称为间停呼吸。

5. 胸膜摩擦感　因纤维蛋白沉着于脏层胸膜和壁层胸膜之间，使其表面变为粗糙，呼吸时脏层和壁层胸膜相互摩擦，胸壁触诊时有皮革相互摩擦的感觉，称为胸膜摩擦感。

6. 肺下界移动范围　正常肺下界的移动范围即正常人呼吸时膈肌的移动范围。胸部叩诊时，先于患者平静呼吸时，在肩胛线上叩出肺下界的位置，做好标记，然后分别于患者深吸气和深呼气后屏住呼吸，再次叩出下界并做好标记，标记最高至最低两点间的距离即为肺下界移动范围。正常人肺下界移动范围为6~8cm。

7. 异常支气管呼吸音　又称管样呼吸音，指在正常肺泡呼吸音部位闻及支气管呼吸音，称为异常支气管呼吸音。

8. 异常支气管肺泡呼吸音　正常肺泡呼吸音的部位闻及支气管肺泡呼吸音，称为异常支气管肺泡呼吸音。

9. 喘鸣音　发生于主支气管以上大气道的干啰音，有时不用听诊器也可闻及，多出现于吸气相，因高速气流通过狭窄气道所致，称为喘鸣音。

10. 痰鸣音　呼吸时气体通过呼吸道分泌物所产生的一种水泡破裂的声音，可在气管处闻及大水泡音，有时不用听诊器亦可闻及，称为痰鸣音。

【思考题】

1. 比较吸气性呼吸困难、呼气性呼吸困难与混合性呼吸困难形成机制、临床表现和病因的异同。

无论是吸气性、呼气性还是混合性呼吸困难，其共同的表现是均有呼吸困难。不同的是吸气性呼吸困难者由于上呼吸道部分阻塞，气流进入肺内不畅，吸气时胸腔负压增高所引起，其临床表现的特点为吸气时可见胸骨上窝、锁骨上窝及肋间隙向内凹陷，吸气时间延长，常见于气管阻塞，如气管肿瘤、气管异物等。呼气性呼吸困难者肺组织弹性减弱或细支气管狭窄或阻塞所致，气流呼出不畅，呼气时需用力而引起，其临床表现特点是呼气费力，肋间隙膨隆，呼气时间延长，常见于支气管哮喘或阻塞性肺气肿。混合性呼吸困难者由广泛肺组织病变，呼吸面积减少，影响肺换气功能而引起，临床表现的特点为吸气和呼气均感费力，呼吸频率增加，常见于广泛肺组织病变。

2. 简述语音震颤改变的临床意义。

语音震颤改变包括语音震颤增强和语音震颤减弱或消失，常见临床意义如下：

(1) 语音震颤增强：主要见于肺泡内有炎症浸润，因肺组织实变使语颤传导良好，如大叶性肺炎实变期、大片肺梗死；接近胸膜的肺内巨大空腔，声波在空洞内产生共鸣，尤其是当空洞周围有炎性浸润并与胸壁粘连时，更有利于声波传导，使语音震颤增强，如空洞型肺结核、肺脓肿等。

(2) 语音震颤减弱或消失：主要见于肺泡内含气量过多如慢性阻塞性肺疾病；支气管阻塞如阻塞性肺不张；大量胸腔积液或气胸；胸膜显著增厚粘连；胸壁皮下气肿。

3. 简述气胸患者的胸部体征。

气胸患者的体征为视诊患侧胸廓饱满，呼吸运动减弱或消失；触诊气管向健侧移位，患侧语音震颤减弱或消失；叩诊患侧呈鼓音；听诊患侧呼吸音和听觉语音均减弱或消失。

4. 比较正常人支气管呼吸音、支气管肺泡呼吸音与肺泡呼吸音的听诊部位与听诊特点。

(1) 支气管呼吸音：听诊的特点为音响强而高调，吸气时间短于呼气时间，颇似抬舌后经口腔呼气时所发出的"ha"音。正常人在喉部、胸骨上窝、背部第6、7颈椎及第1、2胸椎附近可闻及支气管呼吸音。

(2) 支气管肺泡呼吸音：听诊的特点为吸气音与肺泡呼吸音相似，但音调较高且较响亮，呼气音与支气管呼吸音相似，但强度较弱、音调较低、时间较短。吸气时间与呼气时间基本相等。正常人于胸骨两侧第1、2肋间、肩胛间区第3、4胸椎水平及肺尖前后部可闻及支气管肺泡呼吸音。

(3) 肺泡呼吸音：听诊的特点为柔和吹风样，吸气时音响较强、音调较高，呼气时音响较弱、音调较低，吸气时间长于呼气时间，类似上齿咬下唇吸气时发出的"fu"声。正常人除支气管呼吸音和支气管肺泡呼吸音以外的肺野均可闻及。

5. 比较肺实变、哮喘、肺不张、肺气肿、气胸和大量胸腔积液体征的异同。

肺实变、哮喘、肺不张、肺气肿、气胸和大量胸腔积液体征的异同比较如下：

肺实变、哮喘、肺不张、肺气肿、气胸和大量胸腔积液体征比较

疾病	视诊	触诊	叩诊	听诊
肺实变	胸廓对称，患侧呼吸运动减弱	患侧语音震颤增强	病变区浊音或实音	患侧呼吸音减弱，出现支气管呼吸音、湿啰音，听觉语音增强
哮喘	胸廓饱满，双侧呼吸运动减弱	双侧语音震颤减弱	双肺呈过清音	双肺满布干啰音，继发感染时有湿啰音，双肺呼吸音和听觉语音减弱
肺不张	患侧胸廓平坦，呼吸运动减弱	患侧语音震颤减弱消失(阻塞性肺不张)或增强(压迫性肺不张)，气管患侧移位	患侧浊音	患侧呼吸音和听觉语音减弱或消失
肺气肿	桶状胸，肋间隙增宽，双侧呼吸运动减弱	双侧语音震颤减弱	双肺呈过清音、肺下界下移，心浊音界缩小或消失	双肺呼吸音减弱，呼气延长，听觉语音减弱
气胸	患侧胸廓饱满，呼吸运动减弱或消失	患侧语音震颤减弱或消失，气管健侧移位	患侧呈鼓音	患侧呼吸音和听觉语音减弱或消失
大量胸腔积液	患侧胸廓饱满，呼吸运动减弱或消失	患侧语音震颤减弱消失，气管健侧移位	患侧浊音或实音	患侧呼吸音和听觉语音减弱或消失

第六节　乳房检查

【选择题】

1. B；　2.A；　　3.C；　　4.B

【名词解释】

1. 乳房皮肤"橘皮样"改变　指乳腺癌时，乳腺皮下淋巴管被癌肿阻塞，引起淋巴回流障碍，出现皮肤水肿隆起，毛囊及毛囊孔明显下陷，皮肤呈现"橘皮样"改变。

2. 乳房溃疡　发生于乳头、乳晕以及乳腺，常提示皮肤及皮下组织受损，为乳癌晚期的典型表现，亦可继发于外伤、感染或放射性损伤。

【简答题】

1. 乳房检查的注意事项有哪些?

(1) 检查时应有良好的照明,被检者取坐位或仰卧位,充分暴露双侧乳房,丰满或下垂乳房取仰卧位检查更佳。

(2) 依据先健侧后患侧,先视诊后触诊的原则进行。

(3) 触诊自乳头外上象限开始,右侧乳房沿逆时针方向由浅入深触诊直至4个象限检查完毕,最后检查乳头。以同样方法检查左侧乳房,但按顺时针方向进行。触诊乳房的同时,注意观察其有无红、肿、热、痛和包块,乳头有无硬结、弹性消失和分泌物。

(4) 注意检查腋窝和锁骨上窝有无淋巴结增大或其他异常。

2. 题干略。在为该患者进行乳腺触诊后,还应常规检查哪些部位?解释其原因。

因为乳房炎症或恶性肿瘤可转移到腋窝、锁骨上窝及颈部,所以在为该患者进行乳房触诊后,还应常规检查双侧腋窝、锁骨上窝及颈部淋巴结是否肿大或有其他异常。

第七节 心脏检查

【选择题】

1. B;   2. E;   3. B;   4. C;   5. A;   6. E;   7. D;   8. D;   9. A;   10. A;

11. A;   12. B;   13. C;   14. B;   15. A;   16. A;   17. D;   18. B;   19. A;   20. B;

21. B;   22. C;   23. E;   24. B;   25. A;   26. A;   27. D;   28. E

【名词解释】

1. 心尖搏动   心室收缩时心尖向前撞击心前区胸壁,使相应部位的肋间软组织向外搏动,称为心尖搏动。

2. 三联律   在规则心律基础上,突然提前出现的心搏,称为期前收缩。期前收缩规律出现,每2次正常心搏后出现1次期前收缩或每1次正常心搏后出现2次期前收缩称为三联律。

3. 心脏杂音   心脏杂音是指除心音和额外心音以外,在心脏收缩或舒张过程中出现的异常声音。

4. 心包摩擦音   当心包因炎症或其他原因发生纤维蛋白沉着而使心包膜变得粗糙,在心脏搏动时,壁层与脏层心包互相摩擦产生振动而出现的声音称心包摩擦音。以胸骨左缘第3、4肋间最易闻及,坐位前倾及呼气末更明显。常见于各种感染性心包炎,也可见于尿毒症、急性心肌梗死等疾病。

【简答题】

1. 简述心尖搏动减弱的可能原因。

心尖搏动减弱见于扩张型心肌病、心肌梗死等;心尖搏动减弱或消失见于心包积液、左侧胸腔大量积液、气胸或肺气肿。

2. 简述心房颤动的听诊特点。

心房颤动的听诊特点为心律绝对不规则、第一心音强弱不等和脉率少于心率(脉搏短绌)。

3. 初次听诊时,如何区分第一心音与第二心音?

听诊的同时触诊心尖或颈动脉搏动,与心尖搏动或颈动脉搏动同时出现的心音为第一心音,出现在心尖搏动或颈动脉搏动之后的心音为第二心音。

4. 体格检查中闻及心脏杂音,如何区分其是收缩期杂音、舒张期杂音抑或连续性杂音?解释其临床意义。

首先确定第一心音与第二心音,第一心音标记着心室收缩的开始,第二心音标志着心室舒张的开始。然后仔细分辨杂音与心音的关系,于第一心音之后,第二心音之前出现的杂音为收缩期杂音;于第二心音之后,第一心音之前出现的杂音为舒张期杂音;连续出现在收缩期和舒张期的杂音为连续性杂音。

一般认为,舒张期杂音和连续性杂音均为器质性杂音,而收缩期杂音可为器质性,也可为功能性,应根据杂音出现的部位、时期、性质、传导情况、强度和持续时间加以区分。

第八节 血 管 检 查

【选择题】

1. C; 2. B; 3. D; 4. D; 5. C; 6. C; 7. D

【名词解释】

1. 水冲脉 检查者用手紧握受检者手腕掌面桡动脉处,将其前臂高举过头,感受桡动脉的搏动。如感知脉搏骤起骤降、急促而有力如潮水冲涌,即为水冲脉。

2. 交替脉 指节律规则而强弱交替的脉搏,为左心衰竭的重要体征之一。

【简答题】

1. 简述脉搏短绌的定义及临床意义,解释其产生的机制。

脉搏短绌是因脉率少于心率而引起的脉搏脱漏现象,为心房颤动患者重要的体征之一。其产生系由于部分心搏的搏出量显著减少,不能使周围血管产生搏动,以致脉率少于心率。

2. 列举周围血管征的临床表现及临床意义。

枪击音、杜柔双重杂音、毛细血管搏动征及水冲脉称为周围血管征。其中枪击音是指在股动脉、肱动脉或足背动脉等外周大动脉处可闻及一种短促如射枪的声音;杜柔双重杂音是指将听诊器体件置于股动脉上,稍加压力,可在收缩期与舒张期闻及的吹风样杂音;毛细血管搏动征是指用手指轻压甲床末端,或以清洁玻片轻压患者口唇黏膜,可见到受压部分的边缘有红白交替的节律性微血管搏动现象;水冲脉见"名词解释"。

周围血管征是脉压增大的表现,主要见于主动脉瓣关闭不全、甲状腺功能亢进症和严重贫血等疾病。

第九节 腹 部 检 查

【选择题】

1. A; 2. E; 3. D; 4. B; 5. A; 6. C; 7. B; 8. E; 9. D

【名词解释】

1. 移动性浊音阳性 患者仰卧,采用指指叩诊法自其腹中部脐水平向左叩至清音转浊音或达左侧腹壁边缘时,固定板指,嘱患者右侧卧,向下叩至清音转浊音或右侧腹壁边缘时,固定板指,嘱患者左侧卧,再叩,听取音调的改变。若浊音区随体位的改变而变化,即为移动性浊音阳性。

2. 肝-颈静脉回流征阳性 当右心衰竭引起肝淤血肿大,用手压迫肝时,由于回心血量增加,已充血的右心房不能接受回心血液而使颈静脉压上升,表现为颈静脉怒张更明显,称为肝-颈静脉回流征阳性。

【简答题】

1. 如何鉴别腹部的局部肿块是位于腹壁上还是腹腔内?

患者取仰卧位,双手托于枕部,做起坐动作,使腹壁肌肉紧张,如肿块更为明显,提示肿块位于腹壁上;若不清楚或消失,提示肿块在腹腔内。

2. 如何鉴别腹腔内积液、积气以及腹腔巨大包块所致的全腹膨隆?

腹内积液、腹内积气以及腹腔巨大包块所致全腹膨隆可通过视诊和叩诊加以鉴别。腹部视诊可见大量腹腔积液者其腹部外形随体位改变而变化,仰卧位时液体沉于腹腔两侧,腹部呈宽而扁的蛙状腹,坐位时液体向下流动,下腹部明显膨出;腹内积气或腹腔巨大包块者的腹部外形呈球形,不随体位改变而变化。腹部叩诊检查大量腹腔积液者移动性浊音阳性;腹内积气者鼓音区扩大,腹腔巨大包块者浊音区扩大,但两者移动性浊音均为阴性。

第十节 肛门、直肠与男性生殖器检查

【选择题】

1. C; 2. C; 3. B; 4. D

【名词解释】

1. 透光试验　指在暗室内护士将笔形电筒贴紧患者阴囊的皮肤,从肿块或囊肿的后方向前照射,自前方观察鞘膜腔透光情况的一种检查方法,以鉴别不同原因所致的鞘膜积液者。鞘膜积液者透光试验阳性,阴囊疝或睾丸肿瘤者则为阴性。

2. 直肠指检　肛门或直肠的触诊称为肛门指检或直肠指检。此检查法不仅对肛门直肠的病变,而且对盆腔的其他疾病如前列腺与精囊病变、子宫及输卵管病变等,都具有重要的诊断价值。

【简答题】

1. 比较直肠部分脱垂与直肠完全脱垂的异同。

肛管、直肠或乙状结肠下端的肠壁,部分或全层向外翻而脱出于肛门外为直肠脱垂。部分脱垂者突出物呈紫红色球状,做屏气排便动作时更易看到;完全脱垂者突出物呈椭圆形块状,表面有环状襞。

2. 阐述前列腺增生和前列腺癌直肠指检的特点。

前列腺增生者前列腺中间沟变浅或消失,表面光滑,质韧,无压痛及粘连,老年人常有排尿困难或不畅。前列腺癌者前列腺触诊表面不平,呈结节状,质地坚硬。

第十一节　脊柱、四肢与关节检查

【选择题】

1. D;　　2. D;　　　3. A;　　　4. C;　　　5. E;　　　6. A;　　　7. A;　　　8. B;　　　9. B

【名词解释】

1. 杵状指　手指末端指节明显增宽增厚,指甲从根部到末端拱形隆起呈杵状,其发生与肢端慢性缺氧、代谢障碍及中毒性损害有关。见于支气管肺癌、支气管扩张、慢性肺脓肿、发绀型先天性心脏病等。

2. 浮髌试验　用于诊断膝关节腔有无积液。检查时患者平卧,患肢放松,护士左手拇指与其余手指分别固定在肿胀关节上方的两侧,并加压压迫髌上囊,使关节液集于髌骨底面,右手示指将髌骨向后方连续按压数次,如压下时有髌骨与关节面碰触感,放开时有髌骨随手浮起感,为浮髌试验阳性,提示膝关节腔积液达中等量以上。

【简答题】

1. 脊柱、四肢检查与心脏、肺和腹部检查有何异同?

脊柱和四肢检查以视诊为主,结合触诊和叩诊,心脏、肺和腹部检查包括视、触、叩、听诊,其中心脏和肺以听诊为主,腹部以触诊为主。

2. 如何检查和判断患者脊柱颈椎段和腰椎段的运动情况?检查中应注意哪些问题?

通过视诊患者颈部和腰部在做前屈、后伸、左右侧弯及左右旋转动作时颈和腰的活动范围,可判断其脊柱颈椎段和腰椎段的运动情况。

检查脊柱颈椎活动度时,护士应将双手置于患者的肩部使其固定;检查腰椎活动度时,护士应将双手置于患者的髋部使其固定。疑有脊柱、骨折或关节脱位者,应避免脊柱活动度检查以防止损伤脊髓。

3. 常见的上肢形态异常有哪些?

常见的上肢形态异常包括匙状甲、杵状指、肢端肥大、指关节变形(梭形关节、爪形手、猿手畸形)、腕关节畸形(腕垂症、餐叉样畸形)、肘关节异常(网球肘、高尔夫肘)和肩关节异常(方肩、耸肩、肩章状肩)等。

第十二节　神经系统检查

【选择题】

1. D;　　2. A;　　　3. D;　　　4. C;　　　5. B;　　　6. E;　　　7. C;　　　8. B;　　　9. E;　　　10. B;

11. E

【名词解释】

1. 舞蹈样动作　为面部肌肉及肢体出现的不能控制、无目的、无规律、快速多变、运动幅度大小不等的不自主运动,表现为挤眉弄眼、努嘴、伸舌、转颈耸肩、伸屈手指等,安静时减轻,入睡后消失。

2. 阵挛　锥体束病变导致深反射亢进时,用力使相关肌肉处于持续性紧张状态,该组肌肉发生节律性收缩,称为阵挛。

【简答题】

1. 进行痛觉与触觉等感觉功能的检查过程中应注意哪些问题?

检查痛觉、触觉等感觉功能时,受检者必须意识清晰、注意力集中。检查前向受检者说明检查的目的与方法,以取得受检者的配合。检查应从感觉障碍区向正常部位移行,若感觉过敏则由健区向病区移行,注意左右两侧、上下、远端和近端的对比。为避免主观或暗示作用,检查时受检者应闭目,切忌暗示性提问。

2. 如何确定意识清醒的受检者有无瘫痪及其程度?

嘱受检者抬举手臂和下肢,确定有无瘫痪及其程度。肢体无动作,肌肉无收缩为肌力0级;仅见肌肉轻微收缩,但无肢体移动为肌力1级;肢体可水平移动,但不能抬离床面为肌力2级;肢体可抬离床面,但不能抵抗阻力为肌力3级;肢体可作对抗阻力动作,但力量弱于正常时为肌力4级。肌力0级者为完全瘫痪,肌力1~4级者为不完全瘫痪。检查过程中注意两侧肢体的对比。

第十三节　全身体格检查

【简答题】

1. 解释全身体格检查过程中要求"手脑并用"的确切含义。

"手脑并用"指的是在进行全身体格检查过程中应边检查边思考,将检查结果结合解剖、病理、病理生理以及其他基础医学的知识进行综合、分析和推理,从而确认检查结果是否异常及其可能的原因。

2. 在全身体格检查过程中应如何取得患者的理解与配合?

检查前护士应先向患者做简单的自我介绍,包括姓名和职责,通过简短的交谈以消除患者的紧张情绪,融洽双方的关系。然后说明检查的目的、主要内容、所需时长等,以取得患者的理解与配合。

第四章　心理与社会评估

第一节　概　　述

【选择题】

1. D;　2. C;　3. B;　4. D;　5. C;　6. E;　7. C;　8. B;　9. C

【名词解释】

1. 评定量表法　指应用量表,即一套预先已标准化的测试项目,对被评估者的某种心理品质进行测量、分析和鉴别的方法。

2. 结构式会谈　指按照事先设计好的会谈提纲或主题有目的、有计划、有步骤地进行会谈。

【简答题】

1. 护士在日常心理评估过程中,宜多采用控制观察法,以获取具有较强可比性和科学性的心理评估资料。你是赞同还是反对这种说法? 请说明理由。

控制观察法是在预先控制的情境与条件下,观察和记录被观察者的行为反应,又称为实验观察法。控制观察法虽然可获取具有较强可比性和科学性的结果,但因实验条件、实验环境和实验过程中人为因素,或受试者意识到正在接受试验等因素的影响,其结果的客观性可能受到干扰。因此,护士在日常心理评估过程中并不适宜采用控制观察法。

2. 简述心理与社会评估的方法。

心理社会评估的方法较多,除了较常使用的观察法、会谈法、心理测量学方法外,还包括作品分析法、医学检查方法、实地考察和抽样调查等。值得注意的是,各种方法均有其独特的优点,同时也都存在不足或局限性。正所谓没有最好的方法,只有最适合的方法。因此,在心理社会与评估过程中,为保证所收集到的资料更为完整、全面,评估结果更为科学、可信,应依据不同的评估目标及患者的特点,综合应用多种不同的评估方法。

第二节 心 理 评 估

一、认知功能

【选择题】

1. D;   2. B;   3. B;   4. C;   5. C;   6. D;   7. D

【名词解释】

1. 认知过程   认知过程是指人们获得知识或运用知识的过程,即信息加工的过程,是人最基本的心理过程,包括感觉、知觉、注意、记忆、思维、语言、定向力及智能,其中思维是认知过程的核心。

2. 感觉障碍   感觉障碍指机体感觉系统对外界刺激不能产生正常的感觉反应的现象,也称为感觉异常。

3. 思维   思维是人脑对客观事物间接的、概括的反应,为人们认识事物本质特征及其内部规律的理性认知过程。

4. 遗忘   遗忘是对识记过的事物不能再认或回忆。临床可表现为顺行性遗忘、逆行性遗忘、进行性遗忘及心因性遗忘等不同类型。

5. 定向力   定向力是指个体对时间、地点、人物及自身状态的判断认识能力,包括时间定向、地点定向、空间定向以及人物定向等。

【简答题】

1. 如何用回忆法评估个体的短时记忆和长时记忆? 当个体因记忆模糊无法回忆时,可采用什么方法评估其记忆力?

回忆法是评估记忆最常用的一种方法,评估短时记忆时,可让患者重复听到的一句话或一组由5~7个数字组成的数字符串如电话号码。评估长时记忆时可让患者说出当天进食过哪些食品,或家人的名字,或叙述孩提时代的重要事件等。当个体因记忆模糊无法回忆时,可采用再认法评估其记忆力。

2. 对患者的思维评估包括哪几个方面,如何进行?

对患者的思维评估包括概念化能力评估、判断力评估、推理能力评估和思维内容评估。评估方法如下:

(1) 概念化能力:可请经数次健康教育后的患者总结概括其所患疾病的特征、所需的自理知识等,从而判断其对这些知识进行概念化的能力。

(2) 判断能力:通过询问患者有关日常生活或工作中可能出现的情况并请其作出判断,可评估患者有无判断能力受损。

(3) 推理能力:通常采用让患者解释一些成语的意义,或让其比较两种事物的异同点的方法评估其推理能力。

(4) 思维内容:通过询问患者有无歪曲的信念评估其有无思维内容的障碍。

3. 定向障碍患者临床表现的特征是什么? 如何进行评估?

定向障碍患者临床表现的特征是不能将自己与时间、空间、地点和人物联系起来。可通过询问"请问现在是几点钟?""你知道今天是星期几吗?"等问题评估患者时间定向力;询问"请告诉我你现在在什么地方?""你家住在哪里?"等问题评估患者地点定向力;询问"床旁桌放在床的左边还是右边?"等问题评估患者空间定向力;询问"你叫什么名字?"等问题评估患者人物定向力。

二、情绪与情感

【选择题】

1. B;   2. B;   3. A;   4. C;   5. D;   6. C;   7. D;   8. A;   9. C;   10. E;
11. D

【名词解释】

1. 情绪 情绪是人和动物共有的心理现象,具有较强的情境性、激动性和暂时性。

2. 情感高涨 情感高涨为病态的喜悦情感,表现为在连续的一段时间中个体的情绪持续保持过分的满意和愉快状态。

3. 易激惹 易激惹指个体存在的各种程度不等的易怒倾向,一般或轻微的刺激即可使其产生剧烈的情绪反应,持续时间一般较短暂。

4. 情绪不稳 情绪不稳指个体情感反应极易变化,从一个极端波动至另一个极端,显得喜怒无常,变化莫测。

【简答题】

1. 列举情绪与情感对健康的影响。

情绪与情感对人的身心健康有极大的影响。积极健康的情绪对促进人体身心健康具有正性作用,如愉快、乐观的情绪状态能提高大脑及整个神经系统活动的张力,充分发挥机体的潜能,提高脑力劳动和体力劳动的效率与耐力,还能增强机体抵抗力,从而更有效地适应环境,减少疾病发生的机会或促进疾病康复。相反,不良情绪与情感不仅可以直接作用于人的心理活动导致心理疾病,还可通过神经、内分泌和免疫等一系列中介机制,影响人体组织器官的生理功能,甚至引起组织器官的器质性病理改变,导致心身疾病。

2. 解释情绪与情感的区别与联系。

情绪是动物与人共同具有的心理现象,为个体的生理需要满足与否相关的体验,具有较强的情境性、冲动性和暂时性;情感则是人类特有的高级心理现象,为人在社会历程发展过程中产生的、与社会性需要满足与否相关的体验、具有较强的稳定性、深刻性和持久性,属于人格构成的重要成分。情绪与情感相互联系,彼此依存,相互交融。情绪是情感的外在表现,情感是情绪的内在本质。

3. 抑郁的主要临床表现是什么?

抑郁为个体在失去某种其重视或追求的东西时产生的情绪体验。抑郁的主要表现为:①情感方面,情绪低落、心境悲观、自我感觉低沉等;②认知方面,注意力不集中、思维缓慢、不能作出决定;③行为方面,过分依赖、生活懒散、逃避现实甚至想自杀;④生理方面,易疲劳、食欲减退、体重下降、睡眠障碍等。

三、应激与应对

【选择题】

1. D; 2. C; 3. D; 4. A; 5. E; 6. A

【名词解释】

1. 应激 是个体"察觉"各种刺激对其生理、心理及社会系统威胁时的整体现象,所引起的反应可以是适应或适应不良。

2. 应激源 指引起应激的刺激,即应激的原因,为向机体提出适应和应对要求并进而导致充满紧张性的生理和心理反应的刺激物。

3. 应激反应 指应激源引起的机体非特异性适应反应,包括生理、情绪、认知和行为等方面的反应。

【简答题】

1. 举例说明个体对应激源的认知评价在应激过程中的意义。

个体在某一事件发生时立即通过认知活动判断其是否与自己有利害关系,当应激源被个体认为是无关或良性刺激时,不会引起应激反应;反之,则会引起反应。一旦得到有关的判断,个体就会对事件是否可以改变即对个人的能力作出估计,随后个体会根据估计的结果采取相应的应对活动。当个体认为某个应激源是可以控制的时候,多采用问题式应对方式来应对;反之多采用情感式应对方式来应对。认知评价在心理应激反应的发生和强度方面发挥着重要的作用。同样的应激源,由于认知评价不同,引起的应激反应可以截然不同。

2. 结合自身情况说明在应对应激事件时可利用的资源有哪些?

在应对应激事件时可能利用的资源有:健康和精力;解决问题的能力;社会性技能如沟通、表达等以促进问题的解决;物质资源如利用设备、物资和金钱等;精神信仰;家庭和社会支持。

3. 如何对应激源的强度进行评估?

可采用会谈法,通过询问"近来你的生活有哪些改变?""你是否感到工作压力很大,无法胜任?"等问题对应激源的强度进行评估。也可采用评定量表,如"社会再适应评定量表(SRRS)""生活事件量表(LES)"等对应激源的强度进行评估。

四、健康行为

【选择题】

1. E; 　 2. C; 　 3. A; 　 4. B; 　 5. B; 　 6. D; 　 7. E

【名词解释】

1. 健康行为　也称为行为免疫,是指人们为了增强体质、维持与促进身心健康而进行的各种活动,如充足睡眠、平衡膳食和适量运动等。

2. 健康损害行为　是指偏离个人、团体乃至社会健康期望方向的对健康有不良影响的行为,或称为行为病因。

【简答题】

1. 何谓不良病感行为?

不良病感行为是指个体从感知到机体患有疾病直至疾病康复全过程所表现出来的不利于健康的一系列行为,包括疑病、瞒病、恐病、不及时就诊、不遵从医嘱、迷信或放弃治疗、自暴自弃等。

2. 列举观察个体的健康保护行为或健康损害行为的具体内容。

包括观察个体的健康保护行为或健康损害行为发生的频率、强度和持续时间等,如饮食的量、种类,有无节食或暴饮暴食行为;日常运动类型、频次;有无吸烟、酗酒、吸毒行为,有无皮肤注射痕迹或瘢痕;是否存在 A 型或 C 型行为模式等。

五、自我概念

【选择题】

1. B; 　 2. B; 　 3. C; 　 4. A; 　 5. E; 　 6. D; 　 7. A; 　 8. E; 　 9. A

【名词解释】

1. 自我概念　为人们通过对自己内在和外在特征,以及他人对其反应的感知与体验而形成的对自我的认识与评价,是个体在与其所处的心理和社会环境的相互作用过程中形成的动态的、评价性的"自我肖像"。

2. 表现自我　为个体对真实自我的展示与暴露,是自我概念中最富于变化的部分。由于不同的人及不同的社会团体对他人自我形象的认可标准不尽相同,因而在不同场合,如初次见面或患者就诊时,暴露自我的方式和程度也有所不同。

【简答题】

1. 为了解个体的自我认同和自尊,会谈中宜提出哪些问题进行询问?

会谈中可提出"您觉得您是怎样的一个人?""您的同事、朋友、领导如何评价您?""您是否常有'我还不错'的感觉?"等进行询问。

2. 列举自我概念的影响因素。

个体的自我概念易受多种因素的影响而发生改变,包括早期生活经历、生长发育过程中的正常生理变化、健康状况等。此外,其他因素,如文化、环境、人际关系、社会经济状况、职业与个人角色等,均可对自我概念产生潜移默化的影响。

六、精神信仰

【选择题】

1. B; 　 2. C; 　 3. B

【名词解释】

精神困扰　是个体感到其信仰系统或自身在其中的位置受到威胁时的一种内心体验。任何对个体生命的威胁或对个体思想的暗示均可激发关于生命意义和目的的感叹与思考,以及对精神信仰所提供答案的焦虑。

【简答题】

患者出现精神困扰时,可能会有哪些方面的表现?

当个体面临精神困扰时,常以语言或非语言行为的形式表现出来。个体可能通过语言表达其关于精神信仰方面的问题,如"我真的不明白为什么这一切发生在我身上""这种经历真的让我看透了""所有这一切有什么意义呢";或表达无望、无价值感甚至想死的念头如"我最好死掉算了""我想我们在一起的时间不多了"等。非语言行为表现为哭泣、叹息或退缩行为;出现注意力下降、焦虑等。

第三节　社　会　评　估

一、角色

【选择题】

1. A; 　2. B; 　3. E; 　4. C; 　5. B; 　6. C

【名词解释】

1. 角色　角色即个体在特定社会关系中的身份及由此而规定的行为规范和行为模式的总和。

2. 角色适应不良　指当个体的角色表现与角色期望不协调或无法达到角色期望要求时的主观情绪反应。

3. 患者角色冲突　指个体在适应患者角色过程中与其常态下的各种角色发生心理冲突和行为矛盾。

【简答题】

1. 患者,男性,50岁,某公司总经理,事业有成,但常向下属抱怨"我因为工作而没有照顾好自己年迈的父母",并为此深感沮丧。请问该案例有无角色适应不良的情况? 若有,最可能的类型是什么? 分析其产生的原因。

从该案例中患者虽然事业有成,却常向下属抱怨"我因为工作而没有照顾好自己年迈的父母",并为此深感沮丧的表现,可以认为其存在角色适应不良的情况,类型为角色冲突。产生的原因是患者因工作繁忙,不能同时承担工作和照顾父母的两个在时间或精力上相互冲突的角色。

2. 列举患者角色适应不良的类型及其影响因素。

患者角色适应不良的类型有患者角色冲突、患者角色缺如、患者角色强化、患者角色消退和患者角色行为异常。年龄、性别、经济状况、家庭和社会支持系统为患者角色适应不良的主要影响因素,其他影响因素还包括环境、人际关系、病室气氛等。

二、家庭

【选择题】

1. A; 　2. A; 　3. D; 　4. A; 　5. D

【名词解释】

1. 家庭　家庭是基于一定的婚姻、血缘或收养关系组合起来的社会生活基本单位,是一种特殊的心理认可群体。

2. 家庭结构　家庭结构是指家庭内部的构成和运作机制,反映家庭成员之间的相互作用和相互关系。家庭结构包括家庭的人口结构、权利结构、角色结构、沟通过程和价值观。

3. 家庭危机　家庭危机指当家庭压力超过家庭资源,导致家庭功能失衡的状态。

【简答题】

1. 阐明家庭功能评估的重要性以及如何进行家庭功能的评估。

家庭功能健全与否与个体的身心健康密切相关,为家庭评估中最重要的部分。家庭评估的常用方法为会谈、观察和量表测评。

2. 列举家庭评估的方法及其适用范围。

家庭评估的常用方法为会谈、观察和量表测评。通过会谈可评估家庭的类型、生活周期与家庭结构;通过观察可评估家庭的沟通过程、父母的角色行为及是否有家庭虐待;通过量表评定可对个体家庭功能状况及其从家庭中可获得的支持情况进行测评。

三、文化

【选择题】

1. A; 　2. C; 　3. D; 　4. E; 　5. B; 　6. A

【名词解释】

1. 文化　文化是人类社会特有的现象。广义的文化是指人类创造出来的所有物质和精神财富的总和,其中既包括世界观、人生观、价值观等具有意识形态性质的部分,也包括自然科学和技术、语言和文字等非意识形态的部分。狭义的文化是指意识形态所创造的精神财富,包括信仰、风俗习惯、道德情操、学术思想、文学艺术、科学技术及各种制度等。

2. 文化休克　指生活在某一种文化环境中的人初次进入到另一种不熟悉的文化环境,因失去自己熟悉的所有社会交流的符号与手段所产生的思想混乱与心理上的精神紧张综合征。

【简答题】

1. 解释价值观与健康的关系,从而说明评估个体的价值观在健康评估中的重要性。

价值观与健康保健有着密切的关系,不仅可影响人们对健康的认识及对疾病与治疗的态度,还能左右人们对解决健康问题轻重缓急的决策。

2. 就文化而言,住院患者住院期间可能会发生什么问题? 如何评估?

对于住院患者而言,由于环境陌生、与家人分离、缺乏沟通、日常活动改变、对疾病和治疗的恐惧等可导致文化休克。通过观察患者与他人交流时的表情、眼神、手势、坐姿等可评估其非语言沟通的文化;通过观察患者住院期间的表现可评估其有无文化休克。

四、环境

【选择题】

1. B; 　2. C; 　3. A; 　4. B

【名词解释】

1. 环境　为指人类生存或生活的空间。狭义的环境是指环绕个体的区域如病房、居室;广义的环境则指人类赖以生存、发展的社会与物质条件的总和。

2. 物理环境　是指一切存在于机体外环境的物理因素的总和,包括空气、水、声音、光线、温度、湿度、通风、气味、室内装饰布局以及各种与安全有关的因素。

3. 社会环境　指人类生存及活动范围内的社会物质与精神条件的总和。

【简答题】

1. 简述环境与健康的关系。

置于物理环境中的人,通过摄取其中有益于身体健康的物质来维持生命活动。同时,环境中也随时存在着、产生着和传播着危害人体健康的物质。社会环境与人的健康有密切的关系,良好的社会环境将促进人的健康,而不良的社会环境则可能导致人患病。

2. 如何对影响个体健康的环境因素进行评估?

通常采用会谈和实地考察等方法对环境进行评估。

第五章　实验室检查

第一节　概　　述

【选择题】

1. E; 　2. C; 　3. E; 　4. E; 　5. D; 　6. E; 　7. E

【名词解释】

1. 血清　指血液凝固后析出的淡黄色透明液体,绝大部分凝血因子在血液凝固过程中被消耗,常用于临床生化和免疫学检查。

2. 血浆　指在血液中加入抗凝剂阻止血液凝固,经离心后分离出的上层液体,保留了绝大部分凝血因子,常用于凝血因子相关检查,也可用于临床生化的快速检查。

【简答题】

1. 作为护理学专业的学生,学习实验室检查应重点掌握的内容是什么?

重点掌握的内容是标本采集的方法、影响实验室检查结果的主要因素及避免干扰的措施,并指导患者做好标本采集的配合,以及常用实验室检查项目的参考区间及临床意义。

2. 在临床护理实践中,如何避免非疾病因素对实验室检查结果的影响?

临床护理实践中避免非疾病因素对实验室检查结果影响的关键是严格按检查要求进行标本采集前患者的准备、标本采集和标本采集后的送检。

(1) 标本采集前应根据检查项目的要求,从饮食、情绪、体力活动、体位、使用药物及采集标本的时间等方面做好相应的指导。

(2) 标本采集过程中,应按具体检查项目的要求进行标本采集。

(3) 标本采集后,应按检查项目的特点和要求进行相应处理,及时送检,不能及时送检的标本亦应按要求予以适当处理。

第二节　血液检查

【选择题】

1. E;　　2. D;　　3. E;　　4. B;　　5. A;　　6. C;　　7. E;　　8. E;　　9. D;　　10. C;
11. A;　　12. B;　　13. A;　　14. A;　　15. D;　　16. E;　　17. A

【名词解释】

1. 贫血　指单位容积循环血液中红细胞数、血红蛋白量及血细胞比容低于同一地区、同性别与同年龄组参考区间的下限。

2. 核左移　外周血杆状核细胞增多并出现晚幼粒、中幼粒、早幼粒细胞等,且其百分数超过 5%,常见于急性化脓性细菌感染等。

3. 核右移　外周血中性粒细胞出现 5 叶核或更多分叶,且其百分比超过 3%,常见于巨幼细胞贫血或应用抗肿瘤代谢类药物后。

4. 粒红比值　指骨髓细胞中所有粒细胞的总数与有核红细胞的比值。

【简答题】

1. 简述外周血中性粒细胞病理性增多的原因。

外周血中性粒细胞病理性增多主要见于:①急性感染,尤其是急性化脓性感染。中性粒细胞增高程度与感染微生物的种类、感染灶的范围、感染的严重程度、患者的反应能力有关。②严重的组织损伤或大量血细胞破坏,如大手术后、急性心肌梗死、急性溶血反应等。③急性大出血,特别是急性内出血,如脾破裂、宫外孕输卵管破裂后迅速增高,可作为急性内出血的一个诊断参考指标。④急性中毒,化学药物、生物毒素、代谢性中毒如糖尿病酮症酸中毒、慢性肾炎尿毒症时常见增高。⑤恶性肿瘤。

2. 列举外周血小板减少的临床意义。

血小板减少的临床意义:①血小板生成障碍,如再生障碍性贫血、急性白血病、放射线损伤、骨髓纤维化和恶性肿瘤化学治疗等;②血小板破坏或消耗亢进,如弥散性血管内凝血、特发性血小板减少性紫癜、输血后血小板减少症、脾功能亢进和系统性红斑狼疮等;③血小板分布异常,如肝硬化、输入大量库存血或大量血浆引起的血液稀释。

3. 简述红细胞沉降率测定的临床意义。

红细胞沉降率(血沉)测定并无特异性意义,但结合病史和临床表现,对疾病的诊断与鉴别诊断有一定的意义。①急性感染类型的鉴别:急性细菌性炎症时,血沉增快;病毒性感染时血沉变化不大。②风湿性疾病和结核病变活动与否的观察:活动期血沉加快;静止期血沉减慢。③组织损伤或坏死的鉴别:大面积组织损伤或手术创伤等时血沉加快;急性心肌梗死常于发病后 3~4 天血沉加快,可持续 1~3 周;心绞痛时血沉正常。④良性与恶性肿瘤的鉴别:恶性肿瘤血沉常明显增快;良性肿瘤血沉多正常。⑤各种原因引起的高球蛋白血症血沉常明显加快。⑥其他:部分贫血、动脉粥样硬化患者等血沉也可增快。

第三节　其他体液或排泄物检查

【选择题】

1. E;　　2. E;　　3. D;　　4. E;　　5. C;　　6. B;　　7. B;　　8. E;　　9. E;　　10. C;

11. E;　　12. D;　　13. D;　　14. B;　　15. A;　　16. A

【名词解释】

1. 少尿　指成人 24 小时尿量少于 400ml 或每小时尿量持续少于 17ml。

2. 管型　指尿液中的蛋白质、细胞等在肾小管或集合小管内凝固而形成的圆柱体。

3. 蛋白尿　指尿蛋白定性试验阳性或 24 小时尿蛋白定量超过 150mg。

4. 酮体　为体内脂肪代谢的中间产物,包括丙酮、乙酰乙酸及 β-羟丁酸,酮体血浓度超过肾阈值时,可产生酮尿。

【简答题】

1. 简述粪便检查的目的,并列举细菌性痢疾患者粪便检查所见。

粪便检查的主要目的是了解消化系统有无炎症、出血、寄生虫感染及恶性肿瘤,也可间接了解消化道、胰腺、肝胆的功能,以及肠道菌群是否合理,有无致病菌,以协助诊断肠道传染病。

细菌性痢疾患者粪便呈黏液脓血状,显微镜下可见红细胞、白细胞和吞噬细胞。

2. 描述正常脑脊液的颜色、透明度、凝固性。列举化脓性脑膜炎脑脊液检查的特点。

正常脑脊液为无色水样、清晰透明液体,静置 24 小时不凝固。

化脓性脑膜炎时,脑脊液明显外观混浊,静置 1~2 小时后即可出现凝块或沉淀。脑脊液中蛋白质明显增高,葡萄糖浓度显著降低。细胞数明显增高,可达 $1\,000 \times 10^6/L$ 以上,主要为中性粒细胞。将脑脊液涂片或培养可找到相应病原菌。

3. 比较漏出液与渗出液实验室检查的特点。

漏出液与渗出液实验室检查的特点归纳如下:

漏出液与渗出液实验室检查特点比较

检查项目	漏出液	渗出液
原因	非炎症所致	炎症、肿瘤、化学或物理刺激等
外观	淡黄色、浆液性	黄色、血性、脓性或乳糜性
透明度	清晰透明或微混	混浊
比重	<1.015	>1.018
凝固性	不易凝固	易凝固
黏蛋白定性	阴性	阳性
蛋白质定量	<25g/L	>30g/L
葡萄糖定量	与血糖相近	低于血糖
细胞总数	$<100 \times 10^6/L$	$>500 \times 10^6/L$

续表

检查项目	漏出液	渗出液
细胞分类	以淋巴细胞为主，偶见间皮细胞	中性粒细胞增多主要见于化脓性或结核性积液早期；淋巴细胞增多主要见于结核性或癌性积液；嗜酸性粒细胞增多见于寄生虫感染或结缔组织病
细菌	无	可有
积液/血清蛋白比值	<0.5	>0.5
乳酸脱氢酶（LDH）	<200U/L	>200U/L
积液/血清 LDH 比值	<0.6	>0.6
肿瘤细胞	无	可有

第四节　临床生物化学检查

【选择题】

1. A；　2. E；　3. A；　4. C；　5. D；　6. C；　7. C；　8. B；　9. D；　10. C；
11. A；　12. A；　13. B；　14. C；　15. A；　16. B；　17. B；　18. D；　19. A；　20. B；
21. D；　22. B；　23. E；　24. E；　25. A；　26. C；　27. D；　28. A；　29. B；　30. A

【名词解释】

1. 高密度脂蛋白　是血清中颗粒最小、密度最大的一组脂蛋白,在胆固醇由末梢组织向肝的逆转运中起重要作用。

2. 肌红蛋白　是一种氧结合蛋白,含有亚铁血红素,能结合和释放氧分子,有贮氧和输氧的功能。正常人血清中含量甚微,当心肌或骨骼肌受损时,可从受损肌细胞中释放入血,所以血清肌红蛋白测定常被用作急性心肌梗死(AMI)的早期诊断指标。

3. B 型钠尿肽　又称为脑钠尿肽,是调节体液、钠平衡和血压的重要激素,具有排钠、利尿、扩血管的作用。

4. 尿渗透压　是指尿内全部溶质的微粒总数,单位为 $mOsm/(kg \cdot H_2O)$。

5. 血气分析　是指通过血气分析仪直接测定血液的酸碱度(pH 值)、氧分压(PO_2)、二氧化碳分压(PCO_2) 3 项指标,再利用公式(或仪器的微处理器)计算出其他指标,由此对酸碱平衡及呼吸功能进行判断的分析技术。

6. 缓冲碱　为全血中起缓冲作用阴离子的总和,包括 HCO_3^-、血浆蛋白(Pr^-)和血红蛋白(Hb^-)等。

7. 阴离子间隙　指血清中主要阳离子 Na^+ 浓度与主要阴离子 Cl^-、HCO_3^- 浓度之和的差值,表示未测定的带负电荷物质的浓度之和,主要是无机酸(如磷酸、硫酸)、有机酸(如乙酰乙酸、乳酸、丙酮)和白蛋白等,其中白蛋白占 1/2。

8. 血清总铁结合力　正常血液中仅 1/3 的转铁蛋白与铁结合,血浆中未被铁结合的转铁蛋白在体外可与加入的铁完全结合而呈饱和状态,这种最大的铁结合量称为总铁结合力,可反映血清中游离转铁蛋白的含量。

【简答题】

1. 如何做好血脂测定标本的采集?

受检者测定前素食或低脂饮食 3 天,采血前 24 小时内禁酒,避免剧烈运动,采血当日采集空腹(进餐 12 小时后)静脉血 2ml。采血过程中止血带结扎时间不可过长,防止标本溶血。

2. 简述血清脂质检测指标的参考区间及其临床意义。

血清脂质的检查指标包括血清总胆固醇测定与甘油三酯测定。

(1) 血清总胆固醇

1) 参考区间:①理想范围:5.2mmol/L 以下;②边缘升高:5.20~6.20mmol/L;③升高:为 6.20mmol/L 以上。

2）临床意义：①胆固醇升高：见于动脉粥样硬化所致的心脑管疾病，各种原因所致的高脂血症、甲状腺功能减退、糖尿病等；长期吸烟、饮酒、精神紧张等；应用糖皮质激素、口服避孕药、阿司匹林等药物。②胆固醇降低：见于暴发性肝衰竭、肝硬化、甲状腺功能亢进症、严重营养不良和严重贫血等。③冠心病治疗监测：对于已经诊断为冠心病的患者，要求血清胆固醇控制在 4.66mmol/L 以下。

（2）血清甘油三酯

1）参考区间：①理想范围：为 0.56~1.69mmol/L；②边缘升高：1.70~2.30mmol/L；③升高：>2.30/L。

2）临床意义：①TG 升高：生理性，如高脂肪饮食、运动不足和肥胖；病理性，如冠心病、原发性高脂血症、动脉硬化、肥胖症等。②TG 降低：见于低 β-脂蛋白血症和无 β-脂蛋白血症、严重肝脏疾病、甲状腺功能亢进症、肾上腺皮质功能亢进症等。

3. 比较 3 种类型黄疸的实验室检查特点。

3 种不同类型黄疸实验室检查特点比较归纳如下：

黄疸类型的实验室检查特点比较

黄疸类型	直接胆红素	间接胆红素	尿胆原	尿胆红素	粪便颜色
溶血性黄疸	正常	明显增加	增加	正常	深棕色
肝细胞性黄疸	增加	增加	轻度增加	增加	棕黄色
胆汁淤积性黄疸	明显增加	轻度增加	减少或消失	明显增加	浅黄或灰白色

4. 简述肝血清学检测项目的临床意义。

肝血清学检测项目有转氨酶（ALT、AST）、碱性磷酸酶（ALP）、γ-谷氨酰转移酶（GGT）测定，ALT、AST 在肝细胞中含量极高，各种因素导致的肝细胞损害，血清中转氨酶会升高，尤其是 ALT。ALT 是肝细胞损害最灵敏的指标。ALP 增高见于肝内、外胆管阻塞性疾病，骨骼疾病等；GGT 增高主要见于胆道阻塞性疾病、病毒性肝炎、肝硬化、酒精性或药物性肝炎等。

5. 如何做好内生肌酐清除率检查前患者的准备？如何指导其正确采集检验标本？

为确保检查结果的准确性与可靠性，检查前应告知患者：进食蛋白质、剧烈运动等会影响检验结果，所以检查前连续 3 天要禁食鱼、肉和蛋，以满足实验室低蛋白饮食（蛋白质 <40g/d）的要求。避免剧烈运动，同时充分饮水，保证足够的尿量（>2ml/min）。不可应用促肾上腺皮质激素、糖皮质激素、甲状腺素等药物。若为糖尿病患者，应在病情控制较好情况下测定。第 4 日晨 8 时排尽余尿后，将此后 24 小时的尿液完全收集在医院发给的容器中，加入甲苯 3~5ml 防腐，同时准确记录尿量。

6. 如何做好昼夜尿比重试验检查前患者的准备？如何指导其正确采集检验标本？

检查前告知患者受试日 3 餐如常进食，但每餐含水量不宜超过 500~600ml。上午 8 时排尿弃去，之后到晚上 8 点为止，每 2 小时收集尿液 1 次，分别置于 6 个洁净密封的容器内，晚 8 点至次日晨 8 点的尿液单独收集在 1 个容器内，共 7 个标本同时送检。

7. 如何做好口服葡萄糖耐量试验的标本采集？

试验前 3 天每日碳水化合物不少于 200g，受试前晚餐后禁食或禁食 10~16 小时。试验日清晨空腹采血 1ml，然后将葡萄糖 75g（儿童按 1.75g/kg 体重计算，总量不超过 75g）溶于 300ml 水中，5 分钟内口服。于口服葡萄糖后 0.5 小时、1 小时、2 小时及 3 小时，采集静脉血标本各 1ml。

8. 淀粉酶与脂肪酶测定在急、慢性胰腺炎诊断中的特点有哪些？

急性胰腺炎时，血清淀粉酶、尿液淀粉酶以及血清脂肪酶活性显著增高，是临床上常用的诊断急性胰腺炎的良好实验室指标。慢性胰腺炎时，血清脂肪酶活性可见增高，血清淀粉酶和尿液淀粉酶活性降低。慢性胰腺炎急性发作时，血清淀粉酶和尿液淀粉酶活性增高。

9. 如何选择用于动脉血气分析穿刺的血管？

成人采血部位首选桡动脉，然后依次可选择肱动脉、足背动脉、前臂动脉和股动脉，其他任何部位的动脉都可以进行采血。新生儿可采用足底毛细血管动脉化后采血,即充分热敷足底后,穿刺毛细管采血,密封送检测定。

10. 列举代谢性酸中毒时血气分析常用指标的变化。

pH 值接近或达到正常,AB、SB、BB 下降,BE 负值增大,$PaCO_2$ 下降。当机体不能代偿时,$PaCO_2$ 正常或增高,pH 值下降。

11. 甲状腺功能亢进时,实验室检测指标有何变化?

用于检测甲状腺功能亢进的实验室指标主要有血清总 T_4、总 T_3、游离 T_4、游离 T_3 和促甲状腺激素。其中血清总 T_4 和总 T_3 在甲状腺功能亢进症增高,但易受甲状腺素结合球蛋白水平的影响。目前临床推荐不测定总 T_4、总 T_3。游离 T_4、游离 T_3 和促甲状腺激素(TSH)同时测定价值更大,因甲状腺病变所致的原发性甲状腺功能亢进,T_4 和 T_3 增高,TSH 降低;因下丘脑或垂体病变所致的继发性甲状腺功能亢进,T_4 和 T_3 增高,TSH 同时增高。

第五节　临床常用免疫学检查

【选择题】

1. B;　2. A

【名词解释】

1. 免疫球蛋白　是一组具有抗体活性的球蛋白,由浆细胞合成与分泌,可分为 IgG、IgA、IgM、IgD 和 IgE 5 种类型。

2. 自身免疫性疾病　指由于某些原因造成免疫系统对自身成分的免疫耐受减低或破坏,致使自身抗体和/或致敏淋巴细胞损伤自身器官组织而引起的疾病,表现为相应组织器官的功能障碍。

3. 肿瘤标志物　指存在于肿瘤细胞内或肿瘤细胞表达及脱落的物质,或者是宿主对体内肿瘤反应而产生的物质,可存在于细胞胞质、细胞核中或细胞表面,也可见于血液、组织或体液中。

【简答题】

1. 简述 HBsAg、HBeAg 和抗-HBc 3 个指标阳性,以及 HBsAg、抗-HBe 和抗-HBc 3 个指标阳性的临床意义。

HBsAg、HBeAg 和抗-HBc 3 个指标均阳性提示乙型肝炎病毒大量复制,传染性强。HBsAg、抗-HBe 和抗-HBc 3 个指标阳性提示乙型肝炎病毒复制趋缓,但仍有一定的传染性。

2. 简述 HIV 感染的血清学检查指标及其临床应用。

HIV 感染的血清学检查指标主要是抗-HIV 抗体检测,分为初筛试验和确认试验,初筛试验敏感性很高,初筛阳性的标本再用特异性强的方法进行确认。最常用的初筛试验是酶联免疫吸附试验,确认试验常用蛋白质印迹法。初筛试验第 1 次阳性必须用不同试剂做第 2 次试验,以免出现假阳性。蛋白质印迹法阳性可确诊 HIV 感染。

3. 检测肿瘤标志物有什么临床价值?

检测血液或其他体液中的肿瘤标志物(体液肿瘤标志物)以及细胞内或细胞表面的肿瘤标志物(细胞肿瘤标志物),对肿瘤的诊断、疗效和复发的监测、预后的判断具有一定的价值。

第六节　临床微生物学检查

【选择题】

1. D;　2. E

【名词解释】

1. 抗菌药物敏感性试验　简称药敏试验,指在体外测定抗菌药物抑制或杀灭细菌能力的一种试验。

2. 耐药　是指使用常规推荐剂量的抗菌药物进行治疗时,该抗菌药在患者感染部位通常能达到的浓度不能抑制该感染菌的生长。

【简答题】

1. 列举微生物检查标本采集与处理的基本原则。

正确采集与处理标本是微生物学检查获得可靠结果的前提,其基本原则有:①正确选择标本的种类和采集部位;②一般应在发病早期,应用抗微生物药物之前采集标本,对已用抗微生物药物而不能中止的患者,应在血药浓度最低时或下次用药前采集;③采集和送检过程中应无菌操作,防止污染;④标本留取完毕,尽快送检;⑤标本采集、包装和送检过程中必须注意生物安全;⑥检查申请单上必须提供临床诊断、标本类型、采集部位、检查目的等相关的临床资料。

2. 以无菌体液为例说明进行微生物检查标本采集与处理的注意事项。

正常人的血液、尿液、脑脊液、浆膜腔等都是无菌的,若这些部位发生了感染,可采集相应部位的标本进行微生物学检查,从而确定感染的发生和性质。

(1) 血液标本采集注意事项:①一般在发热初期或高峰期到来前 0.5~1 小时采血,如已用抗菌药物治疗,则在下次用药前采集。②一般选择肘静脉穿刺,严格遵守无菌操作,防止被皮肤表面的细菌污染。③成人每次采血 20~30ml,有氧和无氧瓶每瓶各 10~15ml;婴儿和儿童 1~5ml。厌氧菌培养要严格避免将空气注入培养瓶内。④采血后应立即送检。

(2) 尿液标本采集注意事项:①女性受检者可用肥皂水或碘伏清洗外阴后留取中段尿液;②男性受检者清洗阴茎头后留取中段尿;③排尿困难者可导尿后留取,注意弃去 15ml 后留取;④厌氧菌培养时采用膀胱穿刺法收集尿液于无菌厌氧瓶中送检;⑤尿液是细菌生长的良好培养基,应尽快送检标本。

(3) 脑脊液标本采集注意事项:脑脊液标本由临床医生通过无菌穿刺术获取,引起脑膜炎的细菌如脑膜炎奈瑟菌、肺炎链球菌、流感嗜血杆菌等抵抗力弱,不耐冷,容易死亡,故采集的脑脊液应立即保温送检或床边接种,一般不能超过 1 小时。

(4) 浆膜腔积液标本采集:包括胸腔积液、腹腔积液、心包积液等标本,一般由医生进行浆膜腔穿刺术采集,由于积液极易出现凝块、细胞变性、细菌破坏和自溶等,故标本采集应 30 分钟内送检,否则将标本置于 4℃冰箱内保存。

第六章　心电图检查

第一节　心电图基本知识

【选择题】

1. C;　2. C;　3. A;　4. E;　5. C;　6. A;　7. A;　8. E;　9. E;　10. C;
11. C;　12. D;　13. A;　14. D;　15. E

【名词解释】

1. 心电图导联　在人体体表相隔一定距离的任意两点分别放置正、负电极,通过导联线与心电图机连接形成电路,即可描记一系列心电波形,这种连接和记录的方法称为心电图导联。

2. 瞬间综合心电向量　心脏电激动的每一个瞬间均有许多心肌细胞同时除极或复极,产生许多方向大小各不相同的心电向量,这些心电向量可以按照一定的规则合成瞬间综合心电向量。

【简答题】

1. 对疑有后壁心肌梗死的患者,为明确梗死部位,应加做哪些导联的心电图? 这些导联的具体放置位置是哪里?

临床上对疑有后壁心肌梗死的患者,一般需要加做胸 V_7~V_9 导联的心电图。其放置位置为:V_7 位于左腋后线 V_4 水平处;V_8 位于左肩胛线 V_4 水平处;V_9 位于左脊柱旁线 V_4 水平处。

2. 心室除极过程中产生的心电向量环的名称是什么? 其运行轨迹如何?

心室除极过程所产生的瞬间综合心电向量的轨迹构成 QRS 向量环。QRS 向量环起自室间隔中上 1/3,然后依次指向右前下、左前下、左后下、左后上方,最后回到零点。

第二节 正常心电图

【选择题】

1. B; 2. E; 3. D; 4. C; 5. D; 6. D; 7. C; 8. B; 9. B; 10. D;
11. B; 12. B; 13. C; 14. C

【名词解释】

1. 心电轴 一般指的是平均 QRS 电轴,为心室除极过程中全部瞬间向量的综合,代表整个心室在除极过程这一总时间内的平均向量的方向与大小。

2. 钟向转位 指心脏沿其长轴(从心尖部向心底部观察)发生顺钟向或逆钟向方向的转动,可通过胸导联中过渡区波形(R/S≈1 的波形)出现的位置来判断。

【简答题】

1. 设定下图(图 6-1)的走纸速度为 25mm/s,定标电压为 1mV=10mm,请正确测量该心电图各波段的振幅和时间。

该图的测量结果为 P 波的振幅为 0.15mV,R 波的振幅为 0.65mV,S 波的振幅为 0.25mV,ST 段无偏移,T 波的振幅为 0.2mV;P 波的时间为 0.08 秒,PR 间期为 0.16 秒,QRS 波群的时间为 0.06 秒,QT 间期为 0.32 秒。

2. 若患者的心电图图形显示其心律不齐,如何计算该患者的心室率和心房率?

心律不规则时的心率测算方法有两种:①需测量 5 个以上连续的 RR 或 PP 间距的秒数,求出平均值,然后按公式心率=60/RR 或 PP 平均值(s),可较准确地求得每分钟心室率或心房率;②数 30 大格(共 6 秒)内的 QRS 波群或 P 波的个数(压线不算),乘以 10,即为每分钟的心室率或心房率。

第三节 异常心电图

【选择题】

1. A; 2. B; 3. A; 4. B; 5. C; 6. C; 7. C; 8. D; 9. A; 10. B;
11. B; 12. C; 13. D; 14. B

【名词解释】

1. 冠状 T 波 指冠心病患者心电图上出现倒置深尖、双肢对称的 T 波。

2. 异常 Q 波 指 Q 波时间≥0.04 秒,振幅≥1/4R。

3. 心律失常 指心脏激动的起源异常和/或传导异常。

4. 期前收缩 指起源于窦房结以外的异位起搏点提前发出的激动引起的心脏搏动。

5. 完全性代偿间歇 指联律间期与代偿间歇之和等于正常心动周期的 2 倍。

6. 期前收缩二联律 指期前收缩与窦性心搏交替出现。

7. 期前收缩三联律 指每 2 个窦性心搏后出现 1 个期前收缩或 1 个窦性心搏之后出现 2 个期前收缩。

8. 多源性期前收缩 指在同一导联中出现 2 种或 2 种以上形态及联律间期互不相同的异位搏动。

9. 室性期前收缩 R on T 现象 室性期前收缩发生较早,QRS 波群落在前一个窦性心搏的 T 波上。

10. 预激综合征 是指在正常的房室结传导途径之外,沿房室环周围还存在附加的房室传导束(旁路)。

【简答题】

1. 简述心肌梗死的基本图形特征及其临床意义。

(1)心肌梗死的基本图形特征:①"缺血型"T 波改变,表现为面向缺血区导联出现 T 波对称性倒置,呈"冠状 T 波";②"损伤型"ST 段改变,表现为面向损伤心肌的导联出现 ST 段抬高;③"坏死型"Q 波改变,表现为面向坏死区的导联出现异常 Q 波,时间≥0.04 秒,振幅≥1/4R,或者呈 QS 波。

(2) 临床意义:缺血型 T 波改变对诊断心肌梗死的特异性较差;ST 段弓背向上抬高、异常 Q 波是急性心肌梗死的特征性表现,尤其是 ST 段弓背向上抬高是急性心肌梗死最具诊断价值的心电图改变。

2. 简述心肌梗死的图形演变及分期。

(1) 超急性期(亦称超急性损伤期):急性心肌梗死发生数分钟后。心电图表现为 T 波直立高耸,之后迅速出现 ST 段上斜型或弓背向上型抬高,无异常 Q 波出现。

(2) 急性期:开始于梗死后数小时或数日,可持续到数周。心电图呈现一个动态演变过程:ST 段呈弓背向上抬高,抬高显著者可形成单向曲线;出现异常 Q 波或 QS 波;T 波由直立开始倒置,并逐渐加深。

(3) 近期(亚急性期):出现于梗死后数周至数月。抬高的 ST 段恢复至基线,T 波由倒置较深逐渐变浅,坏死型 Q 波持续存在。

(4) 陈旧期(愈合期):常出现在急性心肌梗死数月之后。ST 段和 T 波恢复正常或 T 波持续倒置、低平,残留下坏死型 Q 波。

3. 比较房性、交界性、室性期前收缩心电图图形特征的异同。

(1) 共同点:均以窦性心律为主,以期前收缩为特征。

(2) 不同点:因异位起搏点位置不同,故表现出不同的心电图特征,具体如下:

房性、交界性和室性期前收缩心电图图形特征

类型	P 波	PR 间期	QRS 波群	代偿间歇
房性	异位 P′波	>0.12s	形态正常	大多为不完全
交界性	逆行 P′波	P′R 间期 <0.12s,RP′间期 <0.20s	形态正常	大多为完全
室性	无相关 P 波		形态宽大畸形	多为完全

4. 简述临床上具有潜在危险的室性期前收缩的表现形式及临床意义。

(1) 表现形式:临床上具有潜在危险的室性期前收缩包括频发室性期前收缩(>5 次/min)、成联律(二联律、三联律)室性期前收缩、成对室性期前收缩、多源(形)性室性期前收缩和 R on T 性室性期前收缩。

(2) 临床意义:以上室性期前收缩出现在器质性心脏病中多为病理性,且多为引发更严重心律失常的先兆。

5. 比较心房扑动与心房颤动心电图图形特征的异同。

(1) 共同点:均属于异位心律,P 波均消失,无基线。

(2) 不同点:心房扑动出现形态、间距及振幅均一致的连续呈锯齿样的心房扑动波(F 波),频率 250~350 次/min;心室律可规则亦可不规则。心房颤动出现大小、形态、间距均不等的心房颤动波(f 波),频率 350~600 次/min;心室律绝对不规则。

6. 比较二度I型、二度II型房室传导阻滞心电图图形特征的异同。

(1) 共同点:部分 P 波后 QRS 波群脱落。

(2) 不同点:二度I型房室传导阻滞表现为 P 波规律出现,但 PR 间期逐渐延长,直至一个 P 波后脱漏一个 QRS 波群,漏搏后 PR 间期又趋缩短,之后又逐渐延长,直至再次 QRS 波群脱落,如此周而复始,称为文氏现象。二度II型房室传导阻滞表现为 PR 间期固定不变(可正常也可延长),部分 P 波后有 QRS 波群脱漏。

第四节　心电图描记、分析与临床应用

【选择题】

1. C;　　2. B;　　3. B;　　4. D;　　5. A;　　6. D;　　7. A;　　8. B;　　9. B

【名词解释】

伪差　指除心脏电激动外因素引起的心电图改变,主要包括基线不稳、交流电干扰和肌电干扰。

【简答题】

1. 分析导致下图(图 6-9)心电图图形改变的原因,如何解决?

图中所见基线上出现了一系列快速而不规则的细小芒刺样波,其发生与受检者紧张、因寒冷肌肉抖动有关。解决的方法为嘱受检者放松肢体,调整室内温度,必要时按下去肌颤滤波键可消除。

2. 分析导致下图(图 6-10)心电图图形改变的原因,如何解决?

图中所见基线呈波浪状上下起伏,其发生主要与受检者的呼吸影响有关。解决的方法为嘱受检者平静呼吸,必要时屏气后描记可消除。

3. 在描记心电图过程中,V_1~V_5 导联图形正常,但切换至 V_6 导联时,图形却呈一条直线。导致这一情况最常见的原因是什么? 如何解决?

导致 V_6 导联图形呈一直线最常见的原因为 V_6 导联探查电极松脱,未与皮肤接触。此时只需重新放置 V_6 导联探查电极即可。

第五节　其他常用心电图检查

【选择题】

1. E;　　2. D;　　3. B;　　4. B;　　5. B;　　6. E;　　7. D

【名词解释】

1. 极限运动量　是指心率达到个体生理极限的负荷量。

2. 亚极限运动量　是指心率达到 85%~90% 最大心率的负荷量。

【简答题】

1. 简述动态心电图常用导联及电极放置部位。

(1) CM_1 导联:正极置于胸骨右缘第 4 肋间(即 V_1 位置)或胸骨上,负极置于左锁骨下窝中 1/3 处。

(2) CM_2 或 CM_3 导联:正极置于 V_2 或 V_3 的位置,负极置于右锁骨下窝中 1/3 处。

(3) CM_5 导联:正极置于左腋前线、平第 5 肋间处,负极置于右锁骨下窝中 1/3 处。

(4) M_{aVF} 导联:正极置于左腋前线肋缘,负极置于左锁骨下窝内 1/3 处。

2. 动态心电图检查中如何根据不同检测目的选择导联?

(1) 分析心律失常常用导联:CM_1 导联。

(2) 怀疑患者有变异性心绞痛常用导联:宜联合选用 CM_3 和 M_{aVF} 导联。

(3) 检出缺血性 ST 段下移最为敏感的导联:CM_5 导联。

(4) 检测左室下壁的心肌缺血改变的导联:M_{aVF} 导联。

3. 简述心电图运动负荷试验的禁忌证。

禁忌证包括:①急性心肌梗死(2 天内)或心肌梗死合并室壁瘤;②高危的不稳定型心绞痛;③未控制的有症状心力衰竭;④中、重度瓣膜病或先天性心脏病;⑤急性或严重慢性疾病;⑥严重高血压;⑦急性心包炎或心肌炎;⑧急性肺栓塞;⑨严重主动脉瓣狭窄;⑩严重残疾不能运动者。

4. 心电图运动负荷试验中出现何种情况应及时终止试验?

出现以下情况应终止试验:①运动负荷进行性增加而心率反而减慢或血压反而下降者(收缩压下降超过 10mmHg);②出现严重心律失常,如室性心动过速或进行性传导阻滞者;③出现眩晕、视物模糊、面色苍白或发绀者;④出现典型的心绞痛或心电图出现缺血型 ST 段下移≥0.2mV 者。

第七章　影像学检查

第一节　放射学检查

【选择题】

1. C;　2. C;　3. B;　4. A;　5. C;　6. A;　7. B

【名词解释】

1. 流空效应　即流动的液体,如心血管内快速流动的血流,在成像过程中采集不到信号而呈无信号的黑影。

2. CT值　体素的相对X线衰减度(即该体素组织对X线的吸收系数),表现为相应像素的CT值,单位为亨氏单位(Hounsfield unit,HU)。

3. 体素　是指CT图像处理时,被选定层面所分成的若干个体积相同的立方体。

4. 空腔　为肺内生理腔隙的病理性扩张。

5. Colles骨折　又称为伸展型桡骨远端骨折,为桡骨远端2~3cm以内的横行或粉碎性骨折,骨折远端向背侧移位,断端向掌侧成角畸形,可伴尺骨茎突骨折。

6. 肺野　含有空气的肺在胸片上所显示的透明区域,其透明度与肺内含气量成正比。

7. 肺纹理　为自肺门向肺野呈放射状分布的树枝状影,主要由肺动脉、肺静脉组成。

8. 心胸比率　是指心影最大横径与胸廓最大横径之比。正常成人心胸比率≤0.50。

9. 支气管气像　肺实变区可见含气的支气管低密度影,称为"支气管气像"或"空气支气管征"。

10. Kerley B线　肋膈角区长2~3cm、宽1~3mm的水平线。常见于间质性肺水肿。

11. 龛影　钡剂涂布的管腔轮廓局限性外凸影像,为胃壁局限性溃疡形成的凹陷为钡剂充填,在切线位时显示为龛影,轴位为圆形或椭圆形的斑点状钡影。

12. 充盈缺损　是充钡胃肠轮廓某局部向内突出而未被钡剂充盈的影像。

13. Codman三角　已经形成的骨膜新生骨可被破坏,破坏区两侧的残留骨膜新生骨呈三角形,称为骨膜三角或Codman三角。

【简答题】

1. 如何根据放射学检查鉴别大叶性肺炎和小叶性肺炎?

大叶性肺炎与小叶性肺炎的放射学检查鉴别要点如下:

项目	大叶性肺炎	小叶性肺炎
发病部位	肺叶或肺段	肺小叶为中心
空气支气管征	有	无
X线表现	早期可无阳性发现;实变期为密度均匀的致密影可表现为片状、三角形或以叶间裂为界的片状致密影;消散期为大小不等、分布不规则的斑片状影	肺纹理增多、模糊
CT表现	充血期病变呈磨玻璃样影,边缘模糊;实变期为整个肺叶或肺段致密影;消散期密度减低,呈散在、大小不等的斑片影	两肺中下部局部支气管束增粗;伴行大小不同的结节状影及边缘模糊的片状影

2. 结肠双重对比造影检查前的准备有哪些?

(1)检查前连续2日无渣饮食,遵医嘱口服缓泻药如复方聚乙二醇、甘露醇、硫酸镁等将肠内容物排空,忌用清洁剂。

(2) 检查前 24 小时内禁服所有影响肠道功能及 X 线显影的药物。

(3) 钡剂温度与体温基本一致。

(4) 排便失禁者可改用气囊导管,以免钡剂溢出。

3. 如何评估碘剂造影检查的不良反应?如何处理?

(1) 碘剂不良反应分级:根据碘剂过敏反应的程度可将其分为轻度、中度和重度三级。轻度反应者表现为发热、恶心、皮肤瘙痒、皮疹等;中度反应者有寒战、高热、头痛、眩晕、胸闷、心悸、皮疹、呕吐等;重度反应者可出现胸闷、心悸、冷汗、面色苍白、意识丧失、血压下降等。

(2) 处理:轻度对比剂不良反应可给予对症处理,寒战、高热、胸闷、心悸等中重度不良反应者立即给予对症处理,同时终止使用碘剂,较严重的过敏反应者及时给予抗过敏、扩充血容量和吸氧等抗休克处理。

4. MRI 检查的禁忌证有哪些?

(1) 带有义齿、手表、钥匙、磁卡等各种金属物。

(2) 有磁性物植入,如心脏起搏器、金属人工瓣膜、脑动脉瘤夹闭术、胰岛素泵或神经刺激器、宫内节育器等。

(3) 幽闭症、高热、早期妊娠者或散热功能障碍者不能进行检查。

(4) 有意识障碍、昏迷、癫痫、精神症状等不能有效配合检查的患者,除非经相关专科临床医师同意,否则不能进行检查。

(5) 不能配合的患儿须采取镇静措施,如水合氯醛灌肠等。

5. 如何根据 X 线造影检查鉴别良性与恶性溃疡?

X 线造影检查良性与恶性溃疡的鉴别要点如下:

项目	良性溃疡	恶性溃疡
溃疡的口部	口部黏膜线、项圈征、狭颈征,光滑整齐	指压迹,裂隙征,息肉样充盈缺损,口部不规则
溃疡与胃壁的关系	突出于腔内	位于腔内或部分位于腔内
环堤征	无环堤征	有环堤征
溃疡黏膜皱襞	无破坏,中断,黏膜纹向口部集中	黏膜纹不规则纠集,有破坏、中断,呈结节状增生

6. 什么是半月综合征?

多见于溃疡型癌,龛影形态不规整,多呈半月形,位于胃轮廓之内,其周围可见不规则但边界锐利的环堤(龛影周围宽窄不等的透明带),环堤上可见结节样和指压迹样充盈缺损及其间裂隙状钡剂影,上述表现称为半月综合征。

7. 原发复合征 X 线典型的影像改变是什么?

(1) 斑片状或大片实变:多位于中上肺野,邻近胸膜,常呈云絮样,边缘模糊,为原发病灶。

(2) 肺门、纵隔淋巴结肿大:为结核性淋巴结炎。

(3) 不规则索条影:位于斑片状实变与肺门之间,较难见到,为结核性淋巴管炎。

8. 正常心形和病理心形有哪些?

(1) 正常心形:斜位心、横位心、垂形心。

(2) 病理心形:二尖瓣型心、靴形心、普大型心等。

9. 肝硬化 CT 平扫的表现有哪些?

(1) 全肝萎缩,肝各叶大小比例失常。

(2) 肝各叶轮廓显示凹凸不平。

(3) 肝门、肝裂增宽。

(4) 脾大、腹水、胃底与食管静脉曲张等门静脉高压征象。

10. 长骨骨巨细胞瘤的 X 线表现有哪些?

(1) 病变发生在骨端,直达关节面下。

(2) 多为偏侧性、膨胀性骨破坏,破坏区与正常骨交界清楚但不锐利,无硬化,骨皮质变薄,甚至周围仅见以薄层骨性包壳。

(3) 骨质破坏区内可见数量不等、比较纤细的骨嵴,形成大小不一的分隔。

11. 急性脑出血的 CT 表现有哪些?

血肿急性期呈边界清楚的类圆形、肾形或不规则形均匀高密度影,周围可见脑组织受压所形成的低密度水肿带,宽窄不一,邻近脑室受压变形移位,破入脑室则可见脑室内高密度影。

12. 单纯性肾囊肿的影像学表现有哪些?

(1) X 线尿路造影:显示局部肾盏、肾盂受压。

(2) CT 和 MRI 检查:病变表现为肾实质内单发或多发类圆形呈均一水样密度和信号强度区,边缘光滑、锐利,增强检查无强化。

第二节 超 声 检 查

【选择题】

1. D;　　2. E;　　　3. C;　　　4. B;　　　5. D;　　　6. D;　　　7. C

【名词解释】

1. 超声　是指发射频率大于 2 万 Hz 的机械波。

2. 声影　超声波遇到强回声反射界面时,声波几乎全部被反射回探头,探头收不到强回声后方组织的回声信号,在强回声界面的后方出现无回声的暗带,称为声影。

3. 多普勒效应　是指声源与声源接收者之间发生相对运动时,所接收到的反射声波频率与发射声波频率存在差异的现象。

【简答题】

1. 简述肝血管瘤的超声声像图特点。

肝内出现单/多个圆形或椭圆形高回声筛网状病灶,少部分为低回声或混合性回声,界清,边缘不整齐,生长速度较慢。

2. 简述脾破裂的分型及各自的超声声像图特点。

脾破裂可分为真性脾破裂、中央型破裂、被膜下破裂 3 种类型。其超声声像图表现分别为:

(1) 真性脾破裂:脾被膜连续性中断;脾周围积液,可见低回声区或无回声区;腹腔游离积液。

(2) 中央型破裂:脾实质内出现局限性低回声或无回声。

(3) 被膜下破裂:脾被膜下方见梭形或不规则形无回声区或低回声区。

3. 简述胆囊结石的超声声像图特点。

典型胆囊结石声像图表现为无回声胆囊内出现强光团,强光团后方伴声影,且随体位改变沿重力方向移动。

第三节 核医学检查

【选择题】

1. C;　　2.B;　　　3.C

【名词解释】

1. 十日法则　育龄妇女在月经开始十日内接受放射学检查较为安全。

2. 肾图　静脉注射由肾小球滤过或肾小管上皮细胞分泌而不被再吸收的放射性示踪剂,在体外以放射性探测器连续记录其滤过、分泌和排泄过程,所记录的时间-放射性曲线称为肾图。

3. 热结节　甲状腺扫描时结节部位放射性高于周围甲状腺组织,表明此结节的摄碘高于正常甲状腺组织,称为热结节。

【简答题】

1. 肾动态显像的主要临床应用有哪些方面?

肾动态显像的主要临床应用包括:①肾实质功能判断;②单侧肾血管性高血压的筛查;③尿路梗阻的诊断;④肾移植术后监测。

2. ^{131}I 治疗甲状腺功能亢进症的原理及最主要的优点是什么?

甲状腺具有摄碘功能,给患者口服 ^{131}I 后,即可被甲状腺摄取,^{131}I 发射的 β 射线使部分甲状腺细胞丧失功能,合成、分泌甲状腺激素减少,达到治疗目的。其优点为简便、便宜、治愈率高、不良反应小。

3. 骨显像的主要临床应用有哪些?

骨显像的主要临床应用包括:①转移性骨肿瘤的诊断是临床最主要的应用,较 X 线早 3~6 个月发现病灶;②原发性骨肿瘤的诊断;③骨损伤的诊断,如应力性骨折、细小骨折;④移植骨术后的监测;⑤代谢性骨病;⑥缺血性骨坏死的早期诊断。

第八章　护理诊断的步骤与思维方法

【选择题】

1. A;　2. C;　3. D;　4. A;　5. B;　6. A;　7. B;　8. E;　9. C;　10. B;

11. A

【名词解释】

1. 护理诊断　护理诊断是护士关于个人、家庭或社区对现存的或潜在的健康问题或生命过程的反应所作的临床判断,是护士为达到预期目的选择护理措施的基础。

2. 评判性思维　评判性思维是一种基于充分的理性和客观事实而进行理论评估与客观评价的能力与意愿,它不为感性和无事实根据的传闻所左右,是以存疑的态度对相信什么或做什么作出合理决定的思维。

【简答题】

如何培养和提高评判性思维能力?

(1) 要有评判性思维的意识,树立深思熟虑的态度,尤其是理智的怀疑和反思态度。懒惰、盲从或简单的模仿将无法使一个人真正具有评判性思维能力。

(2) 要能够正确运用各种科学思维方法。只有熟悉不同思维方法的特点、应用原则等,才可能保证思维的有效性和结论的准确性。

(3) 要在实践中不断地练习和应用,逐渐养成评判性思维习惯和提高评判性思维能力。

【案例分析题】

题干略。

1. 根据护理诊断的步骤对该案例的健康资料进行分析。

(1) 收集资料(略)。

(2) 整理资料:包括核实资料的真实性和准确性(略)、检查资料的完整性及对资料进行分类与综合。

1) 现病史:从现病史中可知患者目前存在下述健康问题:①过劳或登楼梯时出现心慌、气短,提示其心功能减退;②不能平卧、下肢水肿,提示心功能损害加重;③由于过劳、受凉等可增加心脏负担,因此,患者发作前多有过劳、受凉等诱因。以上资料均提示患者心功能减退。

2) 心理社会评估资料:7 年前曾诊断为"风湿性心脏病",且此后每于过劳后均有发作,患者"一直没管它",提示患者对疾病未予重视,"不知这次为什么会加重了",提示患者缺乏疾病的相关知识。可能正是由于患者缺乏与疾病相关防护知识,所以才未予重视,最终导致疾病进展。

3) 体格检查资料:在对问诊资料分析的基础上,体格检查的结果进一步证实患者的健康问题。①呼吸频率及心率较快,且有轻度发绀,与患者"心慌、气短"的表现一致,符合心功能不全的表现。②取半坐位、双下肢压凹性水肿,与现病史"不能平卧、下肢水肿"一致。③颈静脉怒张可见于心功能不全,也可见于上腔静脉阻塞;而肝大有压痛可见于肝炎,也可见于右心功能不全。现在颈静脉怒张与肝大有压痛出现于同一患者,结合前面的分析,可推论这两个体征是右心功能不全的表现而非上腔静脉阻塞或肝炎。④双肺底可闻及细湿啰音,常见于肺淤血,提示患者有左心功能不全。⑤心界向两侧扩大,即普大型心,提示左、右心室均扩大。这一线索与前两个线索之间相互支持,均可佐证患者存在左心室和右心室功能不全的体征。⑥心尖搏动不明显,可以用心肌收缩力下降解释。⑦脉率与心率一致,且节律规整,提示无心房颤动。⑧二尖瓣面容、心尖部可闻及Ⅲ级收缩期吹风样杂音及舒张期雷鸣样杂音,前者为二尖瓣狭窄的重要体征,后者为二尖瓣关闭不全的重要体征,两者均提示患者既有二尖瓣狭窄,又有二尖瓣关闭不全。⑨移动性浊音阴性,提示患者无明显的腹水。

(3) 分析资料,形成假设诊断

1) 资料分析结果:患者曾患风湿性心脏瓣膜病。早期因心功能较好,处于完全代偿期,因而无心功能不全的表现。随着病情的进展,心功能的代偿能力逐渐下降,自7年前开始表现为劳累后心慌、气短,休息后减轻。患者曾因此被诊断为"风湿性心脏病"。但由于患者缺乏与所患风湿性心脏病相关的防治知识,所以并未给予重视,也未采取任何防治措施。4天前因过劳、受凉,使原已受损的心脏无法代偿过重的负担,从而出现不能平卧、双下肢水肿。由于右心功能不全,致体循环淤血,颈静脉压增高,可有肝淤血肿大、颈静脉怒张及肝-颈静脉回流征阳性。此外,由于体循环淤血,患者可因胃肠道淤血出现食欲缺乏、消化吸收不良等消化道症状以及双下肢水肿。为评估水肿的消减情况,体重是比较客观的指标之一,此外,还应注意尿量等的变化。患者有左心功能不全,可有夜间阵发性呼吸困难,加之不能平卧等,可能影响患者的睡眠型态。

但该病例资料未对患者的身高、体重、尿量、日常生活活动状况,尤其是饮食与营养状况、睡眠情况等相关信息进行描述。

2) 根据以上分析,提出该患者可能的护理诊断及相关因素如下:

气体交换受损:心慌、气短、轻度发绀、P 102次/min、R 30次/min与心功能不全所致肺淤血、肝大等有关。

自理缺陷 与患者心功能不全需卧床休息有关。

知识缺乏:缺乏风湿性心脏病及心功能不全的防治知识。

体液过多:双下肢水肿 与心功能不全所致钠水潴留有关(尽管已有"双下肢水肿"作为证据,也应结合患者体重及尿量变化等信息,若有可能,可通过B超检查等确定有无胸腔及腹腔积液等,以便进一步明确患者体液过多的严重程度)。

有皮肤完整性受损的危险 与双下肢水肿有关。

焦虑 与担心疾病能否尽快治愈有关(依据是"患者希望尽快治愈出院")。

营养失调:低于机体需要量 与心功能不全导致食欲下降、消化吸收不良有关。

睡眠型态紊乱 与心慌、气短、不能平卧有关。

(4) 确立和修订护理诊断

1) 根据护理诊断的诊断标准可以确立以下护理诊断:

气体交换受损 与心功能不全所致的肺淤血、肝大等有关。

自理缺陷 与患者心功能不全需卧床休息有关。

知识缺乏:缺乏风湿性心脏病及心功能不全的防治知识。

体液过多 与心功能不全所致的钠水潴留有关。

有皮肤完整性受损的危险 与双下肢水肿有关。

以上护理诊断依据充分,相关因素分析恰当,予以保留。

2) 对于护理诊断"焦虑 与担心疾病能否尽快治愈有关",仅有患者表述"希望尽快治愈出院"唯一的线索,但这并不能代表患者真的会有焦虑,因此,还需要补充提示患者有焦虑情绪的其他证据,如有无注意力不集中、烦躁不安、失眠等。

3) 对于护理诊断"营养失调:低于机体需要量 "睡眠型态紊乱 与心慌、气短、不能平卧有关",目前所提供的资料均不能提供任何依据。应在完善相关资料后,根据诊断依据判断是否成立。

(5) 护理诊断排序

对于已确立的 5 个护理诊断,首先确定哪些是优先诊断,哪些是次优诊断或其他诊断。

1) 对于该患者来说,首先是减轻心脏负担、改善心脏的供氧及供血状况,因此,首优诊断应该是"气体交换受损"和"自理缺陷"。

2) 次优诊断应该是"体液过多""知识缺乏:缺乏风湿性心脏病及心功能不全的防治知识"和"有皮肤完整性受损的危险",减轻水钠潴留,解决体液过多问题,可以间接减轻心脏负荷,但要从根本上解决该问题还有赖于心功能的改善。该患者缺乏对疾病足够的重视及相关的防治知识,因此,必须帮助患者认识到疾病的严重程度及做好自我护理的重要性,使患者自觉地避免各种加重因素也是非常重要的。患者存在双下肢水肿,而水肿部位的皮肤由于物质交换受到影响,因此,其完整性容易受到损害,加之患者需要卧床休息,若不加注意,很可能出现局部皮肤破损,甚至感染等,也应及时加以防护。

2. 简述资料分析过程中运用的诊断思维方法。

(1) 运用比较和类比思维,对患者的健康资料进行分类处理,核实资料的真实性;将患者的资料与正常标准比较,识别正常与异常征象;预测潜在的健康问题及其反应。

(2) 运用分析和综合思维,对每一类的资料进行深入分析,再将有联系的资料进行综合分析。

(3) 运用归纳与演绎思维,将健康资料中的阳性资料进行归纳,根据护理诊断的诊断依据或相关因素进行演绎,形成诊断假设。

(4) 始终坚持评判性思维,保持对证据的渴求,并谨慎地从证据中得出结论。

第九章 护理病历书写

【选择题】
1. D; 　2. D; 　　3. A; 　　4. B; 　　5. C; 　　6. E

【名词解释】

1. 护理病历 　是有关患者的健康资料、护理诊断、计划及实施、效果评价和健康教育等护理活动的总结与记录,包括文字、符号和图表等资料。护理病历是护理文件的重要组成部分。

2. 护理记录 　是护士对患者在住院期间健康状况的变化、所实施的护理措施及效果等的客观记录。

3. 电子病历 　是指医务人员在医疗活动过程中,使用医疗机构信息系统生成的文字、符号、图表、图形、数据、影像等数字化信息,并能实现存储、管理、传输和重现的医疗记录,是病历的一种记录形式。

【简答题】

1. 请对见习或实习医院现用的入院患者护理评估单(表)进行思考:该评估单(表)的记录内容是依据哪个模式(理论)进行设计的?

国内大多是按生理-心理-社会模式,或戈登 Gordon 的 11 个功能性健康型态模式,或介于两者之间的模式设置入院患者护理评估单(表)的内容。将上述模式与现有入院患者护理评估单(表)的内容进行比对,会比较容易发现答案。

2. 请举例说明对病重(危)患者进行护理记录的内容和频次有何要求?

(1) 记录内容:根据相应专科的护理特点书写,主要包括体温、脉搏、呼吸、血压、出入液量等病情观察,护理措施和效果,记录日期和时间,护士签名。其内容较一般患者护理记录单应更详细。

(2) 记录频次:根据患者情况决定记录频次,病情变化随时记录,病情稳定后每班至少记录 1 次。另外,因抢救患者未能及时书写护理记录,护士应当在抢救结束后 6 小时内据实补记,并注明补记的时间,补记时间具体到分钟。

3. 题干略。

（1）对该病例进行健康教育的主要内容有：①胃镜检查的目的及过程，以减轻患者的恐惧、焦虑心理。②胃镜检查前的准备。空腹 6~8 小时以上，检查前摘除口腔内的义齿，于术前 15 分钟吞咽胃镜胶，起润滑、麻醉、去除泡沫作用，便于检查。③教给患者检查中的配合方法。取左侧卧位，头稍向后仰，轻度屈膝；胃镜到达食管入口处时做吞咽动作；让患者均匀呼吸，四肢放松，唾液自然流至弯盘；若患者恶心，可做深呼吸。④胃镜检查术后的注意事项。普通检查 2 小时后可进食，若做活检，患者 2 小时后进食较冷的流质或半流质；检查后若出现咽部不适，应告知患者 1~2 天可以自行缓解；检查后数日内，注意粪便颜色的变化，1~2 天有少量黑便属于正常现象，如有剧烈腹痛，要及时告知医护人员。

（2）进行健康教育的注意事项：患者文化水平较低，且为老年人，其视力、听力、理解力、记忆力等可能不及常人。因此，健康教育的内容要简单、重要、有用，并多次重复，以加深印象。宣教形式可采用讲解、示范、模拟、提供书面或视听材料以及患者之间的经验交流等方式，让患者及其家属一并参加。

[1] 孙玉梅,张立力,张彩虹.健康评估[M].5 版.北京:人民卫生出版社,2021.

[2] 张立力,孙玉梅.健康评估实践与学习指导[M].北京:人民卫生出版社,2017.

[3] 万学红,卢雪峰.诊断学[M].9 版.北京:人民卫生出版社,2019.

[4] 桂庆军.健康评估[M].3 版.北京:人民卫生出版社,2019.

[5] 陈新.黄宛.临床心电图学[M].6 版.北京:人民卫生出版社,2017.

[6] 尚红,王毓三,申子瑜.全国临床检验操作规程[M].4 版.北京:人民卫生出版社,2015.

[7] [美]艾德蒙·伯恩(Edmund Bourne).焦虑症与恐惧症手册[M].6 版.邹枝玲,程黎,译.重庆:重庆大学出版社,2018.